Evidenzbasierte Chirurgie

Serienherausgeber
Eike Sebastian Debus
Klinik für Gefäßmedizin
Universitäres Herzzentrum GmbH
Hamburg
Deutschland

Reinhart T. Grundmann
Burghausen
Deutschland

EBOOK INSIDE

Die Zugangsinformationen zum eBook inside finden Sie
am Ende des Buchs.

Mehr Informationen zu dieser Reihe auf http://www.springer.com/series/15083

Christoph-Thomas Germer

Tobias Keck

Reinhart T. Grundmann

Hrsg.

Evidenzbasierte Viszeralchirurgie benigner Erkrankungen

Leitlinien und Studienlage

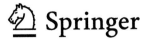 Springer

Herausgeber
Christoph-Thomas Germer
Allgemein-, Viszeral-, Gefäß- und
Kinderchirurgie
Universitätsklinikum Würzburg
Würzburg
Deutschland

Reinhart T. Grundmann
ehem. Wissenschaftlich Medizinischer
Direktor Kreiskliniken Altötting-Burghausen
Burghausen
Deutschland

Tobias Keck
Klinik für Chirurgie
Universitätsklinikum Schleswig-Holstein
Lübeck
Deutschland

Evidenzbasierte Chirurgie
ISBN 978-3-662-53552-3   ISBN 978-3-662-53553-0   (eBook)
https://doi.org/10.1007/978-3-662-53553-0

Die Deutsche Nationalbibliothek verzeichnet diese Publikation in der Deutschen Nationalbibliografie;
detaillierte bibliografische Daten sind im Internet über http://dnb.d-nb.de abrufbar.

Umschlaggestaltung: deblik Berlin

Gedruckt auf säurefreiem und chlorfrei gebleichtem Papier

Springer ist Teil von Springer Nature
Die eingetragene Gesellschaft ist Springer-Verlag GmbH Deutschland
Die Anschrift der Gesellschaft ist: Heidelberger Platz 3, 14197 Berlin, Germany

Vorwort

Thema dieses Buches ist die leitliniengerechte evidenzbasierte Behandlung der häufigsten benignen Erkrankungen, mit denen der Viszeralchirurg konfrontiert wird. Es handelt sich um ein breites Spektrum von Erkrankungen mit hohem Versorgungsauftrag; Cholezystektomien und Leistenhernien-Reparationen beispielsweise zählen mit je fast 200.000 Eingriffen zu den häufigsten Eingriffen überhaupt, die in Deutschland im vergangenen Jahr laut Statistischem Bundesamt im Krankenhaus durchgeführt wurden. Welche Operations- und Behandlungsverfahren für diese und andere Erkrankungen wie Appendizitis, Divertikulitis, Pankreatitis, Bauchwandhernie oder Adipositas per magna in nationalen und internationalen Leitlinien empfohlen werden, sollte jeder Viszeralchirurg wissen. Ziel dieses Buches ist es, durch Spezialisten in ihrem Fachbereich die wichtigsten Leitlinien herauszusuchen und deren Kernaussagen übersichtlich zusammenzustellen.

Bei schlechter Leitlinienabbildung oder Studienlage in randomisierten Studien ist dann zu prüfen, welche Empfehlungen sich aus den aktuellen systematischen Übersichten und Metaanalysen, aus Kohortenstudien oder Registern ableiten lassen. Der Leser erhält somit streng evidenzbasierte Therapieempfehlungen und deren Wertung. Das Buch hat dabei nicht den Anspruch eines chirurgischen Lehrbuchs, sondern es will den Viszeralchirurgen zu der Frage beraten, wann er welches Operations- oder Behandlungsverfahren wählen soll, und was die Basis der Entscheidungsfindung ist. Neben den Leitlinienempfehlungen stellt demnach die Darstellung der aktuellen Behandlungsergebnisse den zweiten Schwerpunkt dieses Buches dar. Damit wird ein breites Publikum angesprochen: nicht nur Ärzte in Aus- und Weiterbildung, sondern auch langjährig praktisch Tätige werden über den neuesten Entwicklungsstand unseres Fachgebiets informiert. Speziell die Erarbeitung von Gutachten wird so erleichtert, was nicht nur Viszeralchirurgen nützlich sein sollte.

Dieser Band widmet sich der „Good Surgical Practice" – im wahrsten Sinne des Wortes – in der Viszeralchirurgie benigner Erkrankungen und ist damit Bestandteil einer Reihe zur evidenzbasierten Chirurgie, die im Springer Verlag herausgegeben wird. Der erste Band thematisiert die evidenzbasierte Gefäßchirurgie, der vorliegende zweite Band die Behandlung benigner und der dritte Band die evidenzbasierte Behandlung maligner viszeralchirurgischer Erkrankungen.

Abschließend danken wir allen Autoren und den Mitarbeitern des Springer-Verlags, die in dieses Projekt eingebunden waren und sich mit der Herausgabe dieser Reihe beispielhaft der Qualitätssicherung in der Chirurgie widmen. Allen voran sei aber speziell Herrn Dr. Fritz Krämer gedankt, der von Anfang an von unserem Konzept überzeugt war und es tatkräftig unterstützte.

Germer / Keck / Grundmann

Inhaltsverzeichnis

Autorenverzeichnis

Alsfasser Guido Dr. med.

Abteilung für Allgemeine-, Thorax-Gefäß-,
und Transplantationschirurgie
Universitätsmedizin Rostock
Schillingallee 35
18057 Rostock
guido.alsfasser@med.uni-rostock.de

**Antoniou Stavros A. Dr. med. MD PhD
MPH FEBS**

Klinik für Allgemein- und Viszeralchirurgie
Zentrum für Minimal-invasive Chirurgie,
Krankenhaus Neuwerk
Dünner Str. 214-216
41066 Mönchengladbach
stavros.antoniou@hotmail.com

Bausch Dirk PD Dr. med.

Klinik für Allgemeine Chirurgie
Universitätsklinikum Schleswig-Holstein,
Campus Lübeck
Ratzeburger Allee 160
23538 Lübeck
Dirk.Bausch@uksh.de

Billmann Franck PD Dr. Dr. med.

Klinik für Allgemein-, Viszeral- und
Transplantationschirurgie
Universitätsklinikum Heidelberg
Im Neuenheimer Feld 110
69120 Heidelberg
franck.billmann@protonmail.com

Braun Manuel Dr. med.

Klinik für Allgemeine, Viszeral- und
Transplantationschirurgie
Universitätsklinikum Tübingen
Hoppe-Seyler-Straße 3
72076 Tübingen
manuel.braun@med.uni-tuebingen.de

Dietz Ulrich Prof. Dr. med. Dr.

Klinik & Poliklinik für Allgemein- und
Viszeralchirurgie, Gefäß- und Kinderchirurgie
Universitätsklinik Würzburg, Zentrum Operative
Medizin
Oberdürrbacher Straße 6
97080 Würzburg
dietz_u@ukw.de

**Germer Christoph-Thomas Univ.-Prof. Dr.
med.**

Klinik & Poliklinik fürAllgemein- und
Viszeralchirurgie, Gefäß- und Kinderchirurgie
Universitätsklinik Würzburg, Zentrum Operative
Medizin
Oberdürrbacher Straße 6
97080 Würzburg
Germer_C@ukw.de

Granderath Frank A. Prof. Dr. med.

Krankenhaus Neuwerk „Maria von den Aposteln"
Fachabteilung Allgemein- und Viszeralchirurgie
Dünner Straße 214–216
41066 Mönchengladbach
chirurgie@kh-neuwerk.de

Grundmann Reinhart T. Prof. Dr. med.

ehemaliger Wissenschaftlich Medizinischer
Direktor der Kreiskliniken Altötting-Burghausen
In den Grüben 144
84489 Burghausen
grundmann@medsachverstand.de

Gutt Carsten N. Prof. Dr. med. Dr. h.c.

Klinikum Memmingen
Allgemein-, Visceral-, Gefäß- und Thoraxchirurgie
Bismarckstraße 23
87700 Memmingen
carsten.gutt@klinikum-memmingen.de

Hoffmann Martin PD Dr. med.

Klinik für Allgemeine Chirurgie
Universitätsklinikum Schleswig-Holstein,
Campus Lübeck
Ratzeburger Allee 160
23538 Lübeck
Martin.Hoffmann@uksh.de

Jurowich Christian PD Dr. med.
Kreiskliniken Altötting-Burghausen
Klinik für Allgemein-, Viszeral- und
Thoraxchirurgie
Vinzenz-von-Paul-Str. 10
84503 Altötting
C.Jurowich@krk-aoe.de

Keck Tobias Univ.-Prof. Dr. med.
Klinik für Allgemeine Chirurgie
Universitätsklinikum Schleswig-Holstein,
Campus Lübeck
Ratzeburger Allee 160
23538 Lübeck
Tobias.Keck@uksh.de

Kirschniak Andreas PD Dr. med.
Klinik für Allgemeine, Viszeral- und
Transplantationschirurgie
Universitätsklinikum Tübingen
Hoppe-Seyler-Straße 3
72076 Tübingen
andreas.kirschniak@med.uni-tuebingen.de

Klar Ernst Prof. Dr. med.
Abteilung für Allgemeine-, Thorax-, Gefäß- und
Transplantationschirurgie
Universitätsmedizin Rostock
Schillingallee 35
18057 Rostock
ernst.klar@med.uni-rostock.de

Köckerling Ferdinand Prof. Dr.
Klinik für Chirurgie - Visceral- und Gefäßchirurgie
Vivantes Klinikum Spandau
Neue Bergstraße 6
13585 Berlin
ferdinand.koeckerling@vivantes.de

Listle Holger
Klinikum Memmingen
Allgemein-, Viszeral-, Gefäß- und Thoraxchirurgie
Bismarckstraße 23
87700 Memmingen

Lorenz Kerstin Prof. Dr. med.
Klinik und Poliklinik für Allgemein-, Viszeral- und
Gefäßchirurgie
Universitätsklinikum Halle
Ernst-Grube-Straße 40
06120 Halle (Saale)
kerstin.lorenz@uk-halle.de

Ommer Andreas Dr. med.
End- und Dickdarmzentrum Essen
Rüttenscheider Straße 66
45130 Essen
aommer@online.de

Prock André Dr. med.
Kreiskliniken Altötting-Burghausen
Klinik für Allgemein-, Viszeral- und
Thoraxchirurgie
Vinzenz-von-Paul-Str. 10
84503 Altötting
a.prock@krk-aoe.de

Ritz Jörg-Peter Prof. Dr. med.
HELIOS Kliniken Schwerin
Klinik für Allgemein- und Viszeralchirurgie
Wismarsche Straße 393–397
19049 Schwerin
joerg-peter.ritz@helios-kliniken.de

Thomusch Oliver Prof. Dr. med.
Klinik für Allgemein- und Viszeralchirurgie
Universitätsklinikum Freiburg
Hugstetter Straße 55
79106 Freiburg
oliver.thomusch@uniklinik-freiburg.de

von Rahden Burkhard H. A. Prof. Dr. med.
Klinik & Poliklinik für Allgemein- und
Viszeralchirurgie, Gefäß- und Kinderchirurgie
Universitätsklinik Würzburg, Zentrum Operative
Medizin
Oberdürrbacher Straße 6
97080 Würzburg
Rahden_B@ukw.de

Wiegering Armin PD Dr. med.
Klinik & Poliklinik für Allgemein- und Viszeralchirurgie,
Gefäß- und Kinderchirurgie
Universitätsklinik Würzburg, Zentrum Operative Medizin
Oberdürrbacher Straße 6
97080 Würzburg

Wilhelm Peter Dr. med.
Klinik für Allgemeine, Viszeral- und
Transplantationschirurgie
Universitätsklinikum Tübingen
Hoppe-Seyler-Straße 3
72076 Tübingen

Abkürzungsverzeichnis

AACE	American Association of Clinical Endo-crinologists	DCI	distales kontraktiles Integral
AAES	American Association of Endocrine Surgeons	DEPKR	Duodenum-erhaltende Pankreaskopf-resektion
ACG	American College of Gastroenterology	d. h.	das heißt
ACP	American College of Physicians	EAES	European Association for Endoscopic Surgery
ACS	abdominelles Kompartmentsyndrom	EASL	Europäische Vereinigung für Erfor-schung von Lebererkrankungen
AG	acylated ghrelin		
AGA	American Gastroenterological Association	ECCO	European Crohn´s and Colitis organization
AHS	American Hernia Society	EEA	End to end anastomosis
AIR	Appendicitis inflammatory response (score)	EG	Empfehlungsgrad
ANC	acute necrotic collection	EHS	European Hernia Society
APA	American Pancreatic Association	EL	Evidenzlevel
APACHE II	Acute physiology and chronic health evaluation II (score)	ERCP	endoskopisch retrograde Cholangiopankreatikographie
APFC	acute peripancreatic fluid collection	ESES	European Society of Endocrine Surgeons
APHS	Asia-Pacific-Hernia-Society		
ASCRS	American Society of Colon and Rectal Surgeons	ESUR	European Society of Urogenital Radiology
ASGE	American Society for Gastrointestinal Endoscopy	ESWL	extrakorporale Stoßwellenlithotrypsie
		etc.	et cetera
AT	(synchrone) Autotransplantation	EUS	Endosonographie
ATA	American Thyroid Association	evtl.	eventuell
AUS/FLUS	Atypia of undetermined significance/follicular lesion of undetermined significance	(%)EWL	(percent) excess weight loss
		FDG	Fluordesoxyglucose (FDG-PET)
AWMF	Arbeitsgemeinschaft der Wissen-schaftlichen Medizinischen Fachge-sellschaften	fE	fehlende Evidenz
		FHH	hypokalziurische Hyperkalziämie
		FNA	fine needle aspiration/Feinnadelpunktion
BAETS	British Association of Endocrine Surgeons	FNAZ	Feinnadelaspirationszytologie
		FNP	Feinnadelpunktionsbiopsie
BCT	bilaterale zervikale Thymektomie		
BE	bilaterale Nebenschilddrüsenexploration	GERD	gastroösophageale Refluxkrankheit
BIB	BioEnterics Intragastric Balloon	GFR	glomeruläre Filtrationsrate
BMJ	British Medical Journal	ggf.	gegebenenfalls
BPD	biliopankreatische Diversion	GLP-1	Glucagon-like peptide 1
BST	beidseitige subtotale Resektion	GPR	Gesellschaft für Pädiatrische Radiologie
bzw.	beziehungsweise		
ca.	zirka	HAL	Hämorrhoidal-Arterien-Ligatur
CED	chronisch-entzündliche Darmerkrankung	HIFU	High intensity focused Ultraschallablation
CDD	Classification of diverticular disease	HPT	Hyperparathyreoidismus
CI	Konfidenzintervall	HQE	hohe Qualität der Evidenz
CRP	C-reaktives Protein	HR	Hazard Ratio
CT	Computertomographie	HRM	hochauflösende Manometrie (high resolution manometrie)
CT-MIBI-SPECT	Computertomographie-Sestamibiszintigraphie-Einzelphotonen-Emissions-CT	HT	Hemithyreoidektomie
		HTA	Health technology assessment

IAP	International Association of Pancreatology	OÖS	oberer Ösophagussphinkter
i. d. R.	in der Regel	OP	Operation
IEHS	International Endohernia Society	OR	Odds Ratio
IFBQ	Inflammatory bowel diseases questionnaire	PCT	Prokalzitonin
IOC	intraoperative Cholangiographie	PD	pneumatische Dilatation
IONM	intraoperatives Neuromonitoring	PE	Positionserklärung
IOPTH	intraoperative Parathromonschnellbe-stimmung	PEI	perkutane Ethanolinjektion
		PET	Positronen-Emissionstomographie
IOSS	intraoperativer Schnellschnitt	PF	partielle Fundoplikatio
IPAA	ileopouchanale Anastomose	pHPT	primärer Hyperparathyreoidismus
IRP	integrierter Relaxationsdruck	PHS	POLENE-Hernia-System
ISDN	Isosorbitdinitrat	POD1	erster postoperativer Tag
i.v.	intravenös	POEM	perorale endoskopische Myotomie
		PONV	postoperative Übelkeit und Erbrechen (postoperative nausea and vomiting)
k.A.	keine Angabe	PPA	Procedure for prolapse and hemorrhoids
kE	keine Empfehlung	PPI	Protonenpumpen-Inhibitoren
KH	konventionelle Hämorrhoidektomie	PSC	primär-sklerosierende Cholangitis
KKP	klinischer Konsensuspunkt	PTCD	perkutane transhepatische Cholangiodrainage
LAGB	laparoscopic adjustable gastric banding	PTH	Parathormon (Schnellbestimmung)
		PTX	Parathyreoidektomie
LH	Ligasure-Hämorrhoidektomie	PYY	Peptid YY
LHM	laparoskopische Heller-Myotomie		
LIFT	Ligation of the internal fistula tract	RCT	randomisiert kontrollierte Studie
LIS	laterale Internus-Sphinkterotomie	RF(A)	Radiofrequenzablation
LP	Laser-Photokoagulation	RG	Empfehlungsgrad
LSG	Laparoscopic sleeve gastrectomy	rhTSH	recombinant human thyroid-stimula-ting hormone
LUS	laparoskopischer Ultraschall		
LWLI	lifestyle weight loss intervention	ROC	Receiver-operating-characteristics
		RR	Risk Ratio (relatives Risiko)
MEN	multiple endokrine Neoplasie	RYGB	Roux-en-Y-Magenbypass
MIBI	Sestamibiszintigraphie		
MII	pH-Impedanz-Monitoring	SAGES	Society of the American Gastroenter-ologic Endoscopic Surgeons
Mio.	Millionen		
MIP	minimal access parathyroidectomy (minimal-invasive PTX)	SB	Stimmband
		SD	Schilddrüse(n)
MIVAT	minimalinvasive videoassistierte Thyreoidektomie	sE	schwache Empfehlung
		SE	starke Empfehlung
MQE	mäßige Qualität der Evidenz	SH	Stapler-Hämorrhoidopexie
MRCP	Magnetresonanzcholangiographie	sHPT	(renaler) sekundärer Hyperparathy-reoidismus
MRT	Magnetresonanztomographie		
MW	Mikrowellenablation	SILA	Single-incision laparoskopische Ap-pendektomie
NICE	National Institute for Health and Care Excellence (Großbritannien)	SILS	Single-incision laparoscopic surgery
		s.o.	siehe oben
NOTES	Natural orifice transluminal endoscopic surgery	SOFA	Sequential organ failure assessment(-score)
NQE	niedrige Qualität der Evidenz	sog.	sogenannt
NRS	numerische Rating-Skala	SPECT	Einzelphotonen-Emissions-CT
NSAID	nicht-steroidale Entzündungshemmer	sPTX	subtotale (3,5) Parathyreoidektomie
NSD	Nebenschilddrüse(n)	SRU	Society of Radiologists in Ultrasound
NSDA	Nebenschilddrüsenadenom	SSW	Schwangerschaftswoche
NTX	Nierentransplantation	SVK	selektiver PTH-Stufenkatheter
o. g.	oben genannt	T1a	Mukosakarzinom
ÖGD	Ösophagogastroduodenoskopie	TAPP	transabdominale präperitoneale Patchplastik

TEP	totale extraperitoneale Patchplastik
TF	totale Fundoplikatio
Tg	Thyreoglobulin
tHPT	tertiärer Hyperparathyreoidismus
TILA	three-incision laparoskopische Appendektomie
TIPP	transinguinale präperitoneale Technik
Tis	Carcinoma in situ
TPTX	totale (4,0) Parathyreoidektomie
TPTX+ATX	totale Parathyreoidektomie mit synchroner Autotransplantation
TRAK	TSH-Rezeptor Antikörper
TREP	transrectus präperitoneale Patchplastik
TSH	thyroid-stimulating hormone
TT	totale Thyreoidektomie
u. a.	unter anderem
UDCA	Ursodesoxycholsäure
UÖS	unterer Ösophagussphinkter
US	Ultraschall
usw.	und so weiter
V. a.	Verdacht auf
VAAFT	Video assisted anal fistula treatment
WON	walled-off necrosis
WSES	World-Society of Emergency Surgery
z. B.	zum Beispiel

Akutes Abdomen und akuter Bauchschmerz

R. T. Grundmann

© Springer-Verlag GmbH Deutschland 2017
C.-T. Germer, T. Keck, R.T. Grundmann (Hrsg.), *Evidenzbasierte Viszeralchirurgie benigner Erkrankungen*,
Evidenzbasierte Chirurgie, https://doi.org/10.1007/978-3-662-53553-0_1

1.1   Definition

Der Begriff „akutes Abdomen" bezeichnet einen schwerwiegenden Bauchbefund, charakterisiert durch plötzlichen Beginn, Schmerz, Abwehrspannung und muskuläre Rigidität, der gewöhnlich eine notfallmäßige Operation erfordert, was im angelsächsischen Sprachraum zu dem Terminus „chirurgisches Abdomen" geführt hat. „Akutes Abdomen" beschreibt ein klinisches Bild, stellt aber keine Diagnose dar. In der Literatur (Medline) wird der Terminus unscharf verwendet, sodass auch alle Fälle mit „akutem Bauchschmerz" hierunter subsumiert werden. Der *akute Bauchschmerz* ist ein häufiges Krankheitsbild, ca. 10 % aller Aufnahmen in einer Notfallambulanz sind hierauf zurückzuführen. Dabei kann es sich um ein mildes, selbst-limitierendes Krankheitsgeschehen, aber auch um einen lebensbedrohlichen Zustand handeln. Im Folgenden wird bei den Angaben zwischen *akutem Abdomen* und *akutem Bauchschmerz* so weit unterschieden, wie dies die publizierten Daten erlauben. Im Zweifelsfall wird entsprechend den Empfehlungen der Leitlinie der niederländischen Chirurgenvereinigung und den mit ihr kooperierenden Gesellschaften der Begriff *akuter Bauchschmerz* als Synonym für *akutes Abdomen* verwendet (Gans et al. 2015b). Dabei ist akuter Bauchschmerz als akuter Schmerz nicht-traumatischer Ursache definiert mit einer maximalen Dauer von 5 Tagen. Bei diesen Patienten muss zwischen dringlichen und nicht-dringlichen Situationen unterschieden werden. Dringliche Zustände bedürfen einer Behandlung innerhalb eines definierten Zeitfensters nach Aufnahme, um Komplikationen zu vermeiden (Gans et al. 2015b).

1.2   Leitlinien

1.2.1   Leitlinien der Japanese Society for Abdominal Emergency Medicine zum akuten Abdomen

Zum ersten Mal überhaupt sind evidenzbasierte Leitlinien zum Vorgehen bei akutem Abdomen von der Japanese Society for Abdominal Emergency Medicine publiziert worden (Mayumi et al. 2016). Die Empfehlungen wurden in Form von Antworten auf spezifische Fragen gegeben. Einige wichtige Fragen und Antworten sind:

- Was ist ein akutes Abdomen?
  - Ein akutes Abdomen ist eine abdominelle Erkrankung mit akutem Schmerzbeginn, die eine sofortige Intervention einschließlich notfallmäßiger Chirurgie erfordert. Der Schmerz beruht häufig auf Erkrankungen des Verdauungstrakts, kann aber auch eine extra-abdominelle Ursache haben.
- Was sind die häufigsten Ursachen des akuten Abdomens?
  - Die Häufigsten Ursachen sind akute Appendizitis, Cholelithiasis, Obstruktion des Dünndarms, Harnleitersteine, Perforation eines peptischen Ulkus, Gastroenteritis, akute Pankreatitis, Divertikulitis, gynäkologische und geburtshilfliche Erkrankungen. Des Weiteren muss das akute Abdomen von Myokardinfarkt, Hodentorsion und systemischen Erkrankungen abgegrenzt werden.
- Welche Erkrankungen verursachen bei Frauen am häufigsten ein akutes Abdomen?
  - Bei Frauen sind die häufigsten Ursachen Darmobstruktion, entzündliche Erkrankungen des kleinen Beckens, Ovarialtorsion, Ovarialblutung, akute Cholangitis, akute Cholezystitis, Harnleiterstein, peptisches Ulkus, gastrointestinale Perforation und akute Appendizitis (Evidenzlevel 4, Empfehlungsgrad B).
- Was sollte anamnestisch beachtet werden?
  - Geprüft werden sollten Schmerzlokalisation und Charakteristik, zusätzliche Symptome (Schmerzmigration, plötzlicher Beginn, zunehmende Stärke, Begleiterscheinungen wie Hämatemesis, Hämatochezie, Erbrechen, Diarrhoe oder Konstipation), um zu entscheiden, ob ein notfallmäßiger Eingriff erforderlich ist (Evidenzlevel 2, Empfehlungsgrad A).
- Was sollte zusätzlich eruiert werden?
  - Patienten mit akutem Abdomen müssen zu allen eingenommenen Medikamenten befragt werden, da diese eine solche Symptomatik hervorrufen können, speziell zu NSAIDs (nicht-steroidale

Entzündungshemmer) und Steroiden (Evidenzlevel 2, Empfehlungsgrad A).

- Welche Vitalzeichen sollten bei akutem Abdomen gemessen werden?
  - Vitalzeichen sollten stets gemessen werden (Empfehlungsgrad A). Hierzu gehören Herzfrequenz und Herzrhythmus, Blutdruck, Atemfrequenz, Temperatur und Sauerstoffsättigung.
- Welche Laborbestimmungen sind bei der Diagnose des akuten Abdomens nützlich?
  - Nützliche Laborbestimmungen sind Blutbild, Harnstoff/Kreatinin, Elektrolyte, Herzenzyme, Leberenzyme/Bilirubin, Urinanalyse
- Hat die Bestimmung von Prokalzitonin (PCT) einen Nutzen bei der Diagnostik und Bewertung des Schweregrades des akuten Abdomens?
  - Der Nutzen der PCT-Bestimmung bei der Diagnose der nicht-perforierten Appendizitis ist nicht größer als der von CRP oder Leukozytenzahl; jedoch hat PCT seinen Stellenwert bei der Diagnose der perforierten oder abszedierenden Appendizitis. PCT ist von größerem Wert bei der Abschätzung des Schweregrads des akuten Abdomens bei akuter Pankreatitis und Peritonitis (Evidenzlevel 2, Empfehlungsgrad B).
- Bei welcher Ätiologie des akuten Abdomens hat die Blutgasanalyse (einschließlich Laktat) ihren Nutzen?
  - Die Bestimmung von Base Excess, pH-Wert, Serumlaktat hat ihren Nutzen bei Schock und intestinaler Ischämie, und wird bei starkem klinischem Verdacht gewöhnlich durchgeführt (Evidenzlevel 2, Empfehlungsgrad B). Jedoch braucht Serumlaktat bei frühen Fällen der intestinalen Ischämie oder Volvulus nicht erhöht zu sein.
- In welchen Fällen von akutem Abdomen sollte eine Abdomenleeraufnahme erfolgen?
  - Die diagnostische Treffsicherheit der Abdomenleeraufnahme ist begrenzt und hat in der Routinediagnostik keinen Stellenwert. Sogar bei unauffälligem Befund sollten Sonographie und CT, abhängig vom klinischen Bild, in Betracht gezogen werden (Evidenzlevel 2, Empfehlungsgrad C). In Abteilungen ohne Zugriff zu Sonographie oder CT kann allerdings die Röntgenleeraufnahme bei Patienten mit Verdacht auf Darmobstruktion, Ileus, gastrointestinale Perforation, Harnleiterstein oder Fremdkörper erwogen werden (Evidenzlevel 2, Empfehlungsgrad C1).
- In welchen Fällen von akutem Abdomen sollte eine Thoraxröntgenaufnahme in Betracht gezogen werden?
  - Ein Thoraxröntgen sollte erwogen werden, wenn eine gastrointestinale Perforation oder Erkrankungen der Brust wie Pneumonie, Perikarditis oder Herzinfarkt vermutet werden (Evidenzlevel 3, Empfehlungsgrad B).
- In welchen Fällen von akutem Abdomen ist die Sonographie erforderlich?
  - Die Sonographie wird generell als Screeningtest des akuten Abdomens empfohlen, besonders aber bei Verdacht auf Ruptur des abdominellen Aortenaneurysmas oder akute Cholezystitis. Die Sonographie wird bei schwangeren Frauen, jungen Frauen oder Kindern empfohlen, bei denen eine Strahlenexposition nicht wünschenswert bzw. kontraindiziert ist (Evidenzlevel 2, Empfehlungsgrad A). Jedoch ist Erfahrung in der Sonographie erforderlich, da diese Technik stark von der Expertise des Untersuchers abhängig ist (Evidenzlevel 2, Empfehlungsgrad A).
- In welchen Fällen von akutem Abdomen sollte ein CT durchgeführt werden?
  - Das CT kann bei allen Patienten mit akutem Abdomen indiziert werden (Evidenzlevel 2, Empfehlungsgrad A). Jedoch kann auf ein CT verzichtet werden, wenn die Diagnose durch die Ergebnisse vorangegangener Untersuchungen (wie Sonographie) gestellt wurde. Die Strahlenexposition sollte bei der Anwendung des CT bedacht werden.
- Welche notfallmäßigen Erkrankungen können bei Patienten mit Bauchschmerz und normalem CT-Befund ausgeschlossen werden?
  - Das CT hat eine hohe Treffsicherheit unter anderem bei intestinaler Ischämie,

gastrointestinaler Perforation, akuter Appendizitis, Divertikulitis, Gallenwegsstein und akuter Pankreatitis. Jedoch können diese Erkrankungen nicht völlig ausgeschlossen werden, selbst wenn im CT keine Abnormitäten gefunden werden (Evidenzlevel 3, Empfehlungsgrad B).

- Welche Rolle spielen abdominelle Sonographie und CT bei Peritonitis und akutem Abdomen?
  - Die Sonographie ist die initiale bildgebende Diagnostik der Wahl. Jedoch sollte die kontrastmittelverstärkte abdominelle CT oder Becken-CT (wenn möglich einfach und verstärkt) in Fällen durchgeführt werden, in denen eine definitive Diagnose mit der Sonographie nicht erzielt werden kann (Evidenzlevel 4, Empfehlungsgrad B).
- Welche Analgetika sollen für den Abdominalschmerz bei akutem Abdomen verwendet werden?
  - Unabhängig von der Ursache wird eine frühe Schmerztherapie empfohlen, bevor eine definitive Diagnose gestellt wurde. Die intravenöse Gabe von 1000 mg Acetaminophen (Paracetamol) wird unabhängig von der Schmerzintensität empfohlen (Evidenzlevel 1, Empfehlungsgrad A). Narkotische Analgetika intravenös sollten in Abhängigkeit von der Schmerzintensität hinzugefügt werden. Antikonvulsiva wie Butylscopolaminbromid können bei Koliken eher als adjuvante Therapie eingesetzt werden als das erste Arzneimittel der Wahl bei Bauchschmerz (Evidenzlevel 1, Empfehlungsgrad A).
- Wann sollten antimikrobielle Substanzen bei akutem Abdomen gegeben werden?
  - Wenn abdominelle Infektionen diagnostiziert oder vermutet werden, sollen Blutkulturen abgenommen und antimikrobielle Substanzen verabreicht werden (Evidenzlevel 3, Empfehlungsgrad A). Bei septischem Schock infolge infizierten akuten Abdomens sollte eine Antibiotikatherapie innerhalb einer Stunde nach Präsentation eingeleitet werden (Evidenzlevel 3, Empfehlungsgrad A). Wenn eine Operation durchgeführt wird, sollten zusätzlich antimikrobielle Substanzen unmittelbar vor dem Eingriff verabreicht werden, um eine Wundinfektion zu verhindern (Evidenzlevel 2, Empfehlungsgrad A).

1.2.2 Leitlinie der Association of Surgeons of the Netherlands zur Diagnostik bei akutem Abdominalschmerz

Die Leitlinie entstand in Zusammenarbeit mit mehreren weiteren Fachgesellschaften (Gans et al. 2015b). Wesentliche Aussagen sind:

- Die Diagnose aufgrund von Anamnese und körperlicher Untersuchung ist bei Patienten mit akutem Bauchschmerz in 43–59 % korrekt (*Evidenzlevel B*). Die Diagnose aufgrund von Anamnese, körperlicher Untersuchung und Laborparametern ist in 46–48 % korrekt (*Evidenzlevel A2*). Die Sensitivität von Anamnese, körperlicher Untersuchung und Laborwerten ist höher für die Unterscheidung von dringlichen und nicht-dringlichen Zuständen als für eine spezifische Diagnose (*Evidenzlevel A2*).
- Es gibt keine Studien, die den Einfluss eines gynäkologischen Konsils auf die diagnostische Genauigkeit bei Patientinnen mit akutem Bauchschmerz geprüft hätten. Auf Basis von Expertenmeinung wird die Konsultation eines Gynäkologen empfohlen, wenn keine akzeptable nicht-gynäkologische Erklärung für den akuten Bauchschmerz gefunden werden kann.
- Die ambulante Wiederholungsuntersuchung am nächsten Tag von Patienten, bei denen ein nicht-dringlicher Zustand bei der klinischen Untersuchung vermutet wurde, führte in 35 % zu einer Änderung der Diagnose, in 19 % zu einer Änderung der Behandlung und in 4,5 % der Patienten zu einem Wechsel von konservativer zu chirurgischer Therapie (*Evidenzlevel B*). Die Wiederholungsuntersuchung führte bei Patienten, bei denen ein nicht-dringlicher Zustand nach klinischer Untersuchung und Sonographie vermutet wurde, in 18 % zu einer Änderung der Diagnose, in 13 % zu einer Änderung der Behandlung und in 3 % der

Patienten zu einem Wechsel von konservativer zu chirurgischer Therapie (*Evidenzlevel B*).

— Konventionelle Röntgenaufnahmen (Thorax- und Abdomenröntgen) haben eine diagnostische Genauigkeit von 47–56 % (*Evidenzlevel A2*). Konventionelle Röntgenaufnahmen haben keinen Zusatznutzen über die klinische Untersuchung hinaus, um korrekt zwischen dringlichen und nicht-dringlichen Ursachen entscheiden zu können (*Evidenzlevel A2*). Nur für die Darmobstruktion hat das konventionelle Röntgen eine höhere Sensitivität als die klinische Bewertung (74 % vs. 57 %). Jedoch ist es unmöglich, die zugrunde liegende Ursache der Obstruktion allein mit der konventionellen Röntgenaufnahme zu diagnostizieren.

— Die Diagnose auf Basis von klinischer Untersuchung und Sonographie stimmt in 53–83 % der Patienten mit der endgültigen Diagnose überein (Evidenzlevel A2). In 70 % der Patienten wurde eine dringliche Diagnose auf Basis von klinischer Untersuchung und Sonographie korrekt gestellt (*Evidenzlevel A2*).

— Die Diagnose auf Basis von klinischer Untersuchung und konventionellem Röntgen kombiniert mit CT stimmte in 62–96 % der Patienten mit der endgültigen Diagnose überein (Evidenzlevel A2). In 89 % der Patienten identifizierten klinische Untersuchung und CT kombiniert korrekt eine dringliche Ursache (*Evidenzlevel A2*).

— Sonographie als Einzeltest hat eine geringere diagnostische Genauigkeit als CT. Die Strategie der „konditionellen CT" (= CT nach negativer oder nicht eindeutiger Sonographie) hat eine Sensitivität von 94 % und Spezifität von 68 %.

— Zum diagnostischen Wert von MRT bei akutem Bauchschmerz sind keine Studien durchgeführt worden.

— Forschungen zum Zusatznutzen der diagnostischen Laparoskopie nach nicht eindeutiger oder negativer bildgebender Diagnostik sind bei Patienten mit akutem Bauchschmerz nicht durchgeführt worden. Bei selektierten Patientengruppen, bei denen keine vorhergehende bildgebende Diagnostik erfolgte, kann eine diagnostische Laparoskopie die Ursache des Bauchschmerzes in 80–94 % akkurat

diagnostizieren (*Evidenzlevel B*). Postoperative Komplikationen sind in 3,5–25 % der Patienten nach diagnostischer Laparoskopie berichtet worden (*Evidenzlevel B*).

— Die Schmerzmittelapplikation erfolgt im Notfall-Departement gewöhnlich verzögert, um ein Maskieren der Symptome zu vermeiden. Die Gabe von Opioiden setzt die diagnostische Genauigkeit der körperlichen Untersuchung weder herab (*Evidenzlevel A2*), noch beeinflusst sie die Behandlungswahl (*Evidenzlevel A2*). Der Einfluss anderer Analgetika wie NSAIDs ist bisher nicht evaluiert.

— Eine Antibiotikatherapie sollte in der ersten Stunde nach Diagnose einer Sepsis eingeleitet werden. Eine Verzögerung bei der Behandlung eines septischen Schocks führt zu einer Reduktion des Überlebens um 7,6 % für jede Stunde während der ersten 6 Stunden (Level 2).

1.2.3 Bildgebende Diagnostik bei Kindern mit Bauchschmerz

Eine deutsche Leitlinie „akutes Abdomen" gibt es nicht. Für die bildgebende Diagnostik bei „Bauchschmerz" bei Kindern und Jugendlichen ist eine S1-Leitlinie der Gesellschaft für Pädiatrische Radiologie – GPR (2013) publiziert worden. Unter dem Aspekt der Strahlenhygiene und dem besonderen Schutz, den Kinder und Jugendliche gegenüber dem unbehinderten Einsatz von ionisierenden Strahlen genießen sollen, wurde für eine Anzahl von klinischen Fragestellungen des Alltags ein Katalog erstellt, in dem Empfehlungen für das geeignete diagnostische Verfahren ausgesprochen werden (◘ Tab. 1.1).

1.3 Epidemiologie und Prognose

Die größte altersdifferenzierte Untersuchung zu Ätiologie und Ergebnis bei Patienten mit akutem Bauchschmerz stammt aus Japan (Murata et al. 2014). In die Studie gingen 12.209 Patienten (5268 Männer/6941 Frauen) ein, die in den Jahren 2009 bis 2011 wegen akutem Bauchschmerz stationär aufgenommen und in einer administrativen

◻ Tab. 1.1 Bildgebende Diagnostik bei akutem Bauchschmerz im Kindesalter. (Verkürzt nach GPR 2013)

Fragestellung	Bildgebung	Kommentar
Perforation/Ileus	US/Röntgen	Röntgen in Linksseitenlage (horizontaler Strahlengang)
Appendizitis	US	Weiterführend MRT bei unklarem US/Komplikationen (ggf. CT)
Invagination	US	Ggf. Röntgen bei Perforationsverdacht; Desinvagination möglichst sonographisch gesteuert
Volvulus	US + Röntgen Abdomen ap	Gegebenenfalls Magendarmpassage; Cave: Diagnose bildgebend nicht immer zu sichern!
Cholezystitis	US	
Pankreatitis	US	Gegebenenfalls MRT/CT bei Komplikation/Fehlbildung (z. B. Choledochuszyste)
Leistenhernie	US	Bei Verdacht auf Inkarzeration
Ovarialzyste/-torsion	US	Mit gefüllter Harnblase. Weiterführend ggf. MRT bei unklarem US/Komplikationen
Röntgendichter Fremdkörper	Röntgen-Übersicht von unterer Zahnreihe bis Symphyse	Eingeblendet auf Pharynx/Ösophagus bzw. Magendarmtrakt; Cave: Magnete, Knopfbatterien

Initiale bildgebende Methode ist die Ultraschalluntersuchung (US) des Abdomens einschließlich des Retroperitonealraumes; dabei sollen Pericard und basaler Pleuraspalt mit beurteilt werden. Dies ist in den meisten Fällen ausreichend.

Datenbasis erfasst wurden. Die mittlere Länge des Hospitalaufenthaltes betrug 11 Tage, die Krankenhaussterblichkeit machte 2,3 % aus, insgesamt wurden 158 Ursachen für den akuten Abdominalschmerz dokumentiert. Sowohl bei Männern als auch bei Frauen waren intestinale Infektionen die häufigste Ursache für einen akuten Abdominalschmerz (11,5 % bzw. 11,0 %). Die zweithäufigste Ursache war bei Männern die akute Appendizitis (9,2 %), gefolgt von Ileus (9,1 %) und Peritonitis (6,4 %). Bei Frauen waren es Ileus (8 %), gefolgt von Neoplasmen von Uterus und Ovar (7,9 %) und akuter Appendizitis (7,2 %). Hinsichtlich der Ätiologie unterschieden sich die untersuchten Altersgruppen signifikant: intestinale Infektionen und akute Appendizitis waren häufiger in den Altersgruppen unter 20 Jahren und 20–39 Jahre zu finden, während Ileus oder Cholelithiasis eher bei Patienten im Alter von 60–79 Jahren oder über 80 Jahren zu beobachten waren. Patienten der Altersgruppen 60–79 Jahre sowie über 80 Jahre mussten signifikant häufiger chirurgisch therapiert werden, ihre Klinikletalität war

sowohl bei konservativer als auch chirurgischer Behandlung signifikant höher (◻ Tab. 1.2).

Die Daten demonstrieren die Notwendigkeit, Angaben zum Outcome bei akutem Abdominalschmerz/ akutem Abdomen nach Ätiologie und Patientenalter zu stratifizieren. Dies zeigt auch eine retrospektive finnische Untersuchung von 430 notfallmäßigen Eingriffen bei Patienten >65 Jahren mit akutem Abdomen (Ukkonen et al. 2015). In dieser Studie waren die häufigsten Diagnosen akute Cholezystitis (32,3 %), inkarzerierte Hernien (13,9 %), Malignome (11,6 %) und akute Appendizitis (10,7 %). Insgesamt machten in diesem Krankengut die Mortalität 14,2 %, die Morbidität 31,9 % aus. Die Sterblichkeit war relativ gering bei notfallmäßigen Eingriffen wegen akuter Appendizitis und Cholezystitis (0,0 % bzw. 5,8 %), aber vergleichsweise sehr hoch bei inkarzerierten Hernien (13,3 %), Malignomen (28,0 %) und akuter Divertikulitis (36,4 %). Die Studie demonstriert die nach wie vor ungünstige Prognose von älteren Patienten, die notfallmäßig wegen akutem Abdomen operiert werden müssen.

◻ Tab. 1.2 Altersabhängige Ergebnisse bei Patienten mit akutem Abdominalschmerz. (Nach Murata et al. 2014)

Variable	<20 Jahre	20-39 Jahre	40-59 Jahre	60-79 Jahre	≥80 Jahre
Anzahl	1106	3353	2925	3144	1681
Männer (%)	45,4	29,6	47,6	55,5	37,6
Behandlung auf der Intensivstation (%)	0,8	1,1	1,9	4,5	6,0
Chirurgische Behandlung (%)	18,7	18,4	22,0	28,8	26,1
Mittlerer Krankenhausaufenthalt (Tage) – Patienten ohne chirurgische Behandlung	5,0	5,6	7,5	10,6	13,0
Mittlerer Krankenhausaufenthalt (Tage) – Patienten mit chirurgischer Behandlung	8,9	11,9	17,8	25,5	31,9
Krankenhausletalität (%) – Patienten ohne chirurgische Behandlung	0,0	0,04	0,4	2,7	7,7
Krankenhausletalität (%) – Patienten mit chirurgischer Behandlung	0,0	0,3	1,5	5,3	11,6

1.4 Diagnostik

1.4.1 Bildgebende Diagnostik

Die Treffsicherheit der präoperativen CT-Diagnostik bei Patienten mit akutem Abdomen überprüften Weir-McCall et al. (2012). Bei 79 von 97 Patienten (mittleres Alter 67 Jahre), die notfallmäßig wegen akutem Abdomen laparotomiert werden mussten, korrelierte die unmittelbare präoperative CT-Diagnose mit der endgültigen klinischen Diagnose entsprechend einer diagnostischen Treffsicherheit von 81 %. Die radiologischen Diagnosen waren sowohl von Fachärzten als auch von Ärzten in Weiterbildung erhoben worden. Die CT-Befunde wurden postoperativ nochmals einem verblindeten Facharzt vorgestellt, um zu klären, inwieweit die Genauigkeit der Diagnostik vom Ausbildungsstand des Radiologen abhängig war. Der Facharzt kam auf eine Treffsicherheit von 93 %. In dieser Studie konnte eine signifikante Verzögerung der Operation aufgrund einer inakkuraten CT-Diagnose nicht demonstriert werden. Die Autoren befürworteten die großzügige

CT-Diagnostik bei Patienten mit akutem Abdomen, speziell wenn die Befunde von einem Facharzt erhoben werden, zumal nur 1 von 3 negativen Laparotomien in dieser Serie aufgrund des CT-Befundes indiziert wurde.

Der Frage, inwieweit es ökonomisch vertretbar ist, bei Patienten mit akutem Bauchschmerz eine routinemäßige CT-Diagnostik zu betreiben, gingen Lehtimäki et al. (2013) in einer prospektiven randomisierten Studie nach. Eingeschlossen wurden Patienten, die sich in einer Notfallaufnahme mit akutem Bauchschmerz unklarer Ursache von mehr als 2 h und weniger als 7 Tage Dauer vorstellten. Jugendliches Alter, Schwangerschaft und akutes Trauma waren Ausschlusskriterien von der Studie. 143 Routine-CT-Patienten standen 111 Patienten mit selektiver bildgebender Diagnostik gegenüber. 34 % der Patienten in der CT-Gruppe und 29 % in der Selektivgruppe mussten chirurgisch behandelt werden. Bei 23 % der Selektivgruppe wurde überhaupt keine bildgebende Diagnostik betrieben, ein CT war in dieser Gruppe bei 41 % indiziert. Eine Ultraschalluntersuchung erfolgte bei 48 % in der

Selektivgruppe vs. 8 % in der CT-Gruppe. Signifikante Unterschiede hinsichtlich der Entlassungsdiagnosen gab es zwischen beiden Gruppen nicht. Allerdings war der Prozentsatz an Patienten mit unspezifischem Abdominalschmerz in der CT-Gruppe signifikant geringer. In Anbetracht der Tatsache, dass die gesamten Behandlungskosten pro Patient in der CT-Gruppe um 1202 € höher lagen als in der Selektivgruppe, kann eine routinemäßige CT-Diagnostik bei akutem Bauchschmerz nicht als kosteneffektiv gelten.

Reginelli et al. (2014) analysierten retrospektiv die Treffsicherheit der Computertomographie bei 114 konsekutiven älteren Patienten (mittleres Alter 75 Jahre) mit schwerem akutem Bauchschmerz. Sie gaben eine richtige Diagnosestellung in 87,5 % an und prüften auch die Inter-Observer-Reliabilität anhand der Befundung durch 2 unabhängige Radiologen. Diese war hoch, wobei sie für die ganze Kohorte 87,5 % vs. 85,3 % und für die Patienten, die operiert werden mussten 94 % vs. 91 % nannten. Die Autoren forderten aufgrund der Genauigkeit eine frühe Einbindung des CT in die Diagnostik bei Verdacht auf akutes Abdomen, auch wenn noch nicht alle klinischen Daten vorliegen.

Auf die Verlässlichkeit der CT-Diagnostik in der Notfallaufnahme bei älteren Patienten mit akutem Bauchschmerz wiesen auch Millet et al. (2013) hin. Sie überprüften auf Basis von 333 Patienten retrospektiv, ob die richtige CT-Befundung davon abhängig ist, ob dem Radiologen klinische Angaben vorliegen oder nicht. In der gesamten Population wurde in 85,3 % der Fälle die richtige Diagnose ohne klinische Befunde und in 87,4 % bei Kenntnis derselben gestellt. In dieser Studie wurde ein Drittel der Patienten mit akutem Bauchschmerz chirurgisch therapiert, bei Letzteren wurde in 91 % ohne und in 94 % mit Kenntnis klinischer Befunde die richtige Diagnose erhoben.

Bildgebende Diagnostik in der Schwangerschaft

Zur Diagnostik bei akutem Bauchschmerz und Schmerzen im kleinen Becken bei Patientinnen in der Schwangerschaft erarbeitete die European Society of Urogenital Radiology (ESUR) Empfehlungen (Masselli et al. 2013). Unter dem Aspekt der fehlenden Strahlenbelastung stellen Sonographie und MRT die bildgebenden Verfahren der Wahl dar. Es gibt keine Belege für negative Nebenwirkungen auf die Entwicklung des Fetus bei Anwendung der Sonographie, das gleiche gilt für die MRT. MRT-Kontrastmittel sollten nicht routinemäßig verabreicht werden. Die Sonographie gilt als das primäre bildgebende Verfahren, die MRT wird bei unklarem Sonographiebefund eingesetzt. Bei einer CT-Untersuchung muss die Strahlendosis auf ein Minimum reduziert werden, wahrscheinlich ist eine kumulative Strahlendosis von insgesamt weniger als 50 mGy mit keinem signifikanten Risiko für fetale Missbildungen verbunden. Missbildungen entstehen nur in der 2. bis 20. Woche der Schwangerschaft. Immerhin erhöht aber eine fetale Strahlenbelastung aufgrund eines Becken-CT in der Spanne von 20 bis 50 mGy das Risiko eines tödlichen Tumors in der Kindheit um den Faktor 1,4 bis 2.

Über die Zuverlässigkeit der Sonographie bei schwangeren Patientinnen mit akutem Abdomen, die operiert werden mussten, berichteten Unal et al. (2011). Häufigste Ursache des akuten Abdomens in dieser Serie war die akute Appendizitis, gefolgt von der Dünndarmobstruktion. Bei allen Patientinnen wurde die Sonographie zur Diagnostik verwendet, bei 30 % zusätzlich die MRT. Ein CT kam nicht zum Einsatz. Der Ultraschallbefund stimmte nur bei 11 Patientinnen (55 %) mit dem Operationsbefund überein, der MRT-Befund hingegen in 83,3 % der Fälle.

1.4.2 Laparoskopie

Zur Laparoskopie bei akutem Abdomen vermerken die japanischen Leitlinien lediglich: Der Nutzen einer Routine-Laparoskopie zur Diagnostik bei akutem Abdomen ist gering (*Evidenzlevel 3, Empfehlungsgrad C2*; Mayumi et al. 2016). Italienische Leitlinien in Zusammenarbeit mit der European Association for Endoscopic Surgery (EAES) sehen den Einsatz der Laparoskopie positiver (Agresta et al. 2012). Zum einen gibt es eine Grad-A-Empfehlung für alle Situationen, bei denen eine präoperative Diagnostik nicht schlüssig und ein laparoskopisches therapeutisches Vorgehen wahrscheinlich möglich ist. Zum anderen wird eine potenzielle Indikation für die Laparoskopie bei allen Patienten mit Verdacht auf unspezifischen akuten Bauchschmerz gesehen, sofern die Diagnostik mit Ultraschall keine eindeutige Diagnose erbracht hat. Die Empfehlungen lassen aber offen, inwieweit die Laparoskopie in dieser Situation das CT ersetzen oder ergänzen kann. Des Weiteren haben Gaitán et al. (2014) in einem Cochrane-Review die Wertigkeit der Laparoskopie bei Frauen in gebärfähigem Alter mit akutem Unterbauchschmerz überprüft. Sie kommen zu einer positiven Empfehlung, speziell wenn es um die Differenzialdiagnose akute Appendizitis, Ovulations- und Menstruationsschmerzen, Komplikationen in der frühen Schwangerschaft und Entzündungen im kleinen Becken geht: in diesen Fällen stellt die Laparoskopie die First-Line-Strategie dar, da sie sowohl der offenen Appendektomie als auch einer abwartenden Haltung überlegen ist. Bei Frauen im gebärfähigen Alter mit akutem Unterbauchschmerz verkürzt die Laparoskopie die Diagnostik im Hospital und führt zu früherer Arbeitsfähigkeit.

Die Wertigkeit der Laparoskopie bei Patienten mit akutem Abdomen, die in einer Notfallaufnahme wegen akutem Bauchschmerz aufgenommen wurden, demonstrierten Caruso et al. (2011) in einer prospektiven Multizenterstudie mit 300 Patienten. Sämtliche Patienten wurden laparoskopiert, bei 30 Patienten (10 %) war eine Konversion zum offenen Vorgehen erforderlich. Bei 65 Patienten (21,6 %) war die Diagnose präoperativ unklar; die Übereinstimmung zwischen präoperativer Diagnose und endgültigem operativem Befund in diesen und den übrigen Fällen zeigt ◘ Tab. 1.3. Die Tabelle demonstriert auch, mit welchen Diagnosen in welcher Häufigkeit bei Patienten mit akutem Abdomen zu rechnen ist, wobei in diesem Krankengut das mittlere Patientenalter 43 Jahre betrug, 62 % waren Frauen.

1.4.3 Labordiagnostik

Dias et al. (2015) überprüften in einer prospektiven Studie bei 58 Patienten mit akutem Abdomen, ob die Bestimmung des PCT dazu beitragen kann, die Indikation zur Operation genauer einzugrenzen. 40 Patienten mussten operiert werden, 18 konnten konservativ behandelt werden. Der mittlere PCT-Wert war in der Chirurgie-Gruppe mit 5,0–10,0 ng/mL signifikant höher als bei den konservativ Behandelten (dort 0,5–2,0 ng/mL). Ein Cut-off-Wert von >5,0 ng/mL war 75 % sensitiv und 100 % spezifisch für eine notwendige chirurgische Intervention bei akutem Abdomen, so dass die Autoren die Bestimmung des PCT bei Patienten mit akutem Abdomen empfahlen. Angemerkt sei, dass in dieser Studie Patienten mit akuter Pankreatitis ausgeschlossen wurden, da es um die Operationsindikation, nicht aber die Abschätzung des Schweregrads der Erkrankung ging.

Zur Wertigkeit der Bestimmung des C-reaktiven Proteins (CRP) bei Patienten mit akutem Abdomen liegt eine Untersuchung von Coyle et al. (2012) vor. Sie korrelierten CT-Befunde, die bei Patienten mit akutem Bauchschmerz in einer Notfallabteilung angefertigt wurden, mit den gleichzeitig durchgeführten CRP-Bestimmungen. 176 von 241 (73 %) CT-Untersuchungen des Abdomens und kleinen Beckens ergaben einen pathologischen Befund. Bei Patienten mit niedrigem CRP (0–5 mg/L) waren negative und positive CT-Befunde gleichmäßig verteilt. Bei CRP-Spiegel größer als 130 mg/L betrugen Spezifität und Sensitivität für einen positiven CT-Befund 90,9 % bzw. 31,4 %. In dieser Untersuchung stieg zwar mit zunehmendem CRP-Spiegel die Wahrscheinlichkeit eines positiven CT-Befundes an. Ein eindeutiger Stellenwert der CRP-Bestimmung in der Diagnostik des akuten Abdomens konnte gleichwohl nicht belegt werden. Dies stimmt mit dem Ergebnis einer Metaanalyse von 3 großen prospektiven Studien überein, die sich mit der Diagnostik von insgesamt 2961 erwachsenen Patienten mit akutem Bauchschmerz in der Notfallaufnahme beschäftigten (Gans et al. 2015a). Die 3 häufigsten Diagnosen waren akute Appendizitis (15,0 %), akute Divertikulitis (8,4 %) und akute Cholezystitis (4,0 %). Nichtspezifischer Bauchschmerz machte 24,6 % der endgültigen Diagnosen aus, als dringlich wurden nach Diagnostik 45,6 % der Fälle eingestuft. Die mittleren Leukozytenzahlen und CRP-Werte waren in der Gruppe der dringlichen Fälle signifikant höher als bei den als nicht-dringlich eingestuften Patienten. Der höchste positive Vorhersagewert (85,5 %) und der geringste falsch-positive (14,5 %) wurde erzielt, wenn ein Cut-off-Wert von CRP >50 mg/L und eine Leukozytenzahl von >15 ×10^9/L kombiniert wurden, aber dann wurden 85,3 % der dringlichen Fälle nicht erfasst. Der diskriminierende Wert von CRP und Leukozytenzahl allein ist demnach gering, um bei Patienten mit akutem Bauchschmerz dringliche und nicht-dringliche Fälle unterscheiden zu

▫ Tab. 1.3 Patienten mit akutem Abdomen: Häufigkeit der Diagnosen vor und nach diagnostischer und therapeutischer Laparoskopie, Gesamtkrankengut n=300. (Nach Caruso et al. 2011)

Variable	Präoperative Diagnose (n)	Postoperative Diagnose (n)
Akute Appendizitis	87	108
Cholezystitis	96	96
Dünndarmobstruktion	16	16
Akute Divertikulitis	9	12
Entzündung des kleinen Beckens	7	27
Perforiertes Duodenalulkus	6	5
Perforiertes Magenulkus	5	6
Nicht-traumatisches Hämoperitoneum	5	7
Endoskopische Perforation	4	4
Akutes Abdomen unklarer Genese	65	– Ruptur einer Ovarialzyste, 12 – Ovarialtorsion, 5 – Zystenruptur des Corpus luteum, 2

können. Leukozytenzahl und CRP-Wert können nicht als Triage-Tests für die Entscheidung zur bildgebenden Diagnostik herangezogen werden.

1.4.4 Computergestützte Entscheidungshilfen

Eine schwedische Untersuchung an 3073 Patienten mit akutem Bauchschmerz (alle Altersgruppen, mittleres Alter 46 Jahre, 1382 Männer, 1691 Frauen) ergab, dass die primäre Diagnose in der Notfallaufnahme, verglichen mit der endgültigen, nur in 54 % der Fälle korrekt war (Laurell et al. 2015). Auffallend war, dass die Genauigkeit der Diagnosestellung nicht vom Ausbildungsstand des untersuchenden Arztes bzw. seiner Erfahrung abhängig war. Die Autoren führten dies auf strukturierte Abläufe innerhalb der Abteilung zurück, so dass vor allem die formale Kompetenz die Genauigkeit der Diagnosestellung bestimmte. Gleichwohl war die initiale diagnostische Genauigkeit in dieser Studie gering, was sich mit anderen Untersuchungen deckt. Cooper et al. (2011) gingen deshalb in einer systematischen Übersicht der Frage nach, ob computergestützte Entscheidungshilfen zur Genauigkeit der Diagnosestellung beitragen könnten. Sie fanden 10 Studien, die sie in ihre Metaanalyse einschließen konnten, 8 dieser Studien demonstrierten eine deutliche klinische Verbesserung. Insgesamt ergab sich im Mittel eine Verbesserung der Diagnosestellung um 17,3 %. Die Autoren vermuteten, dass sich mit der computerbasierten Unterstützung die initiale diagnostische Genauigkeit auf 60–70 % anheben ließ.

1.5 Analgesie bei Patienten mit akutem Bauchschmerz

Bei Patienten mit akutem Bauchschmerz war für Jahrzehnte die Schmerztherapie vor einer endgültigen Diagnosestellung aus Furcht, die Symptomatik zu verschleiern und damit den Therapieentscheid zu erschweren, verpönt. Dies hat sich gewandelt. Manterola et al. (2011) kamen auf Basis von insgesamt 8 Studien (922 erwachsene Patienten) in einem Cochrane-Review zu dem Schluss, dass die Gabe von Opioid-Analgetika als Teil des diagnostischen Prozesses vor einer Therapieentscheidung bei Patienten mit akutem Bauchschmerz nicht das Risiko erhöht, ungeeignete Therapieentscheidungen zu treffen. Die Gabe verbesserte aber den Patientenkomfort signifikant. In dieser Metaanalyse konnte allerdings keine Information darüber erhalten werden, ob die Gabe von Opioiden die Zeit der klinischen Untersuchung verlängert oder den Entscheid zum chirurgischen Eingriff verzögert. Zusammenfassend wurde aber festgestellt: die Applikation von Opioid-Analgetika im Rahmen der therapeutischen Diagnostik von Patienten mit akutem Bauchschmerz erhöht nicht das Risiko von Diagnosefehlern oder von Fehlern hinsichtlich des Therapieentscheids.

Eine weitere systematische Übersicht stammt von Falch et al. (2014). Sie führten aus, dass jeder Patient mit akutem Bauchschmerz in der Notfallambulanz rechtzeitig und adäquat – vor Diagnose – schmerztherapiert werden sollte. Wichtige Voraussetzung ist unter anderem die Messung der Schmerzintensität mit einer numerischen Rating-Skala (NRS). Diese Autoren haben einen praxisnahen Algorithmus zur prädiagnostischen Analgesie bei erwachsenen Patienten mit akutem Bauchschmerz entwickelt, der in die japanischen Leitlinien übernommen wurde (Mayumi et al. 2016).

Eine dritte systematische Übersicht mit Metaanalyse der Literatur untersuchte die Evidenz der Opioid-Analgesie bei akutem Bauchschmerz im Kindesalter (Poonai et al. 2014). Basis der Analyse waren 6 Studien mit 342 Patienten. Die Autoren fanden keine Einwände gegen eine Opioid-Analgesie im Kindesalter, speziell erhöhte die Schmerzmitteltherapie bei Patienten mit akuter Appendizitis nicht das Perforations- und Abszess-Risiko. Insgesamt ist jedoch die Evidenz zur Schmerzmitteltherapie bei akutem Bauchschmerz im Kindesalter von niedriger Qualität und unbefriedigend, dies gilt sowohl für die bisher untersuchten Fallzahlen als auch für die Effizienz. So zeigten alle Studien eine Unterdosierung des Opioids, womit sich zwangsläufig die Nebenwirkungen, aber auch die Wirksamkeit reduzierten. In 3 von 5 Studien, die in die Metaanalyse eingeschlossen werden konnten, war hinsichtlich der Analgesie zwischen Therapie- und Kontrollgruppe (Placebo) überhaupt kein signifikanter Unterschied zu beobachten. Ob demnach eine Schmerzmittelapplikation bei akutem Bauchschmerz und z. B. akuter Appendizitis im Kindesalter zu einer Verzögerung der Diagnosestellung mit entsprechenden Nebenwirkungen führen könne, kann evidenzbasiert nicht beantwortet werden.

Dass nach wie vor erhebliche Unsicherheiten hinsichtlich der frühen Schmerzmittelapplikation bei Patienten mit akutem Bauchschmerz bestehen, demonstriert eine Umfrage bei 495 deutschen Allgemein- und Viszeralchirurgen (Villain et al. 2013). Die Chirurgen wurden befragt, wie viele ihrer Patienten mit akutem Bauchschmerz vor Feststellung der Diagnose von ihnen Schmerzmittel erhalten würden. 7 % der Befragten nannten „alle" (100 %), 38 % „viele" (>70 %), 35 % „einige" (30–70 %), 18 % „wenige" (<30 %) und 2 % „keine". Chirurgen unter 40 Jahre verabreichten Analgetika häufiger als ältere Chirurgen. Nach ihrer Ansicht befragt, ob die klinischen Zeichen durch die Schmerzmittelapplikation maskiert würden (0 = nicht erwartet, 10 = stark), gaben die Befragten im Mittel 4,9 an. Die Schmerzintensität wurde nur von 51 % regelmäßig gemessen. Als verwendete Schmerzmittel wurden am häufigsten Metamizol (79 %), stark wirksame Opiate (40 %) und Paracetamol (31 %) genannt.

1.6 Fazit für die Praxis

1. Ein akutes Abdomen ist eine abdominelle Erkrankung mit akutem Schmerzbeginn, die eine sofortige Intervention einschließlich notfallmäßiger Chirurgie erfordert. Davon zu unterscheiden sind Patienten mit akutem Bauchschmerz. Dieser stellt ein sehr häufiges Krankheitsbild dar, ca. 10 % aller Aufnahmen in einer Notfallambulanz sind hierauf zurückzuführen, und erfordert in maximal 20 % der Fälle eine chirurgische Intervention – altersabhängig. Dementsprechend unterschiedlich ist die Prognose beider Krankheitsbilder.
2. Die Sonographie wird als Screeningtest bei Patienten mit akutem Abdomen/akutem Abdominalschmerz empfohlen. Das CT kann bei allen Patienten mit akutem Abdomen indiziert werden (Evidenzlevel 2, Empfehlungsgrad A). Jedoch kann auf ein CT verzichtet werden, wenn die Diagnose durch die Ergebnisse vorangegangener

Untersuchungen (wie Sonographie) gestellt wurde.

3. Der Nutzen einer Routine-Laparoskopie zur Diagnostik bei akutem Abdomen ist gering (Evidenzlevel 3, Empfehlungsgrad C2). Die Ausnahme bilden Frauen im gebärfähigen Alter mit akutem Unterbauchschmerz. Bei der Differentialdiagnose akute Appendizitis, Ovulations-und Menstruationsschmerzen, Komplikationen in der frühen Schwangerschaft und Entzündungen im kleinen Becken stellt die Laparoskopie die First-Line-Strategie dar, da sie sowohl der offenen Appendektomie als auch einer abwartenden Haltung überlegen ist.

4. Die Gabe von Opioid-Analgetika als Teil des diagnostischen Prozesses, bevor eine Entscheidung getroffen wird, erhöht bei Patienten mit akutem Bauchschmerz nicht das Risiko, ungeeignete Therapie-Entscheidungen zu treffen. Die Gabe verbessert aber den Patientenkomfort signifikant und wird deshalb empfohlen.

Literatur

Agresta F, Ansaloni L, Baiocchi GL et al (2012) Laparoscopic approach to acute abdomen from the Consensus Development Conference of the Società Italiana di Chirurgia Endoscopica e nuove tecnologie (SICE), Associazione Chirurghi Ospedalieri Italiani (ACOI), Società Italiana di Chirurgia (SIC), Società Italiana di Chirurgia d'Urgenza e del Trauma (SICUT), Società Italiana di Chirurgia nell'Ospedalità Privata (SICOP), and the European Association for Endoscopic Surgery (EAES). Surg Endosc 26:2134–2164

Caruso C, La Torre M, Benini B, Catani M, Crafa F, De Leo A, Neri T, Sacchi M (2011) Is laparoscopy safe and effective in nontraumatic acute abdomen? J Laparoendosc Adv Surg Tech A 21:589–593

Cooper JG, West RM, Clamp SE, Hassan TB (2011) Does computer-aided clinical decision support improve the management of acute abdominal pain? A systematic review. Emerg Med J 28:553–557

Coyle JP, Brennan CR, Parfrey SF, O'Connor OJ, Mc Laughlin PD, Mc Williams SR, Maher MM (2012) Is serum C-reactive protein a reliable predictor of abdomino-pelvic CT findings in the clinical setting of the non-traumatic acute abdomen? Emerg Radiol 19:455–462

Dias BH, Rozario AP, Olakkengil SA (2015) Role of inflammatory markers as predictors of laparotomy in patients presenting with acute abdomen. ANZ J Surg 85:755–759

Falch C, Vicente D, Häberle H, Kirschniak A, Müller S, Nissan A, Brücher BL (2014) Treatment of acute abdominal pain in the emergency room: a systematic review of the literature. Eur J Pain 18:902–913

Gaitán HG, Reveiz L, Farquhar C, Elias VM (2014) Laparoscopy for the management of acute lower abdominal pain in women of childbearing age. Cochrane Database Syst Rev: CD007683

Gans SL, Atema JJ, Stoker J, Toorenvliet BR, Laurell H, Boermeester MA (2015a) C-reactive protein and white blood cell count as triage test between urgent and nonurgent conditions in 2961 patients with acute abdominal pain. Medicine (Baltimore) 94:e569

Gans SL, Pols MA, Stoker J, Boermeester MA, expert steering group (2015b) Guideline for the diagnostic pathway in patients with acute abdominal pain. Dig Surg 32:23–31

Gesellschaft für pädiatrische Radiologie (GPR) in Zusammenarbeit mit der Deutschen Röntgengesellschaft (2013) S1-Leitlinie: Bauchschmerz – Bildgebende Diagnostik. Publiziert bei: AWMF-Register Nr.064/016. Klasse S1

Laurell H, Hansson LE, Gunnarsson U (2015) Impact of clinical experience and diagnostic performance in patients with acute abdominal pain. Gastroenterol Res Pract 2015: 590346

Lehtimäki T, Juvonen P, Valtonen H, Miettinen P, Paajanen H, Vanninen R (2013) Impact of routine contrast-enhanced CT on costs and use of hospital resources in patients with acute abdomen. Results of a randomised clinical trial. Eur Radiol 23:2538–2545

Manterola C, Vial M, Moraga J, Astudillo P (2011) Analgesia in patients with acute abdominal pain. Cochrane Database Syst Rev: CD005660

Masselli G, Derchi L, McHugo J, Rockall A, Vock P, Weston M, Spencer J; ESUR Female Pelvic Imaging Subcommittee (2013) Acute abdominal and pelvic pain in pregnancy: ESUR recommendations. Eur Radiol 23:3485–3500

Mayumi T, Yoshida M, Tazuma S et al (2016) Practice guidelines for primary care of acute abdomen 2015. J Hepatobiliary Pancreat Sci 23:3–36

Millet I, Alili C, Bouic-Pages E, Curros-Doyon F, Nagot N, Taourel P (2013) Journal club: Acute abdominal pain in elderly patients: effect of radiologist awareness of clinicobiologic information on CT accuracy. AJR Am J Roentgenol 201:1171–1178

Reginelli A, Russo A, Pinto A, Stanzione F, Martiniello C, Cappabianca S, Brunese L, Squillaci E (2014) The role of computed tomography in the preoperative assessment of gastrointestinal causes of acute abdomen in elderly patients. Int J Surg 12(2):S181–186

Murata A, Okamoto K, Mayumi T, Maramatsu K, Matsuda S (2014) Age-related differences in outcomes and etiologies of acute abdominal pain based on a national administrative database. Tohoku J Exp Med 233:9–15

Poonai N, Paskar D, Konrad SL, Rieder M, Joubert G, Lim R, Golozar A, Uledi S, Worster A, Ali S (2014) Opioid analgesia for acute abdominal pain in children: A systematic review and meta-analysis. Acad Emerg Med 21:1183–1192

Ukkonen M, Kivivuori A, Rantanen T, Paajanen H (2015) Emergency Abdominal Operations in the Elderly: A Multivariate Regression Analysis of 430 Consecutive Patients with Acute Abdomen. World J Surg 39:2854–2861

Unal A, Sayharman SE, Ozel L, Unal E, Aka N, Titiz I, Kose G (2011) Acute abdomen in pregnancy requiring surgical management: a 20-case series. Eur J Obstet Gynecol Reprod Biol 159:87–90

Villain C, Wyen H, Ganzera S, Marjanovic G, Lefering R, Ansorg J, Gaidzik PW, Haubold N, Neugebauer EA (2013) Early analgesic treatment regimens for patients with acute abdominal pain: a nationwide survey among general surgeons. Langenbecks Arch Surg 398:557–564

Weir-McCall J, Shaw A, Arya A, Knight A, Howlett DC (2012) The use of preoperative computed tomography in the assessment of the acute abdomen. Ann R Coll Surg Engl 94:102–107

Euthyreote Knotenstruma (inklusive Basedow und Rezidivstruma)

F. Billmann

© Springer-Verlag GmbH Deutschland 2017
C.-T. Germer, T. Keck, R.T. Grundmann (Hrsg.), *Evidenzbasierte Viszeralchirurgie benigner Erkrankungen*,
Evidenzbasierte Chirurgie, https://doi.org/10.1007/978-3-662-53553-0_2

2.1   Leitlinien

2.1.1   Präoperative Diagnostik

Präoperative Labordiagnostik

Bei jedem Patienten mit SD-Knoten sollte die initiale Labordiagnostik die Bestimmung des TSH beinhalten (Starke Empfehlung - SE, Mäßige Qualität der Evidenz - MQE) (American Thyroid Association Management Guidelines - ATA-Leitlinien 2015, Haugen et al. 2016):

1. falls das TSH subnormal ist, sollte eine ^{123}I-Szintigraphie durchgeführt werden (SE, MQE);
2. falls das TSH niedrig oder niedrig-normal ist bei einem Patienten mit multiplen Knoten, könnte dies ein Hinweis darauf sein, dass ein Teil der Knoten autonom ist. Eine ^{123}I-Szintigraphie sollte bei diesen Patienten durchgeführt und mit den Sonographien verglichen werden, um die Funktion jedes Knotens >1 cm zu bestimmen. Eine Feinnadelpunktionsbiopsie (FNP) sollte bei jedem nicht-funktionellen Knoten mit einem sonographischen Malignitätsverdacht durchgeführt werden (schwache Empfehlung - sE, Niedrige Qualität der Evidenz - NQE);
3. falls das TSH normal oder hoch ist, sollte keine Szintigraphie in der initialen Diagnostik erfolgen (SE, MQE).

Die Leitlinie der Französischen Gesellschaft für Endokrinologie (SFE) (Wémeau et al. 2011) sieht in der Bestimmung des TSH ebenfalls die Untersuchung, die in erster Linie erfolgen soll; eine Stellungnahme über die Bestimmung des TSH findet man in der deutschen S2k-Leitlinie nicht.

In der initialen Diagnostik ist laut ATA-Leitlinie eine Routinemessung des Serum-Thyreoglobulin (Tg) nicht empfohlen (SE, MQE); dies wird in den französischen Leitlinien bestätigt (Wémeau et al. 2011). In Bezug auf die präoperative Messung des Kalzitonins kann laut ATA-Leitlinie keine Empfehlung ausgesprochen werden.

Die deutsche S2k-AWMF-Leitlinie (2015) merkt dagegen an, dass die Bestimmung des basalen Kalzitonins Hinweise auf ein medulläres Schilddrüsenkarzinom ermöglicht und daher präoperativ durchgeführt werden sollte (E3). Diese Position findet sich in den Empfehlungen der französischen Gesellschaft für Endokrinologie (SFE) wieder. Diese empfiehlt die systematische Abnahme des Kalzitonins vor jeder Operation wegen Struma oder SD-Knoten.

Präoperative laryngoskopische Untersuchung

Die Laryngoskopie sollte präoperativ immer durchgeführt werden, insbesondere bei auffälliger Stimme und nach Voroperationen im Halsbereich (E1) (AWMF 2015). Diese Empfehlung gibt auch die American Academy for Otolaryngology and Head and Neck surgery (AAOHNS) (Chandrasekhar et al. 2013). Die Leitlinien der ATA und der SFE geben zu diesem Thema keine Empfehlung.

Präoperative Nebenschilddrüsenfunktionsbestimmung

Zum Ausschluss eines vorbestehenden Hypoparathyreoidismus oder eines assoziierten primären Hyperparathyreoidismus soll eine präoperative Bestimmung des Serumkalziums erfolgen. Ein erniedrigter oder erhöhter Serumkalziumspiegel bedarf der weiteren präoperativen Abklärung (E2) (S2k-Leitlinie 2015). (AWMF 2015). Weder die ATA- noch die SFE-Leitlinien nehmen Stellung in Bezug auf die präoperative Nebenschilddrüsenfunktionsbestimmung.

Präoperative SD-Sonographie

Die SD-Sonographie mit Untersuchung der zervikalen Lymphknoten sollte bei jedem Patienten mit Verdacht auf SD-Knoten durchgeführt werden (SE, Hohe Qualität der Evidenz - HQE) (ATA-Leitlinien 2015). Dies wird in der Leitlinie der SFE bestätigt; weiter sollten alle Patienten mit SD-Knoten mittels Sonographie überwacht werden. Obligat sind dabei die Volumenmessung aller SD-Knoten (zur adäquaten Verlaufsbegutachtung) sowie das Erarbeiten einer Knoten-Lokalisationsskizze. In der deutschen S2k-Leitlinie wird angemerkt, dass die zervikale Sonographie zur Basisdiagnostik der SD-Erkrankungen gehört. Eine spezifische Ausführung wird jedoch nicht gegeben.

Präoperative SD-Szintigraphie

Die SFE sieht in der Szintigraphie eine Methode der Bildgebung, deren aktuelle Indikationen rückläufig sind. Die noch anerkannten Indikationen sind:
1. Patienten mit laborchemischer Hyperthyreose als Bildgebung der ersten Wahl
2. eine multinoduläre Struma als second-line Bildgebung, wenn die Knoten nicht alle per Sonographie oder Punktion erreichbar sind. Ergänzend zur Sonographie, erklärt die S2k-Leitlinie, kann zur Operationsplanung die Szintigraphie in besonderen Fällen erwogen werden (z. B. Rezidiveingriffe, erniedrigtes TSH, retrosternale/ektope SD-Anteile); diese Aussage wird jedoch nicht als Leitlinie aufgeführt.

Präoperatives ¹⁸FDG-PET

Die präoperative Durchführung eines ¹⁸FDG-PET wird in der S2k-Leitlinie (2015) nicht als Standarduntersuchung aufgelistet, sie wird jedoch in ausgewählten Situationen von der ATA-Leitlinie empfohlen, mit folgenden Interpretationen:
1. eine fokale Anreicherung des FDG-PET im Bereich eines sonographisch dargestellten Knotens (≥1 cm) mit einem erhöhten Malignitätsrisiko; dieser Knoten sollte punktiert werden (FNP) (SE, MQE);
2. eine diffuse FDG-PET Anreicherung, zusammen mit der klinischen Evidenz einer chronisch lymphoiden Thyreoiditis, bedarf keiner weiteren Bildgebung oder FNP (SE, MQE);
3. das FDG-PET ist keine Routine-Untersuchung im Falle von SD-Knoten mit indeterminierter Zytologie (sE, MQE).

Die SFE spricht sich in der Abklärung oder Überwachung von SD-Knoten oder SD-Dysfunktionen deutlich gegen diese Untersuchung aus (kontroverse Ergebnisse).

Präoperative Feinnadelpunktionszytologie (FNP)

Eine FNP sollte erfolgen bei bildgebend-suspekten Knoten nach Ausschluss einer Autonomie, Tumorverdächtigen Lymphknoten oder lokal invasivem Wachstum und wenn die zytologische Diagnose für die Operationsplanung von Bedeutung ist (E4). Die ATA-Leitlinien definieren die Indikationen zur Durchführung einer FNP, die als Methode der Wahl zur Abklärung der SD-Knoten angegeben wird (SE, HQE). Laut ATA ist eine diagnostische FNP empfohlen für
1. Knoten ≥1 cm im Maximaldurchmesser mit einem hochgradig verdächtigen Sonographiemuster (SE, MQE),
2. Knoten ≥1 cm im Maximaldurchmesser mit einem intermediär-verdächtigen Sonographiemuster (SE, NQE),
3. Knoten ≥1,5 cm im Maximaldurchmesser mit einem niedrig-verdächtigen Sonographiemuster (sE, NQE),
4. Knoten ≥2 cm im Maximaldurchmesser mit einem sehr niedrig-verdächtigen Sonographiemuster (z.B. spongiformer Knoten). Bei diesen Knoten ist die Überwachung ohne FNP auch eine vertretbare Option (sE, MQE). Die diagnostische FNP ist bei Knoten, die die oben genannten Kriterien nicht erfüllen und die rein zystisch sind, nicht indiziert (SE, MQE). Die SFE schließt sich den Empfehlungen der ATA, der AAES und der Society of Radiologists in Ultrasound (SRU) an.

Interpretation der präoperativen Feinnadelpunktion (FNP)

Die Ergebnisse der FNP sollten unter Berücksichtigung der Bethesda-Einteilung (Bethesda System for Reporting Thyroid Cytopathology) dokumentiert werden (SE, MQE) (ATA-Leitlinen 2015). Bei dem Ergebnis „nicht-diagnostische Zytologie" sollte eine sonographiegesteuerte FNP wiederholt werden (SE, MQE); nach mehreren „nicht-diagnostischen" FNP mit niedrigem sonographischem Malignitätsverdacht wird eine enge Überwachung oder eine chirurgische Resektion zur histologischen Abklärung empfohlen (sE, MQE); bei „nicht-diagnostischen" Knoten mit einem hohen sonographischen Malignitätsverdacht, einer Größenprogredienz (>20 % in 2 Dimensionen) während der Überwachung oder mit klinischen Risikofaktoren ist die Chirurgie empfohlen (sE, NQE).

Wenn der Knoten in der FNP als benigne eingestuft wird, muss keine weitere diagnostische oder therapeutische Maßnahme erfolgen (SE, HQE). Wenn der Knoten als maligne eingestuft wird, muss die operative Sanierung angestrebt werden (SE, MQE). Falls der Knoten als AUS/FLUS (Atypia of Undetermined Significance/Follicular Lesion of Undetermined Significance) eingestuft wird, ist nach Betrachtung der klinischen und sonographischen Informationen eine erneute FNP oder eine molekulare Untersuchung erforderlich, um die mögliche Malignität zu untersuchen; eine adäquate Aufklärung ist dafür erforderlich (sE, MQE). Wenn eine erneute FNP, molekulare Analyse oder beides nicht durchgeführt wurden oder nicht schlüssig sind, wird eine Überwachung oder eine diagnostische chirurgische Exzision (in Abhängigkeit der klinischen Risikofaktoren, des sonographischen Bildes und der Patientenpräferenzen) bei den AUS/FLUS-Knoten empfohlen (SE, NQE).

Die diagnostische chirurgische Exzision ist der etablierte Goldstandard bei Knoten mit einer follikulären Neoplasie. In Anbetracht des klinischen und sonographischen Bilds kann jedoch eine molekulare Untersuchung zur Bestimmung des Malignitätspotenzials benutzt werden; der Patient muss dann adäquat aufgeklärt werden (sE, MQE); falls die molekulare Analyse nicht durchgeführt wird oder inkonklusiv ist, sollte die chirurgische Exzision erfolgen (SE, NQE). Falls die FNP als „verdächtig auf papilläres SD-Karzinom" eingestuft wird, muss der Patient operativ behandelt werden, entsprechend den Empfehlungen für eine maligne Zytologie (SE, NQE); in diesem Fall kann zusätzlich eine genetische Analyse durchgeführt werden (BRAF, RAS, RET/PTC, PAX8/PPARγ) (sE, MQE). Zur Interpretation der FNP gibt weder die S2k- noch die SFE-Leitlinie eine Empfehlung.

Abklärung der Patienten mit multinodulärer Schilddrüse

Patienten mit multiplen SD-Knoten >1 cm sollten genauso abgeklärt werden wie Patienten mit einem solitären SD-Knoten >1 cm. Jeder Knoten trägt ein unabhängiges Malignitätsrisiko; daher können mehrere Knoten eine FNP benötigen (SE, MQE) (ATA-Leitlinien 2015). Wenn multiple Knoten >1 cm vorhanden sind, sollte die FNP bevorzugt anhand des sonographischen Erscheinens und des respektiven Größen-Cut-off erfolgen (SE, MQE). Wenn kein Knoten ein hohes Malignitätsrisiko hat

oder multiple analoge Knoten sonographisch ein sehr niedriges oder niedriges Risiko haben, ist die Wahrscheinlichkeit der Malignität niedrig; daher kann man den größten Knoten punktieren (>2 cm) oder einfach die SD ohne FNP überwachen (sE, NQE). Die S2k- und SFE-Leitlinien unterscheiden nicht zwischen Patienten mit einem oder mehreren Knoten.

Überwachung der Patienten mit SD-Knoten nach benigner FNP

Die Überwachung der Patienten mit SD-Knoten sollte anhand einer Risikostratifizierung per Ultraschall erfolgen (ATA-Leitlinie 2015):

1. bei Knoten mit hohem Malignitätsverdacht sollte die Sonographie und sonographiegesteuerte FNP innerhalb von 12 Monaten wiederholt werden (SE, MQE);

2. bei Knoten mit niedrigem oder intermediärem Malignitätsverdacht sollte die Ultraschalluntersuchung nach 12–24 Monaten wiederholt werden; wenn der Knoten größenprogredient ist (20 % in 2 Dimensionen und mindestens 2 mm oder mehr als 50 % Volumenzunahme) oder bei Entwicklung von neuen sonographischen Zeichen, kann die FNP wiederholt werden oder die Überwachung mittels Sonographie verlängert werden (mit FNP bei weiterer Größenzunahme) (sE, NQE);

3. bei Knoten mit sehr niedrigem Malignitätsverdacht ist der Nutzen einer sonographischen Überwachung mit Größenmessung limitiert; falls eine Sonographie wiederholt wird, sollte diese nach ≥24 Monaten durchgeführt werden (sE, NQE);

4. bei Knoten nach zwei benignen FNP Ergebnissen ist keine weitere sonographische Überwachung empfohlen (sE, MQE). Dieses Thema wird weder von der deutschen S2k- noch von der SFE-Leitlinie aufgegriffen.

Überwachung von Patienten mit SD-Knoten, die die Kriterien einer FNP nicht erfüllen

In diesem Patientenkollektiv sollte die Sonographie-Überwachung (Anhand der sonographischen

Verdachtskriterien der Malignität) der Knoten wie folgt durchgeführt werden (ATA Leitlinie 2015):

1. Knoten mit einem hohen Malignitätsverdacht: Wiederholen der Sonographie nach 6–12 Monaten (sE, NQE);
2. Knoten mit niedrigem oder intermediärem Malignitätsverdacht: Wiederholen der Sonographie nach 12–24 Monaten (sE, NQE);
3. Knoten >1 cm mit sehr niedrigem Malignitätsverdacht (auch zystische Knoten): Nutzen und Zeitintervall der sonographischen Kontrollen nicht bekannt; wenn Sonographie, dann erst nach 24 Monaten (keine Empfehlung – kE, fehlende Evidenz – fE);
4. Knoten <1 cm mit sehr niedrigem Malignitätsverdacht (auch spongiforme Knoten und reine Zysten): keine Routine-Sonographie-Kontrollen nötig (sE, NQE). Die SFE empfiehlt die klinische Verlaufskontrolle im Sinne von regelmäßigen Palpationen der SD, wenn sowohl die Klinik als auch die Sonographie keinen Hinweis auf Malignität vorweisen und wenn die Läsion kleiner als 2 cm ist. Wenn neue palpable Halsraumforderungen auftreten, sollte eine sonographische Reevaluation erfolgen. Die S2k-Leitlinie spricht keine Empfehlung zu diesem Thema aus.

Abklärung der SD-Knoten in der Schwangerschaft

Bei euthyroiden und hypothyroiden schwangeren Frauen sollte bei klinisch relevanten SD-Knoten (die während der Schwangerschaft entdeckt wurden) eine FNP erfolgen (SE, MQE) (ATA-Leitlinie 2015). Bei Frauen mit supprimiertem TSH, das nach der 16. SSW persistiert, kann eine FNP erst nach der Schwangerschaft und der Beendigung der Stillzeit erfolgen; zu diesem Zeitpunkt kann eine Szintigraphie durchgeführt werden, um die Funktion des Knotens zu begutachten, falls das TSH weiter supprimiert ist (SE, MQE). Mit Ausnahme der Szintigraphie, die in diesem Fall kontraindiziert ist, gleicht, so SFE, die Abklärung von SD-Knoten in der Schwangerschaft den Empfehlungen der nicht-schwangeren Bevölkerung. In der S2k-Leitlinie werden keine Empfehlungen zu diesem Thema ausgesprochen.

2.1.2 Medikamentöse Therapie

Die routinemäßige TSH-Suppressionstherapie mittels Levothyroxin sollte, so ATA-Leitlinie, bei benignen SD-Knoten in einer Bevölkerung ohne Jodmangel nicht durchgeführt werden (mögliche unerwünschte Effekte überwiegen die Vorteile) (SE, HQE). Patienten mit einem benignen, soliden oder fast ausschließlich soliden Knoten sollten eine adäquate Jodaufnahme haben. Falls die Aufnahme inadäquat ist, müssen diese Patienten eine tägliche Substitution erhalten (150 µg Jod/Tag) (SE, MQE). Es gibt keine Daten zur Verwendung von SD-Hormonen bei Patienten mit AUS/FLUS größenprogredienten benignen Knoten (benigne nach FNP) (kE, fE). Die SFE sieht in folgenden Situationen die Indikation zu einer TSH-Suppressionstherapie mittels Levothyroxin: 1. Patienten mit einem kolloiden Knoten (stabil oder größenprogredient), ohne Hinweis auf Autonomie, die in einer Jodmangelregion leben; 2. junge Patienten mit nodulärer Dystrophie, insbesondere Frauen vor einer Schwangerschaft und aus einer Familie mit einer operierten Struma-multinodosa-Anamnese. Diese medikamentöse Therapie ist jedoch bei der Mehrheit der Patienten und insbesondere der postmenopausalen Frauen nicht indiziert. Sie ist sogar kontraindiziert bei Patienten mit einem TSH <0,5 mlU/L, mit einer Struma multinodosa, mit Osteoporose, einer Herzerkrankung oder einem konkurrenten chronischen Leiden. Die S2k-Leitlinie gibt zu diesem Thema keine spezifische Empfehlung.

2.1.3 Indikationen zur Operation

Indikationen zur Operation bei SD-Erkrankungen

Indikationen zur Operation bei SD-Erkrankungen stellen 1. Malignitätsverdacht, 2. lokale Beschwerden, 3. dystope Lage oder 4. konservativ nicht ausreichend therapierbare Überfunktion der Schilddrüse dar (S2k-Leitlinie) (E5). Alternative therapeutische Optionen wie die Radiojodtherapie sollen bei der Indikationsstellung berücksichtigt werden. Dies wird im ATA-Statement (Chen et al. 2014) bestätigt. Struma-bedingte (auch Knotenstruma)

Kompressionssymptome (Dyspnoe, Orthopnoe, Dysphagie) sind eine Indikation zur operativen Therapie, da die chirurgische Behandlung zu einer signifikanten Verbesserung der Symptome führt. Eine ausführliche präoperative Vorbereitung und eine optimale intraoperative (sowohl chirurgisch als auch anästhesiologisch) Behandlung sind unumgänglich, um ein erfolgreiches Ergebnis zu erzielen.

Die amerikanischen Leitlinien sehen in folgenden Situationen bei benigen SD-Knoten eine Indikation zur operativen Behandlung (ATA-Leitlinien 2015):

1. nach wiederholter benigner FNP wenn diese Knoten groß sind (>4 cm), kompressive oder strukturelle Symptome verursachen oder in Abhängigkeit eines klinischen Verdachts (sE, NQE);
2. rezidivierende zystische SD-Knoten mit benigner Zytologie können chirurgisch oder durch Ethanol-Injektion behandelt werden, wenn kompressive Symptome oder kosmetische Bedenken vorhanden sind.

Asymptomatische zystische Knoten können einfach konservativ überwacht werden (sE, NQE). Patienten mit größenprogredienten Knoten (nach FNP) sollten regelmäßig kontrolliert werden; die meisten asymptomatischen Knoten, die nur wenig größenprogredient sind, sollten ohne Intervention überwacht werden (SE, NQE).

Die SFE sieht in Ihren Leitlinien in folgenden Situationen eine zusätzliche Indikation zur operativen Sanierung: 1. eine klare Zunahme des Kalzitoninspiegels; 2. ästhetische Probleme oder Malignitätsängste beim Patienten durch den Knoten; 3. eine inadäquate Compliance des Patienten im vorgeschlagenen Follow-up in der Therapie.

Indikationen zur Operation bei Rezidivstruma

In der S2k-AWMF-Leitlinie (2015) wird angemerkt, dass die Indikationen zur Operation der Rezidivstruma denjenigen für einen Ersteingriff entsprechen; das erhöhte Komplikationsrisiko muss jedoch bei der Indikationsstellung besonders berücksichtigt werden (E6). Diese spezielle Situation des Rezidivs wird weder in den ATA-Leitlinien noch in den Leitlinien der SFE besprochen.

Indikationen zur Operation bei Basedow Struma und toxischer Knotenstruma

Die Indikation zur operativen Therapie sollte bei Patienten mit großer Struma, mit Kompressionssymptomen, mit gleichzeitigem Hyperparathyreoidismus oder mit Verdacht auf Malignität (SE, MQE) gestellt werden. Die fast totale oder totale Thyreoidektomie ist die Therapie der Wahl im Rahmen der operativen Sanierung einer Morbus Basedow Struma oder des Morbus Basedow. Bei einem solitären autonomen Knoten ist eine Hemithyreoidektomie mit Isthmusresektion ausreichend (SE, MQE). Bei toxischer multinodulärer Struma (Rezidivrate <1 %) empfiehlt sich eine totale oder subtotale Thyreoidektomie (SE, MQE) (Biondi et al. 2015). Die SFE-Leitlinien unterstreichen, dass die Patienten mit einem SD-Knoten ein der normalen Bevölkerung analoges Malignitäts-Risikoprofil haben. Daher sollte diesen Patienten dieselbe Behandlungsstrategie angeboten werden. Obwohl dies nicht eindeutig als Leitlinie gekennzeichnet ist, merkt die S2k-Leitlinie an, dass:

1. bei symptomatischen autonomen Knoten und fehlenden Kontraindikationen zur Operation die Operation unabhängig von der Knotengröße eine effektive Behandlungsoption mit niedrigem Risiko darstellt;
2. wenn sich im Verlauf der konservativen Primärtherapie des Morbus Basedow die Indikation zur definitiven Therapie ergibt, stehen Operation und Radiojodtherapie zur Verfügung. Ein operatives Vorgehen wird mit jeweils unterschiedlicher Dringlichkeit bevorzugt bei SD-Wachstum, endokriner Orbitopathie, Malignitätsverdacht, (schwerwiegenden) Nebenwirkungen und Unverträglichkeit der thyreostatischen Therapie, therapierefraktärer oder schwerer Hyperthyreose oder Ablehnung der Radiojodtherapie durch den Patienten.

Indikationen zur Operation bei Kindern und Jugendlichen

Die Indikationen zur Operation bei SD-Erkrankungen bei Kindern und Jugendlichen entsprechen den Indikationen bei Erwachsenen (S2k-Leitlinie 2015). Besonderheiten der Anatomie, Physiologie und das erhöhte Komplikationsrisiko müssen jedoch bei der Indikationsstellung besonders berücksichtigt werden. SD-Eingriffe bei Kindern und Jugendlichen sollten von besonders in der SD-Chirurgie erfahrenen Chirurgen mit hohem Operationsaufkommen durchgeführt werden. In diese Richtung gehen auch die Leitlinien der SFE. Dieses Thema wird in den ATA-Leitlinien nicht kommentiert.

Indikationen zur Operation während der Schwangerschaft

Eine sonographische Überwachung wird im Falle eines papillären Karzinoms in der frühen Schwangerschaft empfohlen (ATA-Leitlinie 2015). Wenn vor der 24–26 SSW das Karzinom eindeutig an Größe zunimmt, oder wenn Hinweise (Sonographie) auf eine Metastasierung in die zervikalen Lymphknoten bestehen, sollte der chirurgische Eingriff noch während der Schwangerschaft erfolgen. Wenn jedoch die Erkrankung bis zur Mitte der Schwangerschaft stabil bleibt, kann der Eingriff auf nach der Entbindung vertagt werden (sE, NQE) (ATA-Leitlinie 2015).

Dagegen sprechen die Empfehlungen der SFE. In diesen Leitlinien wird klar angegeben, dass die Studienlage dafür spreche, dass Frauen mit der Diagnose eines SD-Karzinoms nach der Entbindung operiert werden sollten, da eine in der Schwangerschaft durchgeführte Operation bei erhöhtem perioperativem Risiko die Prognose nicht signifikant ändert.

Die Spanische Gesellschaft für Endokrinologie publizierte 2014 (Galofre et al. 2014) ihre Leitlinien, in denen angemerkt wird, dass die Schwangerschaft kein Risikofaktor für die Entwicklung oder für das Rezidiv eines SD-Karzinoms ist. Wenn eine Operation notwendig ist, sollte diese während des zweiten Quartals der Schwangerschaft oder besser nach der Entbindung erfolgen. Eine Mehrheit der Patientinnen mit niedrigem Risiko benötigt nur eine Adaptation der Levothyroxin-Therapie. Die Frauen mit erhöhten Thyreoglobulin-Werten oder strukturellen Veränderungen der SD benötigen regelmäßige Thyreoglobulin-Messungen und Ultraschall-Kontrollen während der gesamten Schwangerschaft. Eine Schwangerschaft ist eine absolute Kontraindikation zur Radiojodtherapie. In den S2k-Leitlinien finden sich keine besonderen Empfehlungen in Bezug auf die operative Therapie im Rahmen einer Schwangerschaft.

2.1.4 Resektionsverfahren

Malignitätsverdächtige Knoten

Bei malignitätsverdächtigen Knoten sollte grundsätzlich, wegen des Risikos eines erst postoperativen Karzinomnachweises, eine Hemithyreoidektomie durchgeführt werden (S2k-Leitlinie 2015) (E8). Die ATA-Leitlinie gibt keine Empfehlung in Bezug auf die operative Strategie bei diesen Patienten. Die SFE-Leitlinie vermerkt, dass die Patienten von einer totalen Thyreoidektomie profitieren wegen der Häufigkeit der kontralateralen Läsionen.

Knoten mit indeterminierter FNP-Zytologie

Bei Patienten mit indeterminierten Knoten (FNP) und denjenigen, bei denen eine Operation in Frage kommt, sollte die Hemithyreoidektomie das initiale chirurgische Vorgehen sein; diese Strategie kann anhand der klinischen oder sonographischen Befunde, der Präferenzen des Patienten oder der molekularen Diagnostik geändert werden (SE, MQE) (ATA Leitlinie 2015). Die SFE-Leitlinie empfiehlt die chirurgische Sanierung bei indeterminierten Knoten, wenn schon zwei FNP als indeterminiert befundet wurden. Das Ausmaß der Resektion wird nicht besprochen. Zu diesem Thema macht die S2k-Leitlinie keine Aussage. Eine Thyreoidektomie sollte wegen erhöhten Malignitätsrisikos durchgeführt werden, wenn 1. die Zytologie einen Verdacht auf Malignität nahelegt, 2. die Mutationsanalyse positiv ist, 3. die Sonographie verdächtig ist, 4. der Knoten groß ist (>4 cm), 5. bei Patienten mit einem SD-Karzinom in der Familienanamnese oder 6. bei Patienten nach zervikaler Bestrahlung (SE, MQE) (ATA-Leitlinie 2015). Eine Thyreoidektomie (totale oder fast totale) wird empfohlen bei Patienten, die folgende Situationen aufweisen: 1. bilaterale Knotenstruma, 2. Patienten, die einen zukünftige chirurgischen Eingriff vermeiden möchten oder 3. Patienten mit erheblichen Komorbiditäten (sE, nQE) (ATA-Leitlinie 2015).

Vollkommen knotig-umgewandelte SD

Bei vollkommen knotig umgewandeltem SD-Gewebe oder multiplen Knoten in beiden SD-Lappen sollte eine Thyreoidektomie oder fast totale

Thyreoidektomie angestrebt werden (S2k-Leitlinie 2015) (E9). Zu diesem Thema gibt weder die ATA- noch die SFE-Leitlinie eine Empfehlung ab.

Morbus Basedow

Bei gegebener Operationsindikation wegen eines Morbus Basedow sollte eine Thyreoidektomie oder fast totale Thyreoidektomie angestrebt werden (S2k-Leitlinie 2015) (E10). Zu diesem Thema gibt weder die ATA- noch die SFE-Leitlinie eine Empfehlung ab.

2.1.5 Operationstechnik

Operation und Stimme

Der Chirurg sollte zur Verbesserung der Stimmenergebnisse nach SD-Chirurgie den Nervus laryngeus recurrens intraoperativ immer darstellen (Chandrasekhar et al. 2013). In diesem Sinne sollte der Chirurg
1. präoperativ die Stimme des Patienten untersuchen und das Ergebnis dokumentieren,
2. präoperativ die Beweglichkeit der Stimmbänder dokumentieren; wenn die Stimme verändert ist den Patienten einem Spezialisten zuweisen,
3. den Patienten über die möglichen Konsequenzen einer SD-Chirurgie für die Stimme aufklären,
4. den Anästhesisten über pathologische Befunde der präoperativen Stimmbanduntersuchung informieren,
5. intraoperativ den externen Ast des Nervus laryngeus superior schonen,
6. jede Veränderung der Stimme zwischen 2 Wochen und 2 Monaten postoperativ dokumentieren,
7. bei jedem Patienten mit postoperativer Veränderung der Stimme eine Untersuchung der Stimmbandbeweglichkeit veranlassen,
8. jeden Patienten mit postoperativer pathologischer Veränderung der Stimmbandbeweglichkeit einem HNO-Arzt vorstellen,
9. die Patienten mit postoperativer pathologischer Veränderung der Stimmbandbeweglichkeit über die Maßnahmen der Stimmbandrehabilitation informieren.

Darstellung des Nervus laryngeus recurrens

Die schonende, das heißt nicht-skelettierende, nervendurchblutungserhaltende präparative Darstellung des Nervus laryngeus recurrens mindert das Schädigungsrisiko und sollte grundsätzlich sowohl bei Primäreingriffen als auch bei Rezidiveingriffen durchgeführt werden. Der visualisierte anatomische Nervenverlauf sollte vor und nach der Resektion dokumentiert werden. Das intraoperative Neuromonitoring (IONM) ersetzt nicht den Goldstandard der visuellen Nervendarstellung, sondern wird in Ergänzung zu dieser eingesetzt. Da die vorliegenden Literaturdaten keine statistisch-signifikante Senkung der Rekurrespareserate unter Einsatz des IONM zeigen konnten, wird der routinemäßige Einsatz des IONM derzeit nicht gefordert (S2k-Leitlinie) (E11). Weder die SFE- noch die ATA-Leitlinien befassen sich mit diesem Thema.

Darstellung des externen Astes des Nervus laryngeus superior

Das Neuromonitoring sollte nicht auf den Nervus laryngeus recurrens limitiert werden; es sollte ein Mapping des Nervus laryngeus superior erfolgen (siehe unten) (Leitlinie der International Neural Monitoring Study Group; Barczyński et al. 2013). Die Parese des externen Astes des Nervus laryngeus superior ist die am häufigsten unterschätzte Komplikation nach SD-Chirurgie. Dieser Nerv hat ein hohes Risiko während der Dissektion des oberen Pols der SD verletzt zu werden (insbesondere Nerven vom Typ Cernea 2A und 2B; ca. 1/3 der Patienten). Der laryngeale Ansatz des Musculus sternothyroideus ist eine guter Orientierungspunkt, um den Verlauf des Nervus zu identifizieren. Bei ca. 20 % der Patienten ist der Nerv wegen eines subfaszialen Verlaufs (entlang des Musculus constrictor inferius) makroskopisch nicht identifizierbar. Ein Neuromonitoring kann in diesem Fall den Nerv objektiv darstellen, was die Rate der Paresen deutlich senken kann. Das Abtasten des Bereiches mit der Neuromonitoring-Sonde (negative Stimulation) vor Durchtrennung der oberen Polgefäße kann die Rate der Nervus laryngeus superior Paresen deutlich senken. Die S2k-Leitlinie merkt dagegen an, dass eine routinemäßige Darstellung des Nervenastes durch die bisher vorliegenden Daten nicht begründet werden kann. Der besonderen Anatomie sollte jedoch durch eine kapselnahe und schonende Präparation des oberen Pols Rechnung getragen werden. Das intraoperative Neuromonitoring kann die Identifikation und damit Schonung des Nervenastes unterstützen. Weder die SFE- noch die ATA-Leitlinien befassen sich mit diesem Thema.

Nebenschilddrüsenerhalt

Bei jeder SD-Resektion, die mit einer möglichen Beeinträchtigung der anatomischen oder funktionellen Integrität der NSD einhergeht, sind die sichere Identifizierung und der bestmögliche durchblutungsschonende in-situ-Erhalt wesentliche Voraussetzung zur Vermeidung eines postoperativen Hypoparathyreoidismus. Vollständig devaskularisierte oder akzidentell entnommene NSD sollen in kleine Stückchen zerteilt und in die Halsmuskulatur autotransplantiert werden. Wird eine zu transplantierende NSD makroskopisch eindeutig erkannt, kann auf eine Biopsie mit Sicherung der Organdiagnose vor der Autotransplantation verzichtet werden. Bei fehlender Identifikation gefährdeter NSD sollte das Schilddrüsenresektat sorgfältig auf anhaftende NSD untersucht und diese ggf. autotransplantiert werden (S2k-Leitlinie 2015) (E12). Weder die SFE- noch die ATA-Leitlinien befassen sich mit diesem Thema.

Intraoperative Schnellschnittuntersuchung

Ein intraoperativer Schnellschnitt wird bei prä- oder intraoperativem Malignomverdacht empfohlen. Steht für die Operation eines Knotens mit Malignitätshinweis keine intraoperative Schnellschnittdiagnostik zur Verfügung, muss der Patient über diesen Umstand und die sich daraus ggf. ergebenden Konsequenzen (z. B. zweizeitige Operation) aufgeklärt werden (S2k-Leitlinie 2015) (E13). In den ATA-Leitlinien wird vermerkt, dass die intraoperative Abklärung mit oder ohne Schnellschnitt in manchen Fällen eine Malignität bestätigen kann, die dann dem Operateur die Möglichkeit gibt, von einer Hemithyreoidektomie auf eine totale Thyreoidektomie zu

konvertieren. Der Schnellschnitt hat größte Bedeutung bei einem Verdacht auf papilläres SD-Karzinom; er ist von weniger Nutzen bei Verdacht auf die follikuläre Variante eines PTC oder bei follikulärem SD-Karzinom. Die SFE gibt keine Empfehlung zu diesem Thema.

Minimal-invasive Techniken

Für alle minimal-invasiven Techniken gelten die gleichen Prinzipien für die Indikationsstellung, Komplikationsvermeidung und Resektionsverfahren wie bei den konventionellen Operationsverfahren (S2k-Leitlinie 2015) (E14). Eine Stellungnahme über minimalinvasive Techniken wird weder in der ATA- noch in der SFE-Leitlinie abgegeben.

2.1.6 Postoperative Überwachung und Kontrolle

Direkte postoperative Überwachung

Innerhalb der ersten 36–48 h nach der SD-Resektion soll die Kontrolle der Vitalparameter und Wundverhältnisse einschließlich klinischer Zeichen der respiratorischen Insuffizienz und Hypokalzämie erfolgen. Dabei sind die ersten 8 h von besonderer Bedeutung (S2k-Leitlinie 2015) (E15). Dieses Thema wird in den Leitlinien der ATA und der SFE nicht besprochen.

Postoperative laryngoskopische Kontrolle

Postoperativ soll die laryngoskopische Kontrolle der Kehlkopffunktion, die der Erfassung postoperativer Funktionsstörungen dient, erfolgen. (S2k-Leitlinie 2015) (E16). Zudem ist sie ein unverzichtbares Instrument der Qualitätssicherung. Chandrasekar (American Academy of Otolaryngology - Head and Neck Surgery) empfielt: die Kliniker sollten die Stimmbandbeweglichkeit untersuchen oder die Patienten zu solch einer Untersuchung schicken, sobald sie postoperativ eine Veränderung der Stimme bemerken (Chandrasekar et al. 2013). Weder SFE noch ATA haben in ihren Empfehlungen dieses Thema besprochen.

Frühzeitige Erkennung des postoperativen Hypoparathyreoidismus

Zur frühzeitigen Erkennung eines postoperativen Hypoparathyreoidismus sollte die Bestimmung des Serumkalziums und des intakten Parathormons direkt postoperativ oder am Morgen des ersten postoperativen Tages erfolgen (S2k-Leitlinie 2015) (E17). Die ATA- und SFE-Leitlinien haben zu diesem Thema keine Empfehlung angemerkt.

2.1.7 Wundinfektionen nach SD-Operationen

Bei oberflächlicher Wundinfektion sind Wunderöffnung und subkutane offene Wundbehandlung ausreichend. Bei frühzeitiger operativer Revision kann unter günstigen Bedingungen nach ausgiebiger Spülung und Debridement ein primärer Wundverschluss möglich sein (S2k-Leitlinie 2015) (E18).

Bei Risikofaktoren (z. B. Diabetes, Immunsuppression, Sternotomie) und einer absehbar verlängerten Operationsdauer (>2–3 h), sollte eine Antibiotikaprophylaxe erfolgen (S2k-Leitlinie 2015) (E19).

2.2 Ergebnisse

2.2.1 Metaanalysen/systematische Übersichten

Cochrane Database Reviews

Nicht-operative Behandlung von benignen SD-Knoten

Die meisten asymptomatischen Knoten sind benigne und klein, daher können sie einer einfachen Überwachung unterzogen werden (Bandeira-Echter et al. 2014). Eine große Zahl an nicht-operativen Methoden in der Behandlung dieser Knoten stehen zur Verfügung: 1. suppressive LT4-Therapie, 2. minimalinvasive Techniken (perkutane Ethanolinjektion **PEI**, Sklerotherapie, Laser-Photokoagulation **LP**,

Mikrowellenablation **MW**, Radiofrequenzablation **RF** und High intensity focused Ultraschallablation **HIFU**). Eine Reduktion des Knotenvolumens konnte mit all diesen Techniken erreicht werden; die klinische Relevanz dieser Volumenreduktion ist jedoch fraglich und die Qualität der Evidenz nur niedrig bis mäßig (Bandeira-Echter et al. 2014). Eine Verbesserung der Kompressionssymptome und der Kosmetik kann durch folgende minimalinvasiven Techniken erreicht werden: PEI, LP und RF (NQE); diese Prozeduren sind mit milden bis moderaten periprozeduralen Schmerzen vergesellschaftet. Es gibt aktuell keine Evidenz (durch randomisierte Studien) in Bezug auf die Ergebnisse der HIFU- und MW-Prozeduren. Weiter gibt es keine Informationen in Bezug auf Mortalität, Lebensqualität und Malignomentwicklung; daher ist es unmöglich, die optimale Behandlungsstrategie zu definieren; eine Ausnahme sind die SD-Knoten mit Kompressionssymptomen und/oder kosmetischen Konsequenzen: in diesen Fälle stellen die minimalinvasiven Techniken eine mögliche und effektive Alternative zur Chirurgie dar (abhängig von der Erfahrung des Operateurs).

Chirurgische Behandlung des Morbus Basedow

Die totale Thyreoidektomie scheint in der Rezidivprophylaxe des Morbus Basedow effektiver als die subtotale Resektion (bilaterale subtotale Resektion oder Dunhill-Operation) zu sein (Liu et al. 2015). Im Vergleich war die Dunhill-Operation effektiver als eine bilaterale subtotale Resektion. Komplikationen (z. B. permanenter Hypoparathyreoidismus oder permanente Recurrens-Parese) sind in beiden Gruppen gleich; es zeigte sich jedoch eine Tendenz zur vermehrten permanenten Hypokalzämie bei der totalen Thyreoidektomie. Es konnten keine Unterschiede in Bezug auf die endokrine Ophthalmopathie festgestellt werden.

OP-Technik: totale oder fast totale versus subtotale Thyreoidektomie in der Behandlung der Struma multinodosa

Der Einfluss der Technik sowohl auf die Inzidenz der Reoperationen wegen Struma-Rezidivs als auch auf die Inzidenz an Komplikationen ist laut Studienlage unsicher. Die Inzidenz der permanenten Nervus laryngeus recurrens Parese oder des permanenten Hypoparathyreoidismus waren niedriger in der subtotalen Thyreoidektomie-Gruppe im Vergleich zur totalen Thyreoidektomie-Gruppe. Die Inzidenz der anderen Komplikationen war vergleichbar in beiden Gruppen (Cirocchi et al. 2015).

Weitere Metaanalysen/Reviews

FNP bei Kindern

Die sonographisch-gesteuerte FNP wird bei Kindern zur Abklärung unklarer SD-Knoten empfohlen (Guille et al. 2015); dies ist jedoch noch nicht eindeutig etabliert. Mehrere Studien konnten zeigen dass die FNP die Inzidenz unnötiger Operationen senkt. Ein Einfluss auf die Behandlungskosten wurde jedoch nicht dokumentiert.

SD-Hormonsuppression bei Kindern mit benignen SD-Knoten

Es wurden nur wenige Studien zu diesem Thema durchgeführt (Guille et al. 2015). Wegen der möglichen Nebenwirkungen (Hyperthyreose, Knochenmasseverlust, kardiologische Nebenwirkungen) wird empfohlen, möglichst keine Suppression durchzuführen.

Elastographie bei Patienten mit SD-Knoten

Obwohl diese Technik bei Organen wie Leber und Mamma sehr vielversprechend erscheint, konnte kein Vorteil der Elastographie bei Patienten mit SD-Knoten belegt werden (Kwak et al. 2015). In der Subgruppe der Niedrigrisikopatienten scheint Sie jedoch Anwendung zu finden und könnte unnötige Hemithyreoidektomien zu vermeiden helfen (Veer et al. 2015). Obwohl diese Technik deutliche Limitationen hat (Veer et al. 2015), konnte gezeigt werden, dass bei Patienten mit einem komplett weichen Knoten (Asteria Elastography 1), eine FNP unnötig ist (Nell et al. 2015).

Behandlung mit rhTSH vor der ^{131}I-Therapie bei multinodöser Struma

Die Vorbehandlung der SD mittels rhTSH (bzw. MRrhTSH) scheint die Volumenreduktion der multinodösen Struma durch die ^{131}I-Therapie zu steigern (Volumenreduktion MRrhTSH vs. Placebo 32,9±20,7 % vs. 23,3±16,5 %, p = 0,03) (Graf et al. 2011, 2015), diese Strategie bleibt jedoch „off-label".

Thyreoglobulin als präoperativer Tumormarker

Die präoperative Analyse des Thyreoglobulin-Wertes (Tg-Wert) scheint statistisch nicht zwischen malignen und benignen SD-Läsionen unterscheiden zu können. Der Tg-Wert ist jedoch ein unabhängiger Malignitäts-Prädiktor; daher sollten alle Patienten mit SD-Knoten eine präoperative Tg-Bestimmung erhalten, insbesondere bei einer indeterminierten Zytologie in der FNP (Trimboli et al. 2015).

Prädiktoren einer postoperativen Hypokalzämie (Hypoparathyreoidismus)

Folgende Faktoren konnten als unabhängige Prädiktoren identifiziert werden (Edafe et al. 2014):

- für einen permanenten Hypoparathyreoidismus: 1. eine Kalzämie <1,88 mmol/L 24 h nach der Operation, 2. die Identifikation von weniger als 2 Nebenschilddrüsen während der Operation, 3. eine Reoperation wegen Blutung, 4. ein Morbus Basedow und 5. ein besonders großes SD-Präparat;
- für einen transienten Hypoparathyreoidismus: 1. die iatrogene Nebenschilddrüsenresektion, 2. die Nebenschilddrüsenautotransplantation, 3. ein Morbus Basedow und 4. das weibliche Geschlecht.

Prädiktoren einer Sternotomie

Prädiktoren (Risikofaktoren) für eine Sternotomie scheinen zu sein: 1. die klinische Anamnese (über 160 Monate) einer retrosternalen Struma, 2. die SD-Dichte im CT (erhöht das Risiko 47-fach), 3. eine subkarinale Ausdehnung im CT, 4. ein ektoper Knoten im CT, 5. eine Sanduhr-Struma oder eine konische Struma mit einer Konstriktion in der Höhe der oberen Thoraxapertur und ein retrosternaler Anteil der größer ist als diese Apertur im CT (McKenzie et al. 2014). In diesen Fällen sollte eine minimale obere Sternotomie (sternaler Split) durchgeführt werden; eine mediane komplette Sternotomie ist meist nicht erforderlich.

Operative Strategie bei Patienten mit beidseitiger Struma multinodosa

Die Wahl der operativen Strategie sollte bei Patienten mit beidseitiger Struma multinodosa auf individuellen Patienten-spezifischen Faktoren beruhen (z. B. Alter, Nebenerkrankungen) (Rayes et al. 2014). Nach subtotaler Resektion (wenn diese nur einen kleinen knotenfreien Rest hinterlässt und eine adäquate postoperative Jodsubstitution erfolgt) beträgt die Reoperationsrate wegen Rezidivs, 0–0,5 %. Die Komplikationsrate nach totaler Thyreoidektomie liegt zwischen 0,5 und 10 %; daher sollte bei Patienten mit beidseitiger Struma multinodosa eine weniger radikale Prozedur (Komplikationsrate zwischen 1–2 %) bevorzugt werden und dies sogar im Falle eines inzidentellen papillären Mikrokarzinoms (Rayes et al. 2014).

Die Dunhill-Operation bietet bei dieser Patientengruppe in Bezug auf Radikalität und Prävention der postoperativen Komplikationen einen guten Kompromiss (Mauriello et al. 2016).

Chirurgische Behandlung des Morbus Basedow

Die Hauptindikationen für eine chirurgische Sanierung bei Morbus Basedow scheinen 1. sehr große Strumen mit Kompressionssyndrom, 2. suspekte SD-Knoten in einer Basedow-SD und 3. die Patientenentscheidung darzustellen (Burch et al. 2015; De Leo et al. 2016). Weitere Operationsindikationen bei Morbus Basedow sind: 1. Frauen, die eine Schwangerschaft in den kommenden 6 Monaten planen (Bedenken in Bezug auf die Bestrahlung vor der Schwangerschaft und weil fortbestehend erhöhte TRAK nach Radiojodtherapie ein Risikofaktor für neonatale SD-Dysfunktion sein können); 2. Patienten, die die antithyreoidale Therapie nicht vertragen und keine Radiojodtherapie wünschen; 3. Patienten mit einer aktiven Basedow-Orbitopathie.

Unter diesen Umständen erscheint die Inzidenz der postoperativen Komplikationen niedriger in Händen von erfahrenen Chirurgen, daher sollten diese Patienten in high-volume-Zentren operiert werden (Burch et al. 2015; De Leo et al. 2016). Die Patienten sollten präoperativ medikamentös vorbereitet werden, um zur Zeit der Operation euthyreot zu sein.

Minimalinvasive Operationstechniken

Im Rahmen der minimalinvasiven OP-Techniken bei Patienten mit kleinen benignen SD-Erkrankungen: 1. scheint die MIVAT eine sichere Technik zu sein (Morbiditätsrate im Vergleich MIVAT vs. offen 0,10 vs. 0,14, p = 0,544); 2. sie führt, im Vergleich zur offenen Technik zu besseren kosmetischen Ergebnissen (Zufriedenheitsscore MIVAT vs. offen 9,0 vs. 6,8, P<0,0001) und weniger postoperativen Schmerzen (VAS in den ersten 24 h MIVAT vs. offen 1,69 vs. 3,39, p<0,0001), ist jedoch mit einer längeren OP-Zeit (75,2 min vs. 59,2 min) verbunden; 3. nur wenige Patienten (siehe unten Einschlusskriterien und Kontraindikationen) können einer MIVAT zugeführt werden; 4. für die Indikation bei Patienten mit anderen SD-Erkrankungen (z. B. Thyreoiditis, Morbus Basedow) sind noch weitere randomisierte Studien notwendig (Pisanu et al. 2013). Die Gruppe um Miccoli schlägt zur MIVAT folgende Einschlusskriterien vor: benigne SD-Knoten <35 mm, maligne Knoten <20 mm und ein ultrasonographisch geschätztes SD-Volumen <25 ml. Kontraindikationen sind verdächtige metastatische Lymphknoten oder eine schwere Thyreoiditis (Minuto et al. 2012).

Im Vergleich zervikale versus extrazervikale Techniken der minimalinvasiven Thyreoidektomie konnte festgestellt werden, dass: 1. die Inzidenz von Blutungen und Seromen bei den extrazervikalen Zugängen höher ist und 2. die Rate der offenen Konversionen höher bei den zervikalen Zugängen ist und 3. die extrazervikalen Zugänge zu längeren OP-Zeiten und Krankenhausaufenthaltszeiten führen (Chen et al. 2012).

Roboter-assistierte minimal-invasive SD-Chirurgie

Ein Vergleich Roboter-assistierte versus offene SD-Operation konnte zeigen, dass die Komplikationsrate zwischen Roboter-assistierter, transaxillärer oder axillo-breast vs. offene Thyreoidektomie identisch ist. Die Roboter-assistierten Techniken können jedoch zu neuen Komplikationen (z. B. Plexus brachialis Verletzung, Inzidenz = 2,2 %) und verlängerten OP-Zeiten (im Schnitt 72 min länger bei den Roboter-assistierten Techniken) führen (Sun et al. 2014).

Im Detail scheint das Benutzen des Roboters zu weniger passageren Nervus laryngeus recurrens Paresen (2,6 % vs. 3,3 %, p = 0,035) und kürzeren Krankenhausaufenthaltszeiten (3,4 Tage vs. 3,5 Tage, p = 0,030) zu führen (Lang et al. 2014).

Techniken der Blutstillung bei SD Operationen

Das Benutzen einer Harmonic-Focus® Klemme scheint die OP-Dauer (um 29,13 min, 30,6 %, p < 0,00001), den intraoperativen Blutverlust (um 45,54 ml, 60,4 %, p<0,0008), die postoperativen Schmerzen (um 1,33 auf der VAS, p<0,0001), das Drainagevolumen (um 29,38 ml, p = 0,01), die Inzidenz der transienten Hypokalzämie (RR = 0,60, p = 0,001) und die Krankenhausverweildauer (um 0,68 Tage, p = 0,005) zu reduzieren (Cheng et al. 2015). Die höhere Effektivität der Koagulation durch Ultraschall-Technik im Vergleich zu anderen Techniken (Ligaturtechnik: OR = −0,25, 95 % CI = −0,84 bis -0,35 und Ligasure Technik: OR = -1,22, 95 % CI = -1,85 bis -0,59) war bereits 2013 gezeigt worden (Garas et al. 2013). Die Ultraschall-Koagulationstechnik scheint jedoch mit einer höheren Inzidenz der postoperativen Recurrensparese vergesellschaftet zu sein (OR = 1,36, 95 % CI = 0,25–7,46).

Intraoperatives Neuromonitoring (IONM)

Die Verwendung des IONM wird bei Hochrisikopatienten empfohlen (Deniwar et al. 2015a, 2015b); eine Abnahme der Inzidenz einer Verletzung des Nervus laryngeus recurrens konnte mittels IONM nicht belegt werden. Das kontinuierliche Neuromonitoring scheint jedoch eine vielversprechende Technik zur Vermeidung von Traktionsschäden zu sein. Ein statistischer Unterschied in der Inzidenz der Nervus laryngeus recurrens Parese zwischen IONM und visueller Darstellung des Nervens (ohne IONM) konnte in weiteren Metaanalysen, wie die von Pisanu et al. (Inzidenz NLR-Parese mit IONM = 3,47 %; Inzidenz NLR-Parese ohne IONM = 3,67 %) nicht gezeigt werden (Pisanu et al. 2014).

Ambulante SD-Chirurgie

Die ambulante SD-Chirurgie wird aktuell weiterhin wegen der möglichen lebensbedrohlichen Komplikationen sehr kontrovers diskutiert. Studien konnten jedoch belegen, dass diese Chirurgie in der Hand von erfahrenen Chirurgen sicher ist; eine sorgfältige Selektion der Patienten und der OP-Technik sollten bei diesem Patientengut erfolgen (Balentine et al. 2016).

2.2.2 Randomisierte Studien

Alternative, nicht-operative Ablationstechniken

Sonographie-gesteuerte Laserablation (LAT) von benignen SD-Knoten

Wenn man diese Technik mit einer einfachen Beobachtung vergleicht, scheint eine einmalige LAT das Volumen und die lokalen Symptome signifikant und persistierend reduzieren zu können: der LAT gelang eine >50-%-Reduktion des Knotenvolumens in 67,3 % der Fälle (p<0,001). Lokale Symptome waren rückläufig von 38 % auf 8 % der Fälle (p = 0,002) und die kosmetischen Beschwerden von 72 % auf 16 % der Fälle (p = 0,001). Dies konnte erreicht werden ohne die SD-Funktion zu beeinflussen (Papini et al. 2014).

Interstitielle Laser-Photokoagulation (ILP) von benignen zystischen SD-Knoten

Die US-gesteuerte Aspiration mit anschließender ILP von benignen rezidivierenden, meist zystischen SD-Knoten scheint eine sichere Prozedur zu sein. Die ILP reduziert signifikant das Rezidivrisiko (Rezidiv ILP = 32 %, ohne ILP = 82 %, p = 0,002), das Volumen der soliden Komponente (von 1,8 auf 1,0ml, p = 0,02) und die Kompressionssyndrome (p = 0,006) (Dossing et al. 2013).

Sonographie-gesteuerte Radiofrequenzablation (RFA) von benignen SD-Knoten

Im Vergleich zur einfachen Überwachung führt die RFA zu einer signifikanten Volumenreduktion (von 24,5 ml+/−19,6 auf 8,6 ml+/−9,5 6 Monate nach RFA; p = 0,001), einer Verbesserung der Kompressionssyndrome (Kompressionssymptom-Score-Verbesserung nur bei mittelgroßen und großen Knoten; p<0,001) und der Kosmetik (Verbesserung des Kosmetik-Score bei allen Patienten, p<0,001) (Cesareo et al. 2015). Diese Technik kann zu Komplikationen führen (z. B. transitorische Dysphonie, 7,0 %).

Perioperative Behandlung

Steroidtherapie als Prophylaxe gegen Übelkeit, Schmerz und SD-Dysfunktion

Die Einmalgabe (single-shot) von 8 mg Dexamethason vor der Thyreoidektomie bei Patienten mit einer benignen SD-Erkrankung scheint signifikant die Übelkeit (Übelkeitsscore <0,3 und 0,8–1,0 in den Dexamethason und Kontrollgruppen respektiv; p = 0,005) und die postoperativen Schmerzen zu reduzieren und zu einer Verbesserung der Stimme in den ersten 48 h zu führen (visuelle Analogskala VAS bei 20 und 35 respektiv in der Dexamethason- und Kontrollgruppe; p = 0,009) (Worni et al. 2008). Feroci konnte in seiner Untersuchung diese Ergebnisse bestätigen, konnte jedoch keinen Einfluss der Dexamethason-Prophylaxe auf die subjektive Stimmbandfunktion (subjektive Stimmenanalyse) darstellen (Feroci et al. 2011). Die Verbesserung der Stimmbandfunktion (Untersuchung eines Voice-impairment-Scores) scheint in der Untersuchung von Nasiri et al. nur am ersten postoperativen Tag signifikant zu sein (p<0,001). Der Unterschied ist am 7. postoperativen Tag nicht mehr signifikant (p = 0,397) (Nasiri et al. 2013).

Schietroma et al., die eine systematische laryngoskopische Kontrolle der Stimmbandfunktion sowohl prä- als auch postoperativ in ihrer randomisiert-kontrollierten Studie durchgeführt haben, konnten einen signifikanten Effekt der Dexamethason-Prophylaxe auf die Stimmbandfunktion zeigen: die präoperative Gabe von 8 mg Dexamethason konnte die Inzidenz der postoperativen temporären Recurrensparese senken (von 8,4 % auf 4,9 %, p = 0,04) (Schietroma et al. 2013). Weiter konnte diese Gruppe eine signifikante Senkung der Inzidenz des postoperativen temporären Hypoparathyroidismus (von 37,0 % auf 12,8 %, p = 0,045) sowie der Schmerzen (VAS der ersten postoperativen Woche von 148 auf 52, p = 0,05), der Übelkeit und des Erbrechens (p = 0,045) belegen (Schietroma et al. 2013).

Ramosetron scheint dem Dexamethason in der Prophylaxe der postoperativen Übelkeit (Inzidenz 12,2 % vs. 34,1 %) und der Benutzung von antiemetischen Medikamenten (Inzidenz 12,2 % vs. 29,3 %) überlegen zu sein (Song et al. 2013).

Es gibt auf der anderen Seite Studien, die alle diese Effekte der Dexamethason-Prophylaxe nicht bestätigen können (Doksrod et al. 2012). Die Reduktion der Inzidenz des PONV konnte als einziger Effekt gezeigt werden.

Hämostypika in der SD-Chirurgie

Das Benutzen von oxidierter Zellulose während der SD-Chirurgie hat keinen Vorteil gegenüber den konventionellen Hämostase-Methoden (Inzidenz einer postoperativen Blutung nicht statistisch unterschiedlich, p = 0,054) (Amit et al. 2013). Weiterhin hat die Benutzung eines topischen Hämostypticums (Tachosil®) bei Patienten unter Thrombozytenaggregationshemmern keinen Einfluss auf die Rate der postoperativen Blutungskomplikationen im Vergleich zur konventionellen Blutstillung (Inzidenz eines postoperativen Hämatoms 9,1 % vs. 5,4 %, p = 0,661) (Erdas et al. 2015).

Lupenbrillen während der SD-Chirurgie

Eine mikrochirurgische Präparation mit Benutzung von Lupenbrillen reduziert die OP-Dauer (125 min ±4,0 vs. 150 min ±4,0) und verbessert die Ergebnisse der SD-Chirurgie (weniger intraoperative und postoperative Komplikationen , Morbiditätsrate = 4,0 % in der Lupenbrillengruppe vs. 25,5 % in der Kontrollgruppe) (Testini et al. 2004).

Operationstechniken

Hemithyreoidektomie (HT) versus Dunhill-Operation(DO) in der Behandlung von asymmetrischen multinodulären Strumen

Obwohl sie mit einem längeren Krankenhausaufenthalt verbunden ist (2,0 Tage vs. 1,3 Tage, p = 0,0001), scheint die Operation nach Dunhill der HT in Bezug auf frühe Reoperationen (wegen hinterlassenen Karzinoms und wegen Krankheitsprogression) überlegen zu sein. Die Operation nach Dunhill ist mit einer diskret längeren OP-Zeit verbunden. Die Inzidenz der transienten Hypokalzämie war höher nach Dunhill-OP (38,7 % vs. 7,3 %, p = 0,0001); die der permanenten Komplikationen war nicht signifikant unterschiedlich (Sancho et al. 2012).

Bilaterale subtotale Thyreoidektomie (BST) versus Dunhill-Operation in der Behandlung von benignen multinodulären Strumen

Es scheint keine Unterschiede zwischen bilateraler subtotaler Thyreoidektomie (BST) und Dunhill-Operation zu geben in Bezug auf Operationsdauer, (155±42 min vs. 151±44 min), transienten (6 vs. 6 Patienten) und permanenten (1 vs. 0 Patienten) Hypoparathyreoidismus, oder Recurrensparese (4 vs. 2 Patienten) (Rayes et al. 2013). Nach 10- bis 12-Jahres-Follow-up sind die Restschilddrüsen signifikant kleiner nach Dunhill-OP als nach beidseitiger subtotaler Resektion (3,5±3,5 ml vs. 6,4±6,5 ml, p = 0,01). Bei kleinem belassenem Rest ist ein klinisches Rezidiv eine seltene Komplikation nach DO oder BST.

Totale Thyreoidektomie (TT) vs. Dunhill-Operation (DO) vs. beidseitige subtotale Resektion (BST) in der Behandlung von multinodulären Strumen

Die totale Thyreoidektomie ist mit einer signifikant-niedrigeren Inzidenz eines Strumarezidivs (Rezidivinzidenz TT = 0,52 % vs. DO = 4,71 % vs. BST = 11,58 %) und einer niedrigeren Notwendigkeit einer Vervollständigungsthyreoidektomie (TT = 0,52 % vs. DO = 1,57 % vs. BST = 3,68 %) vergesellschaftet. Die totale Thyreoidektomie ist jedoch mit einem signifikant höheren Risiko für einen postoperativen transienten oder permanenten Hypoparathyreoidismus (TT = 10,99 % vs. DO = 4,23 % vs. BST = 2,1 %) oder eine Recurrensparese (TT = 6,54 % vs. DO = 5,02 % vs. BST = 2,63 %) behaftet (Barczyński et al. 2010).

Totale Thyreoidektomie vs. bilaterale subtotale Resektion in der Behandlung von Patienten mit Morbus Basedow

Zur Rezidivprophylaxe der Hyperthyreose scheint die totale Thyreoidektomie einen deutlichen Vorteil über der beidseitigen subtotalen Resektion (BST) zu haben (Rezidivinzidenz TT = 0 % vs. BST = 9 %, p = 0,002) (Barczyński et al. 2012). Die TT hat jedoch keinen Vorteil in der Progressionsprophylaxe der endokrinen Opthalmopathie (Progression TT = 7 % vs. BST = 9 %, p = 0,586). Es konnte kein Unterschied in der Inzidenz einer transienten oder permanenten Nervus laryngeus recurrens Verletzung

festgestellt werden (4,5 % vs. 3,0 %, p = 0,441 und 1,0 % vs. 2,1 %, p = 0,556). Ein transienter Hypoparathyreoidismus war signifikant häufiger in der Gruppe nach TT (25 % vs. 14 %, p = 0,001).

Risikoabschätzung und Behandlung eines postoperativen symptomatischen Hypoparathyreoidismus

Die einmalige Abnahme des PTH am Morgen nach der Operation kann Patienten identifizieren , die ein hohes (PTH <10) oder niedriges Risiko (PTH ≥10) für eine postoperative Hypokalzämie nach totaler Thyreoidektomie haben (Cayo et al. 2012). Nur 10 % der Patienten mit einem PTH ≥10 entwickeln Symptome, und alle diese Patienten können ambulant mit alleiniger Kalziumgabe behandelt werden. Deswegen empfehlen die Autoren, die Patienten mit einem PTH ≥10 am 1. postoperativen Tag ohne Supplementation zu entlassen. Dagegen haben Patienten mit: 1. jungem Alter (OR = 1,59, 95% CI = 1,07-2,32), 2. mit einem PTH <10 am 1. postoperativen Tag (OR = 1,08, 95 % CI = 1,04-1,12) ein erhöhtes Risiko, einen kurzfristigen symptomatischen Hypoparathyreoidismus zu entwickeln. 50 % dieser Patienten werden eine Supplementation zur Behandlung der Symptome benötigen.

Roboter-assistierte SD-Chirurgie – minimalinvasive videoassistierte Thyreoidektomie (MIVAT) vs. Roboter-assistierte transaxilläre Thyreoidektomie (RATT) – in der Behandlung von benignen SD-Knoten

Verglichen mit der RATT, scheint die minimalinvasive videoassistierte Thyreoidektomie (MIVAT – Originaltechnik nach Miccoli) mit einer signifikant kürzeren Operationszeit (46,5±10,5 min vs. 85,25±48,76 min, p = 0,0001), einem kürzeren Krankenhausaufenthalt (1,15 Tage vs. 1,85 Tage, p = 0,0001) und einer höheren Zufriedenheit der Patienten in Bezug auf das kosmetische Ergebnis (PSAQ Scores) verbunden zu sein. Beide Techniken waren vergleichbar in Bezug auf die postoperativen Komplikationen (Materazzi et al. 2014). Zusammengefasst scheint die Roboter-assistierte SD-Chirurgie (insbesondere über den axillären Zugang) der MIVAT-Technik (Technik nach Miccoli) nicht überlegen zu sein.

Einfluss der zervikalen Reklination bei Thyreoidektomie

Im Vergleich Reklination vs. keine Reklination im Rahmen der Thyreoidektomie scheinen beide Lagerungen vergleichbar zu sein (insbesondere in Bezug auf die klassischen postoperativen Komplikationen und OP-Zeit): Recurrensparese 2,0 % vs. 5,3 % (p = 0,212), Hypoparathyroidismus 25,9 % vs. 20,0 % (p = 0,677), Blutung 0,0 % vs. 1,1 % (p = 1,0), OP-Zeit 69,3 min vs. 62,1 min (p = 0,236). Die Gruppe ohne Reklination zeigte jedoch deutlich weniger Schmerzen am 1. postoperativen Tag (VAS 3,08±1,96 vs. 2,38±1,58, p = 0,022) und bei der postoperativen Nachsorgekontrolle (VAS 0,78±0,99 vs. 0,57±1,06, p = 0,026) (Lang et al. 2015). Eine Kritik wäre jedoch, dass die Autoren weder das Volumen der SD noch den BMI der Patienten in die Untersuchung mit einbezogen haben (Selektionsbias).

Gefäßclips vs. Ligaturen in der SD-Chirurgie

Das Benutzen von Gefäßclips scheint nicht zu einer Reduktion der Operationszeit zu führen (63,5 min vs. 66,1 min respektive in der Clipgruppe vs. Ligaturgruppe; p = 0,258); es ändert die Inzidenz der Komplikationen nicht (Diener et al. 2012).

Wundkomplikationen nach SD-Chirurgie

Die minimalinvasive OP-Technik (MIVAT) scheint die Inzidenz der Wundkomplikationen (Keloid oder Wundinfektion) im Vergleich zur konventionellen Thyreoidektomie signifikant zu reduzieren (1,7 % vs. 5,3 %, p<0,05). Dieses Ergebnis ist möglicherweise eine Konsequenz der Reduktion des OP-Traumas (kleinere Inzision, weniger Gewebemanipulation) (DIonigi et al. 2011). Die Länge der Inzision war signifikant größer in der konventionellen Gruppe im Vergleich zur MIVAT-Gruppe (5,3 cm vs. 1,9 cm, p<0,05).

Energie-Devices in der SD-Chirurgie

Die Benutzung von Ligasure® scheint im Vergleich zur konventionellen Ligaturtechnik zu einer signifikanten Reduktion der OP Zeit zu führen (62,4 min vs. 83,3 min, p<0,0001). Es konnten jedoch keine Unterschiede zwischen Ligasure und Ligatur in Bezug auf postoperative Komplikationen (wie z. B. postoperative Blutung, Recurrens-Parese, Hypoparathyreoidismus) gesehen werden (Hirunwiwatkul et al. 2013).

Dies war bereits von Schiphorst et al. (2012) berichtet worden (56 min vs. 66 min, P = 0,001). Die Kosten wurden in diesen Untersuchungen nicht geprüft.

Im Vergleich Ligasure® small jaw (bipolares Versiegelungsgerät) vs. konventionelle Ligaturtechnik bei der Thyreoidektomie konnte gezeigt werden, dass das Benutzen von Ligasure sowohl die Operationszeit (60,2±22,36 min vs. 73,9±23,35 min, p = 0,002) als auch den intraoperativen Blutverlust (38±14 ml vs. 47±18 ml, p = 0,002) signifikant reduziert (Coiro et al. 2015). Die Inzidenz der postoperativen Komplikationen war identisch in beiden Gruppen.

Weiter konnte gezeigt werden, dass das Benutzen eines Ultraschall-Dissectors sowohl zu einer Reduktion der OP-Zeit (70±21 min vs. 99±27 min, p<0,01 z. B. für die Hemithyreoidektomie) als auch der postoperativen Komplikationen (transiente und definitive Hypokalzämie (p = 0,01), transiente Recurrens-Parese (5,3 % vs. 9,8 %, p = 0,01)) führt (Sista et al. 2012). Dies wurde in der Studie von Duan (Duan et al. 2013) bestätigt; die Benutzung des FOCUS® Dissectors führte in dieser Studie zu einer Reduktion der Krankenhausverweildauer (2,6±0,9 Tage vs. 2,9±1,0 Tage, p<0,001). Der Effekt der FOCUS®-Klemme auf die OP-Dauer (105±27 min vs. 143±32 min, p<0,05) und den intraoperativen Blutverlust (24±18 ml vs. 36±23 ml, p<0,05) wurde von Zanghi bestätigt (Zanghi et al. 2014). Letztere Autoren konnten jedoch keinen Einfluss auf die postoperativen Komplikationen oder den Krankenhausaufenthalt zeigen. Es wurde kommentiert, dass das Benutzen der FOCUS®-Klemme nur in High-volume-Krankenhäusern eine kosteneffektive Option ist (Zanghi et al. 2014).

2.2.3 Registerdaten

Einschätzung der Wiederaufnahme-Wahrscheinlichkeit nach SD-Operation

Eine Wiederaufnahme nach zervikaler endokriner Operation kann, durch das Benutzen eines Scores, vorhergesagt werden (Iannuzzi et al. 2014). Das Ziel dieses Scores ist die Inzidenz der Wiederaufnahmen/Komplikationen zu reduzieren. Der Score beinhaltet 5 Risikofaktoren:

- SD-Malignität,
- Hypoalbuminämie,

=== Niereninsuffizienz,

=== ASA-Klasse,

=== Krankenhausaufenthaltsdauer >1 Tag.

In der Registerstudie von Iannuzzi et al. (34.046 Patienten) konnte eine Wiederaufnahmerate von 2,8 % (n = 947) beobachtet werden. Die häufigsten Ursachen für eine Wiederaufnahme waren:

=== eine Hypokalzämie (32,4 %), 2. eine Wundinfektion (8,4 %), und 3. ein Hämatom (8,0 %).

Die Patientenkomorbidität scheint ein wichtiger Risikofaktor für eine Wiederaufnahme (Charlson Score mittel/hoch OR = 3,31, p<0,001) (= wichtiger Faktor in der Patientenselektion) zu sein (Tuggle et al. 2011).

2.3 Fazit für die Praxis

1. Hoch-Risiko-Patienten, oder Patienten mit komplexen Krankheitsbildern sollten zur diagnostischen Abklärung und anschließenden Behandlung High-Volume-Zentren mit erfahrenen Chirurgen aufsuchen.
2. In der präoperativen Phase sollte die Abklärung der benignen SD-Erkrankungen anhand einer klar definierten Strategie erfolgen (sowohl biochemisch, laryngoskopisch (direkte oder indirekte Laryngoskopie), bildgebend (insbesondere Sonographie und Szintigraphie), als auch pathologisch, insbesondere FNP).
3. Die operative Behandlung ist nicht bei allen Krankheitsbildern die Therapie der ersten Wahl; die Indikationsstellung zur operativen Therapie und die Auswahl der Technik sind abhängig von: der SD-Erkrankung (z. B. Knoten, Sonographie, FNP), Patientenfaktoren (z. B. Alter, Komorbiditäten), die ggf. vorangegangenen Behandlungen (medikamentös, interventionell oder operativ).
4. Die technischen Grundlagen der SD-Operationen müssen obligat bekannt sein und beherrscht werden, insbesondere

Schonung der NSD-Funktion, Darstellung und IONM des Nervus larungeus recurrens und evtl. des Nervus laryngeus superior sowie adäquate Blutstillung.
5. Spezielle Fragestellungen sollten dem SD-Chirurgen bekannt sein, und können in der Behandlung seiner Patienten eine Rolle spielen: z. B. minimalinvasive Techniken, ambulante Chirurgie, Energy devices, Kortikosteroid Single-shot.

Literatur

Amit M, Binenbaum Y, Cohen JT, Gil Z (2013) Effectiveness of an oxidized cellulose tach hemostatic agent in thyroid surgery: a prospective, randomized,controlled study. J Am Coll Surg 217:221–225

AWMF Leitlinie „Operative Therapie benigner Schilddrüsenerkankungen" Version vom 3. Oktober 2015. http://www.awmf.org/uploads/tx_szleitlinien/088-007l_S2k_operative_Therapie_benigner_Schilddrüsenerkrankungen_2015-10.pdf

Balentine CJ, Sippel RS (2016) Outpatient thyroidectomie: is it safe? Surg Oncol Clin N Am 25:61–75

Bandeira-Echtler E, Bergerhoff K, Richter B (2014) Levothyroxin or minimally invasive therapies for benign thyroid nodules. Cochrane Database of Systematic Reviews, Issue 6. Art. No.:CD004098. DOI:10.1002/14651858.CD004098.pub2

Barczíński M, Konturek A, Hubalewska-Dydejczyk A, Golkowski F, Nwak W (2012) Randomized clinical trial of bilateral subtotal thyroidectomy versus total thyroidectomy for Graves' disease with a 5-year follow-up. Br J Surg 99:515–522

Barczíński M, Konturek A, Hubalewska-Dydejczyk A, Golkowski F, Cichoń, Nowak W (2010) Five-year follow-up of a randomized clinical trial of total thyroidectomy versus Dunhill operation versus bilateral subtotal thyroidectomy for multinodular nontoxic goiter. World J Surg 34:1203–1213

Barczíński M, Randolph GW, Cernea CR, Dralle H, Dionigi G, Alesina PF, Mihai R, Finck C, Lombardi D, Hartl DM, Miyauchi A, Serpell J, Snyder S, Volpi E, Woodson G, Kraimps JL, Hisham AN (2013) External branch of the superior laryngeal nerve monitoring during thyroid and parathyroid surgery: international neural monitoring study group standards guideline statement. Laryngoscope 123:S1–S14

Biondi B, Bartalena L, Cooper DS, Hegedüs L, Laurberg P, Kahaly GJ (2015) The 2015 European Thyroid Association Guidelines on diagnosis and treatment of endogenous subclinical hyperthyroidism. Eur Thyroid J 4:149–163

Burch HB, Cooper DS (2015) Management of Graves Disease. A review. JAMA 314:2544–2554

Cayo AK, Yen TWF, Misustin SM, Wall K, Wilson SD, Evans DB, Wang TS (2012) Predicting the need for calcium and calcitriol supplementation after total thyroidectomy: results of a prospective, randomized study. Surgery 152:1059–1067

Cesareo R, Psqualini V, Simeoni C, Sacchi M, Saralli E, Canpagna G, Cianni R (2015) Prospective study of effectiveness of ultrasound-guided radiofrequency ablation versus control group in patients affected by benign thyroid nodules. J Clin Endocrinol Metab 100:460–466

Chandrasekhar SS, Randolph GW, Seidman MD, Rosenfeld RM, Angelos P, Barkmeier-Kraemer J, Benninger MS, Blumin JH, Dennis G, Hanks J, Haymart MR, Kloos RT, Seals B, Schreibstein JM, Thomas MA, Waddington C, Warren B, Robertson PJ (2013) Clinical practice guidelines: improving voice outcomes after thyroid surgery. Otolaryngol Head Neck Surg 148:S1–S37

Chen AY, Bernet VJ, Carty SE, Davies TF, Ganly I, Inabnet III WB, Shaha AR (2014) American Thyroid Association Statement on optimal surgical management of goiter. Thyroid 24:181–189

Chen GZ, Zhang X, Shi WL, Zhuang ZR, Chen X, Han H (2012) Systematic comparison of cervical and extra-cervical surgical approaches for endoscopic thyroidectomy. Surg Today 42:835–841

Cheng H, Soleas I, Ferko NC, Clymer JW, Amaral JF (2015) A systematic review and meta-analysis of Harmonic Focus in thyroidectomy compared to conventional techniques. Thyroid Res 8:15

Cirocchi R, Trastulli S, Randolph J, Guarino S, Di Rocco G, Arezzo A, D'Andrea V, Santoro A, Barczynski M, Avenia N (2015) Total or near-total thyroidectomy versus subtotal thyroidectomy for non-toxic multinodular goitre in adults. Cochrane Database Syst Rev 8:Cd010370; doi:10.1002/14651858.CD01370.pub2

Cocchiara G, Cajozzo M, Amato G, Mularo A, Agrusa A, Romano G (2010) Terminal ligature of inferior thyroid artery branches during total thyroidectomy for multinodular goiter is associated with higher postoperative calcium and PTH levels. J Visc Surg 147:e329–e332

Coiro S, Frattaroli FM, De Lucia F, Manna E, Fabi F, Frattaroli JM, Pappalardo G (2015) A comparison of the outcome using Ligasure small jaw and clamp-and-tie technique in thyroidectomy: a randomized single center study. Langenbecks Arch Surg 400:247–252

De Leo S, Lee SY, Braverman LE (2016) Hyperthyroidism. Lancet, http://dx.doi.org/10.1016/S0140-6736(16)00278-6

Deniwar A, Bhatia P, Kandil E (2015) Electrophysiological neuromonitoring of the laryngeal nerves in thyroid and parathyroid surgery: a review. World J Exp Med 5:120–123

Deniwar A, Kandil E, Randolph G (2015) Electrophysiological neural monitoring of the laryngeal nerves in thyroid surgery: review of the current literature. Gland Surg 4:368–375

Diener MK, Seiler CM, von Frankenberger M, Rendel K, Schule S, Maschuw K, Riedl S, Ruckert JC, Eckmann C, Scharlau U, Ulrich A, Bruckner T, Knaebel HP, Rothmund M, Buchler MK (2012) Vascular clips versus ligatures in thyroid surgery

– results of a multicenter randomized controlled trial (CLI-VIT Trial). Langenbecks Arch Surg 397:1117–1126

Dionigi G, Boni L, Rovera F, Rausei S, Dionigi R (2011) Wound morbidity in mini-invasive thyroidectomy. Surg Endosc 25:62–67

Doksrod S, Sagen O, Nostdahl T, Raeder J (2012) Dexamethasone does not reduce pain or analgesic consumption after thrryroid surgery; a prospective, randomized trial. Acta Anaesthesiol Scand 56:513–519

Dossing H, Bennedbaek FN, Hegedus L (2013) Intertitial laser photocoagulation (ILP) of benign cystic thyroid nodules – a prospoective randomized trial. J Clin Endocrinol Metab 98:E1213–E1217

Duan YF, Xue W, Zhu F, Sun DL (2013) FOCUS harmonic scalpel compared to conventional hemostasis in open total thyroidectomy – a prospective randomized study. J Otolaryngol Head Neck Surg 42:62

Edafe O, Antakia R, Laskar N, Uttley L, Balasubramanian SP (2014) Systematic review and meta-analysis of predictors of post-thyroidectomy hypocalcemia. Br J Surg 101:307–320

Erdas E, Medas F, Podda F, Furcas S, Pisano G, Nicolosi A, Calo PG (2015) The use of a biological topical haemostatic agent (Tachosil®) for the prevention of postoperative bleeding in patients on antithrombotic therapy undergoing thyroid surgery: a randomized controlled pilot trial. Int J Surg 20:95–100

Fast S, Hegedüs L, Pacini F, Pinchera A, Leung AM, Vaisman M, Reiners C, Wemeau JL, Huysmans DA, Harper W, Rachinsky I, Noemberg de Souza H, Castagna MG, Antonangeli L, Braveman LE, Corbo R, Düren C, Proust-Lemoine E, Marriott C, Drieger A, Grupe P, Watt T, Magner J, Purvis A, Graf H (2014) Lonterm efficacy of Modified-Release recombinant human Thyrotropin augmented Radioiodine Therapy for benign multinodular goiter: results from a multicenter, international, randomized, placebo-controlled, dose-selection study. Thyroid 24:727–735

Feroci F, Rettori M, Borrelli A, Lenzi E, Ottaviano A, Scatizzi M (2011) Dexamethasone prophylaxis before thyroidectomy to reduce postoperative nausea, pain, and vocal dysfuntkion: a randomized clinical controlled trial. Head Neck 33:840–846

Galofre JG, Riesco-Eizaguirre G, Alvarez-Escola C (2014) Clinical guidelines for management of thyroid nodule and cancer during pregnancy. Endocrinol Nutr 61:130–138

Garas G, Okabayashi K, Ashrafian H, Shetty K, Palazzo F, Tolley N, Darzi A, Athanasiou T, Zacharakis E (2013) Which hemostatic device in thyroid surgery? A network meta-analysis of surgical technologies. Thyroid 23:1138–1150

Gharib H, Papini E, Paschke R, Duick D, Valcavi R, Hegedüs L, Vitti P (2010) American Association of Clinical Endocrinologists, Associazione Medici Endocrinologi, and European Thyroid Association Medical guidelines for clinical practice for the diagnosis and management of thyroid nodules. Endocr Pract 16:S1–S43

Graf H (2015) Recombinant human TSH and radioactive iodine therapy in the management of benign multinodular goiter. Eur J Endocrinol 172:R47–R52

Graf H, Fast S, Pacini F, Pinchera A, Leung A, Vaisman M, Reiners C, Wemeau JL, Huysmans D, Harper W, Drieger A,
de Souza HN, Castagna MG, Antonangeli L, Braverman
L, Corbo R, Duren C, Proust-Lemoine E, Edelbroek MA,
Marriott C, Rachinsky I, Grupe P, Watt T, Magner J, Hegedus L (2011) Modified-release recombinant human TSH
(MRrhTSH) augments the effect of 131I Therapy in benign
multinodular goiter: results from a multicenter international, randomized, placebo-controlled study. J Clin Endo
rinol Metab 96:1368–1376

Guille JT, Opoku-Boateng A, Thibeault SL, Chen H (2015) Evalu-
tation and Management of the pediatric thyroid nodule.
Oncologist 20:19–27

Haugen BR, Alexander EK, Bible KC, Doherty GM, Mandel SJ,
Nikiforov YE, Pacini F, Randolph GW, Sawka AM, Schlum-
berger M, Schuff KG, Sherman SI, Sosa JA, Steward DL,
Tuttle RM, Wartofsky L, and The American Thyroid Association Guidelines Task Force on Thyroid Nodules and Differentiated Thyroid Cancer (2016) 2015 American Thyroid
Association Management Guidelines for Adult Patients
with Thyroid Nodules and Differentiated Thyroid Cancer.
Thyroid 26:1–133

Hirunwiwatkul P, Tungkavivachagul S (2013) A multicenter,
randomized, controlled clinical trial of ligasure small jaw
vessel sealing system versus conventional technique in
thyroidectomy. Eur Ach Otorhinolaryngol 270:2109–2114

Huang LY, Lee YL, Chou P, Chiu WY, Chu D (2015) Thyroid
fine-needle aspiration biopsy and thyroid cancer diagnosis: a nationwide population-based study. PlosOne
10:e0127354. doi:10.1371/journal.pone.0127354

Iannuzzi JC, Fleming FJ, Kelly KN, Ruan DT, Monson JR, Moalem
J (2014) Risk scoring can predict readmission after endocrine surgery. Surgery 156:1432–1440

Kwak JY, Kim EK (2014) Ultrasound elastography for thyroid
nodules: recent advances. Ultrasonography 33:75–82

Lang BHH, Wong CK, Tsang JS, Wong KP (2014) A systematic
review and meta-analysis comparing outcomes between
robotic-assisted thyroidectomy and non-robotic endoscopic thyroidectomy. J Surg Res 191:389–398

Lang BHH, Ng SH, Wong KP (2015) Pain and surgical outcomes
with and without neck extension in standard open thyroidectomy: a prospective randomized trial. Head Neck
37:407–412

Liu ZW, Materson L, Fish B, Jani P, Chatterjee K (2015) Thyroid
surgery for Graves' ophtalmopathy (review). Cochrane
Database of Sysematic Reviews, doi:10.1002/14651858.
CD10576.pub2

Lorenz K, Sekulla C, Kern J, Dralle H (2015) Management von
Nachblutungen nach Schilddrüsenoperationen. Chirurg
86:17–23

Lu IC, Tsai CJ, Wu CW, Cheng KI, Wang FY, Tsehg KY, Chiang FY
(2011) A comparative study between 1 and 2 effective
doses of rocuronium for intraoperative neuromonitoring
during thyroid surgery. Surgery 149:543–548

Marshall SD, Boden E, Serpell J (2015) The eefect of routine
reversal of neuromuscular blockade on adequacy of
recurrent laryngeal nerve stimulation during thyroid surgery. Anaesth Intensive Care 43:485–489

Materazzi G, Fregoli L, Manzini G, Baggiani A, Miccoli M,
Miccoli P (2014) Cosmetic result and overall satisfaction
after Minimally Invasive Video-Assisted Thyroidectomy
(MIVAT) versus Robot-Assisted Transaxillary Thyroidectomy (RATT): a prospective randomized study. World J Surg
38:1282–1288

Mauriello C, Marte G, Canfora A, Napolitano S, Pezzolla A,
Gambardella C, Tartaglia E, Lanza M, Candela G (2016)
Bilateral benign multinodular goiter: what is the adequate surgical therapy? A review of literature. Int J Surg
28:S7–S12

McKenzie GAG, Rook W (2014) Is it possible to predict the
need for sternotomy in patients undergoing thyroidectomy with retrosternal extension? Interact Cardiovasc
Thorac Surg 19:139–143

Menegaux F (2013) Ambulatory thyroidectomy: recommen-
dations from the Association Francophone de Chirurgie
Endocrinienne (AFCE). Investigating current practices. J
Visc Surg 150:165–171

Minuto MN, Berti P, Miccoli M, Ugolini C, Matteucci V, Moretti
M, Basolo F, Miccoli P (2012) Minimally invasive video-assisted thyroidectomy: an analysis of results and a revision
of indications. Surg Endosc 26: 818–822

Musholt TJ, Clerici T, Dralle H, Frilling A, Goretzki PE, Hermann
MM, Kussmann J, Lorenz K, Nies C, Schabram J, Schabram
P, Scheuba C, Simon D, Steinmüller T, Trupka AW, Wahl RA,
Zielke A, Bockisch A, Karges W, Luster M, Schmid KW, and
The Interdisciplinary Task Force „Guidelines" of the Ger-
man Association of Endocrine Surgeons (2011) German
Association of Endocrine Surgeons practice guidelines for
the surgical treatment of benign thyroid disease. Langen-
becks Arch Surg 396:639–649

Nasiri S, Shafag S, Khorgami Z, Sodagari N, Aminian A, Heday-
at A (2013) Does corticosteroid have any beneficial
effect on voice change after thyroidectomy? Am Surg
79:1258–1262

Nell S, Kist JW, Debray TPA, de Keizer B, van Oostenbrugge TJ,
Borel Rinkes IHM, Valk GD, Vriens MR (2015) Qualitative
elastography can replace thyroid nodule fine-needle aspiration in patients with soft thyroid nodules. A systematic
review and meta-analysis. Eur J Radiol 84:652–661

Ozkul MH, Açikalin RM, Balikci HH, Bayram O, Bayram AA
(2014) Radiofrequency dissection versus „knot tying"
in conventional total thyroidectomy. J Laryngol Otol
128:818–823

Papini E, Rago T, Gambelunghe G, Valcavi R, Bizzarri G, Vitti P,
De Feo P, Riganti F, Misischi I, Di Stasio E, Pacella CM (2014)
Long-term efficacy of ultrasound-guided laser ablation
for benign solid thyroid nodules. Results of a three-year
multicenter prospective randomized trial. J Clin Endocrinol Metab 99:3653–3659

Pisanu A, Podda M, Reccia I, Porceddu G, Uccheddu A (2013)
Systematic review with meta-analysis of prospective randomized trials comparing minimally invasive video-assisted thyreoidectomy (MIVAT) and conventional thyreoidectomy (CT). Langenbecks Arch Surg 398:1057–1068

Pisanu A, Porceddu G, Podda M, Cois A, Uccheddu A (2014)
Systematic review with meta-analysis of studies compa-

ring intraoperative neuromonitoring of recurrent laryngeal nerves versus visualization alone during thyroidectomy. J Surg Res 188:152–161

Rayes N, Steinmüller T, Schröder S, Klötzler A, Bertram H, Denecke T, Neuhaus P, Seehofer D (2013) Bilateral subtotal thyroidectomy versus hemithyroidectomy plus subtotal resection (Dunhill operation) for benign goiter: long-term results of a prospective, randomized study. World J Surg 37:84–90

Rayes N, Seehofer D, Neuhaus P (2014) The surgical treatment of bilateral benign nodular goiter. Dtsch Arztebl Int 111:171–178

Sancho JJ, Prieto R, Dueñas JP, Ribera C, Ripollés J, Larrad A, Sitges-Serra A (2012) A randomized trial of hemithyroidectomy versus Dunhill for the surgical management of asymmetrical multinodular goiter. Ann Surg 256:846–852

Schietroma M, Cecillia EM, Carlei F, Sista F, De Santis G, Lancione L, Amicucci G (2013) Dexamethasone for the prevention of recurrent laryngeal nerve palsy and other complications after thyroid surgery: a randomized double-bild placebo-controlled trial. JAMA Otorlaryngol Head Neck Surg 139:471–478

Schietroma M, Piccione F, Cecilia EM, Carlei F, De Santis G, Sista F, Amicucci G (2015) How does high-concentration supplemental perioperative oxygen influence surgical outcomes after thyroid surgery? A prospective, randomized, double-blind, controlled, monocentric trial. J Am Coll Surg 220:921–933

Schiphorst AH, Twigt BA, Elias SG, van Dalen T (2012) Randomized clinical trial of LigaSure versus conventional suture ligation in thyroid surgery. Head Neck Oncol 4:2

Sista F, Schietroma M, Ruscitti C, De Santis G, De Vita F, Carlei F, Amicucci G (2012) New ultrasonic dissector versus conventional hemostasis in thyroid surgery: a randomized prospective study. J Laparoendosc Adv Surg Tech A 22:220–224

Song YK, Lee C (2013) Effects of ramosetron and dexamethasone on postoperative nausea, vomiting, pain, and shivering in female patients undergoing thyroid surgery. J Anesth 27:29–34

Sun GH, Peress L, Pynnonen MA (2014) Systematic review and meta-analysis of robotic vs conventional thyroidectomy approaches for thyroid disease. Otolaryngol Head Neck Surg 150:520–532

Terris DJ, Snyder S, Carneiro-Pla D, Inabnet III WB, Kandil E, Orloff L, Shindo M, Tufano RP, Tuttle M, Urken M, Yeh MW (2013) American Thyroid Association statement on outpatient thyroidectomy. Thyroid 23:1193–1202

Testini M, Nacchiero M, Piccinni G, Portincasa P, Di Venere B, Lissidini G, Bonomo GM (2004) Total thyroidectomy is improved by loupe magnification. Microsurgery 24:39–42

Trimboli P, Treglia G, Giovanella L (2015) Preoperative measurement of serum thyroglobulin to predict malignancy in thyroid nodules: a systematic review. Horm Metab Res 47:247–252

Tuggle CT, Roman S, Udelsman R, Sosa JA (2011) Same-Day Thyroidectomy: a review of practice patterns and outcome for 1.168 procedures in New York State. Ann Surg Oncol 18:1035–1040

Veer V, Puttagunta S (2015) The role of elastography in evaluating thyroid nodules: a literature review and meta-analysis. Eur Arch Otorhinolaryngol 272:1845–1855

Wemeau JL, Sadoul JL, d'Herbomez M, Monpeyssen H, Tramalloni J, Leteurtre E, Borson-Chazot F, Caron P, Carnaille B, Leger J, Do C, Klein M, Raingeard I, Desailloud R, Leenhardt L (2011) Guidelines of the French Society of Endocrinology for the management of thyroid nodules. Ann Endocrinol (Paris) 72:251–281

Wharry LI, McCoy KL, Stang MT, Armstrong MJ, LeBeau SO, Tublin ME, Sholosh B, Silbermann A, Ohori NP, Nikiforov YE, Hodak SP, Carty SE, Yip L (2014) Thyroid nodules (≥4 cm): can ultrasound and cytology reliably exclude cancer? World J Surg 38:614–621

Worni M, Schudel HH, Seifert E, Inglin R, Hagemann M, Vorburger SA, Candinas D (2008) Randomized controlled trial on single dosa steroid before thyroidectomy for benign disease to improve postoperative nausea, pain, and vocal function. Ann Surg 248:1060–1066

Zanghi A, Cavallaro A, Di Vita M, Cardi F, Di Mattia P, Piccolo G, Barbera G, Urso M, Cappellani A (2014) The safety of the Harmonic FOCUS in open thyroidectomy: a prospective, randomized study comparing the Harmonic FOCUS and traditional suture ligation (knot and tie) technique. Int J Surg 12:S132–S135

Hyperparathyreoidismus

K. Lorenz

© Springer-Verlag GmbH Deutschland 2017
C.-T. Germer, T. Keck, R.T. Grundmann (Hrsg.), *Evidenzbasierte Viszeralchirurgie benigner Erkrankungen*,
Evidenzbasierte Chirurgie, https://doi.org/10.1007/978-3-662-53553-0_3

3.1 Primärer Hyperparathyreoidismus

3.1.1 Leitlinien

Derzeit gibt es keine gültige deutsche Leitlinie für die chirurgische Therapie des primären Hyperparathyreoidismus (pHPT). Eine Untersuchung in Kanada wies eine erhebliche Variabilität des präoperativen und operativen Managements beim pHPT nach (Williams et al. 2014) Die British Association of Endocrine Surgeons (BAETS) aktualisierte ihre Leitlinie (Weber et al. 2004) zum Vorgehen beim pHPT zuletzt 2006 und empfiehlt eine liberale Indikationsstellung sowohl für den apparenten als auch für den asymptomatischen pHPT. Das Operationskonzept orientiert sich dabei an der makroskopischen Identifikation des Nebenschilddrüsenadenoms (NSDA), das bei der Eindrüsenerkrankung solitär entfernt wird. Dagegen kann die Mehrdrüsenerkrankung in Form von Doppeladenomen oder einer Hyperplasie synchron oder metachron auftreten. Typischerweise erfordert das synchrone Doppeladenom die Resektion beider NSDA, während bei der Hyperplasie meist 3,5 Nebenschilddrüsen reseziert werden und ein vitaler Nebenschilddrüsenrest von zirka einer halben normalen Nebenschilddrüse markiert belassen wird. Bei Anwendung der intraoperativen PTH-Bestimmung (IOPTH) wird als Erfolgskriterium ein Abfall um mindestens 50 % des Ausgangswertes und das Erreichen des PTH-Normbereichs empfohlen. Nach Einschätzung der BAETS erreichen unilaterale oder fokussierte Operationsverfahren beim pHPT gleich gute Ergebnisse wie die konventionelle bilaterale Exploration, unabhängig davon, ob eine präoperative Bildgebung durchgeführt wurde (◘ Tab. 3.1).

◘ **Tab. 3.1** Internationale Empfehlungen und Leitlinien zum chirurgischen Management beim primären Hyperparathyreoidismus

Organisation	Typ	Jahr#	Diagnostik*	Operationsindikation	Operationsverfahren und -vorgehen	Intraoperative Zusätze	Nachsorge
AACE/ AAES	PE	2005	24 h-Urinkalziumausscheidung; Kreatininclearance; Lokalisationsdiagnostik nach Präferenz Operateur: Sonographie + MIBI; US-geführte FNAZ + PTH-Bestimmung NSDA	Bei Symptomatik oder pHPT-typischen Komplikationen	Nach Präferenz Operateur	Nach Präferenz Operateur: IOPTH	K.A.
BAETS	LL	2006	Keine Bildgebung bei geplanter BE; für fokussierte + MIP: MIBI + Sonographie	Bei Nachweis pHPT symptomatisch + asymptomatisch	BE, fokussiert + MIP gleichwertig; Identifikation NSDA + gezielte PTX bei EDE; sPTX bei MDE + Belassen von vitalem, markierten NSD-Rest	IOPTH nach Präferenz; Erfolgskriterium: Abfall ≥50 % und Erreichen Normbereich; IOSS	Serumkalziumkontrolle innerhalb 24 h postoperativ, bei Erhöhung weitere Kontrolle; bei EDE Entlassung + Kontrolle nach einem Jahr; bei MDE Langzeitkontrolle

◘ **Tab. 3.1**   Fortsetzung

Organi-sation	Typ	Jahr#	Diagnostik*	Opera-tionsindi-kation	Operations-verfahren und -vorgehen	Intraoperati-ve Zusätze	Nachsorge
ESES	PE	2009	Sonographie; MIBI	K.A.	MIP bei konkordanter Lokalisations-diagnostik, sonst BE oder zusätzlich IOPTH; nur eine Lokalisation positiv: zusätz-lich IOPTH	IOPTH bei fokussier-ter PTX + nicht-kon-kordanter Lokalisation; IOSS bei Bedarf	K.A.
AAES	LL	2016	25-Hydroxyvita-min D-; Kreatinin-wert; Knochen-dichtemessung; Humangenetik bei Alter <40 Jahre+ MDE, positiver Fami-lienanamnese, syndromaler Klinik	Bei Sym-ptomatik; einge-schränkt bei asympto-matischen Patienten	Bei klinisch + lokalisations-diagnosti-scher EDE: fokussiert/MIP; keine Identi-fikation NSDA bei fokussiert/MIP: BE	FNAZ +PTH-Bestimmung Resektat	Postoperative Überwachung empfohlen; ambulant nur selektiv; kurzzei-tige Kalzium- + Vitamin D-Gabe bei Bedarf; Langzeitkon-trolle nach 6 Monaten, bei Komplikationen und MDE länger

* Bei biochemisch gesichertem pHPT und gegebener Operationsindikation; # zuletzt aktualisierte Publikation; ;
k.A.: keine Angabe; LL: Leitlinie; MIP: minimal access parathyroidectomy ≙ minimal invasive PTX; PE:
Positionserklärung; EDE: Eindrüsenerkrankung; MDE: Mehrdrüsenerkrankung; MIBI: ^{99m}Tc-Sestamibi-Szintigraphie;
sPTX: subtotale (3,5) PTX

In der gemeinsamen Positionsdeklaration der AACE/AAES (Kukora et al. 2005) wird die Operation für alle typisch symptomatischen oder für Patienten mit pHPT-assoziierten Komplikationen als indiziert erachtet. Das operative Vorgehen, die Nutzung prä-operativer und intraoperativer Diagnostika wie der ^{99m}Tc-Sestamibi-Szintigraphie und intraoperative PTH-Bestimmung werden der Präferenz des Ope-rateurs zugewiesen (◘ Tab. 3.1).

In der Konsensusempfehlung der European Society of Endocrine Surgeons (**ESES**) zur Nutzung moderner Technologien beim chirurgischen Management des pHPT wird das Vorgehen bei Nach-weis eines pHPT zusammengefasst (Bergenfelz et al. 2009) (◘ Tab. 3.1). Die Angaben zur Evidenz folgen der Einteilung von Sackett und werden jeweils als Evidenzgrad (EL I–V) und Empfehlungsgrad (RG A–D) abgekürzt angegeben.

Primäroperation pHPT (EL III; RG B)

Die ^{99m} Tc-Sestamibi-Szintigraphie (MIBI) ist die Methode der ersten Wahl zur Lokalisation bei Pri-märoperationen des pHPT. Alternativ kommt der zer-vikale Ultraschall (US) bei entsprechend erfahrenem Untersucher zum Einsatz. Dieser bietet den Vorteil, zugleich relevante Schilddrüsenbefunde zu identi-fizieren. Für die Zweitlokalisationsdiagnostik sollte dann mittels MIBI oder US die Bestätigung des Befun-des der ersten Lokalisationsmethode erfolgen. Ergibt sich aus beiden eine konkordante Lokalisation, so kann ein fokussiertes Parathyreoidektomie-Verfahren durchgeführt werden. Ist dagegen nur eine der durchgeführten Lokalisationsmethoden positiv oder sind die Ergebnisse aus US und MIBI diskordant, sollte bei geplanter unilateraler Exploration die intraoperative PTH-Bestimmung eingesetzt werden. Bei negativer Lokalisationsdiagnostik ist eine bilaterale Exploration vorzunehmen oder eine unilaterale, ggf. sukzessive erweiterte Exploration unter Einsatz von IOPTH wird empfohlen. In diesen Fällen wird keine weitere Bildgebung empfohlen. Ergibt sich aus der Lokalisationsdiagnostik der Hinweis auf die mediastinale Lage eines Nebenschilddrüsenadenoms, wird zusätzlich eine MRT oder CT zur Operationsplanung empfohlen.

Reoperation beim pHPT (EL IV; RG B)

Generell wird für Reoperationen beim pHPT die Lokalisationsdiagnostik erweitert. Mindestens sollte eine Wiederholung von MIBI und US, ggf. auch eine Punktion und PTH-Bestimmung aus dem Punktat der vermuteten Läsion erfolgen. Zusätzlich kommen MRT oder CT zum Einsatz, falls die MIBI negativ bleibt (heute kann dies auch um Methionin-PET-CT, 4-D-CT oder 18F-PET-CT erweitert werden). Der selektive PTH-Stufenkatheter wird dann indiziert, wenn alle o. g. Lokalisationsdiagnostika negativ bleiben und eine operationspflichtige Rezidivsituation vorliegt.

Die aktuellste Leitlinie zur definitiven Behandlung des pHPT wurde 2016 von der American Association of Endocrine Surgeons (AAES) formuliert (Wilhelm et al. 2016) und wird im Folgenden zusammengefasst (◘ Tab. 3.1)

Präoperative Diagnostik: Die Bestimmung von 25-Hydroxyvitamin D ist obligat, und bei Vitamin-D-Mangel erfolgt immer die entsprechende Substitution präoperativ. Eine 24-h-Urinkalziumausscheidung sollte eine zugrunde liegende familiäre hypokalziurische Hyperkalziämie (FHH) auch bei fehlenden familienanamnestischen Hinweisen ausschließen (EL III; RG A). Die duale Knochendensitometrie sollte die lumbale Wirbelsäule und den distalen Radius erfassen (EL I; RG A). Für die Operationsplanung sollte zusätzlich eine Lokalisationsdiagnostik mit zervikalem Ultraschall oder anderen hochauflösenden Verfahren unter Berücksichtigung möglicher synchron anzugehender Schilddrüsenbefunde durchgeführt werden. Eine präoperative NSD-Biopsie sollte unterbleiben.

Operationsindikation: Die Operationsindikation ist für alle symptomatischen Patienten und für die überwiegende Mehrheit der asymptomatischen Patienten gegeben. Die Kosteneffizienz der Operation ist gegenüber der kontrollierenden Überwachung wie auch gegenüber der medikamentösen Therapie gegeben. Eine negative Lokalisationsdiagnostik beeinflusst die Indikation zur Operation prinzipiell nicht, diese bleibt bei der Primäroperation unabhängig von positivem oder negativem lokalisationsdiagnostischem Ergebnis bestehen.

Operatives Vorgehen und Ergebnisse: Anders als bei der bilateralen Exploration wird für minimalinvasive und entsprechende fokussierte Operationsverfahren das IOPTH-Monitoring mit einem zuverlässigen Protokoll empfohlen. Die Möglichkeit einer zugrunde liegenden Mehrdrüsenerkrankung sollte grundsätzlich bedacht und bei Verdacht darauf überwiegend kein minimalinvasives Verfahren gewählt werden. Die intraoperative Bestätigung des entfernten Nebenschilddrüsengewebes kann ex vivo mit einer PTH-Aspiration aus dem Resektat erfolgen. Nicht erkrankte Nebenschilddrüsen sollten geschont werden, und bei kompromittierter Vaskularisation sollten diese autotransplantiert werden. High-Volume Chirurgen erzielen eine bessere operative Ergebnisqualität. Die verfügbaren Operationsverfahren, fokussierte, bildgebungsgeführte minimal-invasive und die bilaterale Exploration sind gleichwertig geeignete Operationsmethoden, die vergleichbar hohe Heilungsraten >96 % bei Primäroperationen des pHPT erzielen.

Postoperative Überwachung und Nachsorge: Die postoperative klinische Kontrolle sollte Kriterien für Nachblutung und Symptome der Hypokalziämie erfassen. Die Verlaufskontrolle des Serumkalziums ist bis über 6 Monate postoperativ erforderlich und bei Bedarf sollte Kalzium substituiert werden. Die Behandlung der Recurrensparese, der pHPT-Sonderformen, also des familiären HPT, der Reoperationen und des Nebenschilddrüsenkarzinoms sollten besonders erfahrenen Experten vorbehalten sein.

Operationsindikation beim asymptomatischen pHPT

Die Indikation zur Operation des symptomatischen pHPT wird praktisch unangefochten von allen Leitlinien und Konsensusempfehlungen ausgesprochen (Udelsmann et al. 2014). Dagegen sind die

Empfehlungen zum Vorgehen beim asymptomatischen und/oder normokalziämischen pHPT mit Vorbehalten versehen. Es besteht Evidenz dafür, dass auch beim asymptomatischen pHPT eine Knochenaffektion vorliegt (Silverberg et al. 2014; Udelsmann et al. 2014; Brito et al. 2015). Eine verbesserte Bildgebung kann diese, wie auch eine asymptomatische Urolithiasis, nachweisen. Betroffene Patienten profitieren von einer Parathyreoidektomie (PTX), dagegen ist eine Verbesserung kardiovaskulärer Parameter beim asymptomatischen pHPT nicht zuverlässig nachgewiesen (Mc Mahon et al. 2015). Vereinzelt profitieren Patienten mit asymptomatischem pHPT und neuropsychologischen oder kognitiven Einschränkungen von der PTX, es stehen aber keine prognostischen Kriterien für die Selektion dieser Patienten zur Verfügung (Silverberg et al. 2014; Brito et al. 2015; Cheng et al. 2015). Die 2014 aktualisierten Leitlinien zum asymptomatischen HPT haben gegenüber den Leitlinien von 2009 eine erweiterte Diagnostik zu ossären und renalen Manifestationen des HPT mit konsekutiv erweiterter Operationsindikation formuliert. Darüber hinaus wird eine spezifischere Kontrolle der konservativ geführten Patienten empfohlen (Bilezikian et al. 2009, 2014; Udelsmann et al. 2014). Die Operationsindikation beim asymptomatischen pHPT ist demnach an diverse Kriterien gebunden, die in ◘ Tab. 3.2 zusammengefasst dargestellt sind. Patienten, die Kriterien für eine Indikation zur PTX aufweisen, sollten von erfahrenen endokrinen Chirurgen evaluiert werden, ebenso sollte Patienten mit pHPT ohne nachweisbare Operationsindikation die Möglichkeit zur chirurgischen Vorstellung eingeräumt werden (Udelsmann et al. 2014).

Präoperative Lokalisationsdiagnostik

Die Bildgebung beim pHPT dient der Operationsplanung und ist kein Bestandteil der Diagnosefindung (Udelsmann et al. 2014; Wilhelm et al. 2016). Besteht eine Operationsindikation, so bleibt sie auch bei negativer Lokalisation bestehen, sie beeinflusst aber meist die Wahl des Operationsverfahrens (Wilhelm et al. 2016).

In einer systematischen Literaturrecherche zeigten Mihai et al., dass MIBI als primäres Lokalisationsdiagnostikum in Frage kommt. Alternativ ist aber die zervikale Sonographie in erfahrenen Händen ebenso als Lokalisationsdiagnostikum frühzeitig einsetzbar (EL III; RG B) (Mihai et al. 2009b). Demnach kann das fokussierte Vorgehen bei konkordanter Lokalisation in MIBI und Sonographie befürwortet werden. Ist nur eine der beiden Lokalisationsmethoden positiv, so wird zusätzlich der Einsatz der IOPTH empfohlen. Sind beide Lokalisationsdiagnostika im Ergebnis negativ, so wird zur bilateralen Exploration geraten. Bei der Planung einer Reoperation wird die Wiederholung der Lokalisationsdiagnostik angeraten, aber es werden auch die US-gestützte Punktion mit PTH-Messung und die intraoperative Venenblut-PTH-Bestimmung empfohlen (EL IV; RG B).

Bei unklarer Lokalisation mit US und MIBI ist die PET-CT-Diagnostik als Zweitlinienuntersuchung eine Option. In einer systematischen Untersuchung von Kluijfhout et al. wurde die 11C-Methionin-PET-CT durch eine gute Gesamt-Sensitivität und mit gutem prädiktiven Vorhersagewert als zweite Wahl zur Ermöglichung einer fokussierten PTX bewertet.

◘ **Tab. 3.2** Kriterien zur Operationsindikation beim asymptomatischen primären Hyperparathyreoidismus. (Nach Bilezikian et al. 2014)

Kriterium	Ergebnis
Serumkalzium	absolut >1 mg/dl oder >0,25 mmol/l oberer Normwert
T-Score	<-2,5 lumbale Wirbelsäule oder distaler Radius
Knochendichte (BMD)	Signifikante Abnahme
Röntgen	Nachweis vertebraler Frakturen Nachweis Urolithiasis
Kreatininclearance	<60 cc/min
Klinik, Sonographie	Nachweis Urolithiasis

Noch besser, weil präziser in der Lokalisation, könnte die 18FCH-PET abschneiden, wobei die anatomische Korrelation durch die gering dosierte CT oder MRT noch nicht abschließend bewertet werden kann (Kluijfhout et al. 2016). Wei et al. zeigten in einer Metaanalyse von 18 Studien, dass die Kombination von ^{99m}Tc-MIBI mit SPECT und CT die sensitivste und akkurateste anatomische Wiedergabe der NSDA erbrachte (Wei et al. 2015).

Operationsverfahren

Bei eindeutigem Ergebnis in der Lokalisationsdiagnostik kann die Durchführung einer gezielten, also fokussierten Parathyreoidektomie geplant werden. In der Literatur werden diese Operationsverfahren allgemein als minimalinvasiv bezeichnet, dabei wird meist ein minimierter Zugangsschnitt mit gezielter NSDA-Darstellung, maximal jedoch eine unilaterale Darstellung der Nebenschilddrüsen verstanden und das weitere Trauma, das zur Parathyreoidektomie erforderlich ist, nicht weiter für die Verfahrensbezeichnung berücksichtigt. Fokussierte PTX-Verfahren gibt es in großer Auswahl, sie werden als minimalinvasive (MIP), Minizervikotomie, videoassistiert oder endoskopische PTX bezeichnet. Sie sind allgemein durch die Darstellung einer oder unilateral beider Nebenschilddrüsen gekennzeichnet (Mihai et al. 2009a). Generell erreichen diese Verfahren bei adäquater Patientenselektion gleich gute Ergebnisse wie die konventionelle bilaterale Exploration mit Darstellung aller 4 NSD hinsichtlich der Heilungs- und Reoperationsrate, weisen aber geringere postoperative Hypokalziämieraten auf. Damit kann eine fokussierte Parathyreoidektomie bei Primäroperation dann empfohlen werden, wenn die Lokalisation positiv ist, kein Hinweis auf familiäre pHPT-Disposition vorliegt, keine Schilddrüsenoperation indiziert ist und keine begleitende Lithiumtherapie vorliegt (Mihai et al. 2009a). Die Parathyreoidektomie kann gleichwertig in lokaler oder allgemeiner Anästhesie und auch ambulant durchgeführt werden (EL Ib und II; RG B) (Bergenfelz et al. 2009).

Bei Erstoperation des pHPT folgen der Zugang und das Vorgehen (EL IIa und III; RG B) meist der präoperativen Lokalisationsdiagnostik, klinischen Hinweisen und der Präferenz des Operateurs (Lorenz et al. 2003). Generell erreicht die bilaterale Exploration exzellente Ergebnisse mit >96 % Heilungsrate. Die fokussierte Parathyreoidektomie ist eine Option bei primärer Operation und positiver NSDA-Lokalisation. Fokussierte Parathyreoidektomie-Verfahren eignen sich für Primäroperationen mit solitärem NSDA und zeigen bei adäquater Selektion gleichwertige Ergebnisse, weisen aber Vorteile hinsichtlich des postoperativen Hypoparathyreoidismus auf (EL Ib; RG A) (Bergenfelz et al. 2009). Fokussierte Parathyreoidektomie-Verfahren, die als Minizervikotomie, videoassistierte und endoskopische Verfahren beschrieben sind weisen keinen Vorteil in Bezug auf Rezidiv- oder Komplikationsrate auf (EL IIa und III; RG B) (Lorenz et al. 2003; Bergenfelz et al. 2009).

Für die Operation bei persistierendem oder rezidivierendem pHPT (EL IV; RG C) wird die Lokalisationsdiagnostik mit konkordanten Befunden dringend empfohlen und ein darauf gerichtetes operatives Vorgehen unter Einsatz von IOPTH favorisiert. Eine simultane Autotransplantation zur Vermeidung eines permanenten Hypoparathyreoidismus sollte dabei aufgrund des Rezidivrisikos sorgfältig abgewogen werden (Bergenfelz et al. 2009).

Die Erfolgsrate bei pHPT-Operationen ist bei sporadischer Mehrdrüsenerkrankung nach Literaturdaten (EL IV-V; RG C) gleich bzw. niedriger als bei der Eindrüsenerkrankung. Entscheidend sind die Erfahrung des Chirurgen und die Berücksichtigung von Risikofaktoren der MDE wie z. B. negative Lokalisationsdiagnostik oder Lithiumtherapie(EL III-V). Sowohl MIBI, als auch US erzielen bei vorliegender Mehrdrüsenerkrankung schlechtere Ergebnisse als bei der Eindrüsenerkrankung (EL I-IV). Dagegen zeigt die CT-MIBI-SPECT bessere Resultate bei der Mehrdrüsenerkrankung (EL V; RG C). Doppeladenome liegen überwiegend synchron vor (EL IV und V) und zeigen höhere Persistenz- und Rezidivraten als die Eindrüsenerkrankung. Hier sollte großzügiger zur bilateralen Exploration erweitert werden, um eine Vierdrüsenhyperplasie sicher auszuschließen (EL IV und V; RG C) (Barczynski et al. 2015). Die intraoperative PTH-Bestimmung wird für Operationen bei präoperativem oder intraoperativem Hinweis auf eine Mehrdrüsenerkrankung empfohlen (EL IV und V; RG C). Die Evidenz für eine optimale operative Strategie der unilateralen vs. der primären bilateralen Exploration ist uneinheitlich.

Bei nachgewiesenem hereditären pHPT wird ein Mutations-adaptiertes Vorgehen empfohlen. Bei MEN 1 zeigen die subtotale Parathyreoidektomie (3-3,5 PTX) mit zervikaler Thymektomie und die totale Parathyreoidektomie mit Autotransplantation von Nebenschilddrüsengewebe annähernd vergleichbare Ergebnisse (EL II; RG B) (Schreinemakers et al. 2011; Iacobone et al. 2015). Entscheidend ist hierbei, die Familienmitglieder zu informieren und zu beraten, um durch eine zeitgerechte Diagnostik und Parathyreoidektomie der Manifestation von Folgen des pHPT rechtzeitig begegnen zu können (van Leeuwaarde et al. 2016). Beim MEN 2a-assoziierten pHPT wird die selektive Parathyreoidektomie des identifizierten NSDA empfohlen. Sind alle 4 NSD vergrößert, werden eine subtotale Parathyreoidektomie (sPTX) oder totale Parathyreoidektomie (TPTX) mit Autotransplantation (ATX) empfohlen (EL IV;RG C) (Iacobone et al. 2015). Beim Hyperparathyreoidismus-Jaw-Bone-Tumor-Syndrom werden die bilaterale Exploration und sPTX oder TPTX, meist ohne ATX empfohlen. Bei lokalisierter uniglandulärer Manifestation kann ein fokussiertes Vorgehen erwogen werden. Die erhöhte Rate von NSD-Karzinomen muss bei der Parathyreoidektomie und vorhandenem Hyperparathyreoidismus-Jaw-Bone-Tumor-Syndrom berücksichtigt werden (EL IV; RG C) (Iacobone et al. 2015).

Für die sehr seltenen Fälle, in denen ein NSD-Karzinom präoperativ diagnostiziert oder klinisch vermutet wird, wird das lokal radikale Vorgehen mit ipsilateraler Kompartmentresektion als en-bloc Parathyreoidektomie, Hemithyreoidektomie und zervikozentraler Lymphknoten- und Fettgewebsentfernung empfohlen (Lorenz 2003; Wilhelm 2016). Auf die zugehörige Resektion des ipsilateralen N. laryngeus recurrens kann dagegen im Einzelfall befundabhängig auch verzichtet werden.

Intraoperative Parathormonbestimmung

Eine Literaturrecherche für die European Society of Endocrine Surgeons (ESES) untersuchte die derzeit verwendeten Hilfsmittel, die genutzt werden, die chirurgische Strategie beim pHPT intraoperativ zu beeinflussen. Dabei konnte ein klarer Vorteil zugunsten des Einsatzes der intraoperativen PTH-Bestimmung bei Operationen des pHPT nachgewiesen werden, dies allerdings vorrangig bei unilateralem Vorgehen und nicht bei der bilateralen Exploration (Harrison et al. 2009). Dagegen zeigte sich für die intraoperative radio-guided Handsonde oder die Methylenblauinjektion, für die routinemäßige Schnellschnittuntersuchung und das intraoperative Neuromonitoring (IONM) keine Evidenz für einen Vorteil gegenüber Operationen ohne diese Hilfsmittel. Auch bei diskordanten Befunden in der MIBI und dem US wird die intraoperative PTH-Bestimmung empfohlen (EL 1b-III; EG A/B). Dagegen zeigt sich kein Vorteil der intraoperativen PTH-Bestimmung bei Hinweis auf ein solitäres NSDA bei konkordantem Lokalisationsbefund in MIBI und/oder US (Bergenfelz et al. 2009). Bei Reoperationen wegen pHPT wird die intraoperative PTH-Bestimmung generell empfohlen. Als Abnahmeort hierfür kommen sowohl zentrale (Halsregion, Vv. jugulares) als auch periphere Venen in Frage (EL IIb; EG B). Das optimale Erfolgskriterium der intraoperativen PTH-Bestimmung für die Prädiktion des Operationserfolges ist umstritten (EL IIb-IV; EG B-C). Am verbreitetsten ist der 50 %-Abfall vom Ausgangswert, am zuverlässigsten ist dagegen das zusätzliche Erreichen des PTH-Normbereichs (Lorenz et al. 2003). Ein zuverlässiges intraoperatives PTH-Bestimmungskriterium, mit dem eine Mehrdrüsenerkrankung sicher demaskiert werden kann ist ebenfalls nicht etabliert (Bergenfelz et al. 2009).

Die Schnellschnittuntersuchung bei Durchführung der Parathyreoidektomie (EL III-IV; RG B-C) wird empfohlen, wenn der Chirurg unsicher ist, ob es sich bei dem entfernten Präparat um Nebenschilddrüsengewebe handelt. Dagegen besteht keine Evidenz für eine Routineanwendung des intraoperativen Schnellschnitts. Zusätzlich kann die Punktion von Gewebe mit direkter PTH-Bestimmung des Punktates der Gewebszuordnung in Fällen von Unsicherheit helfen (Bergenfelz et al. 2009).

Die intraoperative Methylenblauinjektion zur Identifikation des NSDA (EL IV; RG C) wird derzeit bei fehlendem Nachweis hiermit erzielter verbesserter Ergebnisse zu Persistenz oder Rezidiv des pHPT und aus Gründen möglicher neurologischer Nebenwirkungen bei prädisponierender medikamentöser Therapie nicht empfohlen (Bergengfelz et al.

2009). Für die Routineanwendung des intraoperativen Neuromonitorings bei Primäroperation wegen pHPT (EL IV; RG C) gibt es derzeit keine Evidenz. Demgegenüber kann es bei Reoperationen hilfreich sein (Bergenfelz et al. 2009). Die radio-guided-Parathyreoidektomie (EL IV; RG C) ist eine alternative Technik zur intraoperativen NSDA-Lokalisation, zeigt aber bei der Primäroperation keinen Vorteil, dagegen kann sie bei Reoperationen hilfreich sein (Bergenfelz et al. 2009).

3.1.2 Ergebnisse

Randomisierte Studien

In einer prospektiv randomisierten Studie zur Parathyreoidektomie bei MEN 1 wiesen Lairmore et al. keinen signifikanten Unterschied in der Erfolgsrate zwischen subtotaler Parathyreoidektomie (sPTX) und totaler Parathyreoidektomie mit synchroner Autotransplantation (TPTX+ATX) nach (Lairmore et al. 2014). Die Rezidivrate betrug insgesamt 19 %, dabei entfielen 24 % (4/17) auf die sPTX und 13 % (2/15) auf die PTX+ATX bei einer mittleren Nachbeobachtungszeit von 7,5 Jahren. Die postoperative permanente Hypoparathyreoidismusrate betrug insgesamt 9 %, dabei ergaben sich 12 % (2/17) bei der sPTX gegenüber 7 % (1/15) bei der TPTX+ATX. Die Reoperationsrate war mit insgesamt 24 % (4/17) in der Gruppe der sPTX signifikant höher als in der Gruppe der TPTX+ATX mit 7 % (1/15).

Die Mehrzahl der MEN-1-Patienten zeigt erste Symptome nach dem 10., aber vor dem 21. Lebensjahr und in 75 % manifestieren sich typische pHPT-Kriterien als erstes klinisches Zeichen (Goudet et al. 2015). Die Empfehlungen zur genetischen Untersuchung auf MEN 1 sind auf Patienten <30 Jahren mit pHPT und Mehrdrüsenerkrankung (MDE) jeden Alters ausgeweitet worden (Lassen et al. 2014).

Auch die Affektion der Nierenfunktion kann beim pHPT durch die Parathyreoidektomie verbessert werden, wie Tassone et al. in einer retrospektiven Studie an 109 Patienten zeigten, in der besonders bei Reduktion der glomerulären Filtrationsrate (GFR) <60 ml/min/1,73m^2 ein postoperativer Vorteil bestand (Tassone et al. 2015).

Metaanalysen/systematische Übersichten

Die Anwendung der etablierten Leitlinien und Empfehlungen zur Operation wird in einzelnen Untersuchungen unterschiedlich bewertet (Singh Ospina et al. 2016). Yeh et al. fanden ausgehend von 3388 Patienten mit laboranalytisch bestätigtem pHPT eine zu geringe Operationsrate bei symptomatischen (n=265 (8 %)) und asymptomatischen Patienten (Yeh et al. 2012). Bei den mehrheitlich asymptomatischen Patienten (n=3123 (92 %)) betrug die Operationsrate trotz positiv erfüllter Konsenskriterien für eine Operation nur 44 % in der frühen und sogar nur 39 % in der späteren Untersuchungsphase. Auch die Operationsrate bei symptomatischen Patienten betrug lediglich 51 % (Yeh et al. 2012). Dagegen zeigte eine online-Befragung spanischer und portugiesischer endokriner Chirurgen zur Einhaltung der Leitlinie des Managements beim pHPT weitestgehend die Einhaltung gültiger Empfehlungen (Villar-del-Moral et al. 2016) (◘ Tab. 3.3). Primäre Lokalisationsdiagnostik waren Halsultraschall und MIBI-Szintigraphie. Bei negativen und/oder diskordanten Befunden wurden für Primäroperationen in 44 % und für Reoperationen in 84 % zusätzliche Untersuchungen durchgeführt (◘ Tab. 3.3). Fokussierte Parathyreoidektomie-Verfahren wurden für 95 % der Primäroperationen und 51 % der Reoperationen befürwortet. Die intraoperative PTH-Bestimmung wurde von 92 % der Teilnehmer routinemäßig angewendet. Die mittlere Heilungsrate für alle Operationsverfahren beim pHPT betrug 97 %. In einer Metaanalyse untersuchten Singh Ospina et al. die Ergebnisse der Parathyreoidektomie beim pHPT und verglichen fokussierte Parathyreoidektomie-Verfahren mit konventionellen bilateralen Explorationen aus 82 Beobachtungsstudien und 6 randomisierten Studien (Singh Ospina et al. 2016). Sie konnten zeigen, dass beide Verfahren gleichwertig effiziente Verfahren zur Beseitigung des pHPT sind. Die Erfolgsrate der konventionellen bilateralen Exploration betrug 98 % und die der MIP 97 %. Dabei ergab sich für die fokussierte Parathyreoidektomie eine signifikant niedrigere postoperative Hypoparathyreoidismusrate von 2,3 % gegenüber 14 % der konventionellen Parathyreoidektomie, aber auch die Rekurrenspareserate war bei der fokussierten Parathyreoidektomie mit 0,3 % gegenüber 0,9 %

◻ **Tab. 3.3** Indikationsstellung zur Operation und Vorgehen beim primären Hyperparathyreoidismus aus 57 Zentren in Spanien und Portugal. (Nach Villar del Moral et al. 2016)

Management Detail	Anteil der Zentren (%)
Indikationsstellung zur PTX bei asymptomatischem HPT gemäß Empfehlungen 3. International Workshop (Villar del Moral et al. 2016)	94
Zudem andere Indikationskriterien zur PTX bei asymptomatischem HPT als Empfehlungen 3. International Workshop	51
Präoperative Routinediagnostik	
Serumkalzium	100
PTH intakt	100
25-H-Vitamin D	66
Urinkalziumausscheidung	58
Kalzium-/Kreatininausscheidungsverhältnis	30
Knochendichtemessung	46
Nierenultraschall	25
^{99m}Tc-MIBI-Szintigraphie; [#](mit SPECT-Wiedergabe)	91; [#](18)
US	88
CT	2
Präoperative Vorbereitung	
Primäroperation mit negativer Lokalisation (US+MIBI)	
Dann konventionelle bilaterale Exploration	56
Dann keine OP, weitere Lokalisationsdiagnostik	44
Rezidivoperation mit negativer Lokalisation	
Dann konventionelle bilaterale Exploration	16
Dann keine OP, weitere Lokalisationsdiagnostik	84
Zusätzliche Lokalisationsdiagnostik bei negativer US+MIBI	
MRT	59
CT	52
SPECT-CT oder PET	K.A.
SVK	20
Operatives Verfahren	
Indikation fokussierte PTX	
Immer	5
Nie	5
Bei konkordanter Lokalisation US+MIBI	89
Eine Untersuchung mit Hinweis solitäres NSDA, eine negativ	55
bei V.a. Doppeladenom (beide NSDA auf einer Seite)	14
Fokussierte PTX vs. bilaterale Exploration bei Persistenz oder Rezidiv unabhängig von Lokalisationsdiagnostik	49 vs. 51

Tab. 3.3 Fortsetzung	
Management Detail	**Anteil der Zentren (%)**
Fokussierte PTX-Verfahren	
Offene fokussierte PTX	91
Video-assistierte fokussierte PTX	13
Endoskopische fokussierte PTX	2
Intraoperative Hilfsmittel	
IOPTH	92
Intraoperativer Schnellschnitt	42
Radio-guided PTX	34
Methylenblau-Injektion	9
Intraoperatives Neuromonitoring	29

in der konventionellen PTX niedriger, während die Infektionsrate bei beiden Verfahren mit 0,5 % gleich war. Auch die Mortalität beider Verfahren lag auf gleichem Niveau (0,1 % MIP vs. 0,5 % konventionelle PTX) (Singh Ospina et al. 2016).

3.1.3   Fazit für die Praxis

1. Bei nachgewiesenem sporadischem pHPT besteht nahezu ausnahmslos die Indikation zur Operation unabhängig vom Ergebnis der Lokalisationsdiagnostik.
2. Auch bei mildem oder asymptomatischem pHPT kann die Indikation zur Operation gegeben sein.
3. Die Selektion zur fokussierten PTX gegenüber der bilateralen Exploration basiert auf Anamnese, klinischen und bildgebenden Befunden sowie der Einschätzung und Präferenz des Chirurgen.
4. Der Einsatz der intraoperativen PTH-Bestimmung kann sowohl für die konventionelle als auch die fokussierte PTX operationsstrategisch und zur Erfolgskontrolle genutzt werden.

3.2   Sekundärer renaler Hyperparathyreoidismus

3.2.1   Leitlinien

Derzeit liegt keine deutsche Leitlinie zur operativen Therapie des renalen sekundären Hyperparathyreoidismus (sHPT) vor. Dabei ist die Chirurgie beim sHPT durch die medikamentöse Therapie mit Kalzimimetika zeitweise in ihrer Bedeutung verdrängt worden und wurde meist erst bei Versagen oder Unverträglichkeit der Kalzimimetika indiziert (Lorenz et al. 2013). Nach den Empfehlungen der National Kidney Foundation Kidney Disease Outcomes Quality Initiative and Kidney Dieseaase – KDOQI (Kidney Foundation 2003) und Kidney Disease: Improving Global Outcome – KDIGO (Kidney Disease: Improving Global Outcomes (KDIGO) CKDMBD Work Group 2009) sollten intakte PTH-Werte zwischen dem 2- bis 9-fachen des oberen Normbereichs bei dialysepflichtigen Patienten eingehalten werden. Bei anhaltendem Überschreiten dieses Zielbereichs unter konservativen Maßnahmen bietet sich die Operation als definitive Therapieoption an.

In der Leitlinie der BAETS wird die Indikation zur Operation beim sHPT bei Versagen der konservativen Therapie oder Auftreten von Komplikationen des sHPT gestellt (website BAETS 2006). Die Operationsverfahren totale Parathyreoidektomie mit oder ohne Autotransplantation und die subtotale Parathyreoidektomie werden als gleichwertig angesehen. Das Standardvorgehen ist die konventionelle bilaterale Exploration mit der anschließenden verfahrensspezifisch unterschiedlichen Resektion der Nebenschilddrüsen. Eine spezifische Bildgebung zur präoperativen Lokalisation wird nur für Rezidiveingriffe gefordert, die ausschließlich durch erfahrene endokrine Chirurgen erfolgen sollten.

Im aktuellen Konsensusbericht der ESES aus dem Jahr 2015 zum chirurgischen Vorgehen beim sHPT wird auf Grundlage einer evidenzbasierten umfassenden Literaturanalyse zusammenfassend Stellung genommen (Lorenz et al. 2015; ◘ Tab. 3.4).

Indikation zur Operation beim sHPT:

Folgende Kriterien unterstützen die Indikation zur Operation

- PTH-Werte oberhalb der neunfachen Erhöhung des Normwertes,
- PTH-Werte >880 pg/ml, Hyperkalziämie, Hyperphosphatämie oder
- ein erhöhtes Kalzium-Phosphatprodukt (ELV;RGD).

Das Vorhandensein ausgeprägter sHPT-assoziierter Knochenbeteiligung oder einer Kalziphylaxie (EL3;RGC).

Operationsverfahren und komplementäre Verfahren beim sHPT:

Die etablierten standardisierten Resektionsverfahren der totalen Parathyreoidektomie mit synchroner Autotransplantation von Nebenschilddrüsengewebe und die subtotale Parathyreoidektomie zeigen sowohl vergleichbare Erfolgsraten zur Beseitigung des sHPT als auch vergleichbare Komplikationsraten mit mittlerer Rezidivrate von 7 % und Hypoparathyreoidismusrate von 2 % (EL 1-3; RG B). Die Literaturdaten unterstützen die routinemäßige zervikale Thymektomie, die die Persistenz- und Rezidivrate des sHPT günstig beeinflussen (EL 3; RG B). Die Kryokonservierung von Nebenschilddrüsengewebe muss für die Routineoperation beim sHPT nicht vorgehalten werden (EL3; RG C). Die intraoperative PTH-Bestimmung kann zur effektiven Erfolgskontrolle auch bei sHPT-Operationen eingesetzt werden (EL 1b-3; RG B). Dabei wird ein Abfall der intraoperativen PTH-Konzentration auf 70 % des Ausgangswertes

◘ **Tab. 3.4** Ergebnisqualität der Operationsverfahren beim renalen Hyperparathyreoidismus. (Nach Lorenz et al. 2015)

Operationsverfahren	Anteil behandelter Patienten(%)	Studienbasis	Empfohlene Indikation	Komplikationen[®]		Evidenzgrad[Ï]
				Hypoparathyreoidismus (%)	Persistenz/ Rezidiv (%)	
sPTX+BCT~	19,8	9 Serien, 775 Patienten	sHPT, erwartete NTX, tHPT	11	20	1b, 3
TPTX+BCT~+AT	68,1 *<1%	12 Serien, 2665 Patienten; *1 Serie, 48 Patienten	sHPT, keine Aussicht NTX	13	11	1b, 3 *1a
TPTX Ø BCT~ Ø AT	10,3 *<1%	11 Serien, 314 Patienten; *1 Serie, 52 Patienten	sHPT, Aussicht NTX	72	28	3, 4 *1a
TPTX+BCT~ Ø AT	1,6	2 Serien, 89 Patienten	sHPT, (keine) Aussicht NTX	48	1	3, 4

+: inklusive; Ø: exklusive; *: nur 1 multizentrische randomisierte kontrollierte Studie mit insgesamt 100 Patienten [Schlosser]; ~: nach Angabe der Mehrzahl der Studien; ®: permanent; Ï: Evidenzgrad nach Sackett 2000.

oder das Erreichen des Normbereiches als zuverlässiges Erfolgskriterium angesehen (EL 3-4; RG C). Anders als beim pHPT weist die intraoperative PTH-Bestimmung beim sHPT jedoch keinen überzeugenden Einfluss auf die intraoperative Strategie auf und die Vorhersage des postoperativen PTH-Wertes ist kaum möglich (EL 3-4; RG D).

Operationsindikation

Die Indikation zur Operation wird beim sHPT neben den in den Leitlinien formulierten Kriterien (▶ erster Abschn.) auch nach patientenbezogenen Kriterien gestellt. Individuelle, ggf. Leitlinien-unabhängige Kriterien werden nach der Aussicht auf eine Nierentransplantation oder auf therapierefraktäre Symptome des sHPT ausgerichtet (Mazzaferro et al. 2008; Kovacevic et al. 2012; Lou et al. 2015). Nach Literaturdaten sollte die Parathyreoidektomie bei manifestem und länger bestehendem sHPT zeitlich vorab der Nierentransplantation erfolgen, um eine Gefährdung des Nierentransplantates nicht zu riskieren (Evenepoel et al. 2005).

Präoperative Lokalisationsdiagnostik

Bei Primäroperationen ist routinemäßig eine zervikale Ultraschalluntersuchung des Halses unter Einschluss der Schilddrüse erforderlich. Die zusätzliche Durchführung einer Sestamibiszintigraphie vor einer Primäroperation ist aufgrund der definierten Mehrdrüsenerkrankung weniger zuverlässig als beim pHPT, sie kann allerdings überzählige und ektope Lokalisationen hyperplastischer Nebenschilddrüsen aufzeigen. Im Fall von zervikalen Reoperationen und Reoperationen wegen sHPT ist eine erweiterte Lokalisationsdiagnostik angeraten, ggf. unter zusätzlicher Anwendung von Methionin-PET-CT, FDG-PET-CT, CT, MRT und/oder selektivem PTH-Stufenkatheter (Block et al. 2004; Chroustova et al. 2014; Michaud et al. 2014; Alkhalili et al. 2015).

Operationsverfahren

Die etablierten Standardverfahren umfassen eine bilaterale Exploration der typischen Nebenschilddrüsen-Lokalisationen der Zervikalregion und Darstellung aller 4 Nebenschilddrüsen (◘ Tab. 3.4). Bei der subtotalen Parathyreoidektomie erfolgt die Parathyreoidektomie von 3,5 Nebenschilddrüsen und eine halbe Nebenschilddrüse wird markiert bei gesichertem Zirkulationserhalt in situ belassen. Bei der totalen Parathyreoidektomie mit synchroner Autotransplantation erfolgt die Entfernung aller 4 Nebenschilddrüsen und ein Anteil möglichst wenig knotig-hyperplastisch alterierten Nebenschilddrüsengewebes wird im gleichen Eingriff autotransplantiert. Die Autotransplantation erfolgt dabei meist in eine Muskeltasche des Musculus brachioradialis des nicht Shunt-tragenden Unterarmes. Zu beiden Standardverfahren wird die zervikale Thymektomie als Routineverfahren empfohlen. Die totale Parathyreoidektomie ohne Autotransplantation wird in Einzelfällen empfohlen wie z. B. bei der Kalziphylaxie, bei schwerem komplikativen sHPT und in komplexen Rezidivfällen. Auch beim sHPT ist ein routinemäßiges Vorhalten der Kryokonservierung wegen der außerordentlich niedrigen Retransplantationsrate und der uneinheitlichen Funktionserfolge der Autotransplantate nicht generell erforderlich. In Einzelfällen von Reoperationen und erwarteten Substitutionsschwierigkeiten kann die Kryokonservierung aber sinnvoll sein (EL 3; Borot et al. 2010).

Intraoperative Parathormonbestimmung

Die intraoperative PTH-Bestimmung ist beim sHPT aufgrund mehrerer Faktoren nicht vergleichbar einsetzbar wie beim pHPT. Die eingeschränkte renale Elimination bedingt eine verzögerte Halbwertszeit und verlängerte Mitbestimmung von Abbauprodukten des PTH. Die Manipulation der Vierdrüsendarstellung kann einen deutlichen intraoperativen Anstieg der PTH-Konzentration bewirken, die zudem länger nachweisbar bleibt und der erforderliche Cut-off-Wert als Erfolgskriterium der Parathyreoidektomie ist dabei nicht zuverlässig definierbar. Die intraoperative PTH-Bestimmung kann aber trotz dieser Limitationen zumindest den intraoperativen Nachweis der erfolgreichen Beseitigung des sHPT erbringen und insbesondere bei Rezidivoperationen wegen eines sHPT genutzt werden, um den Erfolg der Operation anzuzeigen. Auch bei

Vorhandensein überzähliger und ektoper Nebenschilddrüsen oder bei geplant konservativer Parathyreoidektomie kann die PTH-Bestimmung die Resektionsstrategie intraoperativ unterstützen (EL 1b–3; Weber et al. 2004).

3.2.2 Ergebnisse

Die Ergebnisse der Parathyreoidektomie beim sHPT in Bezug zur KDIGO-Leitlinie wurden von Oltmann et al. untersucht. Von 36 Patienten wurden 89 % subtotal und 11 % total parathyreoidektomiert. In 54 Monaten Nachbeobachtungszeit wurde bei 22 % eine weitere Parathyreoidektomie erforderlich. Postoperativ lagen in 46 % die Phosphatwerte und in 17 % der Fälle die PTH-Werte oberhalb des KDIGO-Empfehlungsbereichs. Kriterien, die mit einer signifikant höheren Reoperationsrate einhergingen waren PTH in bzw. oberhalb des KDIGO-Zielbereichs, ein frühpostoperativ und im Verlauf erhöhtes Phosphat und PTH. Die Serumkalziumwerte dagegen zeigten keine Korrelation zur Reoperationsrate. Das Fazit der Autoren aus dieser Untersuchung ist, dass für eine optimierte Patientenversorgung beim sHPT derzeit keine ausreichend validierten Kriterien vorliegen und die engmaschige Kontrolle mit Anpassung der medikamentösen sowie chirurgischen Therapieoptionen erforderlich bleiben (Oltmann et al. 2015).

Randomisierte Studien

Nur in einer historischen randomisierten kontrollierten Studie wurden die Ergebnisse von sPTX mit TPTX+ATX verglichen. Dabei zeigte sich ein Vorteil der TPTX+ATX zum Erreichen der Normokalziämie, der Normalisierung der alkalischen Phosphatase und der Besserung der klinischen Symptome des sHPT (EL IB) (Rothmund et al. 1991). Im Ergebnis der Literaturübersicht zeigen sich für das Operationsverfahren der sPTX Persistenz- und Rezidivraten von 0–12 % und permanente Hypoparathyreoidismusraten von 2–17 % (EL Ib-III). Die TPTX+ATX zeigt Persistenz- und Rezidivraten zwischen 1 und 10 % und Hypoparathyreoidismusraten von 0–85 % (Lorenz et al. 2015). In einer Metaanalyse zeigten Chen et al., dass die sPTX vs. TPTX+ATX in Bezug auf die operative Erfolgs- und die Rezidivrate vergleichbare Ergebnisse erreichten. Auch die postoperativ erzielten Werte des Serumkalziums, der alkalischen Phosphatase, des PTH und des Phosphatwertes waren bei beiden Operationsverfahren vergleichbar (Chen et al. 2015; ◘ Tab. 3.5).

Die Inzidenz von Nebenschilddrüsen, die im zervikalen Thymus lokalisiert sind, liegt zwischen

◘ **Tab. 3.5** Ergebnisse der Metaanalyse subtotale Parathyreoidektomie vs. totale Parathyreoidektomie mit Autotransplantation beim renalen Hyperparathyreoidismus. (Nach Chen et al. 2015)

Ergebnisparameter	SPTX		TPTX+ATX	
	OR	95% CI	OR	p-Wert
Rezidivrate	0,0825	0,368	1,846	0,639
Serumkalzium	-0,166	-0,703	0,371	0,545
Parathormon	561,17	-174,30	1,296,6	0,135
Alkalische Phosphatase	0,58	-70,07	71,24	0,987
Phosphat	0,26	-0,091	0,630	0,143

SPTX: subtotale Parathyreoidektomie; TPTX+ATX: totale Parathyreoidektomie mit synchroner Autotransplantation; CI: 95% Konfidenzintervall; OR: Odds Ratio

15 und 45 % (EL 3), deshalb wird die routinemäßige bilaterale zervikale Thymektomie überwiegend befürwortet (Aly et al. 2003; Schneider et al.
2011). Die Fragestellung der Bedeutung der zervikalen Thymektomie bei Operation wegen sHPT wurde
in einer aktuellen prospektiv-randomisierten Mul-
ticenter-Studie aufgegriffen (Schlosser et al. 2016).
Die Ergebnisse der Operationsverfahren TPTX mit
routinemäßiger Thymektomie (ThyX)+ATX wurden
mit der einfachen TPTX verglichen und im Verlauf
über 3 Jahre beobachtet. Dabei erzielten beide Verfahren eine vergleichbare Effizienz zur erfolgreichen
Therapie des sHPT. Eine sHPT-Persistenz trat häufiger in der der TPTX+ThyX +ATX-Gruppe (4,2 %)
gegenüber der TPTX-Gruppe (1,9 %) auf. Die einfache TPTX war in der Senkung des PTH überlegen
und zeigte entgegen der TPTX+ThyX +ATX-Gruppe
zumindest für den begrenzten Nachsorgezeitraum
keine Rezidive des sHPT (Schlosser et al. 2016).

Reoperationen wegen sHPT zielen auf die Beseitigung des PTH-Exzesses ab und der Erhalt von
vitalem restlichem Nebenschilddrüsengewebe tritt
in den Hintergrund. Die Komplikationsraten der
Reoperationen sind mit 10–15 % erhöht. Die Rekurrenspareserate liegt zwischen 2 und 10 % und auch
die Erfolgsrate sinkt (Richards et al. 2006; Lorenz
et al. 2013).

**Metaanalysen/Systematische
Übersichten**

Eine systematische Übersicht von 53 Studien, die
Reoperationen wegen sHPT analysierte, zeigte,
dass als Primäroperation beim sHPT in 64 % eine
TPTX+ATX durchgeführt worden war und in 36 %
eine sPTX. Dabei war in 34 % der TPTX+ATX und
in 42 % der sPTX die Erstoperation inadäquat erfolgt
und die Reoperation wurde mit 83 % deutlich häufiger wegen eines Rezidivs als wegen einer Persistenz
mit 17 % erforderlich. Als Ursachen für die Rezidive
und Persistenzen der Erstoperationen ergaben sich
aus Befunden der Reoperationen in absteigender
Reihenfolge: eine Hyperplasie des Autotransplanta-
tes (49 %), überzählige Nebenschilddrüsen (20 %),
Hyperplasie des belassenen Nebenschilddrüsen-
Restgewebes (17 %), eine übersehene normal loka-
lisierte Nebenschilddrüse (7 %) und eine Negativex-
ploration (5 %) (EL 2) (Richards et al. 2006).

3.2.3 Fazit für die Praxis

5. Die Standardverfahren zur Primäroperation
   beim sHPT, die sPTX und TPTX mit ATX
   erzielen vergleichbare Ergebnisse.
6. Für beide Operationsverfahren wird die
   routinemäßige zervikale Thymektomie als
   integraler Bestandteil empfohlen.
7. Die intraoperative Parathormonbe-
   stimmung beim sHPT kann zwar den
   Erfolg der Operation anzeigen, jedoch
   ist kein zuverlässiges Erfolgskriterium
   allgemein anerkannt und die Prognose
   des postoperativen PTH-Wertes ist
   unzuverlässig.

Eine Kryokonservierung muss für die Operation
beim sHPT nicht vorgehalten werden.

3.3 Tertiärer Hyperparathyreoidismus

Nach erfolgreicher Nierentransplantation tritt ins bis
zu 0,6–5,6 % ein operationspflichtiger tertiärer HPT
auf, von dem angenommen wird, dass er sich aus
einem vorbestehenden sHPT entweder durch klonale
Autonomisierung oder durch eine fortgesetzte Niereninsuffizienz trotz funktionell intakten Transplantats
entwickelt. Tritt der HPT frühzeitig nach der Nierentransplantation auf, ist der konservative Therapieansatz
mit Kalzimimetika sinnvoll, da eine spontane Normalisierung eintreten kann (EL 3) (Komaba et al. 2010).
Optimalerweise erfolgt die Operation eines länger
bestehenden oder relevanten sHPT vor der Nierentransplantation, um eine funktionelle Einschränkung
und Gefährdung des Transplantates durch Entwicklung eines tertiären HPT und die Effekte der Operation
desselben auf das Transplantat zu vermeiden.

3.3.1 Leitlinien

Eigene Leitlinien zur chirurgischen Therapie des
tertiären HPT liegen nicht vor und die operativen
Empfehlungen sind auch international meist nur

punktuell bei Empfehlungen zum sHPT abgebildet oder in einzelnen Fallserien dargestellt.

Operationsindikation

Die Indikation zur Operation beim tertiären HPT ergibt sich bei ausbleibender Normalisierung eines kurzzeitig vorbestehenden sHPT oder bei sich neu entwickelndem tertiären HPT, der therapierefraktär ist sowie bei jeglichem Anzeichen der HPT-assoziierten Funktionsbeeinträchtigung des Nierentransplantates.

Präoperative Lokalisationsdiagnostik

Die Lokalisationsdiagnostik entspricht der des sHPT (▶ Abschn. 3.2.1.2).

Operationsverfahren

Die Empfehlung der Resektionsstrategie für den tertiären HPT tendiert zu einer etwas konservativeren Nebenschilddrüsen-Resektion im Vergleich zum sHPT aus folgenden Gründen: Ein geringerer PTH-Abfall stellt eine geringere perioperative funktionelle Gefahr für das Nierentransplantat dar. Der Effekt einer intakten Transplantatfunktion auf eine langsam einsetzende Normalisierung hyperplastischer Nebenschilddrüsen erfordert eine weniger radikale PTH-Reduktion und auch weniger ausgedehnte Resektionen als die subtotale Parathyreoidektomie. Die weniger radikalen Resektionsverfahren erzielen eine erfolgreiche Beseitigung der Hyperkalziämie beim tertiären HPT (Tseng et al. 2015).

Intraoperative Parathormonbestimmung

Aufgrund der tendenziell konservativeren Resektionsstrategie beim tertiären HPT ist der Einsatz der intraoperativen PTH-Bestimmung sinnvoll, um eine Persistenz zu vermeiden und die adäquate Resektion nachzuweisen.

3.3.2 Ergebnisse

Argumente für eine zeitgerechte Parathyreoidektomie nach Nierentransplantation bei persistierendem sHPT ergeben sich aus der Analyse von Lou et al., die nachwiesen, dass 56,9 % von 1609 Patienten eine Rückbildung des sHPT innerhalb von 2 Jahren zeigten (Lou et al. 2015). Die Patientensubgruppe, die bereits innerhalb des ersten Jahres nach einer Nierentransplantation keinen sHPT mehr aufwies, profitierte durch längeres Transplantatüberleben (Lou et al. 2015). Die Notwendigkeit, die Patienten rechtzeitig zu identifizieren, die keine Rückbildung des sHPT zeigen und damit das Nierentransplantat funktionell gefährden und zeitnah zur PTX zu bringen, zeigten Dewberry et al. in retrospektiver Untersuchung an 105 Patienten nach einer Nierentransplantation. Die individuell stark divergierenden präoperativen Serumkalzium- und PTH-Werte konnten dabei als Prädiktoren der Entwicklung eines tertiären HPT genutzt werden und könnten damit die erforderliche Parathyreoidektomie zeitgerecht ermöglichen, um deutlich höhere Serumkalziumwerte, PTH-Werte und schlechtere Nierentransplantatfunktion bei nicht erfolgter Parathyreoidektomie zu vermeiden (Dewberry et al. 2014).

3.3.3 Fazit für die Praxis

8. Der Entwicklung eines tertiären HPT wird am besten durch die adäquate Therapie eines vorbestehenden sHPT vorausgehend zur geplanten Nierentransplantation vorgebeugt.
9. Als Operationsstrategie wird eine restriktivere Nebenschilddrüsenresektion als bei der klassischen subtotalen Parathyreoidektomie als adäquat empfohlen.

Literatur

Alkhalili E, Tasci Y, Aksoy E, Aliyev S, Soundararajan S, Taskin E, Siperstein A, Berber E (2015) The utility of neck ultrasound and sestamibi scans in patients with secondary and tertiary hyperparathyroidism. World JSurg 39: 701–705

Aly A, Douglas M (2003) Embryonic parathyroid rests occur commonly and have implications in the management of secondary hyperparathyroidism. ANZ J Surg 73: 284–288

Barczynski M, Bränström R, Dionigi G, Mihai R (2015) Sporadic multiple parathyroid gland disease-a consensus report of the European Society of Endocrine Surgeons (ESES). Langenbeck`s Arch Surg 400: 887–905

Bergenfelz AO, Hellman P, Harrison B, Sitges-Serra A, Dralle H (2009) Positional statement of the European Society of Endocrine Surgeons (ESES) on modern techniques in pHPT surgery. Langenbeck`s Arch Surg 394: 761–764

Bilezikian JP, Brandi ML, Eastell R, Silverberg SJ, Udelsmann R, Marcocci C, Potts JT (2014) Guidelines for the management of asymptomatic primary hyperparathyroidism: summary statement from the fourth international workshop. J Clin Endocrinol Metab 99: 3561–3569

Bilezikian JP, Khan AA, Potts JT (2009) Guidelines for the management of asymptomatic primary hyperparathyroidism: summary statement from the third international workshop. J Clin Endocrinol Metab 94: 335–339

Block GA, Martin KJ, de Francisco AL, Turner SA, Avram MM, Suranyi MG Hercz G, Cunningham J, Abu-Alfa AK, Messa P, Coyne DW, Locatelli F, Cohen RM, Evenepoel P, Moe SM, Fournier A, Braun J, McCary LC, Zani VJ, Olson KA, Drüeke TB, Goodman WG (2004) Cinacalcet for secondary hyperparathyroidism in patients receiving hemodialysis. N Engl JMed 350: 1516–1525

Brito K, Edirimanne S, Eslick GD (2015) The extent of improvement of health-related quality of life assessed by the SF36 and Pasieka scales after parathyroidectomy in patients with primary hyperparathyroidism – a systematic review and meta-analysis. Int J Surg 13: 245–249

Borot S, Lapierre V, Carnaille B, Goudet P, Penfornis A (2010) Results of cryopreserved parathyroid autografts: a retrospective multicenter study. Surgery 147: 529–535

Chen J, Zhou QY, Wang DJ (2015) Comparison between subtotal parathyroidectomy and total parathyroidectomy with autotransplantation for secondary hyperparathyroidism win patients with chronic renal failure: a meta-analysis. Horm Metab Res 47: 643–651

Cheng SP, Lee JJ, Liu TP, Yang PS, Liu SC, Hsu YC, Liu CL (2015) Quality of life after surgery or surveillance for asymptomatic primary hyperparathyroidism. Medicine 94: e931

Chroustova D, Kubinyi J, Trnka J, Adamek S (2014) The role of99mTc-MIBI SPECT/low dose CT with 3D subtraction in patients with secondary hyperparathyroidism due to chronic kidney disease. Endocr Regul 48: 55–63

Dewberry LC, Tata S, Graves S, Weber CJ, Sharma J (2014) Predictors of tertiary hyperparathyroidism: who will benefit from parathyroidectomy? Surgery 156: 1631–1637

Evenepoel P, Claes K, Kuypers D, Maes B, Vanrenterghem Y (2005) Impact of parathyroidectomy on renal graft function, blood pressure and serum lipids in kidney transplant recipients: a single centre study. Nephrol Dial Transplant 20:1714–1720

Goudet P, Dalac A, Le Bras A, Cardot-Bauters C, Niccoli P, Lévy-Bohbot N, du Boullet H, Bertagna X, Ruszniewski P, Borson-Chazot F, Vergès B, Sadoul JL, Ménégaux F, Tabarin A, Kühn JM, d`Anella P, Chabre O, Christin-Maitre S, Cadiot G, Binquet C, Delemer B (2015) MEN 1 disease occurring before 21 years old. A 160-patient cohort study from the GTE (Groupe d`etude des Tumeurs Endocrines). J Clin Endocrinol Metab 172: 309–319

Harrison BJ, Triponez F (2009) Intraoperative adjuncts in surgery for primary hyperparathyroidism. Langenbeck`s Arch Surg 394: 799–809

Iacobone M, Carnaille B, Palazzo FF, Vriens M (2015) Hereditary hyperparathyroidism-a consensus report of the European Society of Endocrine Surgeons (ESES). Langenbeck`s Arch Surg 400: 867–886

Kidney Disease: Improving Global Outcomes (KDIGO) CKDMBD Work Group (2009) KDIGO clinical practice guideline for the diagnosis, evaluation, prevention, and treatment of Chronic Kidney Disease-Mineral and Bone Disorder (CKD-MBD). Kidney Int Suppl 113:S1

Kidney Foundation (2003) K/DOQI clinical practice guidelinesfor bone metabolism and disease in chronic kidney disease. AmJ Kid Dis 42(4 Suppl 3): S1–201

Kluijfhout WP, Pasternak JD, Drake FT, Beninato T, Gosnell JE, Shen WT, Duh QY, Allen IE, Vriens MR, de Keizer B, Pampaloni MH, Suh I (2016) Use of PET tracers for parathyroid localization: a systematic review and meta-analysis. Langenbeck`s Arch Surg 401:925–935

Komaba H, Nakanishi S, Fujimori A, Tanaka M, Shin J, Shibuya K, Nishioka M, Hasegawa H, Kurosawa T, Fukagawa (2010) Cincalcet effectively reduces parathyroid hormone secretion and gland volume regardless of pretreatment gland size in patients with secondary hyperparathyroidism. Clin Am J Soc Nephrol 12: 2305–2314

Kovacevic B, Ignjatovic M, Zivaljevic V, Cuk V, Scepanovic M,Petrovic Z et al. (2012) Parathyroidectomy for the attainment of NKF-K/DOQI and KDIGO recommended values for bone and mineral metabolism in dialysis patients with uncontrollable secondary hyperparathyroidism. Langenbecks Arch Surg 397: 413–420

Kukora JS, Zeiger MA, Clark OH, Grant CS, Hodgson SF, Irvin GL, Kleerekoper M, Pasieka JL, Shaha AR, Thompson GB, van Heerden JA, Weber CJ (2005) The American Association of Clinical Endocrinologists and American Association of Endocrine Surgeons position statement on the diagnosis and management of primary hyperparathyroidism. Endocr Pract 11: 49–54

Lairmore TC, Govednik CM, Quinn CE, Sigmond BR, Lee CY, Jupiter DC (2014) A randomized, prospective trial of operative treatments for hyperparathyroidism in patients with for multiple endocrine neoplasia type 1. Surgery156: 1326–1334

Lassen T, Friis-Hansen L, Rasmussen AK, Knigge U, Feldt-Rasmussen U (2014) Primary hyperparathyroidism in young people. When should we perform genetic testing for multiple endocrine neoplasia 1 (MEN 1)? J Clin Endocrinol Metab 99: 3983–3987

Lorenz K, Bartsch KD, Sancho JJ, Guigard S, Triponez F (2015) Surgical management of secondary hyperparathyroidism in chronic kidney disease – a consensus report of the European Society of Endocrine Surgeons (ESES). Langenbeck`s Arch Surg 400: 907–927

Lorenz K, Sekulla C, Dralle H (2013) Chirurgisches Management des renalen Hyperparathyreoidismus. Zentralbl Chir 138: 47–54

Lorenz K, Dralle H (2003) Chirurgie des Hyperparathyreoidismus. Chirurg 74: 593–616

Lou I, Foley D, Odorico SK, Leverson G, Schneider DF, Sippel RS, Chen H (2015) How well does renal transplantation cure hyperparathyroidism? Ann Surg 262: 653–659

Mazzaferro S, Pasquali M, Farcomeni A, Vestri AR, Filippini A,Romani AM et al. (2008) Parathyroidectomy as a therapeutic tool for targeting the recommended NKF-K/DOQI ranges for serum calcium, phosphate and parathyroid hormone in dialysis patients. Nephrol Dial Transplant 23: 2319–2323

McMahon DJ, Carrelli A, Palmeri N, Zhang C, DiTullio M, Silverberg S, Walker MD (2015) Effect of parathyroidectomy upon left ventricular mass in primary hyperparathyroidism: a meta-analysis. J Clin Endocrinol Metab 100: 4399–4407

Michaud L, Burgess A, Huchet V, Lefevre M, Tassart M, Ohnona J, Kerrou K, Balaogova S, Talbot JN, Périé S (2014) Is 18F-fluorocholine-positron emission tomography/ computerized tomography a new imaging tool for detecting hyperfunctioning parathyroid glands in primary or secondary hyperparathyroidism? J Clin Endocrinol Metab 99: 4531–4536

Mihai R, Barczynski M, Iacobone M, Sitges-Serra A (2009a) Surgical strategy for sporadic primary hyperparathyroidism an evidence-based approach to surgical strategy, patient selection, surgical access, and reoperations. Langenbecks Arch Surg 394:785–798

Mihai R, Simon D, Hellman P (2009b) Imaging for primary hyperparathyroidism-an evidence-based analysis. Langenbeck`s Arch Surg 394: 765–784

Oltmann SC, Madkhali TM, Sippel RS, Chen H, Schneider DF (2015) Kidney disease improving global outcomes guidelines and parathyroidectomy for renal hyperparathyroidism. J Surg Res 199: 115–120

Richards ML, Wormuth J, Bingener J, Sirinek K (2006) Parathyroidectomy in secondary hyperparathyroidism: Is there an optimal operative management? Surgery 139: 174–180

Rothmund M, Wagner PK, Schark C (1991) Subtotal parathyroidectomy versus total parathyroidectomy and autotransplantation in secondary hyperparathyroidism: a randomized trial. World J Surg 15:745–750

Sackett DL (2000) Evidence-based medicine. Wiley

Silverberg SJ, Clarke BL, Peacock M, Bandeira F, Boutroy S, Cusano NE, Dempster D, Lewieckie EM, Liu JM, Minisola S, Rejnmark L, Silva BC, Walker MD, Bilezikian JP (2014) Current issues in the presentation of asymptomatic primary hyperparathyroidism: Proceedings from the fourth international workshop. J Clin Endocrinol Metab 99: 3580–3594

Singh Ospina NM, Rodriguez-Gutierrez R, Maraka S, Espinosa de Ycaza AE, Jasim S, Castaneda-Guarderas A, Gionfriddo MR, Al Nofal A, Brito JP, Erwin P, Ricahrs M, Wermers R, Montori VM (2016) Outcomes of parathyroidectomy in patients with primary hyperparathyroidism: a systematic review and meta-analysis. World J Surg 40:2359–2377

Schlosser K, Bartsch DK, Diener MK, Seiler CM, Bruckner T, Nies C, Meyer M, Neudecker J, Goretzki PE, Glockzin G, Konopke R, Rothmund M (2016) Total parathyroidectomy with routine thymectomy and autotransplantation versus total parathyroidectomy alone for secondary hyperparathyroidism. Ann Surg 264: 745–753

Schneider R, Waldmann J, Ramaswamy A, Fernandez ED, Bartsch KD, Schlosser K (2011) Frequency of ectopic and supernumerary intrathymic parathyroid glands in patients with renal hyperparathyroidism: analysis of 461 patients undergoing initial parathyroidectomy with bilateral cervical thymectomy. World J Surg 35: 1260–1265

Schreinemakers JM, Pietermann CR, Scholten A, Vriens M, Valk GD, Rinkes ICH (2011) The optimal surgical treatment for primary hyperparathyroidism in MEN 1 patients: a systematic review. World J Surg 35: 1993–2005

Tassone F, Guarnieri A, Castellano E, Baffoni C, Attanasio R, Borretta G (2015) Parathyroidectomy halts detoriation of renal function in primary hyperparathyroidism. J Clin Endocrinol Metab 100: 3069–3073

Tseng PY, Yang WC, Yang CY, Tarng DC (2015) Long-term outcomes of parathyroidectomy in kidney transplant recipients with persistent hyperparathyroidism. Kidney Blood Press Res 40: 386–394

Udelsmann R, Akerström G, Biagini C, Duh QY, Miccoli P, Niederle B, Tonelli F (2014) The management of asymptomatic primary hyperparathyroidism: Proceedings from the fourth international workshop. J Clin Endocrinol Metab 99: 3595–3606

Van Leeuwaarde RS, van Nesselrooij PM, Hermus AR, Dekkers OM, de Herder PH, van der Horst-Schrivers AN, Drent ML, Bisshop PH, Havekes B, Vriens MR, de Laat JM, Pietermann CR, Valk GD (2016) Impact of delay in diagnosis in outcomes in MEN 1: results from the Dutch MEN 1 study group. J Clin Endocrinol Metab 101: 1159–1165

Villar-del-Moral J, Capela-Costa J, Jiménez-García A, Sitges-Serra A, Casanova-Rituterto D, Rocha J, Martos-Martínez JM, de la Quintana-Basarrate A, Rosa-Santos Ò, Moral-Duarte A, Polónia J (2016) Compliance with recommendations on surgery for primary hyperparathyroidism-from guidelines to real practice: results from an Iberian survey. Langenbeck`s Arch Surg 40:953–963

Weber KJ, Misra S, Lee JK, Wilhelm SW, DeCresce R, Prinz RA (2004) Intraoperative PTH monitoring in parathyroid hyperplasia, Website of the British Association of Endocrine Surgeons; info@baets.org.uk; guidelines

Wei WJ, Shen CT, Song HJ, Qiu ZL, Luo QY (2015) Comparison of SEPCT/CT, SPET and planar imaging using ^{99m}TC-MIBI as independent techniques to support minimally invasive parathyroidectomy in primary hyperparathyroidism: a meta-analysis. Hell J Nucl Med 18: 127–135

Wilhelm SM, Wang TS, Ruan DT, Lee JA, Asa SL, Duh, QY, Doherty GM, Herrera MF, Pasieka JL, Perrier ND, Silverberg SJ, Solózarno CC, Sturgeon C, Tublin ME, Udelsman R, Carty SE (2016) The American Association of Endocrine Surgeons Guidelines for definitive management of primary hyperparathyroidism. J Am Med Ass 151: 959–968

Williams BA, Trites JR, Taylor SM, Bullock MJ, Hart RD (2014) Surgical management of primary hyperparathyroidism in Canada. J Otolaryngol Head Neck 43: 44–48

Yeh MW, Wiseman JE, Ituarte PH, Pasternak JD, Hwang RS, Wu BW, Amy Liu IL, Haigh PI (2012) Surgery for primary hyperparathyroidism. Are the consensus guidelines being followed? Ann Surg 255: 1179–1183

Achalasie

B. H. A. von Rahden

© Springer-Verlag GmbH Deutschland 2017
C.-T. Germer, T. Keck, R.T. Grundmann (Hrsg.), *Evidenzbasierte Viszeralchirurgie benigner Erkrankungen*,
Evidenzbasierte Chirurgie, https://doi.org/10.1007/978-3-662-53553-0_4

Die primär idiopathische Achalasie ist die häufigste der seltenen Ösophagusmotilitätsstörungen, die heute sehr gut durch die hochauflösende Manometrie (high resolution manometry = HRM) zu charakterisieren sind. Die aktualisierte Chicago-Klassifikation (Kahrilas et al. 2015) ermöglicht die HRM-basierte Differenzierung dieser Entitäten (◘ Tab. 4.1).

Für die Achalasie wurde bislang eine Inzidenz von 1:100.000 Einwohner pro Jahr angenommen. Neue epidemiologische Daten aus Australien haben für die Jahre 2004–2013 eine Inzidenz von 2,3–2,8 pro 100.000 Einwohner ermittelt. Das mittlere Alter zum Zeitpunkt der Diagnosestellung betrug 62,1 ±18,1 Jahre mit einer zunehmenden Diagnosestellung mit zunehmendem Lebensalter (Duffield et al. 2016).

Eine deutsche Leitlinie zu Diagnostik und Therapie der Achalasie und anderen Ösophagusmotilitätsstörungen gibt es bislang nicht. Zwei amerikanische Leitlinien, einmal der chirurgischen Fachgesellschaft

◘ **Tab. 4.1** HRM-basierte Chicago-Klassifikation der Ösophagusmotilitätsstörungen, einschließlich der Achalasie-Typen nach Pandolfino. (Vereinfacht nach Kahrilas et al. 2015)

Chicago Kat. I	Achalasie Kriterium: erhöhter IRP des UÖS + simultane Kontraktionen der tubulären Speiseröhre	– Typ I – klassische Achalasie
		Kriterium: wenig/keine Kontraktionen in der tubulären Speiseröhre
		– Typ II – panösophageale Kompression
		Kriterium: Druckbildung („Kontraktiles Band") zwischen OÖS und UÖS
		– Typ III – spasmodische Form
		Kriterium: spastische Kontraktionen in der tubulären Speiseröhre
Chicago Kat. II	Ösophagogastrale Übergangs-Ausflussobstruktion Kriterium: erhöhter IRP des UÖS aber erhaltene Peristaltik im tub. Ösophagus	
Chicago Kat. III	Spezifische Ösophagusmotilitätsstörungen Kriterium: normaler IRP	– Vollständiges Peristaltikversagen
		Kriterium: keine Fortleitung der Peristaltikwelle
		– Jackhammer-Ösophagus („Hyperkontraktile Speiseröhre")
		Kriterium: distales kontraktiles Integral (DCI) einmal über 8000mmHg-cm-s
		– distaler Ösophagospasmus
		Kriterium: verkürzte distale Latenzzeit (Distal Latency, DL) <4,5s
Chicago Kat. IV	Unspezifische Ösophagusmotilitätsstörungen Kriterium: normaler IRP	– Nussknacker-Ösophagus
		Kriterium: DCI-Mittel über 5000 mmHg-cm-s aber <8000 mmHg-cm-s
		– gelegentliches Peristaltikversagen
		Kriterium: Bis zu 20 % der Schlucke ohne Fortleitung der Schluckinitiation
		– überschnelle Kontraktionen
		Kriterium: überschnelle Fortleitung der Peristaltik
		– schwache Peristaltik
		Kriterium: große Lücken (>5 cm) in der 20 mmHg Isobarenkontur; verminderter DCI

SAGES („Society of the American Gastroenterologic Endoscopic Surgeons") und der gastroenterologischen Fachgesellschaft ACG („American College of Gastroenterology") stehen zur Verfügung.

4.1   Diagnostik

4.1.1   Leitlinien

Die chirurgische SAGES-Leitlinie (Stefanidis et al. 2012) empfiehlt, dass „Patienten mit Verdacht auf Achalasie einen Bariumbreischluck, eine ÖGD und eine Ösophagusmanometrie erhalten sollten, um die Diagnose zu bestätigen (starke Empfehlung/ Evidenzgrad 3)."

Die gastroenterologische (ACG)-Leitlinie (Vaezi et al. 2013) schreibt zur Definition: „Der Verdacht auf Achalasie besteht bei Patienten mit Dysphagie für feste Speisen und Flüssigkeiten, die nicht auf einen Therapieversuch mit PPI ansprechen (starke Empfehlung, Evidenzgrad 2)" und gibt weiter zur Diagnostik der Achalasie folgende Empfehlungen:

1. „Alle Patienten mit Achalasie-Verdacht, die keine Hinweise auf eine mechanische Obstruktion in der Endoskopie oder im Ösophagogramm haben, sollten eine Ösophagusmanometrie erhalten, bevor die Diagnose bestätigt werden kann (starke Empfehlung, Evidenzgrad 2).
2. Die Diagnose Achalasie wird gestützt durch Ergebnisse des Ösophagogramms, wie Dilatation der Speiseröhre, enggestellter ösophagogastraler Übergang mit ʻbird-beakʻ (Vogelschnabel) Konfiguration, Aperistalsis, sowie verzögerte Entleerung des Barium (starke Empfehlung, Evidenzgrad 3).
3. Der Barium-Breischluck wird empfohlen, um die Entleerung der Speiseröhre zu überprüfen, wenn die Motilitätsuntersuchung uneindeutig ist (starke Empfehlung, niedriger Evidenzgrad 3).
4. Die endoskopische Untersuchung des ösophagogastralen Übergangs und der Kardia wird für alle Achalasie-Patienten empfohlen, um eine Pseudoachalasie auszuschließen (starke Empfehlung, Evidenzgrad 3)."

Eine weitere wichtige Leitlinie ist die deutsche S2k-Leitlinie zur gastroösophagealen Refluxkrankheit (Koop et al. 2014), in deren Neuauflage die präoperative Durchführung einer Manometrie zum Ausschluss einer Achalasie als „Sollte-Empfehlung" enthalten ist: „Präoperativ sollte eine Ösophagusmanometrie (zum Ausschluss einer Motilitätsstörung) durchgeführt werden.". Hiermit wird der besonderen Bedeutung der Detektion von Achalasie-Patienten im Kollektiv der Refluxpatienten Rechnung getragen.

4.1.2   Metaanalysen/randomisierte Studien

Die Diagnostik der Achalasie und anderen Ösophagusmotilitätsstörungen ist nicht in randomisierten Studien untersucht, weshalb es auch keine Metaanalysen gibt.

4.1.3   Weitere Literatur

Goldstandard für die Diagnosestellung der Achalasie und anderer Ösophagusmotilitätsstörungen ist die Manometrie, für die sich inzwischen die Methode der hochauflösenden Manometrie (HRM) durchgesetzt hat. Die letztere Methode liefert ein „Drucktopogramm" (sog. Clouse-Plot), welches sehr gut Details der ösophagealen Motilität darstellt, die früher – mit der wasserperfundierten Manometrie – nicht in dieser eingängigen Form darstellbar waren. Die Drucktopogramme der HRM führen zu einer Verbesserung der Diagnostik der Ösophagusmotilitätsstörungen. Die diagnostische Information ist auch wesentlich plakativer, die HRM leichter zu erlernen (Soudagar et al. 2012). Basierend auf der HRM gibt es seit 2008 eine neue Klassifikation der Achalasie (Pandolfino et al. 2008), die die Achalasie anhand des ösophagealen Kontraktionsmusters unterscheidet, mit möglicher prognostischer Relevanz und Implikationen für die Verfahrenswahl. Diese „Pandolfino-Klassifkation" hat auch in die neue HRM-basierte Chicago-Klassifikation Eingang gefunden (Kahrilas et al. 2015), in der sie die wichtigste Kategorie I darstellt (◌ Tab. 4.1).

Die Untersuchungstechnik der HRM wird stetig weiter verbessert. Die HRM-Untersuchungen für die Chicago-Klassifikation beruhen auf Einzelschlucken. Es gibt inzwischen aber Untersuchungen, die die Verwendung eines sog. Rapid Drink Challenge – eines Schnelltrink-Tests – favorisieren, was die Sensitivität der Methode zur Detektion der Motilitätsstörungen verbessern soll (z. B. Marin und Serra 2016; Ang et al. 2017).

Nicht-spezifische Ösophagusmotilitätsstörungen schreiten im weiteren Verlauf häufiger als ehemals angenommen zur Achalasie fort (Müller et al. 2012): In einer Untersuchung von Müller et al. (2012) aus der Diagnostikklinik Wiesbaden wurden 43 Patienten mit einer solchen manometrisch identifizierten nicht-spezifischen Ösophagusmotilitätsstörung nach 4 Jahren nachbeobachtet. Bei 30 % hatten sich die Beschwerden verschlechtert, bei 26 % waren die Beschwerden remittiert, bei 14 % waren die Beschwerden verbessert und bei 30 % unverändert. Bei insgesamt 15 Patienten (53,6 %) war eine Progression zur Achalasie zu diagnostizieren.

4.2 Therapie: Laparoskopische Heller-Myotomie (LHM) vs. pneumatische Dilatation (PD)

4.2.1 Leitlinie

Die chirurgische SAGES-Leitlinie (Stefanidis et al. 2012) liefert folgende Statements zur Verfahrenswahl: *„Die laparoskopische Myotomie mit partieller Fundoplikatio führt zu überlegener und länger andauernder Dysphagiekontrolle mit niedriger Morbidität bei Patienten mit Achalasie im Vergleich zu anderen Behandlungsmodalitäten, und sollte als Behandlungsverfahren der Wahl bei der Achalasie angesehen werden (starke Empfehlung, hoher Evidenzlevel)".*

„Unter den nicht-operativen Techniken ist die endoskopische Ballondilatation die effektivste zur Besserung der Dysphagie bei Achalasie-Patienten, ist allerdings mit dem höchsten Risiko für Komplikationen verknüpft. Sie sollte nur bei ausgewählten Patienten verwendet werden, die die Operation ablehnen oder für die Operation nicht geeignet sind (hoher Empfehlungsgrad, starke Evidenz)".

Die gastroenterologische ACG-Leitlinie (Vaezi et al. 2013) empfiehlt, dass „entweder die stufenweise pneumatische Dilatation (PD) oder die chirurgische Myotomie mit partieller Fundoplikatio als Primärtherapie der Achalasie" verwendet werden sollen. Die operative Therapie soll bei den Patienten durchgeführt werden, die „operabel und bereit sind, sich einer Operation zu unterziehen (starke Empfehlung, mäßige Evidenz)".

„Bei der Verfahrenswahl sollten Alter, Geschlecht, Präferenz (des Patienten/des Behandlers) *und die* (im behandelnden Zentrum verfügbare*) Erfahrung"* berücksichtigt werden („schwache Empfehlung, niedriggradige Evidenz").

„Unter den endoskopischen Therapieverfahren ist die endoskopische Ballondilatation zwar das effektivste Therapieverfahren, ist allerdings mit dem höchsten Risiko für Komplikationen verbunden." Anmerkung: Diese Aussage stammt aus der Ära vor der Etablierung der peroralen endoskopischen Myotomie (POEM), als neues endoskopisches Verfahren. Die Leitlinie fordert die Methode nur bei Patienten anzuwenden, die die Operation ablehnen, oder die nicht für die Operation in Frage kommen (Stefanidis et al. 2012).

4.2.2 Metaanalysen

Metaanalysen mit unterschiedlicher Methodik zeigen eindeutig die Überlegenheit der LHM gegenüber anderen endoskopischen Behandlungsverfahren (Campos et al. 2009; Yaghoobi et al. 2013; Wang et al. 2009; Schoenberg et al. 2013).

Die systematische Übersichtsarbeit und Metaanalyse von Campos et al. (2009) hat an insgesamt 7855 Patienten aus 105 Publikationen gezeigt, dass die mit der laparoskopischen Heller-Myotomie erzielte Symptomkontrolle mit 89,3 % signifikant besser ist als mit den endoskopischen Therapieverfahren (PD 68,2 %, Botox-Injektion (BTx) 40,6 %), die auch häufiger Wiederholungsprozeduren bedürfen (PD 25,0 %, BTx 26,6 %). Auch der Vergleich mit den Ergebnissen der anderen chirurgischen Myotomie-Verfahren (offene transabdominelle Heller Myotomie 84,5 %, offene transthorakale Heller Myotomie 83,3 % und thorakoskopische Heller Myotomie 77,6 %) macht die LHM zum Standardverfahren. Wegen der Refluxkontrolle, soll die LHM mit einer Antirefluxprozedur kombiniert werden (▶ Abschn. 4.4)

4

Eine Metaanalyse von Yaghoobi et al. (2013) bezieht sich auf 346 Patienten aus den verfügbaren 3 prospektiv randomisierten Studien zum direkten Vergleich der LHM mit der PD (Boeckxstaens et al. 2011; Novais et al. 2010; Kostic et al. 2007). Das Therapieansprechen nach 1 Jahr war mit der LHM mit 86 % signifikant höher im Vergleich zu 76 % mit der PD (Odds Ratio 1,98, p=0,02). Die Rate interventionspflichtiger Mukosaverletzungen nach LHM war mit 0,6 % signifikant geringer im Vergleich zu 4,8 % nach PD (p=0,04). Kein Unterschied bestand bezüglich Refluxrate, UÖS Druck und Lebensqualitätsscores. Zu beachten ist die hier nur verfügbare kurze Nachbeobachtungszeit von 1 Jahr.

Die systematische Übersicht und Metaanalyse von Wang et al. (2009) umfasst 761 Patienten aus 17 Studien. Hier wurde erneut die Überlegenheit der LHM gegenüber der PD und der BTx Injektion gezeigt, mit Erhöhung der Remissionsrate und Senkung der Rezidivrate.

In einer sog. Netzwerk-Metaanalyse haben Schoenberg und Kollegen (2013) Daten aus prospektiv randomisierten Studien zum Vergleich sowohl der laparoskopischen und offenen Myotomie-Verfahren mit den endoskopischen Therapieverfahren extrahiert und metaanalysiert (Ergebnisse nach 12, 24 und 60 Monaten). 16 Studien mit Daten zu insgesamt 590 LHM und PD-Patienten standen zu Verfügung. Die Überlegenheit der LHM zeigte sich mit einer OR von 2,2 nach 12 Monaten (p=0,01), 5,06 nach 24 Monaten (p<0,00001) und 29,83 nach 60 Monaten (p=0,001). Die signifikante Überlegenheit der LHM zeigte sich auch, wenn die Wiederholungsbehandlungen mitberücksichtigt wurden (p≤0,01 für alle Vergleiche).

4.2.3 Randomisierte Studien

Trotz der eindeutigen Datenlage (Level 1A-Evidenz, Metaanalysen randomisierter Studien ▶ Abschn. 4.2.2) gibt es weiterhin Protagonisten der Ballondilatation und auch in der klinischen Praxis wird von Gastroenterologen diese nach Datenlage unterlegene Methode noch häufig empfohlen und durchgeführt. Diese Protagonisten beziehen sich in ihrer Argumentation meist auf die Ergebnisse der prospektiv randomisierten europäischen Multicenterstudie (Boeckxstaens et al. 2011; Moonen et al. 2016), von der inzwischen

2- und 5-Jahres-Ergebnisse vorliegen, die allerdings kritisch bewertet werden müssen (von Rahden et al. 2011). Diese Studie postuliert eine statistisch gleich gute Erfolgsrate der PD im Vergleich zur LHM nach 1 Jahr (90 % vs. 93 %), nach 2 Jahren (86 % vs. 90 %; Boeckxstaens et al. 2011) und nach 5 Jahren (82 % vs. 84 %; p=0,92; Moonen et al. 2016). Dies Ergebnis bezieht sich auf 95 Patienten in der PD-Gruppe und 107 Patienten in der LHM-Gruppe. Problematisch ist, dass eine initiale Serie von 12 Patienten, bei denen sich n=4 Ösophagusrupturen ereigneten, aus der Analyse exkludiert worden sind (wodurch sich die ungleiche Gruppengröße ergibt) und eine akademisch einwandfreie „Intention-to-Treat–Analyse" aller mit Ballondilatation behandelten Patienten nicht vorgelegt wird. Stattdessen wird die inakzeptabel hohe Ösophagusperforationsrate in der initialen Serie (33,3 %!) einfach nicht weiter berücksichtigt und nur Ergebnisse betrachtet, die nach Änderung des Protokolls auf eine stufenweise Dilatation in mehreren Sitzungen (zunächst 30 mm, dann 35 mm und schließlich 40 mm Ballon) erzielt wurden, mit der sich dann „nur noch" 4 weitere Ösophagusperforationen ereigneten. Nicht gerechtfertigt erscheint auch der Vergleich mit Mukosaläsionen im Rahmen der laparoskopischen Heller-Myotomie, die intraoperativ erkannt und sogleich mit Mukosanaht repariert und mit Dor-Fundoplikatio gedeckt wurden.

Insgesamt ist diese Studie eher als Beleg für das hohe Risiko der Ballondilatation einzuordnen, denn als Beweis der Gleichwertigkeit mit der LHM (von Rahden et al. 2011), woran auch die mit dem gleichen methodischen Fehler präsentierten 5-Jahres-Ergebnisse nichts ändern (Moonen et al. 2015). Die LHM sollte als Standard verwendet werden, wofür ausreichende Level 1A-Evidenz aus Metaanalysen vorliegt (▶ Abschn. 4.2.2).

4.3 Negativer Effekt der Vorbehandlung

4.3.1 Leitlinie

Die SAGES-Leitlinie (Stefanidis et al. 2012) bewertet die Datenlage zur endoskopischen Vorbehandlung vor Myotomie mit folgender Empfehlung: *„Vorangegangene endoskopische Behandlungen können mit einer erhöhten Morbidität im Rahmen der Myotomie*

4.5 · Wahl der Manschette: Dor vs. Toupet vs. Nissen

59   **4**

assoziiert sein, allerdings ist die Literatur hierzu nicht einheitlich. Ein subtiles Vorgehen durch ein erfahrenes Team ist empfehlenswert (starke Empfehlung, Evidenzgrad 2)".

Die ACG-Leitlinie (Vaezi et al. 2013) widmet dem möglichen negative Effekt der Vorbehandlung kein eigenes Statement. Es wird aber empfohlen, dass *„die Ballondilatation und die chirurgische Myotomie in einem High-Volume Exzellenzzentrum durchgeführt werden sollen"* (starke Empfehlung, Evidenzgrad 2).

4.3.2 Metaanalysen/randomisierte Studien

Zur Frage der möglichen negativen Effekte der Vorbehandlung gibt es weder Metaanalysen noch randomisierte Studien.

4.3.3 Weitere Literatur

Es wird seit langem kontrovers diskutiert, ob eine Vorbehandlung mit Ballondilatation und/ oder Botoxinjektion einen negativen Effekt auf die nachfolgende Myotomie hat. Diese Frage ist entscheidend im Hinblick auf das Akzeptieren eines interventionell-chirurgischen „Stufenkonzeptes" oder die Forderung der primären chirurgischen Myotomie: Einige Autoren postulieren einen negativen Effekt (höhere technische Schwierigkeit, mehr Mukosaläsionen, häufigeres Therapieversagen; Portale et al. 2005; Smith et al. 2006; Patti et al. 1999), während andere die LHM als geeignete „Rettungsstrategie" nach Versagen der Ballondilatation ansehen (Gockel et al. 2004; Bonavina et al. 2000). Der negative Effekt einer Vorbehandlung mit Ballondilatation und/ oder Botoxinjektion wird auch in aktuellen Arbeiten unterstützt (Souma et al. 2016).

4.4 LHM mit oder ohne Fundoplikatio

4.4.1 Leitlinie

Die SAGES-Leitlinie (Stefanidis, 2012) formuliert die Hinzunahme der Fundoplikatio als durch gute Evidenz belegten Standard: *„Patienten die myotomiert werden, sollten zusätzlich eine Fundoplikatio erhalten, um postoperativem Reflux vorzubeugen und Therapieversagen zu minimieren (Starke Empfehlung, Evidenzgrad 4)."*

4.4.2 Metaanalysen

Die Empfehlung zur Fundoplikatio nach LHM basiert auf dem Vergleich der Ergebnisse nach Myotomie mit versus ohne Fundoplikatio: In der systematischen Übersicht/Metaanalyse von Campos et al. (2009) wurde an Daten von 3086 laparoskopisch myotomierten Patienten (2507 mit Fundoplikatio, 579 ohne Fundoplikatio) gezeigt, dass die Refluxraten ohne Fundoplikatio signifikant höher (31.5 % vs. 8.8 %) sind, bei gleicher Dysphagiekontrolle.

4.4.3 Prospektiv randomisierte Studie

Die höhere Refluxrate mit Myotomie allein, ohne Fundoplikatio, zeigt auch eine prospektiv randomisierten Studie zu dieser Frage (Richards et al. 2004). Hier wurde eine pathologische Säureexposition bei 47,6 % (10 von 21 Patienten) nach LHM ohne Dor-Fundoplikatio gemessen, versus 9,1 % (2 von 22 Patienten) in der LHM+Dor-Gruppe. Auch in dieser Arbeit waren die subjektiven und objektiven Ergebnisse in beiden Gruppen gleich gut. Die Hinzunahme der Dor-Fundoplikatio nach LHM senkt also signifikant die Säureexposition, ohne die Ergebnisse hinsichtlich Dysphagiekontrolle zu kompromittieren, und wird daher als Standard verwendet.

4.5 Wahl der Manschette: Dor vs. Toupet vs. Nissen

4.5.1 Leitlinie

Die SAGES-Leitlinie (Stefanidis et al. 2012) äußert sich differenziert zur Wahl der Manschette: *„Die optimale Manschette (posterior versus anterior) wird diskutiert, allerdings ist klar, dass die partielle Fundoplikatio gegenüber der totalen Fundoplikatio favorisiert werden sollte, da sie mit weniger Dysphagie und gleicher Refluxkontrolle einhergeht (schwache Empfehlung, Evidenzgrad 2). Weitere Daten werden benötigt,* *um herauszuarbeiten welche partielle Fundoplikatio die beste Refluxkontrolle nach Myotomie liefert."* Die ACG-Leitlinie (Vaezi et al. 2013) geht auf die Manschettenwahl nicht in einem eigenen Statement ein.

4.5.2 Metaanalysen

Metaanalysen gibt es zu der Thematik nicht.

4.5.3 Randomisierte Studien

Für die Achalasie wird die Unterlegenheit der Verwendung einer Nissen-Fundoplikatio nach LHM durch eine randomisierte Studie belegt, in der die Dor-Manschette mit der Nissen-Manschette verglichen worden ist (Rebbechi et al. 2008). Bei gleicher subjektiver und objektiver Refluxkontrolle betrug die Dysphagierate bei Dor 2,8 % versus 15 % bei Nissen.

Immer wieder ist auch die posteriore partielle (270-Grad) Fundoplikatio nach Toupet als Antirefluxmanschette nach Myotomie diskutiert worden, die von André Toupet ursprünglich für diese Indikation vorgeschlagen worden war. Angenommener Vorteil dieser Manschettenkonfiguration ist das Offenhalten der Myotomie, durch die von hinten an die rechte und linke Myotomie-Lefze fixierte Manschette. Angenommener Nachteil ist die Angulation der Speiseröhre durch die posteriore Manschette mit möglichem negativem Einfluss auf die Schluckfunktion.

Mehrere Studien haben sich dieser Problematik angenommen (Kumagai et al. 2014; Tamasako et al. 2014; Rawlings et al. 2012). Eine amerikanische Muticenterstudie (Rawlings et al. 2012,) hat 60 Patienten eingeschlossen (n=36 Dor-Fundoplikatio vs. n=24 Toupet-Fundoplikatio). Bei 43 Patienten waren im Rahmen der Nachbeobachtung auch objektive pH-Messungen durchgeführt worden. 10 von 24 Patienten in der Dor-Gruppe (41,7 %) und 4 von 19 Patienten in der Toupet-Gruppe (21 %) zeigten eine pathologische Säureexposition. Allerdings handelte es sich bei diesem Unterschied statistisch nur um einen Trend, der nicht signifikant war, das heißt, beide Manschetten Typen führten zu gleich guter Refluxkontrolle: Auch die Dysphagie-Kontrolle war gleich gut in beiden Gruppen, ebenso

die gemessene Verbesserung der Lebensqualität. Die Autoren schlussfolgern, dass die Heller-Myotomie – ungeachtet des Typs der Manschette – zu einer guten Dysphagiekontrolle und Verbesserung der Lebensqualität führt. Der Trend zu weniger Reflux bei Wahl der Toupet-Manschette war nicht signifikant.

In der Studie von Kumagai et al. (2014) wurden 42 Patienten randomisiert (n=20 Dor-Gruppe; n=22 Toupet-Gruppe). In beiden Gruppen wurde eine signifikante Verbesserung der Eckardt-Dysphagie-Scores erzielt. Die gemessene Speiseröhrenentleerung war in dieser Studie besser in der Gruppe mit Toupet-Fundoplikatio im Vergleich zur Gruppe mit Dor-Fundoplikatio. Die Lebensqualitätsanalyse legte eine Überlegenheit der Toupet-Fundoplikatio gegenüber der Dor-Fundoplikatio nahe.

In einer retrospektiven Analyse von Tomasako et al. (2014) mit 135 Patienten aus 13 Jahren wurde ebenfalls die Lebensqualität nach Heller-Myotomie mit Dor vs. Toupet Fundoplikatio verglichen. Hier wurde in beiden Gruppen eine sehr gute Patientenzufriedenheit gefunden und die Kurzzeit-Ergebnisse hinsichtlich Dysphagiekontrolle und Refluxrate waren ebenfalls gleich.

Die objektiven Refluxraten nach mit einer Antirefluxprozedur kombinierter LHM sind gering. In einer Untersuchung von Salvador und Kollegen, die 463 von 806 operierten Patienten mit pH-Metrie nachuntersucht hatten, war nur bei 8,6 % ein objektivierbarer Reflux nachzuweisen. Weiter zeigte diese Studie keinen signifikanten Unterschied zwischen Symptom-Scores und Refluxösophagitis-Raten im Vergleich der beiden Gruppen (mit vs. ohne pH-metrisch detektiertem Reflux). Dies ist ein Unterschied zur POEM-Operation, bei der nachweisbarer Reflux (z. B. milde Refluxösophagitis) ein Prädiktor eines guten Therapieergebnisses zu sein scheint.

4.6 Prädiktoren des Therapieergebnisses nach LHM

4.6.1 Leitlinie

In der SAGES-Leitlinie (Stefanidis et al. 2012) werden folgende Prädiktoren des Therapieergebnisses nach LHM diskutiert, aber nicht in einem eigenen Statement dargelegt: Ein schlechtes Ansprechen ist zu erwarten bei stark ausgeprägter präoperativer Dysphagie, niedrigen präoperativen Sphinkterdrücken (<30–35 mmHg), progressiver Dilatation des tubulären Ösophagus und vorangegangener Botulinumtoxininjektion.

4.6.2 Metaanalysen/randomisierte Studien

Metaanalysen und randomisierte Studien gibt es zu dieser Thematik nicht.

4.7 Perorale endoskopische Myotomie (POEM)

Die perorale endoskopische Myotomie (POEM) wird aktuell intensiv klinisch erprobt und setzt sich zunehmend in der klinischen Praxis als Alternative zum Standardverfahren (LHM+Dor) durch (Hungness et al. 2016; Bechara et al. 2016). Bei diesem Verfahren wird die Heller-Myotomie auf endoskopischem Wege, mit einem flexiblen Standard-Gastroskop durchgeführt. Der Eingriff beginnt mit der Unterspritzung der Schleimhaut und Anlage eines Eingangs (sog. mukosaler Entry) in den submukosalen Raum. Dann erfolgt die Dissektion der Submukosa und Bildung eines submukosalen Tunnels bis über die Kardia hinein in den Magen. Dann wird, wiederum in antegrader Richtung, die Myotomie vorgenommen. Die Ringmuskulatur wird mit dem Triangle-Tip-Knife (TT-Knife) gespalten. Die Myotomielefzen weichen dann – analog zur LHM – auseinander (Inoue 2010; von Rahden et al. 2014a, 2014b).

4.7.1 Leitlinie

Die 2012 und 2013 veröffentlichten Leitlinien (Stefanidis et al. 2012; Vaezi et al. 2013) konnten zu diesem Zeitpunkt noch keine Empfehlungen bezüglich des zu dieser Zeit noch jungen Verfahrens abgeben.

4.7.2 Prospektiv randomisierte Studien

Der prospektive randomisierte Vergleich des POEM-Verfahrens mit der LHM wurde in einer europäischen Multicenterstudie (Principal Investigator: Prof. Thomas Rösch/Hamburg) durchgeführt. Die Randomisierung von 240 Patienten wurde im Oktober 2015 abgeschlossen. Ergebnisse stehen zum Zeitpunkt der Drucklegung dieses Buches aus.

4.7.3 Weitere Studien

POEM vs. LHM

Die wenigen, relativ kleine Serien, die POEM und LHM retrospektiv vergleichen (Schneider et al. 2016; Marano et al. 2016; Chan et al. 2016; Ujiki et al. 2013; Teitelbaum et al. 2013; Hungness et al. 2013; Docimo et al. 2017), legen die Vergleichbarkeit der Kurzzeitergebnisse nahe.

Komplikationen nach POEM

Die Komplikationsraten der POEM sind auch in der längerfristigen Anwendung gering (Hungness et al. 2016; Zhang et al. 2016; Bechara et al. 2016) In einer Serie von 1680 POEM Operationen zwischen 2010 und 2015 wurden als „major adverse events" zu klassifizierende Komplikationen bei 55 Patienten (3,3 %) beobachtet. Diese waren 13 Mukosaläsionen (0,8 %), 3 Nachblutungen (0,2 %), 8 Pleuraergüsse (0,5 %), 25 Pneumothoraces (1,5 %) und 6 andere Komplikationen (0,4 %).

Lernkurve

Auch Studien zur Lernkurve der POEM-Prozedur wurden inzwischen vorgelegt (El Zein et al. 2016; Teitelbaum et al. 2014; Patel et al. 2015; Kurian et al. 2013). Es wird eine Lernkurve von mindestens 15 Prozeduren nahegelegt, wobei auch die Erfahrungen mit dem Krankheitsbild allgemein und der flexiblen Endoskopie eine Rolle spielen dürften.

4.8 Fortgeschrittene (sigmoidale) Achalasie

Die LHM wird heute auch bei fortgeschrittener, sigmoidaler Achalasie als das Therapieverfahren der Wahl angesehen.

4.8.1 Leitlinie

Die Leitlinie gibt keine explizite Empfehlung zur fortgeschrittenen Achalasie (Stefanidis et al. 2012). Es wird angeführt, dass eine fortgeschrittene Dilatation der tubulären Speiseröhre ein Risikofaktor für ein schlechtes Ergebnis sein kann. Die Leitlinie reflektiert aber trotzdem die oben zitierte, praktisch allgemein anerkannte Meinung, dass die Myotomie stets versucht werden sollte, bevor ein resezierendes Verfahren zur Anwendung gebracht wird.

4.8.2 Metaanalysen/randomisierte Studien

Randomisierte Studien und damit auch Metaanalysen gibt es zur „fortgeschrittenen/sigmoidalen Achalasie" nicht.

4.8.3 Weitere Studien

Obwohl die Evidenz hierfür niedrig ist, so zeigen doch die zur Verfügung stehenden Berichte und die Erfahrungen aus der klinischen Praxis, dass auch in fortgeschrittenen Stadien, d.h. bei starker Dilatation der Speiseröhre und sigmoidaler Transformation des Ösophagus und siphonartiger Transformation des ösophagogastralen Übergangs mit der LHM noch eine gute Schluckfunktion zu erzielen ist (Herbella und Patti, 2015).

4.9 Achalasie im Endstadium („End-Stage")

Für die Achalasie im Endstadium („end-stage achalasia") gibt es keine gute, einheitliche Definition. Am besten versteht man hierunter wohl eine durch Achalasie in Form und Funktion so sehr gestörte Speiseröhre, dass nur noch ein resezierendes Verfahren (Ösophagektomie) in Betracht kommt. Die sigmoidale Transformation der Speiseröhre allein sollte heute nicht mehr als „Endstadium" angesprochen werden, da hier die Myotomie meist noch eine gute Symptomkontrolle bietet (▶ Abschn. 4.8).

4.9.1 Leitlinie

Die SAGES-Leitlinie (Stefandis, 2013) empfiehlt, dass die „Ösophagektomie bei Therapieversagen bei adäquat ausgesuchten Patienten in Betracht gezogen werden soll (schwache Empfehlung, Evidenzgrad 1)". Die ACG-Leitlinie (Vaezi et al. 2012) liefert kein eigenes Statement zur Ösophagusresektion, betont aber in der Diskussion deren Stellenwert bei der Achalasie im Endstadium

4.9.2 Metaanalysen/randomisierte Studien

Randomisierte Studien und damit auch Metaanalysen gibt es zu „Achalasie im Endstadium" nicht.

4.10 Achalasie-Rezidive

4.10.1 Leitlinie

Die chirurgische SAGES-Leitlinie macht keine Empfehlungen zur Therapie des Rezidivs nach der als Standard-Erstlinientherapie empfohlenen LHM, vermutlich da es als eher selten angenommen wird.

Die gastroenterologische ACG-Leitlinie formuliert nur allgemein (ohne eigenes, konsentiertes Statement): *„Der Effekt der PD und der LHM nehmen mit der Zeit ab. Eine Wiederholung der Behandlung wird bei einer substantiellen Anzahl von Patienten … erforderlich sein. Die Verfahrenswahl muss individualisiert getroffen werden, entsprechend den Patientencharakteristika und der Erfahrung der Behandler. Die besten Erfolgsaussichten könnten durch ein interdisziplinäres Team zu erzielen sein, welches einen multimodalen Ansatz einschließlich Botox, PD, Re-Myotomie, POEM und als Ultima ratio Ösophagektomie, anbieten kann."*

4.10.2 Metaanalysen/randomisierte Studien

Metaanalysen und randomisierte Studien gibt es hierzu nicht.

4.10.3 Weitere Studien

Ballondilatation bei Achalasie-Rezidiv

Die PD beim Achalasie-Rezidiv nach vorangegangener LHM hat nur mäßigen Erfolg. In einer Serie von Saleh et al. (2016) wurde in einer Serie von 24 Patienten eine Erfolgsrate von 57 % beschrieben, wobei es sich hier auch nur um Kurzzeitergebnisse handelt. Die Ballondilatation imponiert nicht als gute „Rettungsstrategie" in dieser Situation. Überlegen erscheint die Remyotomie, entweder durch Relaparoskopie oder auf dem Wege von POEM (Saleh et al. 2016).

3. Die LHM wird mit einer Antirefluxmanschette kombiniert. Standard ist die anteriore Fundoplikatio nach Dor.
4. Die perorale endoskopische Myotomie (POEM) ist ein vielversprechendes neues Therapieverfahren, bei dem die Heller Myotomie auf rein endoskopischem Wege durchgeführt wird. Die Methode wird aktuell intensiv klinisch erprobt. Die Ergebnisse der randomisierten Multicenterstudie zum Vergleich mit der LHM stehen aus.

Weitere Studien

Als neue Therapiestrategie ist POEM auch für die Rezidivsituation vorgeschlagen worden, mit guten Ergebnissen (Onimaru et al. 2013).

4.11 Spezialfall: Achalasie im Kindesalter

Die Achalasie-Therapie im Kindesalter ist noch wenig standardisiert, allerdings ist auch hier die mit einer Antirefluxprozedur kombinierte Heller Myotomie eine akzeptierte Behandlungsoption (Gould et al. 2016; Petrosyan et al. 2016,). Aber auch die POEM- Prozedur wird bei Kindern zunehmend verwendet (Petrosyan et al. 2016; Filser et al. 2015; Maselli et al. 2012).

4.12 Fazit für die Praxis

1. Die Therapie der Wahl für die Behandlung der Achalasie ist die Myotomie nach Heller, da Metaanalysen eindeutig die Überlegenheit gegenüber der endoskopischen Ballondilatation gezeigt haben.
2. Die laparoskopische Myotomie nach Heller (LHM) ist das aktuelle Standardverfahren.

Literatur

Ang D, Hollenstein M, Misselwitz B, Knowles K, Wright J, Tucker E, Sweis R, Fox M (2017) Rapid Drink Challenge in high-resolution manometry: an adjunctive test for detection of esophageal motility disorders. Neurogastroenterol Motil 29(1)

Bechara R, Ikeda H, Inoue H (2016) Peroral endoscopic myotomy for Jackhammer esophagus: to cut or not to cut the lower esophageal sphincter. Endosc Int Open 4(5):E585–588, doi: 10.1055/s-0042-105204. Epub 2016 Apr 8

Bhayani NH, Kurian AA, Dunst CM, Sharata AM, Rieder E, Swanstrom LL (2014) A comparative study on comprehensive, objective outcomes of laparoscopic Heller myotomy with per-oral endoscopic myotomy (POEM) for achalasia. Ann Surg 259:1098–1103

Boeckxstaens GE, Annese V, des Varannes SB, Chaussade S, Costantini M, Cuttitta A, Elizalde JI, Fumagalli U, Gaudric M, Rohof WO, Smout AJ, Tack J, Zwinderman AH, Zaninotto G, Busch OR (2011) European Achalasia Trial Investigators. Pneumatic dilation versus laparoscopic Heller's myotomy for idiopathic achalasia. N Engl J Med 364: 1807–1816

Bonavina L, Incarbone R, Reitano M, Antoniazzi L, Peracchia A (2000) Does previous endoscopic treatment affect the outcome of laparoscopic Heller myotomy? Ann Chir 125: 45–49

Campos GM, Vittinghoff E, Rabl C, Takata M, Gadenstätter M, Lin F, Ciovica R (2009) Endoscopic and surgical treatments for achalasia: a systematic review and meta-analysis. Ann Surg 249: 45–57

Chan SM, Wu JC, Teoh AY, Yip HC, Ng EK, Lau JY, Chiu PW (2016) Comparison of early outcomes and quality of life after laparoscopic Heller's cardiomyotomy to peroral endoscopic myotomy for treatment of achalasia. Dig Endosc 28:27–32

Docimo S Jr, Mathew A, Shope AJ, Winder JS, Haluck RS, Pauli EM (2017) Reduced postoperative pain scores and narcotic use favor per-oral endoscopic myotomy over laparoscopic Heller myotomy. Surg Endosc 31: 795–800

Duffield JA, Hamer PW, Heddle R, Holloway RH, Myers JC, Thompson SK (2016) Incidence of Achalasia in South Australia Based on Esophageal Manometry Findings. Clin Gastroenterol Hepatol 15(3):360–365. doi: 10.1016/j.cgh.2016.05.036. [Epub ahead of print]

Duranceau A, Liberman M, Martin J, Ferraro P (2012). End-stage achalasia. Dis Esophagus 25(4):319–330, doi: 10.1111/j.1442-2050.2010.01157.x. Epub 2010 Dec 17

El Zein M, Kumbhari V, Ngamruengphong S, Carson KA, Stein E, Tieu A, Chaveze Y, Ismail A, Dhalla S, Clarke J, Kalloo A, Canto MI, Khashab MA (2016) Learning curve for peroral endoscopic myotomy. Endosc Int Open 4(5):E577–582, doi: 10.1055/s-0042-104113. Epub 2016 Mar 30

Gould JL, Rentea RM, St Peter SD (2016) Contemporary Management of Achalasia by Pediatric Surgeons: A Survey of the International Pediatric Endosurgical Group. J Laparoendosc Adv Surg Tech A 26(7):567–569, doi: 10.1089/lap.2016.0085.Epub 2016 Jun

Herbella FA, Patti MG (2015) Laparoscopic Heller myotomy and fundoplication in patients with end-stage achalasia. World J Surg 39: 1631–1633

Hernandez JC, Ratuapli SK, Burdick GE, Dibaise JK, Crowell MD (2012) Interrater and intrarater agreement of the chicago classification of achalasia subtypes using high-resolution esophageal manometry. Am J Gastroenterol 107(2):207–214, doi: 10.1038/ajg.2011.353

Hoshino M1, Sundaram A, Juhasz A, Yano F, Tsuboi K, Lee TH, Mittal SK (2012) High-resolution impedance manometry findings in patients with nutcracker esophagus. J Gastroenterol Hepatol 27:592–597, doi: 10.1111/j.1440-1746.2011.06911.x

Hungness ES, Sternbach JM, Teitelbaum EN, Kahrilas PJ, Pandolfino JE, Soper NJ (2016) Per-oral Endoscopic Myotomy (POEM) After the Learning Curve: Durable Long-term Results With a Low Complication Rate. Ann Surg 264: 508–517, doi: 10.1097/SLA.0000000000001870

Hungness ES, Teitelbaum EN, Santos BF, Arafat FO, Pandolfino JE, Kahrilas PJ, Soper NJ (2013) Comparison of perioperative outcomes between peroral esophageal myotomy (POEM) and laparoscopic Heller myotomy. J Gastrointest Surg 17:228–335

Inoue H, Minami H, Kobayashi Y, Sato Y, Kaga M, Suzuki M, Satodate H, Odaka N, Itoh H, Kudo S (2010) Peroral endoscopic myotomy (POEM) for esophageal achalasia. Endoscopy 42: 265–271

Kahrilas PJ, Bredenoord AJ, Fox M, Gyawali CP, Roman S, Smout AJ, Pandolfino JE (2015) International High Resolution Manometry Working Group. The Chicago Classification of esophageal motility disorders, v3.0. Neurogastroenterol Motil 27: 160–174, doi: 10.1111/nmo.12477. Epub 2014 Dec 3

Khashab MA, Messallam AA, Onimaru M, Teitelbaum EN, Ujiki MB, Gitelis ME, Modayil RJ, Hungness ES, Stavropoulos SN, El Zein MH, Shiwaku H, Kunda R, Repici A, Minami H, Chiu PW, Ponsky J, Kumbhari V, Saxena P, Maydeo AP, Inoue H (2015) International multicenter experience with

peroral endoscopic myotomy for the treatment of spastic esophageal disorders refractory to medical therapy (with video). Gastrointest Endosc 81(5):1170–1177

Kostic S, Kjellin A, Ruth M, Lönroth H, Johnsson E, Andersson M, Lundell L (2007) Pneumatic dilatation or laparoscopic cardiomyotomy in the management of newly diagnosed idiopathic achalasia. Results of a randomized controlled trial. World J Surg 31: 470–478

Kumagai K, Kjellin A, Tsai JA, Thorell A, Granqvist S, Lundell L, Håkanson B (2014) Toupet versus Dor as a procedure to prevent reflux after cardiomyotomy for achalasia: results of a randomised clinical trial. Int J Surg 12(7):673–680

Kumbhari V, Tieu AH, Onimaru M, El Zein MH, Teitelbaum EN, Ujiki MB, Gitelis ME, Modayil RJ, Hungness ES, Stavropoulos SN, Shiwaku H, Kunda R, Chiu P, Saxena P, Messallam AA, Inoue H, Khashab MA (2015) Peroral endoscopic myotomy (POEM) vs laparoscopic Heller myotomy (LHM) for the treatment of Type III achalasia in 75 patients: a multicenter comparative study. Endosc Int Open 3(3):E195–201

Kurian AA, Dunst CM, Sharata A, Bhayani NH, Reavis KM, Swanström LL (2013) Peroral endoscopic esophageal myotomy: defining the learning curve. Gastrointest Endosc 77(5):719–725, doi: 10.1016/j.gie.2012.12.006. Epub 2013 Feb 5

Marin I, Serra J (2016) Patterns of esophageal pressure responses to a rapid drink challenge test in patients with esophageal motility disorders. Neurogastroenterol Motil 28(4):543–553, doi: 10.1111/nmo.12749. Epub 2015 Dec 21

Maselli R, Inoue H H, Misawa M, Ikeda H, Hosoya T, Onimaru M, Yoshida A, Eleftheriadis N, Suzuki K, Kudo S (2012) Peroral endoscopic myotomy (POEM) in a 3-year-old girl with severe growth retardation, achalasia, and Down syndrome. Endoscopy 44 Suppl 2 UCTN:E285–287, doi: 10.1055/s-0032-1309924

Mineo TC, Pompeo E (2004) Long-term outcome of Heller myotomy in achalasic sigmoid esophagus. J Thorac Cardiovasc Surg 128:402–407

Moonen A, Annese V, Belmans A, Bredenoord AJ, Bruley des Varannes S, Costantini M, Dousset B, Elizalde JI, Fumagalli U, Gaudric M, Merla A, Smout AJ, Tack J, Zaninotto G, Busch OR, Boeckxstaens GE (2016) Long-term results of the European achalasia trial: a multicentre randomised controlled trial comparing pneumatic dilation versus laparoscopic Heller myotomy. Gut 65: 732–739

Müller M, Eckardt AJ, Göpel B, Eckardt VF (2012) Clinical and manometric course of nonspecific esophageal motility disorders. Dig Dis Sci 57(3):683–689, doi: 10.1007/s10620-011-1937-y. Epub 2011 Oct 18

Ngamruengphong S, von Rahden BH, Filser J, Tyberg A, Desai A, Sharaiha RZ, Lambroza A, Kumbhari V, El Zein M, Abdelgelil A, Besharati S, Clarke JO, Stein EM, Kalloo AN, Kahaleh M, Khashab MA (2016) Intraoperative measurement of esophagogastric junction cross-sectional area by impedance planimetry correlates with clinical outcomes of peroral endoscopic myotomy for achalasia: a multicenter study. Surg Endosc 30(7):2886–2894, doi: 10.1007/s00464-015-4574-2. Epub 2015 Oct 20

Novais PA, Lemme EM (2010) 24-h pH monitoring patterns and clinical response after achalasia treatment with pneumatic dilation or laparoscopic Heller myotomy. Aliment Pharmacol Ther 32: 1257–1265

Onimaru M, Inoue H, Ikeda H, Yoshida A, Santi EG, Sato H, Ito H, Maselli R, Kudo SE (2013) Peroral endoscopic myotomy is a viable option for failed surgical esophagocardiomyotomy instead of redo surgical Heller myotomy: a single center prospective study. J Am Coll Surg 217(4):598–605

Pandolfino JE, Kwiatek MA, Nealis T, Bulsiewicz W, Post J, Kahrilas PJ (2008) Achalasia: a new clinically relevant classification by high-resolution manometry. Gastroenterology 135(5):1526–1533, doi: 10.1053/j.gastro.2008.07.022. Epub 2008 Jul 22

Patti MG, Feo CV, Arcerito M, De Pinto M, Tamburini A, Diener U, Gantert W, Way LW (1999) Effects of previous treatment on results of laparoscopic Heller myotomy for achalasia. Dig Dis Sci 44(11):2270–2276

Patti MG, Pellegrini CA (2012) Esophageal achalasia 2011: pneumatic dilatation or laparoscopic myotomy? J Gastrointest Surg 16(4):870–873, doi: 10.1007/s11605-011-1694-4. Epub 2011 Oct 4

Petersen RP, Martin AV, Pellegrini CA, Oelschlager BK (2012) Synopsis of investigations into proposed theories on the etiology of achalasia. Dis Esophagus 25(4):305–310, doi: 10.1111/j.1442-2050.2009.01030.x. Epub 2009 Dec 14

Petrosyan M, Khalafallah AM, Guzzetta PC, Sandler AD, Darbari A, Kane TD (2016) Surgical management of esophageal achalasia: Evolution of an institutional approach to minimally invasive repair. J Pediatr Surg 51(10):1619–1622, doi: 10.1016/j.jpedsurg.2016.05.015. Epub 2016 May 3

Portale G, Costantini M, Rizzetto C, Guirroli E, Ceolin M, Salvador R, Ancona E, Zaninotto G (2005) Long-term outcome of laparoscopic Heller-Dor surgery for esophageal achalasia: possible detrimental role of previous endoscopic treatment. J Gastrointest Surg 9: 1332–1339

von Rahden BHA, Filser J, AlNasser M, Germer CT (2017) Verfahrenswahl bei der Achalasie: Endoskopisch oder laparoskopisch? Chirurg 88(3):204–210, doi: 10.1007/s00104-016-0365-0

von Rahden BHA, Filser J, Reimer S, Inoue H, Germer CT (2014a) Perorale endoscopische Myotomie zur Therapie der Achalasia. Literature Übersicht und eigene initiale Erfahrung. Chirurg 85: 420–432

von Rahden BHA, Filser J, Seyfried F, Veldhoen S, Reimer S, Germer CT (2014b) Diagnostik and Therapie der Achalasie. Chirurg 85: 1055–1063

Rawlings A, Soper NJ, Oelschlager B, Swanstrom L, Matthews BD, Pellegrini C, Pierce RA, Pryor A, Martin V, Frisella MM, Cassera M, Brunt LM (2012) Laparoscopic Dor versus Toupet fundoplication following Heller myotomy for achalasia: results of a multicenter, prospective, randomized-controlled trial. Surg Endosc 26: 18–26

Rebecchi F, Giaccone C, Farinella E, Campaci R, Morino M (2008) Randomized controlled trial of laparoscopic Heller myotomy plus Dor fundoplication versus Nissen fundoplication for achalasia: long-term results. Ann Surg 248:1023–1030

Richards WO, Torquati A, Holzman MD, Khaitan L, Byrne D, Lutfi R, Sharp KW (2004) Heller myotomy versus Heller myotomy with Dor fundoplication for achalasia: a prospective randomized double-blind clinical trial. Ann Surg 240: 405–412

von Renteln D, Inoue H, Minami H, Werner YB, Pace A, Kersten JF, Much CC, Schachschal G, Mann O, Keller J, Fuchs KH, Rösch T (2012) Peroral endoscopic myotomy for the treatment of achalasia: a prospective single center study. Am J Gastroenterol 107(3):411–417, doi: 10.1038/ajg.2011.388. Epub 2011 Nov 8

Rieder E, Swanström LL, Perretta S, Lenglinger J, Riegler M, Dunst CM (2013) Intraoperative assessment of esophagogastric junction distensibility during per oral endoscopic myotomy (POEM) for esophageal motility disorders. Surg Endosc 27(2):400–405, doi: 10.1007/s00464-012-2484-0. Epub 2012 Sep 6

Saleh CM, Ponds FA, Schijven MP, Smout AJ, Bredenoord AJ (2016) Efficacy of pneumodilation in achalasia after failed Heller myotomy. Neurogastroenterol Motil 28(11): 1741–1746

Salvador R, Pesenti E, Gobbi L, Capovilla G, Spadotto L, Voltarel G, Cavallin F, Nicoletti L, Valmasoni M, Ruol A, Merigliano S, Costantini M (2017) Postoperative Gastroesophageal Reflux After Laparoscopic Heller-Dor for Achalasia: True Incidence with an Objective Evaluation. J Gastrointest Surg 21(1):17–22, doi: 10.1007/s11605-016-3188-x. Epub 2016 Jun 30

Sanaka MR, Hayat U, Thota PN, Jegadeesan R, Ray M, Gabbard SL, Wadhwa N, Lopez R, Baker ME, Murthy S, Raja S (2016) Efficacy of peroral endoscopic myotomy vs other achalasia treatments in improving esophageal function. World J Gastroenterol 22(20):4918–4925. doi: 10.3748/wjg.v22.i20.4918

Schneider AM, Louie BE, Warren HF, Farivar AS, Schembre DB, Aye RW (2016) A Matched Comparison of Per Oral Endoscopic Myotomy to Laparoscopic Heller Myotomy in the Treatment of Achalasia. J Gastrointest Surg 20(11): 1789–1796, Epub 2016 Aug 11

Schoenberg MB, Marx S, Kersten JF, Rösch T, Belle S, Kähler G, Vassiliou MC, Lüth S, von Renteln D (2013) Laparoscopic Heller myotomy versus endoscopic balloon dilatation for the treatment of achalasia: a network meta-analysis. Ann Surg 258: 943–952

Shaligram A, Unnirevi J, Simorov A, Kothari VM, Oleynikov D (2012) How does the robot affect outcomes? A retrospective review of open, laparoscopic, and robotic Heller myotomy for achalasia. Surg Endosc 26(4):1047–1050, doi: 10.1007/s00464-011-1994-5. Epub 2011 Oct 25

Smith CD, Stival A, Howell DL, Swafford V (2006) Endoscopic therapy for achalasia before Heller myotomy results in worse outcomes than heller myotomy alone. Ann Surg 243 (5):579–584; discussion 584–586

Soudagar AS, Sayuk GS, Gyawali CP (2012) Learners favour high resolution oesophageal manometry with better diagnostic accuracy over conventional line tracings. Gut

4

61(6):798–803, doi: 10.1136/gutjnl-2011-301145. Epub 2011 Oct 13

Souma Y, Nakajima K, Taniguchi E, Takahashi T, Kurokawa Y, Yamasaki M, Miyazaki Y, Makino T, Hamada T, Yasuda J, Yumiba T, Ohashi S, Takiguchi S, Mori M, Doki Y (2016) Mucosal perforation during laparoscopic surgery for achalasia: impact of preoperative pneumatic balloon dilation. Surg Endosc 31(3):1427–1435 [Epub ahead of print] 2016 Aug 8

Stefanidis D, Richardson W, Farrell TM, Kohn GP, Augenstein V, Fanelli RD (2012) Society of American Gastrointestinal and Endoscopic Surgeons. SAGES guidelines for the surgical treatment of esophageal achalasia. Surg Endosc 26(2):296–311, doi: 10.1007/s00464-011-2017-2

Sweet MP, Nipomnick I, Gasper WJ, Bagatelos K, Ostroff JW, Fisichella PM, Way LW, Patti MG (2008) The outcome of laparoscopic Heller myotomy for achalasia is not influenced by the degree of esophageal dilatation. J Gastrointest Surg 12:159–165

Tan Y, Zhu H, Li C, Chu Y, Huo J, Liu D (2016) Comparison of peroral endoscopic myotomy and endoscopic balloon dilation for primary treatment of pediatric achalasia. J Pediatr Surg 51(10):1613–1618, doi: 10.1016/j.jpedsurg.2016.06.008. [Epub ahead of print]

Teitelbaum EN, Boris L, Arafat FO, Nicodème F, Lin Z, Kahrilas PJ, Pandolfino JE, Soper NJ, Hungness ES (2013) Comparison of esophagogastric junction distensibility changes during POEM and Heller myotomy using intraoperative FLIP. Surg Endosc 27:4547–4555

Teitelbaum EN, Soper NJ, Arafat FO, Santos BF, Kahrilas PJ, Pandolfino JE, Hungness ES (2014) Analysis of a learning curve and predictors of intraoperative difficulty for peroral esophageal myotomy (POEM). J Gastrointest Surg 18(1):92–98; discussion 98–99, doi: 10.1007/s11605-013-2332-0. Epub 2013 Sep 4

Teitelbaum EN, Soper NJ, Pandolfino JE, Kahrilas PJ, Hirano I, Boris L, Nicodème F, Lin Z, Hungness ES (2015) Esophagogastric junction distensibility measurements during Heller myotomy and POEM for achalasia predict postoperative symptomatic outcomes. Surg Endosc 29:522–528

Triadafilopoulos G1, Boeckxstaens GE, Gullo R, Patti MG, Pandolfino JE, Kahrilas PJ, Duranceau A, Jamieson G, Zaninotto G (2012) The Kagoshima consensus on esophageal achalasia. Dis Esophagus 25(4):337–348, doi: 10.1111/j.1442-2050.2011.01207.x. Epub 2011 May 19

Ujiki MB, Yetasook AK, Zapf M, Linn JG, Carbray JM, Denham W (2013) Peroral endoscopic myotomy: A short-term comparison with the standard laparoscopic approach. Surgery 154:893–897

Vaezi MF, Pandolfino JE, Vela MF (2013) ACG clinical guideline: diagnosis and management of achalasia. Am J Gastroenterol 108: 1238–1249

Vale-Fonseca T, Ferreira-Pinto L, Figueiredo-Braga M, Carneiro S (2016) Post-Surgical Quality of Life, Psychological State and what Patients Think about the Effectiveness of Heller Myotomy in the Treatment of Achalasia. Acta Med Port 29(2):107–113, doi: 10.20344/amp.6758.Epub 2016 Feb 29

Wang L, Li YM, Li L (2009) Meta-analysis of randomized and controlled treatment trials for achalasia. Dig Dis Sci 54: 2303–2311

Yaghoobi M, Mayrand S, Martel M, Roshan-Afshar I, Bijarchi R, Barkun A (2013) Laparoscopic Heller's myotomy versus pneumatic dilation in the treatment of idiopathic achalasia: a meta-analysis of randomized, controlled trials. Gastrointest Endosc 78: 468–475

Zhang XC, Li QL, Xu MD, Chen SY, Zhong YS, Zhang YQ, Chen WF, Ma LL, Qin WZ, Hu JW, Cai MY, Yao LQ, Zhou PH (2016) Major perioperative adverse events of peroral endoscopic myotomy: a systematic 5-year analysis. Endoscopy 48(11):967–978 [Epub ahead of print] 2016 Jul 22

Ösophagusdivertikel

B. H. A. von Rahden

© Springer-Verlag GmbH Deutschland 2017
C.-T. Germer, T. Keck, R.T. Grundmann (Hrsg.), *Evidenzbasierte Viszeralchirurgie benigner Erkrankungen*,
Evidenzbasierte Chirurgie, https://doi.org/10.1007/978-3-662-53553-0_5

5.1   Zenker-Divertikel

5.1.1   Leitlinien

Zur Therapie des Zenker-Divertikels gibt es bislang keine Leitlinien.

5.1.2   Metaanalysen/systematische Übersichten

Randomisierte Studien gibt es zum Zenker-Divertikel ebenfalls nicht. „Metaanalysen" zu den verfügbaren retrospektiven Fallserien stehen zur Verfügung, wobei Bewertungen und Schlussfolgerungen stark von der Ausrichtung des veröffentlichenden Journals abzuhängen scheinen:

Eine Metaanalyse in „Digestive Diseases and Surgery" (Yuan et al. 2013) zu den verschiedenen Behandlungsverfahren des Zenker-Divertikels umfasst 6.915 Patienten aus 93 (nicht-randomisierten) Studien, 52 Studien (3.336 Patienten) zu endoskopischen Operationsverfahren, 22 Studien (2.204 Patienten) zu offen-chirurgischen Operationsverfahren und 19 Studien (1.375 Patienten) mit dem Vergleich endoskopischer und offen-chirurgischer Verfahren. Ein Problem der meisten Arbeiten ist das Fehlen einer Objektivierung des Ergebnisses im Rahmen der Nachbeobachtung. Die Autoren kommen, basierend auf ihrer Metaanalyse, zu dem Schluss, dass die offene Divertikulektomie und krikopharyngeale Myotomie weiter das Haupt-Behandlungsverfahren in der Therapie des Zenker-Divertikels ist, dass aber, bei bestimmten, ausgewählten Patienten, die endoskopische Divertikulotomie einige Vorteile bringen soll. Diskutiert werden als potenzielle Vorteile ein geringeres Operationstrauma und eine geringere Komplikationsrate. Die Autoren fordern weitere Studien mit längerem Follow-up und adäquater Methodik und, bis auf Weiteres, ein individualisiertes Behandlungskonzept für aktuelle Patienten.

Eine in „Endoscopy International Open" veröffentlichte Metaanalyse (Albers et al. 2016) umfasst 541 Patienten aus 11 Studien, von denen 276 ein endoskopisch transorales Verfahren und 265 eine offen-chirurgisches Verfahren erhalten hatten. Die Analyse zeigt eine signifikante Verkürzung der Operationszeit (basierend allerdings auf Daten aus nur 3 der eingeschlossenen Studien, 42 vs. 47 Patienten). Weiter sprechen die Autoren von einer signifikanten Verkürzung des Krankenhausaufenthaltes, basierend auf nur 2 der eingeschlossenen Studien, 18 vs. 16 Patienten (eine Studie 0,59 Tage versus 1,03 Tage Krankenhausaufenthalt; andere Studie 2,83 Tage versus 1,98 Tage). Weiter zeigen die Autoren eine Verkürzung der postoperativen Nüchternheitsperiode und eine Reduzierung des Risikos für Komplikationen auf. Allerdings zeigt die Analyse ein erhöhtes Rezidivrisiko der endoskopisch behandelten Patienten im Vergleich zu den chirurgisch operierten Patienten: In der Endoskopie-Gruppe waren 39 Rezidive bei 300 behandelten Patienten (13%) und in der Chirurgie-Gruppe 19 Rezidive bei 296 Patienten (6,4%) dokumentiert (p=0,001). Trotzdem kommen die Autoren nicht zu dem Schluss, dass die offene Operation favorisiert werden sollte.

Kritischer bewerten Feußner und Kollegen in einer jüngst veröffentlichten Übersichtsarbeit die endoskopischen Therapieverfahren (Feußner et al. 2017), ohne sich dabei auf eine formale Metaanalyse zu stützen. Kritisiert wird die deutlich höhere Rezidivrate der endoskopischen Verfahren und die Unmöglichkeit mit dem Verfahren bei Brombart-I- bis -III-Divertikeln eine vollständige Myotomie erzielen zu können. Aus diesem Grunde wird bei operablen Patienten die offene Divertikulektomie und krikopharyngeale Myotomie weiter als Standard empfohlen.

5.1.3   Weitere Arbeiten

Eine neuere retrospektive Arbeit von Greene et al. (2015) von der Keck School of Medicine/Los Angeles berichtet über 77 Patienten, von denen in einem 15-Jahres-Zeitraum 68 eine offene Divertikulektomie/Divertikulopexie und krikopharyngeale Myotomie und 9 eine transorale Schwellenspaltung erhalten hatten. Leitsymptom war Dysphagie bei allen Patienten und unter Regurgitationen litten 33 (43 %) Patienten. Eine Symptomverbesserung wurde bei allen Patienten erzielt, eine vollständige Beschwerdefreiheit bei 55 Patienten (71 %). In der Langzeit-Nachbeobachtung (Median 55 Monate Gruppe offene OP, 6 Monate Gruppe transorale

Schwellenspaltung) waren 24 von 39 Patienten (62 %) vollständig beschwerdefrei. Residuale Symptome waren Dysphagie bei 8 (22 %), Regurgitationen bei 4 (11 %) und Aspirationen bei 3 Patienten (8 %).

In einer anderen Arbeit (Leibowitz et al. 2014) wird über 164 in einem 16-Jahres-Zeitraum behandelte Patienten berichtet, von denen 69 transoral mit Stapler behandelt worden waren, 68 mit Laser und 27 ein offenes Verfahren erhalten hatten. In dieser Arbeit wurden keine Unterschiede zwischen den Gruppen gefunden, die alle gleich effektiv seien und ähnlich niedrige Komplikationsraten hätten.

In einer großen amerikanischen Studie zur Demographie, perioperativen Faktoren und Ergebnisprädiktoren in den USA (2000–2009) sind insgesamt 4253 Patienten mit ösophagealem Divertikel analysiert worden (3197 (75 %) Zenker-Divertikel und 1056 (25 %) andere Divertikel). Das mittlere Alter der Patienten mit Zenker-Divertikeln betrug 73 ±12,3 Jahre. Die Mehrzahl der Patienten (55 %) war männlich und weißer Hautfarbe (67 %). Der mittlere Krankenhausaufenthalt betrug 5,8 ±8,1 Tage und die Mortalitätsrate 1,2 %. Die häufigste Komplikation waren Septikämie und Sepsis, die in 2 % der Fälle auftrat. Ein erhöhtes Risiko für postoperative Komplikationen hatten schwarze Patienten, Frauen und Patienten mit höherer Komorbidität (Onwugbufor 2013).

5.2 Epiphrenische Divertikel

5.2.1 Leitlinien

Empfehlungen zur Behandlung des epiphrenischen Divertikels sind in der SAGES-Achalasie-Leitlinie enthalten (Stefanidis et al. 2013): Zur Operationsindikation fordert die Leitlinie: *„Epiphrenische Divertikel sollten chirurgisch behandelt werden, wenn sie symptomatisch sind."* Als obligaten Bestandteil der Diagnostik wird *„aufgrund der häufigen Assoziation mit Achalasie"* die Manometrie gefordert. Als operatives Vorgehen wird die Myotomie *„an der dem Divertikel gegenüberliegenden Seite"* gefordert, welche *„über die aborale Ausdehnung des Divertikels hinausgehen sollte".* Allerdings beschränkt die Leitlinien diese Empfehlung auf das gleichzeitige Vorliegen einer Achalasie. Die simultane Divertikulektomie sieht die Leitlinie *„abhängig von der Größe des Divertikels"* indiziert, ohne dies genauer zu quantifizieren. Für den Fall, dass ein Divertikel nicht abgetragen wird, ist *„die endoskopische Überwachung"* angeraten. Hinsichtlich des postoperativen Managements mahnt die Leitlinie zur Wachsamkeit hinsichtlich häufiger Insuffizienzen der Divertikel-Abtragungsstelle, welches erhöhte Aufmerksamkeit des Chirurgen erfordere.

5.2.2 Metaanalysen, randomisierte Studien

Randomisierte Studien gibt es zu den epiphrenischen Divertikeln nicht.

Eine „Metaanalyse" über die verfügbare Literatur zur „minimal-invasiven Therapie" des epiphrenischen Divertikels (Gonzalez-Calatayud et al. 2014) berichtet über die Ergebnisse bei 189 Patienten (einschließlich 6 von den Autoren behandelter Fälle), von denen 174 laparoskopisch transhiatal, 9 thorakoskopisch, 3 Roboter-assistiert transhiatal und 3 in einem Hybridverfahren operiert worden waren. Die Morbidität betrug insgesamt 24 %, einschließlich 12 % Klammernahtinsuffizienzen. Nach einer medianen Nachbeobachtungszeit von 42 Monaten waren 81,5 % der Patienten asymptomatisch.

Feußner und Kollegen propagieren in ihrer aktuellen Übersichtsarbeit – aufgrund der hohen Insuffizienzrate der Klammernahtreihen nach Divertikelabtragung – ein Vorgehen mit prophylaktischer Stentplatzierung (Feußner et al. 2017).

5.2.3 Weitere Studien

In der bereits zitierten amerikanischen Studie zur Demographie, perioperativen Faktoren und Ergebnisprädiktoren in den USA (Onwugbufor 2013) war bei insgesamt 4253 Patienten mit ösophagealem Divertikel bei 1056 ein „Nicht-Zenker-Divertikel" behandelt worden (wobei es sich wohl mehrheitlich um epiphrenische Divertikel gehandelt haben dürfte. Das mittlere Alter der Patienten betrug 69 ±13,9 Jahre. 51 % der Patienten waren männlich, 63 % weißer Hautfarbe. Der mittlere Krankenhausaufenthalt betrug 8,13 ±10,56 Tage und die Mortalitätsrate 1,2 %. Patienten mit höherer Komorbidität hatten auch erhöhtes Risiko für postoperative Komplikationen. Im Vergleich zum laparoskopischen Vorgehen hatten Patienten, die über eine Thorakotomie operiert worden waren, eine erhöhte postoperative Morbidität (Onwugbufor 2013).

5.3   Fazit für die Praxis

1. Die offene krikopharyngeale Myotomie plus Divertikulektomie ist weiter das Standardverfahren zur Therapie des Zenker-Divertikels. Die Indikation zur Operation besteht weiter unabhängig vom Stadium. Die alternativ verwendeten endoskopischen Verfahren bleiben aktuell eher kritisch zu bewerten.
2. Für das epiphrenische Divertikel bleiben dezidierte Therapieempfehlungen, ob der Seltenheit und der daraus resultierenden mageren Datenlage schwierig. Achillesferse der Therapie ist die Klammernahtreihe. Zumindest bei einer Assoziation mit einer Motilitätsstörung im Sinne einer Achalasie sollte die Heller-Myotomie erfolgen.

Literatur

Albers DV, Kondo A, Bernardo WM, Sakai P, Moura RN, Silva GL, Ide E, Tomishige T, de Moura EG (2016) Endoscopic versus surgical approach in the treatment of Zenker's diverticulum: systematic review and meta-analysis. Endosc Int Open 4:E678–686, doi: 10.1055/s-0042-106203. Epub 2016 May 10

Allaix ME, Borraez Segura BA, Herbella FA, Fisichella PM, Patti MG (2015) Is resection of an esophageal epiphrenic diverticulum always necessary in the setting of achalasia? World J Surg. 2015; 39:203–207, doi: 10.1007/s00268-014-2770-2771

Bagheri R, Maddah G, Mashhadi MR, Haghi SZ, Tavassoli A, Ghamari MJ, Sheibani S (2014) Esophageal diverticula: Analysis of 25 cases. Asian Cardiovasc Thorac Ann 22: 583–587, doi: 10.1177/0218492313515251. Epub 2013 Dec 9

Feußner H, Hüser N, Wilhelm D, Fingerle A, Jell A, Friess H, Bajbouj M (2017) Operative Therapie von Divertikeln der Speiseröhre – endoskopisch oder offen? Chirurg 88(3):196–203, doi: 10.1007/s00104-016-0344-5

Gonzalez-Calatayud M, Targarona EM, Balague C, Rodriguez-Luppi C, Martin AB, Trias M (2014) Minimally invasive therapy for epiphrenic diverticula: Systematic review of literature and report of six cases. J Minim Access Surg 10: 169–174, doi: 10.4103/0972-9941.141498

Greene CL, McFadden PM, Oh DS, Chang EJ, Hagen JA (2015) Long-Term Outcome of the Treatment of Zenker's Diverticulum. Ann Thorac Surg 100(3):975–978, doi: 10.1016/j.athoracsur.2015.04.029. Epub 2015 Jul 22

Leibowitz JM, Fundakowski CE, Abouyared M, et al. (2014) Surgical techniques for Zenker's diverticulum: a comparative analysis. Otolaryngol Head Neck Surg151:52–58.

Onwugbufor MT, Obirieze AC, Ortega G, Allen D, Cornwell EE 3rd, Fullum TM (2013) Surgical management of esophageal diverticulum: a review of the Nationwide Inpatient Sample database. J Surg Res 184(1):120–125, doi: 10.1016/j.jss.2013.05.036. Epub 2013 Jun 2

Yuan Y, Zhao YF, Hu Y, Chen LQ (2013) Surgical treatment of Zenker's diverticulum. Dig Surg 30(3):207–218

Refluxkrankheit des Ösophagus/Hiatushernie

P. Wilhelm, S. A. Antoniou, A. Kirschniak, F.-A. Granderath

© Springer-Verlag GmbH Deutschland 2017
C.-T. Germer, T. Keck, R.T. Grundmann (Hrsg.), *Evidenzbasierte Viszeralchirurgie benigner Erkrankungen*,
Evidenzbasierte Chirurgie, https://doi.org/10.1007/978-3-662-53553-0_6

6.1   Leitlinien

6.1.1   Diagnose und Klassifikation

Entsprechend der Leitlinie der Society of American Gastrointestinal Surgeons (SAGES-Leitlinie) (Stefanidis et al. 2010) kann die Diagnose der gastroösophagealen Refluxkrankheit (GERD) unter nachfolgenden Bedingungen gestellt werden: Reflux-typische Symptome und Schleimhautveränderungen in der Endoskopie, histologische Sicherung eines Barrett-Ösophagus, peptische Strikturen bei Ausschluss maligner Genese oder positive pH-Metrie (Grad A Empfehlung). Dabei besteht die Empfehlung zur Beschränkung auf Untersuchungen mit klinischer Relevanz (starke Übereinstimmung basierend auf Evidenz moderater Qualität).

Es besteht keine allgemein akzeptierte Klassifikation für Hiatushernien. Gemäß der eigenen Leitlinie zu Hiatushernien (Kohn et al. 2013) beruft sich die SAGES auf die anatomische Klassifikation, welche Hernien in Typ I bis IV unterteilt.

Typ I: Gleithernien, bei welchen der gastroösophageale Übergang in das Mediastinum luxiert, der Magen aber in der longitudinalen Ausrichtung verbleibt;

Typ II: paraösophageale Hernien, bei welchen der Fundus teilweise in den Hiatus herniert;

Typ III: Kombination von paraösophahealer und Gleithernie;

Typ IV: Hernierung weiterer Strukturen (z. B. Omentum, Kolon, Milz) in das Mediastinum.

Die American Society for Gastrointestinal Endoscopy (ASGE) (Committee et al. 2015) empfiehlt die Diagnose einer unkomplizierten GERD auf Grundlage des Vorliegens typischer Symptome ohne Zuhilfenahme weiterer Diagnostik.

Die Endoskopie des oberen Gastrointestinaltraktes wird vom American College of Physicians (ACP) (Shaheen et al. 2012) bei Patienten mit anhaltender GERD-Symptomatik und Therapierefraktärität auf eine 4- bis 8-wöchige, 2-mal tägliche Protonenpumpen-Inhibitoren-Einnahme (PPI-Einnahme) empfohlen. Des Weiteren wird die Endoskopie allen Patienten mit den Symptomen Sodbrennen und Dysphagie, Blutungen, Anämie, Gewichtsverlust oder rezidivierendem Erbrechen empfohlen.

Nach Ansicht der European Association of Endoscopic Surgery (EAES) (Fuchs et al. 2014) sind pH-Impedanz-Monitoring (MII) und Endoskopie die wichtigsten Diagnostika. Die EAES empfiehlt das Absetzen von PPI oder antisekretorischer Medikation über zwei Wochen vor Durchführung einer ph-Metrie oder das pH-Impedanz-Monitoring (Grad B, Experten-Konsensus 100 %, scientific community consensus 97 %). Hinsichtlich einer Klassifikation spricht die EAES keine Empfehlung aus, empfiehlt aber eine topographisch-chirurgische Einteilung von Hiatushernien nach Größe (Jones et al. 2001) aufgrund eines möglichen Einflusses auf den weiteren Therapieentscheid (Grad C, Experten-Konsensus 100 %, scientific community consensus 95 %).

Die Arbeitsgemeinschaft der Wissenschaftlichen Medizinischen Fachgesellschaften (AWMF) empfiehlt die pH-Metrie oder vorzugsweise das MII zur Dokumentation der GERD (Übereinstimmung >95 %) und zur Patientenselektion für die Antirefluxchirurgie (Konsensus 75–95 %) (Koop et al. 2014). Die AWMF folgt der Empfehlung der EAES bezüglich des prädiagnostischen Absetzungszeitraumes der PPI-Medikation. Darüber hinaus empfiehlt die AWMF die routinemäßige präoperative Manometrie zum Ausschluss von Motilitätsstörungen (Konsensus 75–95 %) (Koop et al. 2014).

Das „Esophageal diagnostic advisory panel" empfiehlt die routinemäßige Durchführung von MII, Endoskopie, Barium-Kontrastmittel-Darstellung und ösophagealer Manometrie für alle Patienten, die für antirefluxchiurgische Eingriffe infrage kommen (Jobe et al. 2013).

6.1.2   Konservative Therapie und chirurgische Indikationsstellung

Grundsätzliche Übereinkunft besteht darüber, dass die chirurgische Therapie von GERD und Hiatushernien nicht standardisiert durchgeführt werden sollte. Die SAGES empfiehlt die chirurgische Versorgung von symptomatischen paraösophagealen Hernien, unter Einbeziehung des akuten Volvulus (breite Übereinstimmung basierend auf Evidenz hoher Qualität), spricht sich aber gegen die routinemäßige Versorgung von vollkommen asymptomatischen paraösophagealen Hernien aus (schwache

Empfehlung basierend auf Evidenz moderater Qualität). SAGES hält fest, dass ein schlechtes Ansprechen auf PPI-Medikation mit einem schlechteren postoperativen Ergebnis assoziiert ist (Grad C). Laut SAGES (Grad B) können extraösophageale Symptome mit pathologischem laryngopharyngealem Säurereflux durch die laparoskopische Fundoplikatio und sorgfältige Patientenselektion verbessert werden. Die Datenlage hinsichtlich des Effekts von Antirefluxchirurgie ist inkonklusiv, kann aber nach vollständiger histologischer Eradikation durch die endoskopische Therapie durchgeführt werden (Grad C). Die postoperative endoskopische Nachsorge wird in jedem Falle empfohlen (Grad A). Dennoch scheint die Antirefluxchirurgie effektiver als die medikamentöse Therapie und sollte insbesondere bei jungen Patienten berücksichtigt werden (Grad C). (Stefanidis et al. 2010)

Die EAES empfiehlt die diätetische Anpassung und Lifestyle-Modifikation für Patienten mit GERD, räumt jedoch lediglich einen Benefit für ein ausgewähltes Patientengut ein (Grad B, Experten-Konsensus 100 %, scientific community consensus 97 %). Die Antazidatherapie ist empfohlen für Patienten mit milder, unkomplizierter GERD (Grad B, Experten-Konsensus 100 %, scientific community consensus 97 %), während hier für die symptomatische Linderung und die Behandlung der Ösophagitis PPIs effektiver zu sein scheinen als H2-Rezeptoren (Grad A, Experten-Konsensus 100 %, scientific community consensus 100 %). Die Verwendung von Prokinetika ist ausschließlich in Kombination mit antisekretorischer Medikation empfohlen (Grad C, Experten-Konsensus 100 %, scientific community consensus 93 %). Bei Vorliegen atypischer Symptome empfiehlt die EAES die präoperative Korrelation der Symptome (Grad B, Experten-Konsensus 100 %, scientific community consensus 92 %). EAES stimmt mit der SAGES-Empfehlung hinsichtlich der Verbesserung extraösophagealer Symptome mit pathologischem laryngopharyngealem Säurereflux durch die laparoskopische Fundoplikatio und sorgfältige Patientenselektion überein (Grad C, Experten-Konsensus 100 %, scientific community consensus 93 %). Die chirurgische Indikationsstellung für Patienten mit nicht-erosiver GERD wird nur von der EAES angesprochen, welche empfiehlt, dass refluxchirurgische Eingriffe die Lebensqualität erhöhen können,

sofern adäquate Indikationskriterien eingehalten werden (Grad C, Experten-Konsensus 100 %, scientific community consensus 95 %). Die EAES stellt ebenfalls fest, dass die Evidenz zur Regression des Barrett Ösophagus durch Antirefluxchirurgie limitiert ist (Grad C, Experten-Konsensus 100 %, scientific community consensus 98 %) und stimmt mit der SAGES-Leilinie überein, dass die chirurgische Therapie bei jungen Patienten berücksichtigt werden sollte (Grad C, Experten-Konsensus 100 %, scientific community consensus 89 %). Die postoperative endoskopische Nachsorge wird in jedem Fall – ebenfalls SAGES entsprechend – laut EAES empfohlen (Grad C, Experten-Konsensus 100 %, scientific community consensus 98 %). Das Problem des duodenoösophagealen Reflux wurde von (Stefanidis et al. 2010) der EAES angesprochen, welche die Antirefluxchirurgie für Patienten mit biliärem Reflux und Barrett Ösophagus zur Abheilung der Ösophagitis mit besonders schwerer erosiver Ausprägung empfiehlt (Grad B, Experten-Konsensus 100 %, scientific community consensus 96 %). (Fuchs et al. 2014)

Die Leitlinie der AWMF empfiehlt ebenfalls die diätetische Anpassung und Lifestyle-Modifikation (Konsensus 75–95 %) und die empirische Therapie mittels PPI, sofern keine alarmierenden Symptome (z. B. Blutung) vorliegen (Konsensus >95 %). Das Vorliegen persistierender GERD-Symptome oder der Progress unter PPI-Therapie stellt eine Indikation für die chirurgische Therapie dar (Grad A, Experten-Konsensus 100 %, scientific community consensus 98 %). Die AWMF empfiehlt die medikamentöse Behandlung von Patienten mit nicht-erosiver Erkrankung und die operative Behandlung in Fällen mit persistierender Symptomatik, sofern die entsprechende Diagnostik vollständig ist (Konsensus >95 %). (Koop et al. 2014)

Das „Esophageal Diagnostic Advisory Panel", die EAES und die AWMF empfehlen daher eine sorgfältige präoperative Diagnostik.

6.1.3 Chirurgische Therapie von GERD und Hiatushernien

Die Vielzahl der technischen Modifikationen der chirurgischen Antirefluxtherapie hat zu einer Verunsicherung bezüglich der Effekte und der Signifikanz operativer Details geführt. Es besteht eine langandauernde und immer noch fortwährende Diskussion bezüglich der Manschettenform in der Antirefluxchirurgie. Ein klarer Konsens besteht darüber, dass die laparoskopische Antirefluxchirurgie der konventionellen Antirefluxchirurgie überlegen ist. Patienten mit morbider Adipositas bedürfen einer speziellen Betrachtung, da innerhalb dieses Patientenkollektivs häufig Hiatushernien auftreten.

Die SAGES spricht sich gegen eine routinemäßige Durchtrennung der kurzen gastrischen (V. gastricae breves) Gefäße aus, sofern eine spannungsfreie Fundoplikatio erreicht werden kann (Grad A) (Stefanidis et al. 2010). Ebenfalls wird die Eröffnung des Bruchsacks (starke Empfehlung basierend auf Evidenz geringer Qualität) und gleichzeitig die Exzision nach Dissektion des Bruchsacks (schwache Empfehlung basierend auf Evidenz geringer Qualität) empfohlen (Kohn et al. 2013). Obwohl die SAGES einräumt, dass laparoskopische Eingriffe eine längere OP-Zeit und eine höhere Inzidenz an Revisionen im Kurzintervall nach sich ziehen (Grad A) (Stefanidis et al. 2010), spricht sie sich speziell hinsichtlich der Therapie von Hiatushernien deutlich für die laparoskopische gegenüber der konventionellen Vorgehensweise aus (auf Grundlage Evidenz hoher Qualität) (Kohn et al. 2013). Die Präparation des gastroösophagealen Übergangs wird bei Vorliegen eines „Short-Esophagus" als wichtiger Schritt des Eingriffs angesehen (starke Übereinstimmung basierend auf Evidenz moderater Qualität) und die intraabdominelle Länge des distalen Ösophagusabschnittes sollte mindestens 2–3 cm betragen (schwache Empfehlung basierend auf Evidenz geringer Qualität) (Kohn et al. 2013). Die SAGES empfiehlt die Erwägung einer Gastroplastik, sofern die erweiterte mediastinale Dissektion keine adäquate Länge des intraabdominalen unteren Ösophagus gewährleistet (starke Übereinstimmung basierend auf Evidenz hoher Qualität) (Kohn et al. 2013). Von einem „tailored-approach„ mit partieller Manschette ausschließlich für Patienten mit ösophagealer Hypomotilität wird derzeit durch die SAGES abgeraten (Grad B) (Stefanidis et al. 2010). Bei Nichtvorliegen ösophagealer Hypomotilität merkt die SAGES an, dass die partielle Fundoplikatio geringere Kurzzeitnebenwirkungen aufweist (Grad A) (Stefanidis et al. 2010). Dennoch wurde aufgrund fehlender Langzeitergebnisse keine Empfehlung für die totale

oder partielle Fundoplikatio ausgesprochen. Speziell für Patienten mit Depression empfiehlt die SAGES die Anlage einer partiellen Manschette, da hierdurch innerhalb dieses Patientenkollektivs mit insgesamt schlechterem postoperativem Outcome bessere Postfundoplikatio-Ergebnisse erreicht werden können (Grad C) (Stefanidis et al. 2010). Die Verwendung ösophagealer Dilatatoren (Bougierung) wurde lediglich von der SAGES angesprochen, die die Abwägung des Benefits einer verringerten Langzeitdysphagie gegen das geringe Risiko für ösophageale Verletzungen empfiehlt (Grad B) (Stefanidis et al. 2010). Laut SAGES stellt die perkutane endoskopische Gastrostomie (PEG) bei ausgewählten Patienten eine Option zur Unterstützung der Manschette dar (starke Übereinstimmung basierend auf Evidenz hoher Qualität) (Kohn et al. 2013). Bei Hochrisikopatienten bleibt die alleinige Gastropexie ohne Konstruktion einer Manschette eine Option, obwohl dabei eine erhöhte Rezidivrate besteht (schwache Empfehlung basierend auf Evidenz geringer Qualität) (Kohn et al. 2013). Die SAGES empfiehlt, dass der routinemäßige Verschluss des Hiatus bei allen antirefluxchirurgischen Eingriffen durchgeführt werden soll (Grad B) (Stefanidis et al. 2010). Hinsichtlich der Netzaugmentation des Hiatus bemerkt die SAGES, dass hierdurch die Rezidivrate im Kurzzeitverlauf gesenkt werden kann, spricht sich auf Grund fehlender Langzeitergebnisse aber weder für noch gegen die Implantation von Netzmaterial am Hiatus aus (starke Übereinstimmung basierend auf Evidenz moderater Qualität) (Kohn et al. 2013). Die SAGES spricht sich für die Durchführung eines Gastric Bypasses bei morbid adipösen Patienten mit GERD und BMI von mehr als 35 kg/m^2 (Grad B) (Stefanidis et al. 2010) aus und empfiehlt die Versorgung der Hiatushernie im Zuge der bariatrischen Operation (schwache Empfehlung basierend auf Evidenz moderater Qualität) (Kohn et al. 2013).

Die EAES empfiehlt die routinemäßige Exzision des Bruchsacks mit Erhalt der vagalen Nerven (Grad C, Experten-Konsensus 100 %, scientific community consensus 98 %). Wenn eine adäquate intraabdominelle Ösophaguslänge nicht erreicht werden kann, empfiehlt die EAES die Durchführung einer Gastroplastik nach Collis, welche jedoch durch den erfahrenen Chirurgen durchgeführt werden sollte (Grad B, Experten-Konsensus 86 %, scientific community consensus 78 %). Der Therapieansatz mittels

„tailored-approach" wird von der EAES weiterhin unterstützt (Grad C, Experten-Konsensus 100 %, scientific community consensus 91 %). Bei Nichtvorliegen ösophagealer Hypomotilität, stimmt die EAES mit der SAGES überein, dass die partielle Fundoplikatio geringere Kurzzeitnebenwirkungen aufweist (Grad B, Experten-Konsensus 100 %, scientific community consensus 97 %). Die EAES empfiehlt, die Entscheidung der Erfahrung des Operateurs anzupassen (Grad B, Experten-Konsensus 100 %, scientific community consensus 97 %). Weiter stimmt die EAES mit der SAGES-Leitlinie darin überein, dass der routinemäßige Verschluss des Hiatus bei allen antirefluxchirurgischen Eingriffen durchgeführt werden soll (Grad B, Experten-Konsensus 100 %, scientific community consensus 100 %). EAES empfiehlt den Verschluss mittels nicht absorbierbaren Nahtmaterials durchzuführen (Grad C, Experten-Konsensus 100 %, scientific community consensus 98 %). In Bezug auf die Empfehlung einer Netzaugmentation beschränkt sich die EAES auf die Aussage, dass durch diese die Rezidivrate im Kurzzeitverlauf gesenkt werden kann, spricht aber unter Hinweis auf die Netz-assoziierten Komplikationen ebenfalls keine Empfehlung zur generellen Implantation aus (Grad A, Experten-Konsensus 100 %, scientific community consensus 98 %). Die EAES empfiehlt die Erwägung bariatrischer Eingriffe anstelle von Antirefluxeingriffen bei gesichertem Vorliegen einer morbiden Adipositas (Grad C, Experten-Konsensus 87 %, scientific community consensus 89 %) (Fuchs et al. 2014).

Die AWMF empfiehlt das laparoskopische gegenüber dem offen chirurgischen Vorgehen (Konsensus 75–95 %). Bei gesichertem Vorliegen einer morbiden Adipositas empfiehlt sie ebenfalls die Erwägung bariatrischer anstelle von Antirefluxeingriffen (Konsensus 75–95 %) (Koop et al. 2014).

6.1.4 Postoperative Nachsorge

Laut SAGES sollten postoperative Übelkeit und Erbrechen (PONV) aggressiv behandelt werden, da dies das postoperative Outcome negativ beeinflussen kann (starke Übereinstimmung basierend auf Evidenz geringer Qualität) und spricht sich bei Symptomfreiheit gegen einen routinemäßigen

postoperativen Kontrastmittelschluck aus (starke Übereinstimmung basierend auf Evidenz moderater Qualität) (Kohn et al. 2013). Revisionsoperationen nach vorangegangener Antirefluxchirurgie sollten durch Operateure mit entsprechender Erfahrung erfolgen (Grad B) (Stefanidis et al. 2010). Die SAGES hebt hervor, dass eine höhere Komplikationsrate im Vergleich zur Primäroperation erwartet werden kann (Grad B) (Stefanidis et al. 2010), obwohl die vom erfahrenen Chirurgen durchgeführte laparoskopische Revision eine sichere Operation darstellt (starke Übereinstimmung basierend auf Evidenz moderater Qualität) (Kohn et al. 2013).

Im Falle persistierender postoperativer Symptome empfiehlt die EAES eine sorgfältige diagnostische Nachsorge einschließlich Endoskopie, Manometrie, MII, Kontrastmittelbreischluck und Szintigraphie. Bei schwerer Dysphagie bedarf es ggf. einer Dilatation, wohingegen bei exzessiver Dysphagie und bei Schmerzen in der frühen postoperativen Phase ggf. die chirurgische Revision notwendig werden kann (Grad B, Experten-Konsensus 100 %, scientific community consensus 98 %) (Fuchs et al. 2014). Die EAES folgt der Empfehlung der SAGES, die Durchführung von Revisionsoperationen Operateuren mit entsprechender Erfahrung zu überlassen (Grad C, Experten-Konsensus 100 %, scientific community consensus 86 %) (Fuchs et al. 2014).

Auch die AWMF-Empfehlung entspricht dieser letzten Aussage (Konsensus 75–95 %) (Koop et al. 2014).

6.1.5 Alternative Techniken

In der rezenten Vergangenheit hat die Evaluation neuer Technologien Einzug in die Antirefluxchirurgie gehalten.

Die Robotikchirurgie ist trotz hoher Sicherheit und Effizienz im Vergleich zur konventionellen Laparoskopie mit höheren Kosten bei durchweg vergleichbaren Kurzzeitresultaten assoziiert; aus diesem Grund spricht sich die SAGES gegen ihre Verwendung aus (Grad B) (Kohn et al. 2013).

Mit Augenmerk auf die endoskopischen Technologien hebt die EAES hervor, dass die derzeitige Datenlage unzureichend ist, um diese als Alternative zur Fundoplikatio bei schwerer GERD anzusehen (Grad B,

Experten-Konsensus 100 %, scientific community consensus 97 %) (Stefanidis et al. 2010; Kohn et al. 2013).

Die American Gastroenterological Association (AGA) empfiehlt, dass endoskopische Antirefluxverfahren ausschließlich auf Patienten mit unkomplizierter GERD und nur nach entsprechender Patientenaufklärung über Risiken und Therapiealternativen beschränkt bleiben sollten (basierend auf Evidenz geringer Qualität) (Falk et al. 2006).

6.2   Ergebnisse

6.2.1   Metaanalysen/systematische Reviews

Konservative Behandlung

Eine Übersicht über 7 randomisierte Studien (Lundell et al. 2001; Spechler et al. 2001; Anvari et al. 2006; Grant et al. 2008; Lundell et al. 2008; Galmiche et al. 2011; Grant et al. 2013) zum Vergleich der Antirefluxchirurgie mit medikamentöser Behandlung der GERD, demonstrierte die Überlegenheit des chirurgischen Arms in Bezug auf gesundheitsbezogene und GERD-bezogene Lebensqualität (standardized mean difference 0,18; 95 % confidence interval 0,01–0,35; standardized mean difference 0,33; 95 % confidence interval 0,13–0,54), wobei bei einem signifikanten Anteil der chirurgischen Patienten die Fortsetzung der medikamentösen Antirefluxtherapie notwendig war (Rickenbacher et al. 2014).

Ein systematisches Cochrane-Review mit insgesamt 1160 Patienten konnte zeigen, dass die laparoskopische Fundoplikatio gute kurz- und mittelfristige Ergebnisse hinsichtlich der Mehrheit der subjektiven Messparameter im Vergleich zur medikamentösen Behandlung erreichen konnte, wobei eine Risiko-Nutzen-Abwägung hinsichtlich der laparoskopischen Fundoplikatio weiterhin schwierig erscheint (Garg und Gurusamy 2015).

Die Analyse von Stylopoulos et al. (2002) bleibt die Referenzarbeit für die Option des „watchful waiting" für Patienten mit paraösophagealer Hernie. Ein Markov-Monte-CarloAnalysemodell konnte zeigen, dass die konservative Behandlung für 83 % und die laparoskopische Reparation für 17 % der Patienten mit asymptomatischen paraösophagealen Hernien optimal ist.

In einer systematischen Übersichtsarbeit und Metaanalyse wurde das Inzidenzratenverhältnis des Adenokarzinoms bei Patienten mit Barrett Ösophagus nach Antirefluxchirurgie vs. medikamentöse Behandlung mit 0,46 (95 % confidence interval 0,20–1,08) und in Publikationen nach 2000 mit 0,26 (95 % confidence interval 0,09–0,79) angegeben (Maret-Ouda et al. 2016).

Diese Beobachtungen legen nahe, dass die Antirefluxchirurgie in der Prävention des Ösophaguskarzinoms effektiver ist als die medikamentöse Therapie, obschon die vorgenannten Daten nicht in aktuellen klinischen Leitlinien berücksichtigt wurden.

Laparoskopische vs. offene Chirurgie

Die Ergebnisse aus 12 prospektiv randomisierten Studien (Laine et al. 1997; Heikkinen et al. 1999; Perttilä et al. 1999; Bais et al. 2000; Nilsson et al. 2000; Luostarinen et al. 2001; Chrysos et al. 2002; Franzén et al. 2005; McHoney et al. 2005; Draaisma et al. 2006; Håkanson et al. 2007) zum Vergleich von laparoskopischer vs. offener Antirefluxchirurgie wurden in einer 1036 Patienten umfassenden Metaanalyse zusammengefasst (Peters et al. 2009). Die laparoskopische Chirurgie war mit einer signifikant kürzeren Krankenhausverweildauer assoziiert (Unterschied der Mittelwerte -2,68 Tage, 95 % Konfidenzintervall -3,54 bis -1,81), schnellere Wiederaufnahme der normalen Aktivität (Unterschied der Mittelwerte -7,75 Tage, 95 % Konfidenzintervall -14,37 bis -1,14) und einer relativen Risikoreduktion hinsichtlich Komplikationen von 65 % (Quotenverhältnis 0,35, 95 % Konfidenzintervall 0,16–0,75). Die Operationszeit war jedoch länger (Unterschied der Mittelwerte 39,02 min, 95 % Konfidenzintervall 17,99–60,05) und die laparoskopische Chirurgie war mit höherem relativem Risiko für Reoperationen assoziiert (Quotenverhältnis 1,79, 95 % Konfidenzintervall 1,00–3,22).

Durchtrennung der kurzen gastrischen Gefäße

Die adäquate Mobilisierung des Magenfundus ist ein notwendiger Schritt für die spannungsfreie Fundoplikatio. Dies ist grundsätzlich möglich ohne die Durchtrennung der kurzen gastrischen Gefäße, hier muss aber die Möglichkeit eines Verdrehens während Anlage der Fundoplikatio mit konsekutiven Symptomen wie Dysphagie oder Bloating in Erwägung gezogen werden. Die diesbezügliche Datenlage ist jedoch weiterhin schwach. Mindestens 3 Metaanalysen (Markar et al. 2011; Khatri et al. 2012; Teixeira et al. 2015) haben gezeigt, dass die routinemäßige Durchtrennung der V. gastricae breves zu einer längeren OP-Dauer ohne Verbesserung des funktionellen Outcome führt. Eine Metaanalyse über 2 randomisierte Studien konnte zeigen, dass ein nicht signifikanter Zusammenhang besteht zwischen der Durchtrennung der Gefäße und der Inzidenz postoperativer Dysphagie (11,3 % Durchtrennung vs. 8,7 % nicht-Durchtrennung, p=0,298) (Engstrom et al. 2011), obwohl diese Beobachtung nicht durch andere Metaanalysen bestätigt werden konnte (Markar et al. 2011; Khatri et al. 2012). Die selektive Durchtrennung erscheint das angemessene Vorgehen und war in einer kürzlich erschienenen retrospektiven Fallserie in 9 % der Fälle notwendig (Teixeira et al. 2015).

Totale vs. partielle Fundoplikatio

Die aktuellste Metaanalyse zur Fragestellung totaler (TF) vs. partieller (PF) Fundoplikatio umfasst 13 randomisiert kontrollierte Studien mit insgesamt über 1500 Patienten (Tian et al. 2015). Dabei fanden die Autoren vergleichbare Ergebnisse hinsichtlich der Operationszeit und Krankenhausverweildauer (TF vs. PF, standardisierte Mittelwertdifferenz -0,45, 95 % Konfidenzintervall [-1,00, 0,11], p= 0,11), perioperativer Komplikationen (6,13 % vs. 9,48 %, RR 0,67, 95 % Konfidenzintervall [0,39, 1,14], p= 0,14), postoperativer Zufriedenheit (89,30 % TF vs. 85,38 % PF, RR 1,05, 95 % Konfidenzintervall [0,97, 1,13], p= 0,22), Rezidivrate (22,72 % (102/449) nach TF und 32,96 % (146/443) nach PF (RR 0,99, 95 % Konfidenzintervall [0,52, 1,89], p= 0,59), Notwendigkeit von Antazida Therapie (TF vs. PF: 13,08 % vs. 11,61 %, RR = 1,13, p= 0,74) und Reoperationsrate auf Grund von Rezidiven (TF vs. PF: 4,74 % vs. 6,54 %, p= 0,77). Darüber hinaus war die partielle Fundoplikatio assoziiert mit einem günstigen Outcome hinsichtlich Dysphagie, Völlegefühl und Revision aufgrund schwerer postoperativer Dysphagie. Ähnliche Ergebnisse konnten in vorangegangenen Metaanalysen gezeigt werden (Broeders et al. 2010; Ma et al. 2012).

Netzaugmentation

Die Wirksamkeit der Netzunterstützung des Hiatus wurde in 3 Metaanalysen untersucht (Antoniou et al. 2012; Memon et al. 2016; Tam et al. 2016). Tam et al. konnten eine geringere Rezidivwahrscheinlichkeit nach Meshapplikation zeigen (Quotenverhältnis 0,51, 95 % Konfidenzintervall 0,30-0,87). Es muss jedoch darauf verwiesen werden, dass die Datenlage zum Vergleich asymptomatischer Rezidive aufgrund inkongruenter Einschlusskriterien der zugrunde liegenden Studien, hinsichtlich Operationsindikation (GERD und Hiatushernie) und Größe der Hernien, unzureichend ist. Darüber hinaus schlossen die Autoren sowohl randomisierte als auch beobachtende Studien ein, wodurch ein Bias nicht ausgeschlossen werden kann. Unter ausschließlicher Einbeziehung von randomisiert kontrollierten Studien zeigten Memon et al. eine vergleichbare Rezidivwahrscheinlichkeit nach Meshapplikation und Hiatusnaht (gepooltes Quotenverhältnis 2,01, 95 % Konfidenzintervall 0,92–4,39), obschon diesbezüglich ein Trend zugunsten der Netzunterstützung dargestellt werden konnte. Die Verwendung biologischer Netze am Hiatus konnte Vorteile bezüglich der Kurzzeitergebnisse innerhalb einer Metaanalyse randomisierter und beobachtender Studien zeigen, die mittelfristigen Ergebnisse lassen jedoch keine Konklusion zu (Antoniou et al. 2015).

In einem systematischen Review über 26 Studien mit einem mittleren Follow-up von 25,2 Monaten (Standardabweichung +/- 4,0 Monate) wurden die Ergebnisse verschiedener Netze (n=924) gegenüber der netzfreien Versorgung (n=340) großer Hiatushernien im Hinblick auf die Rezidivrate untersucht (Furnée und Hazebroek 2013). Es zeigte sich kein signifikanter Unterschied innerhalb der beiden Gruppen, wobei einer höhere Rate von Rezidivfreiheit oder kleinen Rezidiven innerhalb der Netzaugmentationsgruppe beobachtet werden konnte (85, 4 % vs. 73 %). Die Mesh-assoziierte Komplikationsrate war insgesamt niedrig (0,2–0,5 %).

Ösophageale Hypomotilität

Die Ergebnisse der totalen und partiellen Fundoplikatio bei ösophagealen Motilitätsstörungen wurden innerhalb einer Subgruppenanalyse von 3 randomisierten Studien an insgesamt 148 Patienten untersucht (Tian et al. 2015). Das Risiko für postoperative Dysphagie war bei der totalen und partiellen Fundoplikatio vergleichbar, obwohl ein Trend zugunsten der partiellen Fundoplikatiogruppe gesehen wurde (Risikoquote 1,61, 95 % Konfidenzintervall 0,83–3,12).

6.2.2 Klinische Studien

Dissektion des Bruchsacks

Empirische Überlegungen legen nahe, dass der Bruchsack immer dann disseziert werden sollte, wenn andernfalls eine komplette Mobilisierung des Ösophagus nicht möglich ist. Dies kann bei großen Hiatushernien mit großem mediastinalem Bruchsack der Fall sein. Vergleichende Beobachtungsstudien aus den 1990er-Jahren legen nahe, dass die Bruchsackexzision die Dissektion vereinfacht, wenn auch keine messbaren Vorteile hinsichtlich der Rezidivrate, Operationszeit oder Konversionsrate vorliegen (Edye et al. 1998; Watson et al. 1999; Van der Peet et al. 2000).

Gastropexie

Es besteht keine Evidenz bezüglich der Effektivität der Gastropexie im Rahmen der Fundoplikatio oder als eigenständige Operation zur Prävention von Rezidiven großer Hiatushernien. Eine randomisiert kontrollierte Studie konnte keinen Vorteil hinsichtlich der Rezidivreduktion nach Gastropexie darstellen (Rezidivrate mit vs. ohne Gastropexie: 1/40 vs. 3/42) (Tsimogiannis et al. 2010).

Verwendung eines Ösophagusdilatators

Die Platzierung eines Ösophagusdilatators (Bougierung) wurde im Rahmen einer randomisiert kontrollierten Studie mit 171 Patienten untersucht (Patterson et al. 2000). Die postoperative Dysphagierate war für einen Nachbeobachtungszeitraums von 11 Monaten geringer in der Non-Bougie-Gruppe (17 % vs. 31 %, p=0,047), ein Unterschied hinsichtlich der Kurzzeitinzidenz postoperativer Dysphagie bestand aber nicht. Verschiedene retrospektive Kohortenstudien konnten diese Ergebnisse jedoch nicht bestätigen. Es besteht aber eine mögliche Bias in der Lernkurve, da die Fundoplikatio ohne Bougierung nach einer Phase zur Bougierungskalibrierung vorgenommen wurde (Walsh et al. 2003; Somasekar et al. 2010).

Eine prospektive Kohortenstudie mit geringer Power konnte ebenfalls keinen Vorteil nachweisen (Ng et al. 2009). Bezüglich der klinischen Entscheidungsfindung müssen sowohl der potenzielle Effekt der Lernkurve als auch das geringe Risiko für Ösophagusverletzungen in Betracht gezogen werden (Lowham et al. 1996; Zacharoulis et al. 2006).

Netzaugmentation

Eine multizentrische randomisiert kontrollierte Studie mit 126 Patienten und einem Follow-up von 24 Monaten verglich 2015 die hiatale Verschlussaugemetation mit resorbierbaren und nicht-resorbierbaren Netzen mit der Verschlussnaht (Koetje et al. 2015). Dabei konnte insgesamt eine signifikante Verbesserung des psychischen und medizinischen postoperativen Komforts nachgewiesen werden (p<0.001). Hinsichtlich der Lebensqualität nach Operation ergaben sich keine Unterschiede innerhalb der 3 Arme.

Gastroplastik

Die Gastroplastik nach Collis oder die Wedge-Fundektomie stellen eine Option dar in Fällen, in denen eine adäquate intraabdominelle Länge des Ösophagus nach mediastinaler Dissektion nicht erreicht werden kann. Dieses Vorgehen ermöglicht eine Manschettenanlage um den Neoösophagus, welcher jedoch keine peristaltische Aktivität aufweist, so dass ein erhöhtes Risiko für eine postoperative Dysphagie (11–28 %) vorliegt (Johnson et al. 1998; Garg et al. 2009). In einer 85 Patienten umfassenden klinischen Studie von Zehentner et al. wurden keine postoperativen Leckagen nach Gastroplastik angegeben (Zehetner et al. 2014), hochwertige Daten bestehen diesbezüglich jedoch nicht. Die Evidenz hinsichtlich der Verwendung der Gastroplastik und ösophagealer Verlängerung entstammen beobachtenden Studien (Kunio et al. 2015). Diese Eingriffe variieren stark zwischen einzelnen Zentren und können nicht als Standard angesehen werden.

Adipositas

Die Langzeitergebnisse hinsichtlich einer dauerhaften Wirksamkeit von Antirefluxoperationen sind wahrscheinlich bei Patienten mit morbider Adipositas schlechter. Das Vorliegen einer morbiden Adipositas konnte als unabhängiger Risikofaktor für das Scheitern der Antirefluxoperation identifiziert werden (Morgenthal et al. 2007), während in anderen beobachtenden Studien diese Assoziation nicht bestätigt werden konnte (Fraser et al. 2001; Anvari et al. 2006). Die bariatrische Chirurgie konnte Vorteile bei krankhaft adipösen Patienten mit Hiatushernien nachweisen (Sise und Friedenberg 2008). Der Einfluss der verschiedenen bariatrischen Operationen auf die Behandlung von GERD ist insgesamt mangelhaft untersucht.

Endoskopische Antirefluxtechniken

Verschiedene endoskopische Prozeduren für die Behandlung von GERD wurden evaluiert und einige Instrumente wurden vom Markt zurückgezogen (NDO PLICATOR) während andere neu eingeführt wurden. Generell ist zwischen Endoskopischen Fundoplikatio- oder Naht-Devices (EndoCinch, NDO PLICATOR, EsophyX, LINX), Injektionstechniken (Enteryx, Gatekeeper) und endoskopischer Radiofrequenzablation (RFA, Stretta) zu unterscheiden.

Eine prospektive Vergleichsstudie zum postoperativen Outcome von endoskopischer (Endo-Cinch) und laparoskopischer (partieller) Fundoplikatio ergab zwar für beide Studien eine signifikante Verbesserung des sauren Reflux (Laparoskopie p= 0,0003 vs. Endoskopie p <0,05), jedoch zeigten sich signifikant bessere Scorewerte innerhalb der Laparoskopiegruppe (p=0,0007) (Mahmood et al. 2006).

Das LINX-System nutzt Magnetkraft zur Unterstützung des Ösophagussphinkters. Bisher liegen allerdings ausschließlich einarmige Studien vor. 2012 publizierten Lipham et al. (2012) die Ergebnisse des 4-Jahres-Follow-up. Die mittlere Gesamtzeit des pH am Ösophagussphinkter unter 4 konnte von 11,9 % auf 3,8 % gesenkt werden, was einer signifikanten Reduktion entsprach (p<0,001). Am Ende des Nachbeobachtungszeitraumes war bei lediglich 20 % der Patienten (5/20) die Fortsetzung der PPI-Medikation notwendig. Dabei erwies sich die Applikation als komplikationsarm, Majorkomplikationen wurden nicht beobachtet (Lipham et al. 2012). Ähnliche Ergebnisse publizierten Ganz et al. (2013) im Folgejahr an einem größeren Patientenkollektiv (n=100) und einem Follow-up von 3 Jahren. Die Endpunkte einer mindesten 50-%-igen Reduktion der Säurebelastung des Sphinkters und einer mindesten 50-%-igen Verbesserung des entsprechenden Lebensqualitäts-Scores wurden nach 3 Jahren bei 64 %, respektive 92 %, der Patienten erreicht. 84 % bedurften keiner weiteren PPI-Einnahme. Die häufigste Komplikation war Dysphagie, welche postoperativ bei 68 % der Patienten beobachtet wurde und nach 3 Jahren bei 4 % persistierte (Ganz, Peters et al. 2013).

Einige Techniken sind in der Vergangenheit mit schwerwiegenden Komplikationen assoziiert worden. In Bezug auf das EsophyX-System beschrieben Jafri et al. 2009 in einer deskriptiven Arbeit gute Kurzzeitergebnisse, ohne aber positive Langzeiteffekte darstellen zu können, denen gleichzeitig mit Ösophagusperforationen und postinterventionellen Nachblutungen schwerwiegende Komplikationen entgegenstanden (Jafri et al. 2009).

2 klinische Studien untersuchten die Langzeitergebnisse des Stretta RFA Devices mit einem jeweiligen Gesamt-Follow-up von 48 Monaten (Reymunde und Santiago 2007; Dughera et al. 2011). Zum Ende der Beobachtungszeit des 56 Patienten umfassenden Kollektivs zeigten sich eine signifikante Verbesserung des postinterventionellen Reflux (p=0,003) sowie des psychischen (p=0,001) und des medizinischen Komforts (p=0,05). 72,3 % der Patienten benötigten nach 4 Jahren keine weitere PPI-Medikation (Dughera et al. 2011). Die Ergebnisse deckten sich mit den bereits 2007 durch Reymunde und Santiago publizierten Daten aus 83 konsekutiven Fällen. Es konnten eine signifikante Verbesserung des GERD-Symptom-scores (p<0,001) und eine Reduktion der PPI-Therapienotwendigkeit von 100 auf 13,6 % (p<0,001) nach 4 Jahren gezeigt werden.

Auf Basis der vorgenannten Studien kommen Yew und Chuah in Ihrer Arbeit zum State-of-the-Art endoskopischer Antirefluxtechniken zu dem Schluss, dass diese möglicherweise Wirksamkeit in einem ausgewählten Patientenkollektiv haben (Yew und Chuah 2013). Die Langzeitergebnisse andere Studien sind widersprüchlich und beschreiben Reinterventionsraten von bis zu 44 % sowie eine dauerhafte PPI-Notwendigkeit bei 80 % der Patienten nach 4 Jahren (Schwartz et al. 2013; Testoni et al. 2015). Entscheidende Evidenz höherer Qualität steht weiterhin aus. Die derzeit publizierten Studien umfassen Patienten mit milder GERD und kleinen Hiatushernien.

Revisionsoperationen bei gescheiterter Fundoplikatio

Das Scheitern der Fundoplikatio bezieht sich auf das Ausbleiben einer signifikanten Besserung der GERD-Symptomatik und das Auftreten anatomischer Rezidive mit oder ohne Re-Reflux und/oder Dysphagie. Beobachtungsstudien haben die Sicherheit von Revisionsoperationen und deren Einfluss auf die Persistenz und/oder Neuauftreten von Symptomen untersucht (Horgan et al. 1999; Granderath et al. 2003; Frantzides et al. 2009). Die Refundoplikatio ist bei symptomatischen Patienten eine effektive Behandlungsoption, sofern zuvor eine exakte Abklärung erfolgt ist. Die Revision bei anatomischen Hiatushernienrezidiven ist mit einer hohen Erfolgsrate assoziiert, die Netzaugmentation am Hiatus erscheint in solchen Fällen sinnvoll (Granderath et al. 2008).

6.3   Fazit für die Praxis

1. Die Diagnose der GERD und/oder Hiatushernie ergibt sich aus der Zusammenschau von Symptomen und standardisierter Diagnostik.
2. Die laparoskopische Fundoplikatio ist der Goldstandard in der chirurgischen Therapie der GERD/Hiatushernie.
3. Der präoperative Ausschluss anderer ösophagealer Pathologien (z. B. Achalasie) ist zwingend.
4. Die Wahl der Fundoplikatio richtet sich nach der Erfahrung des Operateurs.
5. Die Verwendung einer Netzprothese kann in ausgewählten Patienten mit großen/paraösophagealen Hiatushernien erwogen werden.
6. Endoskopische Antirefluxtechniken können nach entsprechender Aufklärung über Vorteile und mögliche Risiken bei ausgewählten Patienten mit milder GERD erwogen werden.
7. Die Revisionsfundoplikatio sollte dem erfahrenen Chirurgen vorbehalten bleiben.

Literatur

Antoniou S A, Antoniou G A, Koch O O, Pointner R, Granderath F A (2012) Lower recurrence rates after mesh-reinforced versus simple hiatal hernia repair: a meta-analysis of randomized trials. Surg Laparosc Endosc Percutan Tech 22(6): 498–502

Antoniou S A, Muller-Stich B P, Antoniou G A, Kohler G, Luketina R R, Koch O O, Pointner R, Granderath F A (2015) Laparoscopic augmentation of the diaphragmatic hiatus with biologic mesh versus suture repair: a systematic review and meta-analysis. Langenbecks Arch Surg 400(5): 577–583

Anvari M, Allen C, Marshall J, Armstrong D, Goeree R, Ungar W, Goldsmith C (2006) A randomized controlled trial of laparoscopic nissen fundoplication versus proton pump inhibitors for treatment of patients with chronic gastroesophageal reflux disease: One-year follow-up. Surg Innov 13(4): 238–249

ASGE Standards of Practice Committee, Muthusamy V R, Lightdale J R, Acosta R D, Chandrasekhara V, Chathadi K V, Eloubeidi M A, Fanelli R D, Fonkalsrud L, Faulx A L, Khashab M A, Saltzman J R, Shaukat A, Wang A, Cash B, DeWitt J M (2015) The role of endoscopy in the management of GERD. Gastrointest Endosc 81(6): 1305–1310

Bais J, Bartelsman J F, Bonjer H, Cuesta M, Go P, Klinkenberg-Knol E, van Lanschot J J, Nadorp J H, Smout A J, van der Graaf Y (2000) Laparoscopic or conventional Nissen fundoplication for gastrooesophageal reflux disease: randomised clinical trial. Lancet 355(9199): 170–174

Broeders J, Mauritz F, Ahmed Ali U, Draaisma W, Ruurda J, Gooszen H, Smout A, Broeders I, Hazebroek E (2010) Systematic review and meta-analysis of laparoscopic Nissen (posterior total) versus Toupet (posterior partial) fundoplication for gastro-oesophageal reflux disease. Br J Surg 97(9): 1318–1330

Chrysos E, Tsiaoussis J, Athanasakis E, Zoras O, Vassilakis J, Xynos E (2002) Laparoscopic vs open approach for Nissen fundoplication. Surg Endosc 16(12): 1679–1684

Draaisma W A, Rijnhart-de Jong H G, Broeders I A, Smout A J, Furnee E J, Gooszen H G (2006) Five-year subjective and objective results of laparoscopic and conventional Nissen fundoplication: a randomized trial. Ann Surg 244(1): 34–41

Dughera L, Navino M, Cassolino P, De Cento M, Cacciotella L, Cisaro F, Chiaverina M (2011) Long-Term Results of Radiofrequency Energy Delivery for the Treatment of GERD: Results of a Prospective 48-Month Study. Diagn Ther Endosc 2011: 507157

Edye M, Salky B, Posner A, Fierer A (1998) Sac excision is essential to adequate laparoscopic repair of paraesophageal hernia. Surg Endosc 12(10): 1259–1263

Engstrom C, Jamieson G G, Devitt P G, Watson D I (2011) Meta-analysis of two randomized controlled trials to identify long-term symptoms after division of the short gastric vessels during Nissen fundoplication. Br J Surg 98(8): 1063–1067

Falk G W, Fennerty M B, Rothstein R I (2006) AGA Institute medical position statement on the use of endoscopic therapy for gastroesophageal reflux disease. Gastroenterology 131(4): 1313–1314

Frantzides C T, Madan A K, Carlson M A, Zeni T M, Zografakis J G, Moore R M, Meiselman M, Luu M, Ayiomamitis G D (2009) Laparoscopic revision of failed fundoplication and hiatal herniorraphy. J Laparoendosc Adv Surg Tech A 19(2): 135–139

Franzén T, Anderberg B, Wirén M, Johansson K-E (2005) Long-term outcome is worse after laparoscopic than after conventional Nissen fundoplication. Scand J Gastroenterol 40(11): 1261–1268

Fraser J, Watson D I, O'Boyle C J, Jamieson G G (2001) Obesity and its effect on outcome of laparoscopic Nissen fundoplication. Dis Esophagus 14(1): 50–53

Fuchs K H, Babic B, Breithaupt W, Dallemagne B, Fingerhut A, Furnee E, Granderath F, Horvath P, Kardos P, Pointner R, Savarino E, Van Herwaarden-Lindeboom M, Zaninotto G, European Association of Endoscopic Surgery (2014) EAES recommendations for the management of gastroesophageal reflux disease. Surg Endosc 28(6): 1753–1773

Furnée E, Hazebroek E (2013) Mesh in laparoscopic large hiatal hernia repair: a systematic review of the literature. Surg Endosc 27(11): 3998–4008

Galmiche J P, Hatlebakk J, Attwood S, Ell C, Fiocca R, Eklund S, Langstrom G, Lind T, Lundell L, Lotus Trial Collaborators (2011) Laparoscopic antireflux surgery vs esomeprazole treatment for chronic GERD: the LOTUS randomized clinical trial. JAMA 305(19): 1969–1977

Ganz R A, Peters J H, Horgan S, Bemelman W A, Dunst C M, Edmundowicz S A, Lipham J C, Luketich J D, Melvin W S, Oelschlager B K, Schlack-Haerer S C, Smith C D, Smith C C, Dunn D, Taiganides P A (2013) Esophageal sphincter device for gastroesophageal reflux disease. N Engl J Med 368(8): 719–727

Garg S K, Gurusamy K S (2015) Laparoscopic fundoplication surgery versus medical management for gastro-oesophageal reflux disease (GORD) in adults. The Cochrane Library

Granderath F A, Granderath U M, Pointner R (2008) Laparoscopic revisional fundoplication with circular hiatal mesh prosthesis: the long-term results. World J Surg 32(6): 999–1007

Granderath F A, Kamolz T, Schweiger U M, Pointner R (2003) Failed antireflux surgery: quality of life and surgical outcome after laparoscopic refundoplication. Int J Colorectal Dis 18(3): 248–253

Grant A M, Cotton S C, Boachie C, Ramsay C R, Krukowski Z H, Heading R C, Campbell M K, REFLUX Trial Group (2013) Minimal access surgery compared with medical management for gastro-oesophageal reflux disease: five year follow-up of a randomised controlled trial (REFLUX). BMJ 346: f1908

Grant A M, Wileman S M, Ramsay C R, Mowat N A, Krukowski Z H, Heading R C, Thursz M R, Campbell M K, REFLUX Trial Group (2008) Minimal access surgery compared with medical management for chronic gastro-oesophageal reflux disease: UK collaborative randomised trial. BMJ 337: a2664

Håkanson B, Thor K Å, Thorell A, Ljungqvist O (2007) Open vs laparoscopic partial posterior fundoplication. Surg Endosc 21(2): 289–298

Heikkinen T-J, Haukipuro K, Koivukangas P, Sorasto A, Autio R, Södervik H, Mäkelä H, Hulkko A (1999) Comparison of costs between laparoscopic and open Nissen fundoplication: a prospective randomized study with a 3-month followup. J Am Coll Surg 188(4): 368–376

Horgan S, Pohl D, Bogetti D, Eubanks T, Pellegrini C (1999) Failed antireflux surgery: what have we learned from reoperations? Arch Surg 134(8): 809–817

Jafri S-M, Arora G, Triadafilopoulos G (2009) What is left of the endoscopic antireflux devices? Curr Opin Gastroenterol 25(4): 352–357

Jobe B A, Richter J E, Hoppo T, Peters J H, Bell R, Dengler W C, DeVault K, Fass R, Gyawali C P, Kahrilas P J, Lacy B E, Pandolfino J E, Patti M G, Swanstrom L L, Kurian A A, Vela M F, Vaezi M, DeMeester T R (2013) Preoperative diagnostic workup before antireflux surgery: an evidence and experience-based consensus of the Esophageal Diagnostic Advisory Panel. J Am Coll Surg 217(4): 586–597

Jones M P, Sloan S S, Rabine J C, Ebert C C, Huang C F, Kahrilas P J (2001) Hiatal hernia size is the dominant determinant of esophagitis presence and severity in gastroesophageal reflux disease. Am J Gastroenterol 96(6): 1711–1717

Khatri K, Sajid M S, Brodrick R, Baig M K, Sayegh M, Singh K K (2012) Laparoscopic Nissen fundoplication with or without short gastric vessel division: a meta-analysis. Surg Endosc 26(4): 970–978

Koetje J H, Irvine T, Thompson S K, Devitt P G, Woods S D, Aly A, Jamieson G G, Watson D I (2015) Quality of Life Following Repair of Large Hiatal Hernia is Improved but not Influenced by Use of Mesh: results from a randomized controlled trial. World J Surg 39(6): 1465–1473

Kohn G P, Price R R, DeMeester S R, Zehetner J, Muensterer O J, Awad Z, Mittal S K, Richardson W S, Stefanidis D, Fanelli R D, SAGES Guidelines Committee (2013) Guidelines for the management of hiatal hernia. Surg Endosc 27(12): 4409–4428

Koop H, Fuchs K H, Labenz J, Lynen Jansen P, Messmann H, Miehlke S, Schepp W, Wenzl T G, Mitarbeiter der Leitliniengruppe (2014) S2k guideline: gastroesophageal reflux disease guided by the German Society of Gastroenterology: AWMF register no 021-013. Z Gastroenterol 52(11): 1299–1346

Laine S, Rantala A, Gullichsen R, Ovaska J (1997) Laparoscopic vs conventional Nissen fundoplication. Surg Endosc 11(5): 441–444

Lipham J C, DeMeester T R, Ganz R A, Bonavina L, Saino G, Dunn D H, Fockens P, Bemelman W (2012) The LINX(R) reflux management system: confirmed safety and efficacy now at 4 years. Surg Endosc 26(10): 2944–2949

Lowham A, Filipi C, Hinder R, Swanstrom L, Stalter K, Hunter J, Buglewicz T, Haake K (1996) Mechanisms and avoidance of esophageal perforation by anesthesia personnel during laparoscopic foregut surgery. Surg Endosc 10(10): 979–982

Lundell L, Attwood S, Ell C, Fiocca R, Galmiche J P, Hatlebakk J, Lind T, Junghard O, Lotus trial collaborators (2008) Comparing laparoscopic antireflux surgery with esomeprazole in the management of patients with chronic gastrooesophageal reflux disease: a 3-year interim analysis of the LOTUS trial. Gut 57(9): 1207–1213

Lundell L, Miettinen P, Myrvold H E, Pedersen S A, Liedman B, Hatlebakk J G, Julkonen R, Levander K, Carlsson J, Lamm M, Wiklund I (2001) Continued (5-year) followup of a randomized clinical study comparing antireflux surgery and omeprazole in gastroesophageal reflux disease. J Am Coll Surg 192(2): 172–179; discussion 179–181

Luostarinen M, Virtanen J, Koskinen M, Matikainen M, Isolauri J (2001) Dysphagia and oesophageal clearance after laparoscopic versus open Nissen fundoplication A randomized, prospective trial. Scand J Gastroenterol 36(6): 565–571

Ma S, Qian B, Shang L, Shi R, Zhang G (2012) A meta-analysis comparing laparoscopic partial versus Nissen fundoplication. ANZ J Surg 82(1-2): 17–22

Mahmood Z, Byrne P J, McMahon B P, Murphy E M, Arfin Q, Ravi N, Weir D G, Reynolds J V (2006) Comparison of transesophageal endoscopic plication (TEP) with laparoscopic Nissen fundoplication (LNF) in the treatment of uncomplicated reflux disease. Am J Gastroenterol 101(3): 431–436

Maret-Ouda J, Konings P, Lagergren J, Brusselaers N (2016) Antireflux surgery and risk of esophageal adenocarcinoma: a systematic review and meta-analysis. Ann Surg 263(2): 251–257

Markar S R, Karthikesalingam A P, Wagner O J, Jackson D, Hewes J C, Vyas S, Hashemi M (2011) Systematic review and meta-analysis of laparoscopic Nissen fundoplication with or without division of the short gastric vessels. Br J Surg 98(8): 1056–1062

McHoney M, Eaton S, Wade A, Klein N J, Stefanutti G, Booth C, Kiely E M, Curry J I, Drake D P, Pierro A (2005) Inflammatory response in children after laparoscopic vs open Nissen fundoplication: randomized controlled trial. J Pediatric Surg 40(6): 908–914

Memon M A, Memon B, Yunus R M, Khan S (2016) Suture Cruroplasty Versus Prosthetic Hiatal Herniorrhaphy for Large Hiatal Hernia: A Meta-analysis and Systematic Review of Randomized Controlled Trials. Ann Surg 263(2): 258–266

Morgenthal C B, Lin E, Shane M D, Hunter J G, Smith C D (2007) Who will fail laparoscopic Nissen fundoplication? Preoperative prediction of long-term outcomes. Surg Endosc 21(11): 1978–1984

Ng A, Yong D, Hazebroek E, Berry H, Radajewski R, Leibman S, Smith G S (2009) Omission of the calibration bougie in laparoscopic repair of paraesophageal hernia. Surg Endosc 23(11): 2505–2508

Nilsson G, Larsson S, Johnsson F (2000) Randomized clinical trial of laparoscopic versus open fundoplication: blind evaluation of recovery and discharge period. Br J Surg 87(7): 873–878

Patterson E J, Herron D M, Hansen P D, Ramzi N, Standage B A, Swanström L L (2000) Effect of an esophageal bougie on the incidence of dysphagia following Nissen fundoplication: a prospective, blinded, randomized clinical trial. Arch Surg 135(9): 1055–1061

Perttilä J, Salo M, Ovaska J, Grönroos J, Lavonius M, Katila A, Lähteenmäki M, Pulkki K (1999) Immune response after laparoscopic and conventional Nissen fundoplication. Eur J Surg 165(1): 21–28

Reymunde A, Santiago N (2007) Long-term results of radiofrequency energy delivery for the treatment of GERD: sustained improvements in symptoms, quality of life, and drug use at 4-year follow-up. Gastrointest Endosc 65(3): 361–366

Schwartz M P, Schreinemakers J R, Smout A J (2013) Four-year follow-up of endoscopic gastroplication for the treatment of gastroesophageal reflux disease. World J Gastrointest Pharmacol Ther 4(4): 120–126

Shaheen N J, Weinberg D S, Denberg T D, Chou R, Qaseem A, Shekelle P, Clinical Guidelines Committee of the American College of P (2012) Upper endoscopy for gastroesophageal reflux disease: best practice advice from the clinical guidelines committee of the American College of Physicians. Ann Intern Med 157(11): 808–816

Sise A, Friedenberg F K (2008) A comprehensive review of gastroesophageal reflux disease and obesity. Obes Rev 9(3): 194–203

Somasekar K, Morris-Stiff G, Al-Madfai H, Barton K, Hassn A (2010) Is a bougie required for the performance of the fundal wrap during laparoscopic Nissen fundoplication? Surg Endosc 24(2): 390–394

Spechler S J, Lee E, Ahnen D, Goyal R K, Hirano I, Ramirez F, Raufman J P, Sampliner R, Schnell T, Sontag S, Vlahcevic Z R, Young R, Williford W (2001) Long-term outcome of medical and surgical therapies for gastroesophageal reflux disease: follow-up of a randomized controlled trial. JAMA 285(18): 2331–2338

Stefanidis D, Hope W W, Kohn G P, Reardon P R, Richardson W S, Fanelli R D, SAGES Guidelines Committee (2010)

Guidelines for surgical treatment of gastroesophageal reflux disease. Surg Endosc 24(11): 2647–2669

Stylopoulos N, Gazelle G S, Rattner D W (2002) Paraesophageal hernias: operation or observation? Ann Surg 236(4): 492–500; discussion 500–491

Tam V, Winger D G, Nason K S (2016) A systematic review and meta-analysis of mesh vs suture cruroplasty in laparoscopic large hiatal hernia repair. Am J Surg 211(1): 226–238

Teixeira A C, Herbella F A, Bonadiman A, Farah J F, Del Grande J C (2015) Predictive factors for short gastric vessels division during laparoscopic total fundoplication. Rev Col Bras Cir 42(3): 154–158

Testoni P A, Testoni S, Mazzoleni G, Vailati C, Passaretti S (2015) Long-term efficacy of transoral incisionless fundoplication with Esophyx (Tif 20) and factors affecting outcomes in GERD patients followed for up to 6 years: a prospective single-center study. Surg Endosc 29(9): 2770–2780

Tian ZC, Wang B, Shan CX, Zhang W, Jiang DZ, Qiu M (2015) A Meta-analysis of randomized controlled trials to compare long-term outcomes of Nissen and Toupet fundoplication for gastroesophageal reflux disease. PloS one 10(6): e0127627

Tsimogiannis K E, Pappas-Gogos G K, Benetatos N, Tsironis D, Farantos C, Tsimoyiannis E C (2010) Laparoscopic Nissen fundoplication combined with posterior gastropexy in surgical treatment of GERD. Surg Endosc 24(6): 1303–1309

Van der Peet D, Klinkenberg-Knol E, Poza A A, Sietses C, Eijsbouts Q, Cuesta M (2000) Laparoscopic treatment of large paraesophageal hernias. Surg Endosc 14(11): 1015–1018

Walsh J D, Landercasper J, Boyd W C, Lambert P J, Havlik P J (2003) Patient outcomes and dysphagia after laparoscopic antireflux surgery performed without use of intraoperative esophageal dilators/Discussion. Am Surg 69(3): 219

Watson D I, Davies N, Devitt P G, Jamieson G G (1999) Importance of dissection of the hernial sac in laparoscopic surgery for large hiatal hernias. Arch Surg 134(10): 1069–1073

Yew K C, Chuah S K (2013) Antireflux endoluminal therapies: past and present. Gastroenterol Res Pract 2013: 481417

Zacharoulis D, O'Boyle C, Sedman P, Brough W, Royston C (2006) Laparoscopic fundoplication: a 10-year learning curve. Surg Endosc 20(11): 1662–1670

Zehetner J, DeMeester S R, Ayazi S, Kilday P, Alicuben E T, DeMeester T R (2014) Laparoscopic wedge fundectomy for collis gastroplasty creation in patients with a foreshortened esophagus. Ann Surg 260(6): 1030–1033

Magen- und Duodenalulkus

M. Hoffmann

© Springer-Verlag GmbH Deutschland 2017

C.-T. Germer, T. Keck, R.T. Grundmann (Hrsg.), *Evidenzbasierte Viszeralchirurgie benigner Erkrankungen*,
Evidenzbasierte Chirurgie, https://doi.org/10.1007/978-3-662-53553-0_7

7.1 Leitlinien

- Evidence-based clinical practice guidelines for peptic ulcer disease 2015 der Japanischen Gesellschaft für Gastroenterologie (Satoh et al. 2016)
- WSES guidelines for management of intra-abdominal infections 2013 der World-Society of Emergency Surgery (Sartelli et al. 2013)

Die folgende Angabe der jeweiligen Evidenzgrade bezieht sich auf die Cochrane-Klassifikation.

7.1.1 Nicht-operative Therapie des perforierten Magen- und Duodenalulkus

Wer kann konservativ behandelt werden?

Unter Anwendung strenger Selektionskriterien (Patientenalter muss unter 70 Jahren sein, kein septischer Schock, keine Peritonitis und Fehlen eines Kontrastmittelaustritts im CT-Abdomen mit oraler Kontrastierung) kann ein konservatives Vorgehen erwogen werden.

Diese Herangehensweise wird sowohl in der japanischen Leitlinie als auch in der Leitlinie der WSES als therapeutische Alternative besonders hervorgehoben.

Der konservative Ansatz besteht aus der Anlage einer Magensonde auf Ablauf, einer breiten systemischen Antibiotikatherapie und der hochdosierten Gabe die Säurebildung wirksam unterdrückender Protonenpumpeninhibitoren. Die Patienten müssen engmaschig überwacht werden. Kommt es innerhalb von 24 h nicht zu einer deutlichen klinischen Besserung, muss der Patient einer operativen Therapie zugeführt werden (Evidenzgrad 1a). Ebenso triggert das Auftreten von Peritonitiszeichen die Durchführung einer Operation (Evidenzgrad 1a).

Die Anwendung eines konservativen Therapieansatzes war bei Patienten mit einem Alter über 70 Jahre, septischem Schock bei Aufnahme und einem Zeitintervall von mehr als 24 h zwischen ersten Symptomen und Therapieeinleitung mit einer statistisch signifikanten Erhöhung der Morbidität und Mortalität assoziiert (Millat et al. 2000; Bucher et al. 2007; Sogne et al. 2004)).

7.1.2 Chirurgische Therapie des perforierten Magen- und Duodenalulkus

Warum operieren?

Bereits 1926 definierte Martin Kirschner die noch heute gültigen Regeln zur Behandlung der abdominellen Sepsis. Unverzichtbarer Bestandteil ist nach wie vor die „Verstopfung der Infektionsquelle" (Kirschner 1926). Nur ein chirurgisches Vorgehen ermöglicht eine sichere Versorgung des septischen Fokus im Sinne eines „source control" (Millat et al. 2000; Crofts et al. 1989; Boey et al. 1982).

Bei Patienten mit vermuteter Perforation und Zeichen einer Peritonitis ist die Operation die Therapie der Wahl (konservatives Vorgehen ▶ Abschn. 7.1.1). Hierbei ist zu betonen, dass das Outcome der Patienten von der Zeit zwischen den ersten Symptomen und der Durchführung des operativen Eingriffes abhängig ist. Ein Intervall von mehr als 12 h ist hierbei mit einem hochsignifikant schlechteren Outcome vergesellschaftet (Svanes et al. 1994).

Wie operieren?

Die Leitlinie der WSES definiert:

- Bei Ulzera, die kleiner als 2 cm sind, ist die ein- oder mehrreihige Übernähung mit oder ohne zusätzliche Deckung der Nahtreihe mit einem Omentum-patch eine bewährte und sichere Methode zur Versorgung kleiner Ulzera (Evidenzgrad 1a).
- Bei großen perforierten Magen- und Duodenalulzera und gleichzeitig rezidivierend auftretenden Blutungen und Strikturen ist bei einigen Patienten eine Resektion notwendig. Ob eine Resektion notwendig ist und deren Ausmaß wird durch den Chirurgen im Rahmen der operativen Exploration festgelegt (Evidenzgrad 1b).

Der Wert der zusätzlichen Deckung der Nahtreihe wurde im Rahmen einer klinischen Studie untersucht. Im Rahmen der Datenauswertung konnten keine statistisch signifikanten Unterschiede zwischen der alleinigen Übernähung und Übernähung in Kombination mit Omentumplastik nachgewiesen werden. Dies galt sowohl für das kurz- und langfristige Outcome als auch für die Inzidenz von Insuffizienzen der Nahtreihe (Lo et al. 2011). Zur endgültigen Beantwortung dieser Fragestellung ist eine bis dato nicht durchgeführte randomisiert kontrollierte Studie notwendig.

Zur Frage der Vergleichbarkeit des Outcomes von resezierenden Eingriffen mit der einfachen Übernähung wurden in verschiedenen klinischen Studien keine Unterschiede bezüglich der Sicherheit der Versorgung gefunden. Dies galt insbesondere für kleine Ulcera mit einem Durchmesser unter 2 cm (Boey et al. 1982; Christiansen et al. 1987; Hay et al. 1988; Kuwabara et al. 2011; Lo et al. 2011; Tanphiphat et al. 1985). Vor dem Hintergrund der deutlich erhöhten Morbidität resezierender Verfahren sollte daher möglichst immer eine alleinige Übernähung des Ulkus angestrebt werden.

Aufgrund des Fehlens randomisiert kontrollierter Studien mit direktem Vergleich zwischen Übernähung und resezierenden Verfahren kann zur Beantwortung dieser Fragestellung nur auf die Ergebnisse von großen klinischen Studien und systematischen Reviews dieser Studien zurückgegriffen werden. Die Autoren dieser Studien sprechen sich unisono gegen die Durchführung resezierender Eingriffe aus und empfehlen, diese nur bei hochselektionierten Patienten mit großer Perforation und begleitender Blutung und Strikturen durchzuführen (Cheng et al. 2012; Sarath und Kumar 2009; Tsugawa et al. 2001; Turner et al. 1988; Wysocki et al. 2000).

7.1.3   Laparoskopisch oder offen?

Die Leitlinie der WSES positioniert sich hier eindeutig, während die japanische Leitlinie von 2015 kein eindeutiges Statement abgibt.

Die Ergebnisse der laparoskopischen Versorgung perforierter Magen- und Duodenalulzera sind bei in der laparoskopischen Chirurgie erfahrenen Chirurgen dem offenen Vorgehen vergleichbar. Das laparoskopische Vorgehen stellt somit bei Vorliegen der entsprechenden Expertise eine sichere und dem offenen Vorgehen in Bezug auf das Outcome statistisch gleichwertige Therapieoption dar (Evidenzgrad 1a).

Neben den bekannten Vorteilen des laparoskopischen Zugangs wie signifikant geringerem postoperativem Analgetikabedarf, schnellerer Mobilisation und in einigen Arbeiten auch verkürzter Hospitalisierung konnte in einer Vielzahl von Studien insbesondere keine Unterlegenheit gegenüber dem offenen Verfahren nachgewiesen werden. Die randomisiert-kontrollierten Studien, die hier zur Auswertung kamen, werteten Patienten mit einfacher Übernähung mit und ohne zusätzlicher Omentumplastik aus. Randomisiert kontrollierte Studien zur notfallmäßigen laparoskopischen Versorgung perforierter Magen- und Duodenalulzera liegen nicht vor (Bertleff et al. 2009; Bertleff und Lange 2010; Lau 2004; Lau et al. 1996; Sanabria et al. 2005; Siu et al. 2002). Bei der Untersuchung der eigenen Patienten aus der Lübecker Universitätsklinik im Rahmen einer klinischen Studie konnten wir eine Nicht-Unterlegenheit des laparoskopischen Vorgehens in der Notfallsituation nachweisen. Es zeigte sich jedoch, dass bei notwendiger Konversion die Vorteile des laparoskopischen Zugangs nicht mehr nachweisbar waren. Insbesondere bei alten Patienten über 70 Jahre mit einem ASA-Score größer II sollte daher die Indikation zum primär offenen Vorgehen kritisch in die Überlegungen mit einbezogen werden (Zimmermann et al. 2014).

7.1.4   Schnellschnitt ja oder nein?

Die Leitlinie der WSES empfiehlt mit geringer Stärke der Evidenz die Durchführung einer Schnellschnittuntersuchung des Ulkusrandes, um die Ursache der gastro-duodenalen Perforation nachweisen zu können (Evidenzgrad 3).

Häufig werden die Eingriffe jedoch in der Notfallsituation außerhalb der normalen Tagesarbeitszeit durchgeführt. Die Entnahme einer repräsentativen Biopsie vom Ulkusrand ist auch in diesen Situationen zu empfehlen. Einerseits ist so ein Nachweis eines Karzinoms als gerade im höheren Lebensalter häufige Ursache der Perforation möglich, andererseits kann der Nachweis von Helicobacter pylori im Ulkusgrund geführt werden und eine Eradikationstherapie eingeleitet werden.

7.1.5 Wie operieren bei perforiertem Karzinom? Ist eine onkologische Resektion sinnvoll?

Bei klinischem Verdacht auf ein Karzinom oder idealerweise dem intraoperativen histologischen Nachweis soll bei einem stabilen Patienten (kein septischer Schock, begrenzte Peritonitis) nach Aussage der Leitlinie der WSES die onkologische Gastrektomie mit einer radikalen DII-Lymphadenektomie durchgeführt werden (Evidenzgrad 3). Die japanische Leitlinie macht hierzu keine Aussage.

Es sollte möglichst immer eine primäre Resektion bei kurativ resektablen Patienten angestrebt werden. In Fällen von Patienten, die aufgrund von Begleiterkrankungen oder einer schweren Sepsis zum Zeitpunkt der Operation ein deutlich erhöhtes operatives Risiko haben, ist ein zweizeitiges Vorgehen gerechtfertigt. Hierbei wird im ersten Schritt lediglich die Perforation übernäht und nach intensivmedizinischer Stabilisierung des Patienten in einem zweiten Schritt dann die onkologische Resektion durchgeführt.

Bei inkurabler Tumorerkrankung und schlechtem Allgemeinzustand des Patienten wird durch die Leitlinie der WSES die palliative Behandlung mit einfacher Übernähung ohne Resektion mit niedriger Evidenz empfohlen (Evidenzgrad 3).

Anders als beim perforierten benignen Ulkus ist das Ziel des operativen Eingriffs beim perforierten Karzinom neben der source-control auch die onkologische Radikalität. Die Perforation an sich ist kein Prognosefaktor, der unabhängig mit einem schlechteren Patientenoutcome nach Gastrektomie assoziiert ist (Gertsch et al. 1996). Dies gilt auch für sekundäre Gastrektomien nach in der initialen postoperativen Histologie nachgewiesener Malignität. Hierbei wiesen die Ergebnisse verschiedener klinischer Studien großer Zentren ein gleiches Langzeitüberleben bei mehrzeitigem Vorgehen mit verschiedenen Resektionsverfahren nach (Lehnert et al. 2000; Ozmen et al. 2002). Auffällig war in beiden Kollektiven die Assoziation von höherem Lebensalter und Perforation mit dem Vorliegen eines Malignoms.

Hochsignifikante Prognosefaktoren bei Patienten mit reseziertem perforierten Magenkarzinom, die mit einem schlechteren Langzeitüberleben vergesellschaftet waren, waren ein präoperativer septischer Schock und die hämodynamische Instabilität

(So et al. 2000). Im Gegensatz zum septischen Schock war das Bestehen einer Peritonitis zum Zeitpunkt der Operation keine Kontraindikation für die Durchführung der Resektion (Adachi et al. 1997; Jwo et al. 2005; Roviello et al. 2006).

Aus den vorgenannten Gründen ist die onkologische Gastrektomie daher die Therapie der Wahl auch bei einem Zufallsbefund eines perforierten Karzinoms mit und ohne Peritonitis im Rahmen der operativen Erstversorgung.

7.1.6 Sonderfall: post-interventionelle Duodenalperforation

Kann die iatrogene Perforation konservativ behandelt werden?

Grundsätzlich kann ein Großteil der post-interventionellen duodenalen Perforationen konservativ behandelt werden. Hierzu gehören die Einlage einer Magensonde auf Ablauf, die breite antibiotische Abdeckung, die hochdosierte Gabe eines Protonenpumpeninhibitors, parenterale Ernährung und die engmaschige Überwachung dieser Patienten initial mindestens auf einer IMC-Einheit. Von verschiedenen Autoren wird postuliert, dass bis zu 70 % der Duodenalperforationen konservativ behandelt werden können (Fatima et al. 2007). Hierzu liegen aber nur klinische Studien, meist von Einzelzentren vor, die sehr heterogene Kollektive untersucht haben. Die tatsächliche Rate der konservativ behandelbaren iatrogenen Duodenalperforationen ist wahrscheinlich niedriger.

Patienten mit einer Duodenalperforation nach ERCP können bei Fehlen von Sepsis- und Peritonitiszeichen konservativ behandelt werden. Dies gilt insbesondere für die retroperitoneale Perforation (Evidenzgrad 3).

Hierbei ist allerdings zu berücksichtigen, dass das Intervall zwischen erfolgloser konservativer Therapie und der operativen Versorgung einen hochsignifikanten Einfluss auf die Morbidität und Mortalität der Patienten hat (Evidenzgrad 3).

Die ERCP wird sowohl diagnostisch als auch therapeutisch bei Erkrankungen des pankreato-biliären Systems eingesetzt. Hierdurch hat die Inzidenz iatrogener Duodenalperforationen in den vergangenen Dekaden zugenommen. Die Analyse der Daten verschiedener Studiengruppen ergab eine Inzidenz von 0,3-1,0 % von ERCP-assoziierten Duodenalperforationen (Christensen et al. 2004; Enns et al. 2002; Pungpapong et al. 2005; Stapfer et al. 2000).

7.2 Ergebnisse

7.2.1 Metaanalysen

Cochrane-Analyse: chirurgische vs. medikamentöse Behandlung des nicht-perforierten Magenulkus

Zu dieser Fragestellung existiert lediglich eine einzige Studie, die vor über 30 Jahren durchgeführt wurde. Es kamen Medikamente zum Einsatz, die heute zum Teil als obsolet angesehen werden. Dazu wird nicht über das Outcome der Patienten berichtet. Die Autoren schließen, dass auf der Basis von den schlechten vorliegenden Daten keine eindeutige Empfehlung abgegeben werden kann (Gurusamy und Pallari 2016). Aus heutiger Sicht muss aber festgestellt werden, dass die medikamentöse Therapie den therapeutischen Standard darstellt.

Cochrane-Analyse: Helicobacter pylori Eradikationstherapie nach Ulkuschirurgie

Die Metaanalyse aus dem Jahr 2016 untersuchte den Wert einer zusätzlichen Eradikationstherapie im Vergleich zur alleinigen Säureblockade. Die Autoren wiesen einen signifikanten Bias in allen eingeschlossenen Studien nach. Zusammenfassend ist die Datenlage sehr schlecht. Die vorliegenden Studien konnten keinen zusätzlichen Wert einer Eradikationstherapie bei Magen- und Duodenalulzera nachweisen (Ford et al. 2016).

Cochrane-Analyse: laparoskopische Versorgung perforierter Ulzera

In der 2013 erschienenen Metaanalyse von Sanabria und Koautoren konnten lediglich 3 Studien von „akzeptabler" Qualität identifiziert und in die Analyse eingeschlossen werden. Es wurde lediglich ein Vorteil hinsichtlich einer niedrigeren Rate einer postoperativen abdominellen Sepsis gezeigt. Die Autoren wiesen aber auf die Notwendigkeit weiterer

randomisiert kontrollierter Studien hin, da die bisherigen Patientenzahlen noch deutlich zu niedrig seien (Sanabria et al. 2013).

Weitere Metaanalysen

Laparoskopische Therapie des perforierten Ulkus

Eine rezente Metaanalyse von Tan und Mitarbeitern aus dem Jahr 2016 konnte insgesamt 5 randomisiert-kontrollierte Studien mit insgesamt 549 Patienten einschließen. Es bestanden keine statistisch signifikanten Unterschiede in Bezug auf Operationszeit und Leckagerate. Für das laparoskopische Vorgehen wurde eine signifikant kürzere Liegedauer der postoperativen Magensonde, der postoperativen Wundinfektionen sowie des postoperativen Schmerzmittelbedarfs nachgewiesen. Allerdings weisen die Autoren dringend auf die Notwendigkeit weiterer randomisiert-kontrollierter Studien hin, um durch höhere Patientenzahlen genauere Aussagen über die Sicherheit und Vergleichbarkeit des laparoskopischen Ansatzes zu erhalten.

Leitlinien

Eine erneuerte italienische Leitlinie von 2012 weist ebenfalls auf die heterogene Datenlage bezüglich der laparoskopischen Versorgung hin. Aufgrund der schlechten Datenbasis sehen die Autoren keine Evidenz vom Grad 1a und raten zu einem Einsatz der laparoskopischen Technik nur bei Vorliegen der entsprechenden Expertise bei Team und Operateur sowie bei Vorliegen der entsprechenden technischen und instrumentellen Voraussetzungen (Agresta et al. 2012).

7.2.2 Studien

Periinterventionelle Duodenalperforation

Die Lokalisation der Perforation ist abhängig von den durchgeführten therapeutischen Interventionen. Nach Sphinkterotomie kommt es zu einer periampullären Leckage mit konsekutiver retroperitonealer freier Luft und ggf. Flüssigkeitsstraßen. Perforationen des kaudalen duodenalen C und der Pars horizontalis duodeni sind Folge der Manipulation mit dem Endoskop und führen häufig zu ausgedehnten

Defekten, die einer notfallmäßigen operativen Versorgung aufgrund der intraperitonealen Lage bedürfen (Cohen et al. 1996).

Die Einteilung der Perforationen erfolgt in einen Typ I–IV):

- Typ I stellt eine laterale Perforation durch das Endoskop im duodenalen C dar. Hier besteht immer eine chirurgische Therapieindikation, da die Ergebnisse konservativer Therapieversuche mit einer hohen Morbidität und Mortalität assoziiert waren.
- Typ II und Typ III sind Perforationen durch den Führungsdraht oder die Papillotomie nach retroperitoneal im Bereich der Papilla Vateri bzw. des Ductus choledochus, die meist durch Stenteinlage, naso-duodenale Ableitung und orale Nahrungskarenz gut konservativ beherrschbar sind (Siegel et al. 1994).
- Typ IV ist mit alleinigem Nachweis retroperitonealer Luft ohne Nachweis einer Perforation immer konservativ behandelbar, da es sich lediglich um eine Luftleckage handelt (Jang et al. 2015; Singh et al. 2013).

Überdies kann auch ein Pneumoperitoneum, welches ebenfalls auf der Translokation unter Druck stehender Luft beruht, bei etwa 29 % aller Patienten mit völlig unkompliziertem weiterem Verlauf nachgewiesen werden (Genzlinger et al. 1999). Auch bei den Patienten nach Sphinkterotomie ist häufig trotz großer Mengen retroperitonealer Luft ein konservatives Vorgehen ggf. in Kombination mit einer Stenteinlage über den Defekt möglich, solange der Patient nicht Zeichen einer Peritonitis oder Sepsis entwickelt (Baron et al. 2000; Mutignani et al. 2006).

Unterschiede post-ERCP und spontane Perforation

Für das Outcome der Patienten ist eine rasche Diagnosestellung und ebenso unmittelbare Therapieeinleitung von höchstsignifikanter Bedeutung.

Die Diagnose kann im Rahmen der endoskopischen Intervention selbst gestellt werden. Aufgrund der verbesserten Möglichkeiten der endoskopischen Therapie ist dann ggf. die Versorgung des Wanddefektes bei entsprechender Lokalisation in gleicher Sitzung möglich (Baron et al. 2000). Vor entsprechender

Therapie in Abhängigkeit der Lokalisation der Perforation ist eine Absaugung des Duodenalinhaltes durch den Wanddefekt sowie eine genaue Beschreibung der Lage und der Ausdehnung notwendig (Park 2016). Hierbei ist die dafür nötige weitere CO_2- oder Luftendoskopie wohl nicht mit einem schlechteren Outcome assoziiert (Paspatis et al. 2014). Zur Anwendung kommen heute meistens Clipverfahren, welche durch das Endoskop oder als sogenannte Over–The-Scope-Clips (OTSC-Clips) eingebracht werden.

Für den sicheren Verschluss muss die Submukosa des Duodenums mit gefasst werden. Dies benötigt eine hohe Expertise des Applizierenden und spezielle Clips, da normale Clipverfahren meist nur die Mukosa sicher fassen. Das Clipverfahren ist somit nur in die therapeutischen Abwägungen mit einzubeziehen, wenn ein kleiner, gut behandelbarer Defekt unmittelbar während der Endoskopie bemerkt und therapiert wird. Dazu muss die entsprechende Expertise vorliegen (Fatima et al. 2007; Mutignani et al. 2006). Erneut ist deutlich darauf hinzuweisen, dass bei Versagen der interventionellen Therapie zügig eine chirurgische Therapie eingeleitet werden muss.

7.3   Fazit für die Praxis

1. Die Behandlung der Magen- und Duodenalperforation ist hochstandardisiert.
2. Die laparoskopische Versorgung ist der offenen mindestens gleichwertig bei entsprechender Expertise des operierenden Teams.
3. Ein konservatives Vorgehen ist häufig gerade nach periinterventioneller Duodenalperforation nach retroperitoneal möglich.
4. Um bestimmte Fragestellungen mit höchster Evidenz beantworten zu können, wäre die Durchführung weiterer randomisiert-kontrollierter Studien notwendig. Aufgrund der sehr heterogenen Patientenkollektive ist dies aber eher unwahrscheinlich.

Literatur

Adachi Y, Mori M, Maehara Y, Matsumata T, Okudaira Y, Sugimachi K (1997) Surgical results of perforated gastric carcinoma: an analysis of 155 Japanese patients. Am J Gastroenterol 92:516–518

Agresta F, Ansaloni L, Baiocchi GL, Bergamini C, Campanile FC, Carlucci M, Cocorullo G, Corradi A, Franzato B, Lupo M et al (2012) Laparoscopic approach to acute abdomen from the Consensus Development Conference of the Società Italiana di Chirurgia Endoscopica e nuove tecnologie (SICE), Associazione Chirurghi Ospedalieri Italiani (ACOI), Società Italiana di Chirurgia (SIC), Società Italiana di Chirurgia d'Urgenza e del Trauma (SICUT), Società Italiana di Chirurgia nell'Ospedalità Privata (SICOP), and the European Association for Endoscopic Surgery (EAES). Surg Endosc 26:2134–2164

Baron TH, Gostout CJ, Herman L (2000) Hemoclip repair of a sphincterotomy-induced duodenal perforation. Gastrointest Endosc 52:566–568

Bertleff MJ, Halm JA, Bemelman WA, van der Ham AC, van der Harst E, Oei HI, Smulders JF et al (2009) Randomized clinical trial of laparoscopic versus open repair of the perforated peptic ulcer: the LAMA trial. World J Surg 33:1368–1373

Bertleff MJ, Lange JF (2010) Laparoscopic correction of perforated peptic ulcer: first choice? a review of literature. Surg Endosc 24:1231–1239

Boey J, Lee NW, Koo J, Lam PH, Wong J, Ong GB (1982) Immediate definitive surgery for perforated duodenal ulcers: a prospective controlled trial. Ann Surg 196:338–344

Bucher P, Oulhaci W, Morel P, Ris F, Huber O (2007) Results of conservative treatment for perforated gastroduodenal ulcers in patients not eligible for surgical repair. Swiss Med Wkly 137:337–340

Cheng M, Li WH, Cheung MT (2012) Early outcome after emergency gastrectomy for complicated peptic ulcer disease. Hong Kong Med J 18:291–298

Christensen M, Matzen P, Schulze S, Rosenberg J (2004) Complications of ERCP: a prospective study. Gastrointest Endosc 60:721–731

Christiansen J, Andersen OB, Bonnesen T, Baekgaard N (1987) Perforated duodenal ulcer managed by simple closure versus closure and proximal gastric vagotomy. Br J Surg 74:286–287

Cohen SA, Siegel JH, Kasmin FE (1996) Complications of diagnostic and therapeutic ERCP. Abdom Imaging 21:385–394

Crofts TJ, Park KG, Steele RJ, Chung SS, Li AK (1989) A randomized trial of nonoperative treatment for perforated peptic ulcer. N Engl J Med 320:970–973

Enns R, Eloubeidi MA, Mergener K, Jowell PS, Branch MS, Pappas TM, Baillie J (2002) ERCP-related perforations: risk factors and management. Endoscopy 34:293–298

Fatima J, Baron TH, Topazian MD, Houghton SG, Iqbal CW, Ott BJ, Farley DR, Farnell MB, Sarr MG (2007) Pancreaticobiliary and duodenal perforations after periampullary endoscopic procedures: diagnosis and management. Arch Surg 142:448–454

Ford AC, Gurusamy KS, Delaney B, Forman D, Moayyedi P (2016) Eradication therapy for peptic ulcer disease in Helicobacter pylori-positive people. Cochrane Database Syst Rev; 4:CD003840. doi: 10.1002/14651858.CD003840.pub5.

Genzlinger JL, McPhee MS, Fisher JK, Jacob KM, Helzberg JH (1999) Significance of retroperitoneal air after endoscopic retrograde cholangiopancreatography with sphincterotomy. Am J Gastroenterol 94:1267–1270

Gertsch P, Choe LWC, Yuen ST, Chau KY, Lauder IJ (1996) Long term survival after gastrectomy for advanced bleeding or perforated gastric carcinoma. Eur J Surg 162:723–727

Gurusamy K, Pallari E (2016) Medical versus surgical treatment for refractory or recurrent peptic ulcer. Cochrane Database of Systematic Reviews; 3:CD011523. doi: 10.1002/14651858.CD011523.pub2.

Hay JM, Lacaine F, Kohlmann G, Fingerhut A (1988) Immediate definitive surgery for perforated duodenal ulcer does not increase operative mortality: a prospective controlled trial. World J Surg 12:705–709

Jang JS, Lee S, Lee HS, Yeon MH, Han JH, Yoon SM, Chae HB, Youn SJ, Park SM (2015) Efficacy and safety of endoscopic papillary balloon dilation using cap-fitted forward-viewing endoscope in patients who underwent Billroth II gastrectomy. Clin Endosc 48:421–427

Jwo S, Chien R, Chao T, Chen HY, Lin CY (2005) Clinicopathological features, surgical management, and disease outcome of perforated gastric cancer. J Surg Oncol 91:219–225

Kirschner M (1926) Die Behandlung der akuten eitrigen freien Bauchfellentzündung. Arch Klin Chir 142:253–311

Kuwabara K, Matsuda S, Fushimi K, Ishikawa KB, Horiguchi H, Fujimori K (2011) Reappraising the surgical approach on the perforated gastroduodenal ulcer: should gastric resection be abandoned? J Clin Med Res 3:213–222

Lau H (2004) Laparoscopic repair of perforated peptic ulcer: a meta-analysis. Surg Endosc 18:1013–1021

Lau WY, Leung KL, Kwong KH, Davey IC, Robertson C, Dawson JJ, Chung SC, Li AK (1996) A randomized study comparing laparoscopic versus open repair of perforated peptic ulcer using suture or sutureless technique. Ann Surg 224:131–138

Lehnert T, Buhl K, Dueck M, Hinz U, Herfarth C (2000) Two-stage radical gastrectomy for perforated gastric cancer. Eur J Surg Oncol 26:780–784

Lo HC, Wu SC, Huang HC, Yeh CC, Huang JC, Hsieh CH (2011) Laparoscopic simple closure alone is adequate for low risk patients with perforated peptic ulcer. World J Surg 35:1873–1878

Millat B, Fingerhut A, Borie F (2000) Surgical treatment of complicated duodenal ulcers: controlled trials. World J Surg 24:299–306

Mutignani M, Iacopini F, Dokas S, Larghi A, Familiari P, Tringali A, Costamagna G (2006) Successful endoscopic closure of a lateral duodenal wall perforation at ERCP with fibrin glue. Gastrointest Endosc 63:725–727

Ozmen MM, Zulfikaroglu B, Kece C, Aslar AK, Ozalp N, Koc M (2002) Factors influencing mortality in spontaneous gastric tumour perforations. J Int Med Res 30:180–184

Park SM (2016) Recent Advanced Endoscopic Management of Endoscopic Retrograde Cholangiopancreatography Related Duodenal Perforations. Clin Endosc 49:376–382

Paspatis GA, Dumonceau JM, Barthet M, Meisner S, Repici A, Saunders BP, Vezakis A, Gonzalez JM, Turino SY, Tsiamoulos ZP et al (2014) Diagnosis and management of iatrogenic endoscopic perforations: European Society of Gastrointestinal Endoscopy (ESGE) Position Statement. Endoscopy 46:693–711

Pungpapong S, Kongkam P, Rerknimitr R, Kullavanijaya P (2005) Experience on endoscopic retrograde cholangiopancreatography at tertiary referral center in Thailand: risks and complications. J Med Assoc Thai 88:238–246

Roviello F, Simone R, Marrelli D, De Manzoni G, Pedrazzani C, Morgagni P, Corso G, Pinto E (2006) Perforated gastric carcinoma: a report of 10 cases and review of the literature. World J Surg Oncol 4:19–24.

Sanabria A, Villegas MI, Morales Uribe CH (2013). Laparoscopic repair for perforated peptic ulcer disease. Cochrane Database Syst Rev: CD004778. doi: 10.1002/14651858. CD004778.pub3.

Sarath S, Kumar S (2009) Definitive or conservative surgery for perforated gastric ulcer? An unresolved problem. Int J Surg 7:136–139

Sartelli M, Viale P, Catena F, Ansaloni L, Moore E, Malangoni M, Moore FA, Velmahos G, Coimbra R, Ivatury R et al (2013) 2013 WSES guidelines for management of intra-abdominal infections. World Journal of Emergency Surgery 8:3

Satoh K, Yoshino J, Akamatsu T, Itoh T, Kato M, Kamada T, Takagi A, Chiba T, Nomura S, Mizokami Y et al. (2016) Evidence-based clinical practice guidelines for peptic ulcer disease 2015. J Gastroenterol 51:177–194

Siegel JH, Rodriquez R, Cohen SA, Kasmin FE, Cooperman AM (1994) Endoscopic management of cholangitis: critical review of an alternative technique and report of a large series. Am J Gastroenterol 89(8):1142–1146

Singh V, Singh G, Verma GR, Yadav TD, Gupta V (2013) Pseudobowel perforation following endoscopic retrograde cholangiopancreatography. Dig Dis Sci 58:1781–1783

Siu WT, Leong HT, Law BK, Chau CH, Li AC, Fung KH, Tai YP, Li MK (2002) Laparoscopic repair for perforated peptic ulcer: a randomized controlled trial. Ann Surg 235:313–319

So JBY, Yam A, Cheah WK, Kum CK, Goh PM (2000) Risk factors related to operative mortality and morbidity in patients undergoing emergency gastrectomy. Br J Surg 87:1702–1707

Sogne B, Jean F, Foulatier O, Khalil H, Scotté M (2004) Non operative treatment for perforated peptic ulcer: results of a prospective study. Ann Chir 129: 578–582

Stapfer M, Selby RR, Stain SC, Katkhouda N, Parekh D, Jabbour N, Garry D (2000) Management of duodenal perforation after endoscopic retrograde cholangiopancreatography and sphincterotomy. Ann Surg 232:191–198

Svanes C, Lie RT, Svanes K, Lie SA, Soreide O (1994) Adverse effects of delayed treatment for perforated peptic ulcer. Ann Surg 220:168–175

Tan S, Wu G, Zhuang Q, Xi Q, Meng Q, Jiang Y, Han Y, Yu C, Yu Z, Li N (2016) Laparoscopic versus open repair for perforated peptic ulcer: A meta analysis of randomized controlled trials. Int J Surg; 33 Pt A:124–132

Tanphiphat C, Tanprayoon T, Nathalong A (1985) Surgical treatment of perforated duodenal ulcer: a prospective trial between simple closure and definitive surgery. Br J Surg 72:370

Tsugawa K, Koyanagi N, Hashizume M, Tomikawa M, Akahoshi K, Ayukawa K, Wada H, Tanoue K, Sugimachi K (2001) The therapeutic strategies in performing emergency surgery for gastroduodenal ulcer perforation in 130 patients over 70 years of age. Hepatogastroenterology 48:156–162

Turner WW Jr, Thompson WM Jr, Thal ER (1988) Perforated gastric ulcers. A plea for management by simple closures. Arch Surg 123:960–964

Wysocki A, Biesiada Z, Beben P, Budzynski A (2000) Perforated gastric ulcer. Dig Surg 17:132–137

Zimmermann M, Wellnitz T, Laubert T, Hoffmann M, Begum N, Bürk C, Bruch H-P, Schlöricke E (2014) Gastric and duodenal perforations: what is the role of laparoscopic surgery? Zentralbl Chir 139:72–78

Bariatrische und metabolische Chirurgie

O. Thomusch

© Springer-Verlag GmbH Deutschland 2017
C.-T. Germer, T. Keck, R.T. Grundmann (Hrsg.), *Evidenzbasierte Viszeralchirurgie benigner Erkrankungen*,
Evidenzbasierte Chirurgie, https://doi.org/10.1007/978-3-662-53553-0_8

8.1   Leitlinien

- S3-Leitlinie: Chirurgie der Adipositas (2010)
- Guideline USA: Clinical practice guidelines for the perioperative, nutritional, metabolic, and nonsurgical support of the bariatric surgery patient-2013 Update (2013)

8.1.1   Operationsindikation

Nach Ausschöpfung der konservativen Therapie (Ernährungsmedizin, Verhaltens- und Bewegungstherapie) und Ausschluss von Kontraindikationen (instabile psychopathologische Zustände, aktive Substanzabhängigkeit, unbehandelte Bulimia nervosa, konsumierende Grunderkrankung, Neoplasien) ist ein bariatrischer Eingriff indiziert bei Patienten mit einem BMI $\geq 40\,kg/m^2$ oder einem BMI zwischen 35 und 40 kg/m^2 mit einer oder mehreren Adipositas-assoziierten Folge-/Begleiterkrankungen (Evidenzstärke hoch, starke Empfehlung).

Bei Patienten mit einem Diabetes mellitus Typ II kann bereits bei einem BMI zwischen 30 und 35 kg/m^2 eine bariatrische Operation erwogen werden (im Rahmen von wissenschaftlichen Studien) (Evidenzstärke schwach, Empfehlung offen).

Alter allein stellt keine Kontraindikation dar (>65 Jahre). Gerade im höheren Lebensalter >65 Jahre ist das Ziel eines bariatrischen Eingriffes oft die Verhinderung von Immobilität und Pflegebedürftigkeit (Evidenzstärke mäßig, Empfehlung).

Eine chirurgische Maßnahme kann als ultima ratio nach Scheitern wiederholter multimodaler konservativer Therapien bei extrem adipösen Jugendlichen mit erheblicher Komorbidität erwogen werden (Evidenzstärke schwach, Empfehlung offen).

8.2   Ergebnisse

8.2.1   Cochrane Database of Systematic Reviews (2014)

21 Studien erfüllten die Qualitätsansprüche der Cochrane-Analyse und wurden für die Auswertung berücksichtigt. Alle 7 randomisiert-kontrollierten Studien (RCT) fanden im Vergleich zur konservativen Therapie Vorteile für die bariatrischen Eingriffe.

3 RCT zeigten Vorteile des RYGB gegenüber dem LAGB bei der Gewichtsreduktion nach 5 Jahren. Bei schlechter Datenqualität in 7 Studien ergab sich kein einheitliches Bild in Bezug auf Gewichtsreduktion zwischen dem RYGB und dem LSG. 2 RCT zeigten einen höheren Gewichtsverlust des BPD-DS gegenüber dem RYGB. Die meisten Studien berichteten nur über 1- und 2- Jahresergebnisse. Langzeitdaten fehlen weitgehend. Alle berücksichtigten Studien berichteten in der Regel unzureichend über postoperative Komplikationen, unerwünschte Nebenwirkungen und Reoperationen. Insgesamt zeigte sich auf dem Gebiet der bariatrischen und metabolischen Chirurgie weiterhin ein relevanter Mangel an gut geplanten und durchgeführten RCT, so dass die Datenlage insgesamt von den Autoren als schlecht beurteilt wurde.

8.2.2   Metaanalysen/systematische Übersichtsarbeiten

Mehrere Metaanalysen und systematische Reviews liegen zum Thema Gewichtsreduktion vor.

Die Autoren Buchwald et al. (2014) werteten im Rahmen einer Metaanalyse die Angaben zum EWL vom RYGB mit und ohne Band aus. 15 Artikel wurden eingeschlossen. Nach 5 Jahren war der EWL 72,5 % und nach 10 Jahren 69,4 %. Der banded RYGB hatte nach 10 Jahren Vorteile in Bezug auf die Gewichtsreduktion gegenüber dem RYGB ohne Band.

Paulus et al. (2015) berücksichtigten in ihrer Metaanalyse 37 Studien. Die mittlere BMI-Reduktion nach LAGB betrug 11,6 kg/m^2, nach LSG 14,1 kg/m^2 und nach dem RYGB 16,6 kg/m^2.

Die Metaanalyse von Wang et al. (2013) schloss 11 Studien ein. Der LSG erreichte gegenüber dem LAGB einen größeren mittleren EWL nach 12 Monaten von 51,8 % versus 37,8 %. Der Typ II Diabetes mellitus verbesserte sich in 82,5 % nach LSG versus 61,8 % nach LAGB.

Zhang et al. (2015) verglichen in ihrer Metaanalyse die Ergebnisse vom RYGB und dem LSG. Im Vergleich %EWL zwischen 6 Monaten und 18 Monaten war kein Unterschied (P>0,05), später waren die %EWL Werte des RYGB überlegen (P<0,05). Der RYGB führte auch zu mehr Remissionen beim Diabetes mellitus (P<0,001), sonst zeigten sich keine signifikanten Unterschiede bei den Remissionsraten der Begleiterkrankungen. Mehr Nebenwirkungen (adverse events) traten beim RYGB (P<0,01) auf.

Hsieh et al. (2014) werteten in einem systematischen Review die Ergebnisse des „vertical transsected" Magen-Bypass aus. 3 Studien wurden eingeschlossen. Der präoperativ durchschnittliche BMI betrug 47,5 kg/m^2 ±2,0 und reduzierte sich auf 33,4 kg/m^2 ±4,4 nach 10 Jahren. Der %EWL nach 10 Jahren betrug 61,4 % ±13,5 %.

8.2.3 Metabolische Effekte und Enteropeptide

Das systematische Review von Puzziferri et al. (2014) schloss 29 Studien mit einem postoperativen Nachbeobachtungszeitraum von mindestens 2 Jahren ein. Der %EWL für den RYGB betrug 65,7 % versus 45 % für das LAGB. Die HbA1c-Remissionsraten waren für den RYGB 66,7 % und für das LAGB 28,6 %. Die Remissionsraten für die arterielle Hypertonie (<140/90 mmHg ohne Medikation) waren 38,6 % für den RYGB versus 17,4 % für das LAGB. Die Werte für die Hyperlipidämie waren 60,4 % für RYGB und 22,7 % für das LAGB. Es gab keine auswertbaren Langzeitdaten für die Sleeve Gastrectomy.

Die Metaanalyse von Li et al. (2013) wertete 5 RCT aus. Der RYGB war im Vergleich zur LSG effektiver in der Behandlung des Typ II Diabetes und dem metabolischen Syndrom. Es bestand kein Unterschied in der Reoperationsrate. Der LSG hatte eine niedrigere Komplikationsrate.

Wilhelm et al. (2014) zeigten in ihrer Metaanalyse den positiven Effekt der bariatrischen Chirurgie. Es wurden 31 prospektive und 26 retrospektive Studien mit einem Nachbeobachtungszeitraum zwischen 1 Woche und 7 Jahren ausgewertet. Die Odds Ratio betrug für die Verbesserung der arteriellen Hypertonie 13,24 (p<0,00001) und für die Beseitigung der arteriellen Hypertonie OR 1,70 (p=0,01).

Kwon et al. (2014) untersuchten in ihrer Metaanalyse das Ausmaß des postoperativen Vitamin B 12 Mangels. 9 Studien wurden ausgewertet. Es zeigte sich weniger Vitamin B12 Mangel nach Sleeve Gastrectomy im Vergleich zum Roux-en-Y- Magenbypass, OR 3,55 (p<0,001). Die Werte für die postoperative Anämie und den Eisenmangel waren vergleichbar.

8.2.4 Allgemeines, Komplikationsraten

Die Metaanalyse von Tian et al. (2011) zeigte im Vergleich von konventionell offenen versus laparoskopischen bariatrischen Eingriffen, dass Patienten nach laparoskopischen Eingriffen einen signifikant kürzeren stationären Aufenthalt hatten. Demgegenüber hatte die laparoskopische bariatrische Chirurgie eine höhere Rate an operativen Revisionen (RR 4,82) und eine längere OP-Zeit (+28 min). Es gab keine statistisch signifikanten Unterschiede für intraoperative Komplikationen (RR 0,84) oder für die postoperative Gewichtsreduktion.

Zellmer et al. (2014) werteten 61 Studien aus. Die Naht-Insuffizienzrate beim RYGB betrug 1,9 % versus 2,3 % beim LSG (p=0,077). Die Mortalität betrug beim RYGB 0,4 % versus 0,2 % bei der LSG (p=0,110).

Die Metaanalyse von Shikora et al. (2015) zeigte, dass die Verstärkung der Stapler-Klammernahtreihe im Vergleich zu konventionellen Klammernahtreihen in Bezug auf Blutungen und Insuffizienzraten bessere Ergebnisse brachte. Die Verstärkung mit bovinem Perikard hatte die besten Ergebnisse.

Zur Vermeidung einer inneren Hernie beim Roux-en-Y Magen-Bypass zeigte die Metaanalyse von Geubbels et al. (2015), dass die antekolische Rekonstruktion mit Verschluss der mesenterialen Lücke und Verschluss des Petersen-Defektes die geringste Inzidenz für innere Hernien hatte.

Die Metaanalyse von Galazis et al. (2014) analysierte 17 Studien mit Schwerpunkt Schwangerschaft und Neugeborenes im Rahmen der bariatrischen Chirurgie. Hierbei zeigte sich ein positiver Effekt für die Präeklampsie, OR 0,45 (p=0,007), den Gestationsdiabetes mellitus, OR 0,47 (p<0,001), Häufigkeit großer Neugeborener, OR 0,46 (p<0,001), Anzahl kleine Neugeborene, OR 1,93 (p<0,001), Einweisung der Neugeborenen auf die Intensivstation, OR 1,33 (p=0,03) und Anämie Mutter, OR 3,41 (p=0,002). Insgesamt war das Outcome der Schwangerschaft nach der bariatrischen Chirurgie besser.

Das systematische Review von Nelson et al. (2012) bestätigte für den duodenalen Switch im Vergleich zum RYGB eine längere OP-Zeit, einen größeren Blutverlust und einen längeren postoperativen stationären Aufenthalt (p<0,05). Der DS hatte eine signifikant größere Reduktion des BMI (p<0,05) sowie eine bessere Kontrolle des Diabetes mellitus, der Hypertonie und der Schlafapnoe (p<0,05).

Auch das systematische Review von Sarkhosh et al. (2013) zeigte nach Analyse von 69 Studien, dass alle bariatrischen Eingriffe einen positiv nachhaltigen Effekt bei der Schlafapnoe erreichten. Mehr als 75 % aller Patienten hatten eine Verbesserung. Der BPD hatte den größten positiven Effekt, das LAGB den geringsten.

Die Metaanalyse von Warschkow et al. (2013) zeigte, dass eine prophylaktische Gelegenheits-Cholezystektomie während eines RYGB ohne Cholezystolithiasis wegen einer erhöhten Komplikationsrate nicht durchgeführt werden sollte. Nur bei symptomatischer biliärer Erkrankung wird die simultane Cholezystektomie empfohlen.

Shen et al. (2015) analysierten in ihrem systematischen Review 17 Studien mit mindesten 10 Jahren Nachbeobachtungszeit bezüglich der Ergebnisse des LAGB. Die Reduktion %EWL nach LAGB betrug 49,1 % ±13,1 %, die Reoperationsrate war 36,5 % (7,2 %–66,1 %). Bei 22,9 % (5,4–54,0 %) der Patienten wurde das Band wieder entfernt.

8.2.5 Klinische Studien

Diabetes mellitus

Die RCT von Mingrone et al. (2012) zeigte eindeutig die Überlegenheit der bariatrischen Chirurgie in Bezug auf die Remissionsrate des Typ II Diabetes mellitus. Nach 2 Jahren hatte keiner der Patienten in der konservativen Behandlungsgruppe eine Remission. Demgegenüber hatten 75 % der Patienten nach Magen-Bypass und 95 % nach der biliopankreatischen Diversion eine Remission. Der HbA1c-Wert sank in allen Gruppen, war aber signifikant besser in den beiden chirurgischen Gruppen. Der Ausgangswert für den HbA1c-Wert war 8,65 % ±1,45 %. Nach konservativer Therapie betrug er 7,69 % ±0,57 %, nach Magen-Bypass 6,35 % ±1,42 %, und nach der biliopankreatischen Diversion 4,95 % ±0,49 %. Die Präoperativen BMI und Gewichtsverluste hatten keinen Vorhersagewert für die Verbesserung der Glukosehomöostase. In der Follow-up-Studie der gleichen Arbeitsgruppe (Mingrone et al. 2015) hatten 37 % in der Magen-Bypass-Gruppe und 63 % in der Gruppe der biliopankreatischen Diversion weiterhin eine Remission des Diabetes und kein Patient in der konservativen Gruppe (p=0,0007). Nach Vollremission betrug die Rezidivrate nach 5 Jahren für den Magen-Bypass 53 % und 37 % für den BPD. Insgesamt hatten nach 5 Jahren 42 % der Patienten nach Magen-Bypass und 68 % nach BPD einen HbA1c-Wert von 6,5 % oder niedriger, aber nur 27 % mit alleiniger medikamentöser Therapie (p=0,0457).

Malin und Mitarbeiter (2014) zeigten, dass der RYGB und die LSG den Körperfettanteil vergleichbar nach 12 und 24 Monaten (15–23 kg) reduzierten. Die intensivierte medikamentöse Therapie hatte keinen Effekt. Die Beta-Zell-Funktion stieg um das 5,8-Fache nach RYGB und war größer als nach konservativer Therapie (P<0,001). Es zeigte sich kein Unterschied zwischen LSG und konservativer Therapie nach 24 Monaten (p=0,32). Das nüchtern „acylated ghrelin (AG)" war 4-fach reduziert nach LSG (P<0,01), jedoch unverändert nach RYGB und konservativer Therapie. Die AG-Suppression verbesserte sich besser nach RYGB als nach LSG oder konservativer Therapie. Nach 24 Monaten war die AG-Suppression assoziiert mit einem erhöhten postprandialen Glukagon-like Peptid-1-Spiegel (P<0,02) und einem erniedrigten androiden Fettanteil (P<0,006), die verantwortlich sein könnten für die verbesserte Glukose-Homöostase nach RYGB.

Die zusätzliche Fundusresektion beim RYGB ergab keinen Unterschied in der Gewichtsreduktion (Chronaiou et al. 2012) Sie war aber verbunden mit einem dauerhaft statistisch signifikant geringeren nüchtern-Grehlin-Spiegel (P <0,001). Das postprandiale GLP-1, PYY, die Insulin-Sensitivität und der postprandiale Glukosespiegel waren ebenfalls niedriger. Die Ergebnisse der Arbeitsgruppe Chronaiou deuten darauf hin, dass eine zusätzliche Fundusresektion beim RYGB einen zusätzlichen Nutzen bei der Behandlung der morbiden Adipositas in Verbindung mit dem Typ II Diabetes mellitus haben könnte.

In der Studie von Kashyap et al. (2013) betrug der Nachsorgezeitraum 24 Monate. Die Glukose-Homöostase verbesserte sich in allen 3 Gruppen. Der HbA1c-Wert betrug für den Magenbypass 6,7 % ±1,2 %, für die Sleeve Gastrectomy 7,1 % ±0,8 %, und die intensivierte medikamentöse Therapie 8,4 %

±2,3 % (P<0,05 für jede operative Gruppe versus konservative Therapie). Die Autoren schlussfolgerten aus ihren Studienergebnissen, dass die bariatrische Chirurgie einen besseren und persistierenden Effekt als eine intensivierte medikamentöse Therapie hat. Zusätzlich führte der Magen-Bypass noch zu einer stärkeren Erholung der Beta-Zell Funktion.

Courcoula et al. (2014) bestätigen mit ihrer Studie die Ergebnisse. Nach 12 Monaten hatten Patienten mit einem RYGB den größten mittleren Gewichtsverlust (% EWL) von 27,0 % versus LAGB 17,3 % versus „lifestyle weight loss intervention (LWLI)" 10,2 % (P<0,001). Eine partielle oder vollständige Remission des Diabetes wurde nach RYGB in 50 % und 17 %, und in der LAGB Gruppe in 27 % und 23 % (P<0,001) erreicht. Keine Remissionen wurden in der LWLI Gruppe beobachtet.

Magenballon

Die Studie von Fuller et al. (2013) untersuchte die Wirksamkeit des intragastralen Ballons in einer prospektiv randomisierten Studie. 2 Gruppen mit einem Ausgangs-BMI 30–40 kg/m^2 wurden randomisiert in 6 Monate intragastraler Ballon mit 12 Monate Verhaltenstherapie versus 12 Monate alleiniger Verhaltenstherapie. Es zeigte sich ein signifikant größerer Gewichtsverlust in der Therapie mit Ballon nach 6 Monaten: -14,2 kg/m^2 versus -4,8 kg/m^2, (P<0,0001). Auch nach 12 Monaten blieb dieser Effekt erhalten: -9,2 kg/m^2 versus -5,2 kg/m^2 (p=0,007). Gastrointestinale Nebenwirkungen waren nicht selten nach Ballonimplantation, verschwanden aber üblicherweise in den ersten 14 Tagen.

Dieses Ergebnis wurde auch durch Ponce et al. (2015) in einer Doppelblindstudie bestätigt. Die Patienten wurden in 2 Gruppen aufgeteilt und entweder mit einem intragastralen Ballon mit begleitender Bewegungs- und Ernährungstherapie versus Sham-Endoskopie mit Ernährungs- und Bewegungstherapie randomisiert. Der Endpunkt %EWL wurde nach 6 Monaten evaluiert. Der %EWL betrug mit Ballon 25,1 % versus 11,3 % (p=0,004).

Zusätzlich zeigte die Arbeitsgruppe von Genco und Mitarbeitern (2013), dass die Platzierung von 2 konsekutiven intragastralen Ballons mit einer Intervallpause von 1 Monat zu einer verstärkten Verhaltensänderung bei den Ernährungsgewohnheiten

führt. Es wurde insbesondere eine deutliche Reduktion für folgende Parameter nachgewiesen: Stimmungsessen, Essen von Süßigkeiten, Essen nach Erreichen des Sättigungsgefühls.

Ob die Art der Befüllung des Ballons einen Einfluss hat, untersuchten De Castro et al. (2010). Sie verglichen 18 Patienten mit 960 cm^3 Luft (Heliosphere bag) und 15 Patienten mit 700 ml NaCl-Lösung (BioEnterics Intragastric Balloon, BIB). Beide Ballons wurden nach 6 Monaten entfernt. Die mittlere BMI Reduzierung betrug 4,6 kg/m^2 ±3 kg/m^2 versus 5,5 kg/m^2 ±3 kg/m^2 und % EWL 27 %±16 % versus 30,2 %±17 %. Ein signifikanter Unterschied war nicht nachweisbar.

Magenband

Ding et al. (2015) untersuchten die Wirksamkeit des Magenbandes für den Diabetes mellitus. Kombinierter Endpunkt war der HbA1c <6,5 % und die Nüchternglukose <7,0 mmol/l mit und ohne Medikation nach 12 Monaten. Den primären Endpunkt erreichten 33 % mit LAGB und 23 % nach alleiniger medikamentöser Therapie (p=0,457). Die HbA1c-Reduktion war in beiden Gruppen vergleichbar: -1,2 % versus -1,0 % (p=0,496). Der Gewichtsverlust war nach 3 Monaten auch ähnlich und zeigte nach 12 Monaten für das LAGB einen Vorteil: -13,5 kg versus -8,5 kg (p=0,027).

Ob eine gastrogastrische Fixierungsnaht des Magenbandes Vorteile erbringt, untersuchten Fried et al. (2011). Sie randomisierten 100 Patienten in 2 Gruppen zu 50 mit und ohne Naht. Die Operationszeit war mit Naht signifikant verlängert 75±7 min versus 48±4 min (P<0,001). Nach 3 Jahren war der %EWL mit 55,7 % versus 58,1 % vergleichbar.

Die Studie von Angrisani et al. (2013) verglich den %EWL vom LAGB direkt mit dem RYGB. Hierbei war der %EWL nach RYGB mit 69 % ±29 % versus 46 % ±27 % für das LAGB signifikant überlegen (p=0,03). Der RYGB hatte eine höhere Rate an Frühkomplikationen (8,3 % versus 0 %) und eine potenziell höhere Rate an schweren Spätkomplikationen (innere Hernie, Ileus 4,7 %).

Ob eine Ballonimplantation vor Anlage des LAGB eine belastbare Vorhersage zur späteren Gewichtsreduktion nach LAGB zulässt, untersuchten Genco et al. (2014) in ihrer Studie. Sie fanden, dass ein guter Gewichtsverlust nach BIB einen positiven Vorhersagewert für die weitere Gewichtsabnahme für das LAGB nach 1, 3 und 5 Jahren hatte. Ein schlechtes Ergebnis nach BIB schließt jedoch eine erfolgreiche Gewichtsreduktion durch das LAGB nicht sicher aus.

Schlauchmagen

Kehagias et al. (2011) verglichen in ihrer Studie die Gewichtsreduktion für Patienten <50 kg/m^2 nach Magenschlauch-OP (LSG) versus RYGB. Der %EWL nach 3 Jahren betrug für den RYGB 62 % und 68 % nach LSG (p=0,13). Die Studie zeigte für den LSG die gleiche Effektivität. Nach LSG bestand aber keine Notwendigkeit zur Supplementation von Vitaminen und Spurenelementen.

Die Studie von Vix et al. (2013) verglich die metabolischen Parameter zwischen LSG und RYGB. Nach 12 Monaten war die Glukose-Homöostase (HbA1c) vergleichbar, das Lipid-Profil (Gesamtcholesterin, LDL-Cholesterin, HDL-Cholesterin, Triglyzeride) wurden durch den RYGB günstiger beeinflusst.

Eine zusätzliche simultane Resektion des Omentum majus in Kombination zum LSG erbringt keine weiteren Vorteile. Die Studie von Sdralis et al. (2013) zeigte keine Unterschiede bei der Gewichtsreduktion. Insulin, IL-6 und high sensity CRP sanken im Vergleich zum Ausgangswert signifikant ab, aber inklusive TNF-alpha fanden sich nach 12 Monaten keine relevanten Unterschiede.

Helmio et al. (2012) zeigten im Vergleich RYGB versus LSG, dass die mittlere OP-Zeit signifikant kürzer für die LSG mit 66 min versus 94 min war (P<0,001). Auch bei der Komplikationsrate war der LSG besser mit 5,8 % versus 9,4 % (p=0,292) für Major-Komplikationen und 7,4 % versus 17,1 % (p=0,023) für Minor-Komplikationen.

Eine zusätzliche postoperative Kontrolle durch Gastrographinschluck erhöht nicht die Detektionsrate an Klammernaht-Insuffizienzen. Die Studie von Wahby et al. (2013) zeigte, dass der intraoperative Methylenblau-Test sehr sensitiv in der Darstellung von Nahtleckagen ist. Die zusätzliche postoperative Gastrographinpassage sollte nur bei klinischem Verdacht in Form einer kontrastmittelverstärkten CT en-demand durchgeführt werden.

Magen-Bypass

Die Arbeitsgruppe von Woelnerhanssen und Mitarbeitern (2011) verglich den RYGB mit dem LSG. Der %EWL betrug nach 12 Monaten 34,5 % ±2,7 % nach RYGB und 27,9 % ±2,6 % nach LSG. Das Blutlipidprofil normalisierte sich in beiden Gruppen. Die Konzentration an zirkulierendem Leptin sank bereits in der ersten postoperativen Woche um 50 % und sank dann weiter kontinuierlich bis zum Monat 12. Der Wert für Adiponectin stieg und der Fibroblasten Growth Factor veränderte sich nicht über den Beobachtungszeitraum von 12 Monaten. Die Autoren schlussfolgerten, dass beide Verfahren in gleicher Weise effektiv sind.

Ob die Gabe von Leptin den Gewichtsverlust positiv beeinflussen kann, untersuchten Korner et al. (2013) in ihrer Studie. Nach mindestens 18 Monaten Nachsorge betrug der durchschnittliche Gewichtsverlust 30,8 % nach RYGB. Die Patienten erhielten 2-mal täglich ein Placebo oder Leptin subkutan über 16 Wochen. Es zeigte sich kein signifikanter Effekt.

Auch die Studie von Zhang et al. (2014) verglich den RYGB mit dem LSG. Sie kamen zu dem Ergebnis, dass der RYGB und LSG vergleichbar sicher sind, die Lebensqualität postoperativ verbessern und die Komorbiditätsrate senken (P>0,05). Der %EWL nach 5 Jahren betrug für den LSG 63,2 % ±24,5 % und für den LRYGB 76,2 % ±21,7 % (p=0,02).

Die bessere Gewichtsreduktion bestätigt auch die Studie von Werling et al. (2013) mit einem stärkeren Gewichtsverlust nach Magenbypass (p=0,036). Patienten nach RYGB hatten eine bessere postprandiale Reaktion für die Sättigungshormone Glukagonlike Peptid 1 und PYY (p=0,003 und p=0,004). Die Ghrelin-Spiegel unterschieden sich nicht.

Zarate et al. (2013) verglichen, ob der bandverstärkte RYGB zu einer verbesserten Wirksamkeit führt. Der %EWL nach 5 Jahren war 61,6 % ±19,6 % (mit Band) versus 59,8 % ±15,9 % (ohne Band) (p=n.s.), so dass sich in dieser Studie nach 5 Jahren Nachbeobachtungszeitraum kein Nutzen für den bandverstärkten RYGB zeigte.

Demgegenüber zeigte die Matched-Pair-Analyse von Heneghan et al. (2014) einen positiven Bandeffekt beim RYGB. Hier betrug nach 2 Jahren der durchschnittliche %EWL 58,6 % für das Band versus 51,4 % ohne Band (p=0,015). Der Effekt war stärker bei den Patienten mit einem hohen BMI

>50 kg/m^2 mit 57,5 % versus 47,6 % (p=0,003). Es gab keinen Unterschied in der Rate früher (19,4 % versus 19,4 %) und später (10,4 % versus 13,4 %) (p=0,451) Komplikationen.

Nergaard et al. (2014) untersuchten den Einfluss eines verlängerten biliopankreatischen Schenkels. Der RYGB mit dem 2 m versus 0,6 m biliopankreatischen Schenkel erreichte einen größeren Gewichtsverlust %EWL 7 Jahre nach OP mit 78,4 % versus 67,1 % (P<0,001). 78 % der Patienten brauchten eine Supplementation von Eisen, Vitamin D und Kalzium. Dies war signifikant häufiger in der malabsorptiv stärkeren Gruppe (P<0,001), welche auch eine höhere Stuhlfrequenz hatte.

In der Studie von Svanevik et al. (2015) war die OP-Zeit kürzer für den proximalen Bypass im Vergleich zum distalen Bypass (72 min versus 101 min, P<0,001)). Zusätzlich traten beim distalen Bypass mehr schwere Komplikationen auf, welche zu einer Revisionsoperation führten.

Den Einfluss der Pouchgröße untersuchte Ren et al. (2015). Nach 12 Monaten war im kleineren Pouch (10–20 ml) versus großer Pouch (25–35 ml) sowohl der Gewichtsverlust (15,8 kg versus 13,7 kg, p=0,046)) als auch %EWL (68,9 % versus 59,1 %, p=0,033)) größer. Die Blutzuckerwerte verbesserten sich in beiden Gruppen, waren aber für den HbA1c-Wert für den kleineren Pouch besser (6,2 % versus 6,7 %, p=0,025).

Peterli et al. (2013) zeigten, dass der LSG versus RYGB eine kürzere OP-Zeit hat: 87 ±52,3 min versus 108 ±42,3 min (p=0,003). Beim RYGB traten mehr Komplikationen in den ersten 30 postoperativen Tagen auf mit 17,2 % versus 8,4 %, (p=0,067). Der Gewichtsverlust (%EWL) nach 1 Jahr war vergleichbar mit 72,3 % ±22 % für die LSG versus 76,6 % ±21 % für den RYGB (p=0,2). In einer separaten Auswertung des gleichen Studienkollektivs (Peterli 2012) hatten beide Gruppen erhöhte postprandiale Spiegel für GLP-1 und PYY (P<0,05) als Zeichen der verbesserten Glukosehomöostase. Nach 12 Monaten war in der RYGB-Gruppe der Ghrelin- Spiegel normal mit physiologischen postprandialen Werteschwankungen und in der LSG-Gruppe weiterhin erniedrigt. Auch die CKK- Werte waren geringer erniedrigt nach Testmahlzeiten in der RYGB-Gruppe als in der LSG-Gruppe (P<0,012).

Ruz et al. (2011) zeigten, dass der Serumwert für Zink nach RYGB erniedrigt ist. Der Zinkmangel nach RYGB zeigte keine Veränderung im postoperativen Zeitraum von 18 Monaten (6 Monate Zinkresorption von 32,3 % auf 13,6 % und nach 18 Monaten auf 21 %). Die Art der oralen Zinksubstitution hat keinen Einfluss.

Obinwanne et al. (2014) untersuchten an 959 Patienten den Eisenmetabolismus nach RYGB. Insgesamt hatten 51,3 % der Patienten postoperativ trotz Substitution einen Eisenmangel und hiervon 40,9 % einen schweren Eisenmangel mit einem Ferritinwert <30 ng/ml. Die Autoren empfehlen eine sorgsame Nachsorge, nach RYGB beträgt das Risiko für einen Eisenmangel im Langzeitverlauf 50 %.

Auch der Knochenstoffwechsel wird durch Mangelresorption negativ nach RYGB beeinflusst. Vix et al. (2014) zeigten nach 12 Monaten in der postoperativen Nachsorge, dass nach RYGB ein signifikant höherer Vitamin-D-Mangel und höhere Parathormonspiegel (p=0,017) vorhanden sind.

In der Studie von Ties et al. (2014) wurde der anhaltend positive Effekt auf die Blutlipidwerte nach Durchführung eines RYGB nachgewiesen. In dieser Studie hatten die Patienten weiterhin ein besseres Blutlipidprofil als vor dem Eingriff. 35 % nahmen präoperativ Medikamente zur Beeinflussung des Fettstoffwechsels, 5 Jahre nach dem LRYGB 26 % (p=0,002).

Die Studie von Bonfils et al. (2015) bestätigte den positiven Einfluss des RYGB auf die arterielle Hypertonie. Patienten mit Hypertonie hatten 6 Wochen postoperativ nach RYGB eine signifikante Reduktion des 24-h-Blutdrucks und eine substanzielle Erhöhung des mid-regional pro-atrial natriuretic peptide (MRproANP) im Plasma um 77%.

Die Arbeitsgruppe von van Nieuwenhove et al. (2011) beschäftigte sich in ihrer prospektiv randomisierten Studie damit, ob eine kurzfristige präoperative diätetische Vorbereitung einen positiven Einfluss auf das Operationsergebnis hat. Sie zeigten, dass die reduzierte Gesamtkomplikationsrate für eine 14-tägige Vorbereitung spricht. Statistisch signifikante Unterschiede konnten in den High-volume-Zentren in Bezug auf OP-Zeit und Anzahl der intraoperativen Komplikationen aber nicht nachgewiesen werden.

Den Einfluss der operativen Rekonstruktion, mit Platzierung des alimentären Schenkels ante- oder retrokolisch untersuchte die Studie von Liu et al. (2011). Hier zeigten sich keine Unterschiede in Bezug auf den intraoperativen Blutverlust, Zeitpunkt der postoperativen Nahrungsaufnahme, Einsetzen des postoperativen Stuhlgangs und Dauer des stationären Aufenthaltes. Lediglich die OP-Zeit war in der retrokolischen Gruppe länger (163,4 ±28,1 min versus 131,8 ±22,7 min (P<0,05).

Duodenale Diversion

In den Studien von Sovik et al. (2011, 2013) wurde der duodenale Switch mit dem RYBG verglichen. Der duodenale Switch führte im Vergleich zum Magen-Bypass zu einer signifikant größeren Reduktion des mittleren BMI (24,8 kg/m^2 versus 17,3 kg/m^2) und einer stärkeren Verbesserung des Fettstoffwechsels (Gesamt-Cholesterin, LDL). Die Verbesserungen anderer kardiovaskulärer Risikofaktoren und der Lebensqualitäts-Parameter (QoL) waren vergleichbar. 2 Jahre nach Anlage des duodenalen Switches trat die Diarrhoe signifikant häufiger auf (p=0,0002). Die Patienten hatten eine signifikant höhere Stuhlfrequenz pro Tag (p=0,007) und litten signifikant häufiger an der Stuhlinkontinenz (50 % versus 18 %) (p=0,015).

Auch Risstad et al. (2015) zeigten, dass der duodenale Switch eine bessere Gewichtsreduktion und eine größere Verbesserung bei dem LDL-Cholesterin, den Triglyzeriden und dem Glukosestoffwechsel erreichte. Die Verbesserungen in der Quality of Life-Analyse waren vergleichbar. Nach 5 Jahren hatte der duodenale Switch einen persistierend größeren Gewichtsverlust (BMI Reduzierung 22,1 % versus 13,6 % (P<0,001). Zusätzlich waren die Verbesserungen bei den Blutfetten und beim Blutzucker-Nüchternwert besser. Die Diabetes Remissionsraten waren aber ähnlich. Der duodenale Switch hatte mehr chirurgische Komplikationen und mehr gastrointestinale Nebenwirkungen und mehr postoperative substitutionspflichtige Mangelerscheinungen.

In der Studie von Hedberg et al. (2012) erreichte der BPD/DS eine höhere Gewichtsreduktion als der RYGB (%EWL 80 % ±15 % versus 51 % ±23 %, P<0,001) und niedrigere HbA1c-Werte nach 3 Jahren. Die Diarrhoe war häufiger nach BPD/DS.

8.3   Fazit für die Praxis

1. Alle bariatrischen Operationen zeigten sich auch unter Studienbedingungen der konservativen Therapie im kurz-, mittel-, und langfristigen Verlauf überlegen.
2. Die Wahl des bariatrischen Eingriffs sollte die Bedürfnisse des Patienten berücksichtigen. Sowohl das Ausmaß der postoperativen Gewichtsreduktion, als auch das Ausmaß der postoperativen Einschränkungen in Bezug auf Lebensqualität und Substitutionsbedarf schwanken stark zwischen den einzelnen chirurgischen Therapieverfahren.
3. Auch im Bereich der metabolischen Chirurgie hat sich die Evidenzlage deutlich verbessert, so dass heute mit gutem Gewissen die operative Therapie des metabolischen Syndroms und des Diabetes mellitus Typ 2 für geeignete Patienten als Therapie der Wahl angesehen werden kann.

Literatur

Angrisani L, Cutolo PP, Formisano G et al (2013) Laparoscopic adjustable gastric banding versus Roux-en-Y gastric bypass: 10-year results of a prospective randomized trial. Surgery for Obesity and related Diseases 9(3): 405–413

Bonfils PK, Taskiran M, Damgaard M et al (2015) Roux-en-Y gastric bypass alleviates hypertension and is associated with an nincrease in mid-regional pro-atrial natriuretic peptide in morbid obese patients. Journal of Hypertension 33(6): 1139–1141

Buchwald H, Buchwald JN, McGlennon TW (2014) Systematic review and meta-analysis of medium-term outcomes after banded Roux-en-Y gastric bypass. Obes Surg 24(9): 1536–1551

Chronaiou A, Tsoli M, Kehagias I et al (2012) Lower ghrelin levels and exaggerated postprandial peptide-YY, glucagon-like peptide-1, and insulin responses after gastric fundus resection, in patients undergoing Roux-en-Y gastric bypass: a randomized clinical trial. Obes Surg 22(11): 1761–1770.

Colquitt JL, Pickett K, Loveman E, Frampton GK (2014) Surgery for weight loss in adults. Update of Cochrane Database Syst Rev 2009. Cochrane Database of Systematic Reviews 8:CD003641

Courcoulas AP, Goodpaster BH, Bret H et al (2014) Surgical vs medical treatments for type 2 diabetes mellitus: a randomized clinical trial. JAMA Surgery 149(7): 707–715

De Castro ML, Morales MJ, Del Campo V et al (2010) Efficacy, safety, and tolerance of two types of intragastric balloons placed in obese subjects: a double-blind comparative study. Obes Surg 20 (12): 1642–1646

Ding SA, Simonson DC, Wewalka M et al (2015) Adjustable gastric band surgery or medical management in patients with type 2 diabetes: a randomized clinical trial. J Clin Endocrinol Metab 100(7): 2546–2556

Fried M, Dolezalova K, Sramkova P (2011) Adjustable gastric banding outcomes wit and without gastrogastric imbrication sutures: a randomized controlled trial. Surg Obes Relat Dis 7(1): 31–32

Fuller NR, Pearson S, Lau NS et al (2013) An intragastric balloon in the treatment of obese individuals with metabolic syndrome: a randomized controlled study. Obesity 21(8): 1561–1570

Galazis N, Docheva N, Simillis C, Nicolaides KH (2014) Maternal and neonatal outcomes in women undergoing bariatric surgery: a systematic review and meta-analysis. Eur J Obst Gynecol Reprod Biol 181: 45–53

Genco A, Maselli R, Frangella F et al (2013) Effect of consecutive intragastric balloon (BIB) plus diet versus single BIB plus diet on eating disorders not otherwise specified (EDNOS) in obese patients. Obes Surg 23(12): 2075–2079

Genco A, Lorenzo M, Baglio G et al (2014) Does the intragastric balloon have a predictive role in subsequent LAP-BAND surgery? Italian multicenter study results at 5-year follow-up. Surgery for Obesity and Related Diseases 10(3): 474–478

Geubbels N, Liftogt N, Fiocco M et al (2015) Meta-analysis of internal herniation after gastric bypass surgery. Br J Surg 102(5): 451–460

Guideline USA: Clinical practice guidelines for the perioperative nutritional, metabolic, and nonsurgical support of the bariatric surgery patient-2013 Update Endocr Pract 2013; 19(2): 337–372

Hedberg J, Sundborn M (2012) Superior weight loss and lower HbA1c 3 years after duodenal switch compared with Roux-en-Y gastric bypass- a randomized controlled trial. Surg Obes Relat Dis 8(3): 338–343

Helmio M, Victorzon M, Ovaska J et al (2012) SLEEVEPASS: a randomized prospective multicenter study comparing laparoscopic sleeve gastrectomy and gastric bypass in the treatment of morbid obesity: preliminary results. Surg Endoscopy 26(9): 2521–2526

Heneghan HM, Annaberdyev S, Eldar S et al (2014) Banded Roux-en-Y gastric bypass for the treatment of morbid obesity. Surgery for Obesity and Related Diseases 10(2): 210–216

Hsieh T, Zurita L, Grover H et al (2014) 10 year outcomes of the vertical transsected gastric bypass for obesity: a systematic review. Obes Surg 24(3): 456–461

Kashyap SR, Bhatt DL, Wolski K et al (2013) Metabolic effects of bariatric surgery in patients with moderate obesity and type 2 diabetes. Analysis of a randomized controlled trial comparing surgery with intensive medical treatment. Diabetes Care 36(8): 2175–2182

Kehagias I, Karamanakos SN, Argentou M, Kalfarentzos F (2011) Randomized clinical trial of laparoscopic Roux-en-Y gastric bypass versus laparoscopic sleeve gastrectomy for the management of patients with BMI <50 kg/m2. Obes Surg 21(11): 1650–1656

Korner J, Conroy R, Febres G et al (2013) Randomized double-blind placebo-controlled study of leptin administration after gastric bypass. Obesity 21(5): 951–964

Kwon Y, Kim HJ, Lo Menzo E et al (2014) Anemia, iron and vitamin B12 deficiencies after sleeve gastrectomy compared to Roux-en-Y gastric bypass: a meta-analysis. Surgery for Obesity and Related Diseases 10(4): 589–597

Li JF, Lai DD, Ni B, Sun KX (2013) Comparison of laparoscopic Roux-en-Y gastric bypass with laparoscopic sleeve gastrectomy for morbid obesity or type 2 diabetes mellitus: a meta-analysis of randomized controlled trials. Can J Surg 56(6): 158–164

Liu XM, Wang CC, Hu YZ et al (2011) Antecolic versus retrocolic gastroenteric anastomosis for laparoscopic Roux-en-Y gastric bypass: a prospective randomized controlled trial. Zhonghua Weichang Waike Zazhi 14(6): 422–424

Malin SK, Samat A, Wolski K et al (2014) Improved acylated ghrelin suppression at 2 years in obese patients with type 2 diabetes: effects of bariatric surgery versus standard medical therapy. Int J Obesity 38(3): 364–370

Mingrone G, Panunzi S, De Gaetano A et al (2012) Bariatric surgery versus conventional medical therapy for type 2 diabetes. New Engl J Med 366(17): 1577–1585

Mingrone G, Panunzi S, De Gaetano A et al (2015) Bariatric-metabolic surgery versus conventional medical treatment in obese patients with type 2 diabetes: a5 year follow-up of an open-label, single-centre, randomised controlled trial. Lancet 386: 964–973

Nelson DW, Blair KS, Martin MJ (2012) Analysis of obesity-related outcomes and bariatric failure rates with the duodenal switch vs gastric bypass for morbid obesity. Arch of Surg 147(9): 847–854

Nergaard BJ, Leifsson BG, Hedenbro J, Gislason H (2014) Gastric bypass with long alimentary limb or long pancreato-biliary limb-long -term results on weight loss, resolution of co-morbidities and metabolic parameters. Obes Surg 24(10): 1595–1602

Obinwanne KM, Fredrickson KA, Mathiason MA et al (2014) Incidence, treatment, and outcomes of iron deficiency after laparoscopic Roux-en-Y gastric bypass: a 10-year analysis. J Am Coll Surg 218(2): 246–252

Paulus GF, de Vaan LE, Verdam FJ et al (2015) Bariatric surgery in morbidly obese adolescents: a systematic review and meta-analysis. Obes Surg 25(5): 860–878

Peterli R, Borbely Y, Kern B et al (2013) Early results of the Swiss multicentre Bypass or sleeve study (SM-BOSS): a prospective randomized trial comparing sleeve gastrectomy and Roux-en-Y gastric bypass. Ann of Surg 258(5): 690–694

Peterli R, Steinert RE, Woelnerhanssen B et al (2012) Metabolic and hormonal changes after laparoscopic Roux-en-Y gastric bypass and sleeve gastrectomy: a randomized prospective trial. Obes Surg 22(5): 740–748

Ponce J, Woodman G, Swain J et al (2015) The REDUCE pivotal trial: a prospective, randomized controlled pivotal trial of a dual intragastric balloon for the treatment of obesity. Surgery for Obesity and Related Diseases 11(4): 874–881

Puzziferri N, Roshek TB, Mayo HG et al (2014) Long-term follow-up after bariatric surgery: a systematic review. JAMA 312(9): 934–942

Ren Y, Yang W, Yang J, Wang C (2015) Effect of Roux-en-Y gastric bypass with different pouch size in Chinese T2DM patients with BMI 30–35 kg/m2. Obes Surg 25(3): 457–463

Risstad H, Sovik TT, Engstrom M et al (2015) Five-year outcomes after laparoscopic gastric bypass and laparoscopic duodenal switch in patients with body mass index of 50 to 60: a randomized clinical trial. JAMA Surgery 150(4): 352–361

Ruz M, Carrasco F, Rojas P et al (2011) Zinc absorption and zinc status are reduced after Roux-en-Y gastric bypass: a randomized study using 2 supplements. Am J Clin Nutrition 94(4): 1004–1011

Sarkhosh K, Switzer NJ, El-Hadi M et al (2013) The impact of bariatric surgery on obstructive sleep apnea: a systematic review. Obes Surg 23(3): 414–423

Sdralis E, Argentou M, Mead N et al (2013) A prospective randomized study comparing patients with morbid obesity submitted to sleeve gastrectomy with or without omentectomy. Obes Surg 23(7): 965–971

S3–Leitlinie: Chirurgie der Adipositas (6/2010), AWMF-online, Registernummer 088 – 001

Shen X, Zhang X, Bi J, Yin K (2015) Long-term complications requiring reoperations after laparoscopic adjustable gastric banding: a systematic review. Surgery for Obesity and Related Diseases 11(4): 959–964

Shikora SA, Mahoney CB (2015) Clinical benefit of gastric staple line reinforcement (SLR) in gastrointestinal surgery: a meta-analysis. Obesity Surg 25(7): 1133–1141

Sovik TT, Aasheim ET, Taha O et al (2011) Weight loss, cardiovascular risk factors, and quality of life after gastric bypass and duodenal switch: a randomized trial. Annals of Internal Medicine 155(5): 281–291

Sovik TT, Karlsson J, Aasheim ET et al (2013) Gastrointestinal function and eating behavior after gastric bypass and duodenal switch. Surgery for Obesity and Related Diseases 9(5): 641–647

Svanevik M, Risstad H, Hofso D et al (2015) Perioperative Outcomes of proximal and distal gastric bypass in patients with BMI ranged 50–60 kg/m2: a double-blind, randomized controlled trial. Obesity Surgery 25(10):1788–1795

Tian HL, Tian JH, Yang KH,Yi K, Li L (2011) The effects of laparoscopic vs open gastric bypass for morbid obesity: a systematic review and meta-analysis of randomized controlled trials. Obesity Rev 12(4): 254–260

Ties JS, Zlabek JA, Kallies KJ et al (2014) The effect of laparoscopic gastric bypass on dyslipidemia in severely obese patients: a 5 year follow-up analysis. Obes Surg 24(4): 549–553

Van Nieuwenhove Y, Dambrauskas Z, Campillo-Soto A et al (2011) Preoperative very low-calorie diet and operative outcome after laparoscopic gastric bypass: a randomized multicenter study. Arch Surg 146(11): 1300–1305

Vix M, Diana M, Liu KH et al (2013) Evolution of glycolipid profile after sleeve gastrectomy vs. Roux-en-Y gastric bypass: results of a prospective randomized clinical trial. Obes Surg 23(5): 613–621

Vix M, Liu KH, Diana M et al (2014) Impact of Roux-en-Y gastric bypass versus sleeve gastrectomy on vitamin D metabolism: short-term results from a prospective randomized clinical trial. Surg Endoscop 28(3): 821–826

Wahby M, Salama AF, Elezaby AF et al (2013) Is routine postoperative gastrografin study needed after laparoscopic sleeve gastrectomy? Experience of 712 cases. Obes Surg 23(11): 1711–1717

Wang S, Li P, Sun XF et al (2013) Comparison between laparoscopic sleeve gastrectomy and laparoscopic adjustable gastric banding for morbid obesity: a meta-analysis. Obes Surg 23(7): 980–986

Warschkow R, Tarantino I, Ukegjini K et al (2013) Concomitant cholecystectomy during laparoscopic Roux-en-Y gastric bypass in obese patients is not justified: a meta-analysis. Obesity Surg 23(3): 397–407

Werling M, Fandriks L, Bjorklund P et al (2013) Long-term results of a randomized clinical trial comparing Roux-en-Y gastric bypass with vertical banded gastroplasty. Br J Surg 100(2): 222–230

Wilhelm SM, Young J, Kale-Pradhan PB (2014) Effect of bariatric surgery on hypertension: a meta-analysis. Annals of Pharmacotherapy 48(6): 674–682

Woelnerhanssen B, Peterli R, Steinert RE et al (2011) Effects of postbariatric surgery weight loss on adipokines and metabolic parameters: a comparison of laparoscopic Roux-en-Y gastric bypass and laparoscopic sleeve gastrectomy – a prospective randomized trial. Surgery for Obesity and related Disease 7(5): 561–568

Zarate X, Arceo-Olaiz R, Montalvo Hernandez J et al (2013) Long-term results of a randomized trial comparing banded versus standard laparoscopic Roux-en-Y gastric bypass. Surgery for Obesity and Related Diseases 9(3): 395–397

Zellmer JD, Mathiason MA, Kallies KJ, Kothari SN (2014) Is laparoscopic sleeve gastrectomy a lower risk bariatric procedure compared with laparoscopic Roux-en-Y gastric bypass? A meta-analysis. Am J Surg 208(6): 903–910

Zhang Y, Zhao H, Cao Z et al (2014) A randomized clinical trial of laparoscopic Roux-en-Y gastric bypass and sleeve gastrectomy for the treatment of morbid obesity in China: a 5-year outcome. Obes Surg 24(10): 1617–1624

Zhang Y, Wang J, Ju W et al (2015) Laparoscopic sleeve gastrectomy versus laparoscopic Roux-en-Y gastric bypass for morbid obesity and related comorbidities: a meta-analysis of 21 studies. Obes Surg 25(1): 19–26

Morbus Crohn – Colitis ulcerosa

J.P. Ritz

© Springer-Verlag GmbH Deutschland 2017
C.-T. Germer, T. Keck, R.T. Grundmann (Hrsg.), *Evidenzbasierte Viszeralchirurgie benigner Erkrankungen*,
Evidenzbasierte Chirurgie, https://doi.org/10.1007/978-3-662-53553-0_9

9.1   Morbus Crohn

9.1.1   Leitlinien

Die folgende Darstellung der Leitlinienempfehlungen entspricht einer Auswahl der für das perioperative Management von Patienten mit Morbus Crohn relevanten Empfehlungen. Naturgemäß existiert darüber hinaus eine große Vielzahl weiterer Empfehlungen, die jedoch für den Viszeralchirurgen primär von untergeordneter Bedeutung sind und sich vor allem an die konservativ-gastroenterologische Diagnostik und Therapie richten. Dargestellt werden die Deutschen S3-Leitlinien (Preiß et al. 2014) und die Leitlinien beziehungsweise das Konsensuspapier der ECCO – European Crohn´s and Colitis organisation (Gomollon et al. 2017; Gionchetti et al. 2017).

Deutsche S3-Leitlinie – Empfehlungen zur Diagnostik

Die deutsche S3-Leitlinie gibt zur Diagnostik des Morbus Crohn u. a. folgende Empfehlungen und Einschätzungen zum Evidenzlevel ab:

- Bei Patienten mit klinischen Zeichen einer chronisch-entzündlichen Darmerkrankung sollen eine hochauflösende transabdominelle Sonographie und eine Ileokoloskopie mit Stufenbiopsien erfolgen (Evidenzlevel I, Empfehlung stark positiv, starker Konsens)
- Für die initiale Dünndarmdiagnostik sollte ein MRT des Dünndarms (Enterographie bzw. Enteroklysma) eingesetzt werden (Evidenzlevel I, Empfehlung schwach positiv, starker Konsens)
- Bei perianalem Fistelleiden soll zur Ausbreitungsdiagnostik ein MRT des Beckens erfolgen (Evidenzlevel II, Empfehlung stark positiv, starker Konsens). Der transrektale endoskopische Ultraschall kann in Zusammenschau mit der rektalen Untersuchung in der Hand des erfahrenen Untersuchers äquivalent zum MRT des Beckens eingesetzt werden (Evidenzlevel I, Empfehlung schwach positiv, starker Konsens).
- Innerhalb des ersten Jahres nach intestinaler Resektion sollte eine Ileokoloskopie erfolgen,

falls sich aus dem endoskopischen Befund therapeutische Konsequenzen ergeben (Evidenzlevel III, Empfehlung schwach positiv, Konsens).

Deutsche S3-Leitlinie – Empfehlungen zur Indikation

Zur Therapieentscheidung und Indikationsstellung für eine operative Therapie bei Patienten mit Morbus Crohn finden sich u. a. folgende Aussagen:

- Bei Patienten mit therapierefraktärem Verlauf soll die Operationsindikation frühzeitig überprüft werden. Dies gilt insbesondere für Kinder und Jugendliche mit Wachstumsretardierung und/oder einer verzögerten Pubertät (Evidenzlevel III, Empfehlung stark positiv, starker Konsens).
- Vor der Einleitung einer immunsuppressiven Therapie oder weiterer Therapieeskalation soll eine chirurgische Intervention als Alternative geprüft werden (Empfehlung IV, Empfehlung stark positiv, starker Konsens).
- Patienten mit komplexer Erkrankung sollten interdisziplinär diskutiert und chirurgische Optionen frühzeitig im Behandlungskonzept berücksichtigt werden (Evidenzlevel IV, Empfehlung schwach positiv, Konsens).
- Bei isoliertem Ileozökalbefall mit höherer Krankheitsaktivität sollte der Patient über die primäre Operation als Alternative zur konservativen Therapie aufgeklärt werden (Evidenzlevel II, Empfehlung schwach positiv, starker Konsens).
- Kolonstenosen unklarer Dignität müssen operiert werden (Klinischer Konsensuspunkt – KKP, starker Konsens).
- Nach interventionellen Abszessdrainagen bzw. konservativer Therapie soll kurzfristig die Operationsindikation überprüft werden (Evidenzlevel IV, Empfehlung stark positiv, starker Konsens).
- Die symptomatische Stenose im Dünndarm (inklusive Rezidive nach Ileozökalresektion), die auf Medikamente nicht anspricht, sollte interventionell endoskopisch oder chirurgisch behandelt werden (Evidenzlevel IV, Empfehlung schwach positiv, starker Konsens).

Deutsche S3-Leitlinie – Empfehlungen zur Therapie

In der S3-Leitlinie werden u. a. folgende Empfehlungen zur chirurgischen Therapie des Morbus Crohn ausgesprochen:

- Ziel einer Langzeittherapie sollte die Erhaltung der klinischen Remission mit einer Normalisierung der Lebensqualität sein (Evidenzlevel IV, Empfehlung schwach positiv, starker Konsens).
- Patienten, die rauchen, sollen zur Abstinenz von Tabakgebrauch angehalten werden (Evidenzlevel I, Empfehlung stark positiv, starker Konsens).
- Komplexe Operationen bei Morbus Crohn sollten von CED-erfahrenen Chirurgen in Zentren durchgeführt werden (Evidenzlevel II, Empfehlung schwach positiv, Konsens).
- Prednisolondosierungen von mehr als 20 mg/Tag oder äquivalent für länger als 6 Wochen sollten, wenn klinisch möglich, präoperativ interdisziplinär reduziert werden (Evidenzlevel II, Empfehlung schwach positiv, starker Konsens).
- Eine immunsuppressive Therapie (Azathioprin bzw. 6-Mercaptopurin, Methotrexat, Anti-TNF-α-Antikörper) kann perioperativ mit einer erhöhten Rate an Komplikationen einhergehen; vor diesem Hintergrund ist präoperativ sorgfältig die Fortführung bzw. Unterbrechung der Therapie zu prüfen (Evidenzlevel IV, Empfehlung schwach positiv, Konsens).
- Kurzstreckige, erreichbare Stenosen können dilatiert werden, längerstreckige (≥5 cm) sollten operiert werden (Evidenzlevel IV), wobei Strikturoplastiken und Resektionen gleichwertig sind (Evidenzlevel II) (Empfehlung schwach positiv, starker Konsens).
- Anastomosen können als Seit-zu-Seit-, Seit-zu-End- oder End-zu-End-Anastomose, handgenäht oder mittels Stapler angelegt werden (Evidenzlevel I, Empfehlung schwach positiv, starker Konsens).
- Die laparoskopische Ileozökalresektion sollte gegenüber dem konventionellen Vorgehen bei geeigneten Fällen bevorzugt werden (Evidenzlevel I, Empfehlung schwach positiv, starker Konsens). In komplexeren und Rezidivfällen kann bei adäquater Expertise auch laparoskopisch vorgegangen werden (Evidenzlevel III, Empfehlung schwach positiv, Konsens).
- Wenn eine Operationsindikation aus benignen Gründen besteht, sollte bei lokalisiertem Kolonbefall eine segmentale, sparsame Resektion durchgeführt werden, Strikturoplastiken sollten nicht erfolgen (Evidenzlevel IV) (Empfehlung schwach positiv, starker Konsens).
- Bei Patienten mit Crohn-Colitis kann nur dann eine ileopouchanale Anastomose (IPAA, „Pouch") in Betracht gezogen werden, wenn kein perianaler oder Dünndarmbefall besteht (Evidenzlevel II, Empfehlung schwach negativ). Der Patient soll über das erhöhte Risiko einer chronischen Pouchitis und des langfristigen erhöhten Risikos des Pouchversagens aufgeklärt werden (Evidenzlevel II, Empfehlung stark positiv) (Konsens).
- Bei Patienten in schlechtem Allgemein- und Ernährungszustand unter immunsuppressiver Therapie inkl. Steroiden sollte bei Indikation zur Resektion im Zweifelsfall ein protektives Stoma angelegt oder eine Diskontinuitätsresektion ohne primäre Anastomose durchgeführt werden (Evidenzlevel III, Empfehlung schwach positiv, starker Konsens).
- Bei Fisteln mit Kurzdarmsyndrom, enterovesikalen Fisteln, enterokutanen Fisteln mit hoher Fördermenge und im Retroperitoneum blind endenden Fisteln soll eine OP erfolgen (KKP, starker Konsens).
- Asymptomatische perianale Fisteln sollten nur im Ausnahmefall chirurgisch therapiert werden (Evidenzlevel IV, Empfehlung schwach positiv, starker Konsens).
- Transsphinktäre Fisteln sollen nicht gespalten werden (KKP, starker Konsens). Vor einer konservativen Therapie sollen perianale Abszesse ausgeschlossen oder drainiert werden (Evidenzlevel III, Empfehlung stark positiv, starker Konsens). Die sezernierende Fistel sollte mit einer Setondrainage behandelt werden (Evidenzlevel IV, Empfehlung schwach positiv, starker Konsens).

- Bei inaktivierter Fistel ohne aktive entzündliche Veränderungen im Rektum kann ein plastischer Fistelverschluss durchgeführt werden (Evidenzlevel IV, Empfehlung schwach positiv, starker Konsens).
- Bei fehlendem Ansprechen auf die medikamentöse Therapie bzw. stark eingeschränkter Lebensqualität sollte ein Deviationsstoma angelegt werden (Evidenzlevel IV, Empfehlung schwach positiv, starker Konsens). Bei danach persistierendem Therapieversagen kann eine Proktektomie erfolgen (Evidenzlevel IV, Empfehlung schwach positiv, starker Konsens).

Europäische Leitlinie – Konsensus Papier

In den ECCO-Leitlinien werden u. a. die nachfolgenden Statements zum perioperativen Management des Morbus Crohn formuliert. Wesentliche Unterschiede oder Ergänzungen zur deutschen Leitlinie sind zusätzlich gekennzeichnet (kursiv) und mit dem vorhandenen Evidenzlevel (EL) dargestellt:

- Ein kontrastmittelverstärktes MRT sollte als initiales Diagnostikum zur Beurteilung eines perianalen Fistelleidens durchgeführt werden (EL 2). *Eine Fistulographie sollte nicht durchgeführt werden (EL 3). Der endorektale Ultraschall ist eine gute Alternative zum MRT (EL 2) und gilt in Kombination mit einer Untersuchung in Narkose durch einen erfahrenen Chirurgen als Goldstandard (EL 5).*
- *Zur Evaluation des perianalen Fistelleidens sollte routinemäßig eine Proktosigmoideoskopie durchgeführt werden, da eine synchrone rektosigmoidale Inflammation prognostische und therapeutische Relevanz hat (EL 2). Ein aktiver luminaler Morbus-Crohn-Befall sollte mitbehandelt werden (EL 5).*
- Patienten mit steroid-refraktärer Erkrankung sollten mit einer anti-TNF basierten Strategie behandelt werden. Chirurgische Therapieoptionen sollten immer zu einem frühen Zeitpunkt erwogen und diskutiert werden (EL 5).
- Im Falle eines Rezidivs unter medikamentöser Therapie sollte bei lokalisierter Erkrankung neben einer Steigerung der Erhaltungstherapie

immer die Chirurgie als Therapieoption erwogen werden (EL 4).
- Rauchen (EL1), penetrierender und stenosierender Befall (EL1), früherer Steroideinsatz (EL2), Befall des Ileums (EL2), Befall des Jejunums (EL3) und junges Erkrankungsalter (EL3) sind Risikofaktoren für die Notwendigkeit einer chirurgischen Therapie.
- Prädiktoren für ein frühes postoperatives Rezidiv nach Ileozökalresektion sind: Rauchen, frühere intestinale Resektion, Fehlen medikamentöser Prophylaxe (EL1), penetrierende Erkrankung, perianale Lokalisation und epitheloidzellige Granulome im Resektat (EL2).
- Unkomplizierte symptomatische perianale Fisteln werden durch eine Seton-Drainage behandelt. Ein perianaler Abszess sollte durch endorektalen Ultraschall ausgeschlossen und drainiert werden (EL 3). *Bei einer unkomplizierten tiefen Fistel kann die Fistelspaltung diskutiert werden (EL 5).*
- Bei Patienten mit therapierefraktärem Fistelleiden sollte ein Diversionsstoma und als letztmögliche Therapie eine Proktektomie erwogen werden (EL 5).
- *Entero-enterische und entero-vesikale Fisteln erfordern häufig eine chirurgische Resektion (EL 5). Diese wird stark empfohlen für entero-enterische Fisteln, die mit Abszessbildung, Strikturen, Diarrhö oder Malabsorption einhergehen (EL 5). Symptomatische rektovaginale Fisteln benötigen eine chirurgische Therapie mit Diversionsstoma (EL 5).*

9.1.2 Ergebnisse

Metaanalysen

Metaanalysen und systematische Reviews, die typische chirurgische Fragestellungen im Zusammenhang mit Morbus Crohn untersuchen, sind relativ selten. Viele Studien analysieren die Wertigkeit der medikamentösen Therapie. Die folgenden Themen spiegeln dies teilweise wider, sind aber dennoch von Wichtigkeit für den behandelnden Chirurgen.

Einfluss Nikotin

Der Zusammenhang eines Nikotinabusus mit dem Morbus Crohn ist sehr gut evaluiert. Raucher mit Morbus Crohn haben ein signifikant erhöhtes Risiko für die Entwicklung der Erkrankung, für mehr Komplikationen, zeigen eine höhere Rezidivquote und eine schlechtere Prognose (Nunes et al. 2016). Eine aktuelle Metaanalyse aus Kanada untersuchte den Zusammenhang von Rauchen und der Notwendigkeit von chirurgischer Therapie (Kuenzig et al. 2016). In 9 Studien mit insgesamt 5618 Patienten zeigte sich ein 1,3-fach erhöhtes Risiko im Vergleich zu Patienten, die niemals geraucht haben. Kein Unterschied war dagegen zwischen aktiven und früheren Rauchern nachzuweisen (Hazard Ratio (HR) 1,1). Ähnliches zeigt sich in einer Analyse von 33 Studien von rauchenden Patienten mit Morbus Crohn. Im Vergleich zu Nichtrauchern haben diese eine verstärkte Krankheitsaktivität (OR 1,56), ein erhöhtes Risiko für chirurgische Eingriffe (OR 1,68) und ein erhöhtes Rezidivrisiko nach Chirurgie (OR 1,97) (To et al. 2016).

Häufigkeit der primären und sekundären chirurgischen Therapie

Durch die immunmodulatorische Therapie stehen heutzutage eine große und kontinuierlich steigende Auswahl an Medikamenten zur Verfügung, die zur primären Behandlung und zur Rezidivprophylaxe des Morbus Crohn eingesetzt werden können. Ein wesentliches Ziel dieser Therapien ist es, die Notwendigkeit eines primären oder sekundären chirurgischen Eingriffs zu verhindern, oder zumindest zu reduzieren.

Die Notwendigkeit eines chirurgischen Eingriffs 1, 5 und 10 Jahre nach Erstdiagnose eines Morbus Crohn wurde in einer kanadischen Metaanalyse von 26 populationsbasierten Publikationen ausgewertet (Frolkis et al. 2013). Es zeigte sich ein Anteil an chirurgischer Intervention von 16,3 %, 33,3 % und 46,6 % nach 1, 5 bzw. 10 Jahren. Studien, die nach dem Jahr 2000 publiziert wurden, weisen dabei die niedrigsten Raten an chirurgischen Eingriffen auf. Eine mögliche Ursache hierfür kann in dem Einsatz der immunmodulatorischen Therapie begründet sein.

Das Risiko eines sekundären chirurgischen Eingriffs wurde von derselben Arbeitsgruppe in einer weiteren Analyse untersucht. Hierbei wurden nach 5 Jahren 24,2 % und nach 10 Jahren 35 % der Patienten einem zweiten chirurgischen Eingriff unterzogen (Frolkis et al. 2014). Analog zeigte sich ein deutlicher Unterschied der OP-Rate zwischen älteren (vor 1980) Studien (44,6 %) und aktuellen (nach 1980) Studien (33,2 %), was die These eines positiven Einflusses der medikamentösen Rezidivprophylaxe unterstützt.

Ein positiver Einfluss der Immuntherapie mittels anti-TNF (Infliximab) auf chirurgische Interventionen konnte in der Auswertung von Costa et al. (2013) bestätigt werden. In den Ergebnissen aus 9 randomisierten Studien reduzierte die Gabe von Infliximab das Risiko eines Krankenhausaufenthaltes (OR 0,31) sowie der Notwendigkeit eines chirurgischen Eingriffs (OR 0,51) signifikant.

Laparoskopisch versus offen

Die Evidenz aus randomisierten Studien zu dieser Fragestellung ist gering. Es wurden bislang nur 2 randomisierte Studien publiziert. Beide konnten keine Unterschiede zwischen laparoskopischem und offenem Vorgehen im Hinblick auf Komplikationen und Langzeitergebnisse nachweisen. Da insgesamt nur 120 Patienten in beiden Studien eingeschlossen wurden, sind jedoch die statistische Relevanz und damit die Aussagekraft gering (Dasari et al. 2011). Um diese geringe Fallzahl auszugleichen, führte Patel eine Metaanalyse durch, in die neben den 2 randomisierten Studien insgesamt 31 weitere nicht randomisierte Studien eingeschlossen wurden (Patel et al. 2013). 22 dieser Studien befassten sich ausschließlich mit Ileozökalresektionen als häufigstem Eingriff bei intestinalem Morbus-Crohn-Befall. Insgesamt zeigte die Metaanalyse eine reduzierte perioperative Komplikationsrate bei laparoskopischem Vorgehen (Risk Ratio (RR) 0,71). Zusätzlich waren die früh-postoperativen Ergebnisse in der Gruppe der laparoskopischen Resektionen signifikant besser als in der offenen Vergleichsgruppe (Kostaufbau: RR 1,29, Zeit bis Stuhlgang: RR 0,68, stationäre Liegedauer: RR 2,24). Im Langzeitverlauf fanden sich keine Unterschiede im Hinblick auf die chirurgische Rezidivrate, jedoch Evidenz für eine geringere Rate an Narbenhernien. Bei eingeschränkter Aussagekraft durch die überwiegend retrospektiven Studien gibt es somit Anzeichen für Vorteile des laparoskopischen

Vorgehens. Diese beziehen sich überwiegend auf Ersteingriffe und Ileozökalresektionen. Evidente Aussagen zu komplexen Prozeduren oder Rezidiveingriffen lassen sich hieraus nicht ableiten. Hier wird die individuelle Expertise des Operateurs und des Zentrums über die Wahl des Zugangsweges von Fall zu Fall entscheiden.

Anastomosentechnik – Handnaht versus Stapler

Lange Zeit galt die End-zu-End-Anastomose mittels Handnaht als das Verfahren der Wahl für eine Anastomose nach Resektion eines Morbus Crohn. Hierdurch sollte das Rezidivrisiko durch die Vermeidung eines Blindsacks und die Ausbildung von Fisteln durch die Verwendung von nicht-resorbierbarem Material (Klammern) reduziert werden. Diese Vermutungen lassen sich nach mehreren Publikationen der letzten Jahre nicht mehr aufrechthalten. Mittlerweile wurden 8 Studien (3 prospektiv-randomisiert) mit insgesamt 821 Patienten zur Fragestellung der Anastomosentechnik publiziert. Die Ergebnisse dieser Studien wurden in einer Metaanalyse erfasst und ausgewertet (He et al. 2014). Die Seit-zu-Seit-Anastomose mittels Stapler wies im Vergleich zur handgenähten End-zu-End-Anastomose Vorteile auf im Hinblick auf die Faktoren Anastomoseninsuffizienz (OR 0,45), Erkrankungsrezidiv (OR 0,2) und Reoperation bei Rezidiv (OR 0,18). Der positive Einfluss auf die Rate an Anastomoseninsuffizienzen durch die Verwendung von Staplern im Vergleich zur Handnaht (OR 0,48) konnte ebenfalls in einem Cochrane-Review aus dem Jahr 2011 nachgewiesen werden, in dem 1125 ileokolische Anastomosen unabhängig von der zugrunde liegenden Diagnose ausgewertet wurden (Choy et al. 2011).

Strikturoplastik versus Ballon-Dilatation von Stenosen

Ein wesentliches Ziel der Therapie von Morbus-Crohn-Stenosen ist der weitgehende Erhalt von Darmanteilen, um bei der rezidivierenden Natur der Erkrankung langfristig ein Kurzdarmsyndrom zu vermeiden. Entsprechend gelten sowohl die Strikturoplastik als auch die endoskopische Ballondilatation als alternative darmsparende Therapieverfahren bei kurzstreckigen symptomatischen Stenosen. Es fehlen vergleichende oder randomisierte Studien, in denen die Effektivität beider Verfahren evaluiert wird. Zur Bewertung der Strikturoplastik sind überwiegend retrospektive Studien mit teilweise geringen Fallzahlen publiziert. Eine Analyse der Ergebnisse der Ballondilatation wurde in zwei aktuellen Metaanalysen durchgeführt. Die Studie von Morar untersuchte die Kurzzeitergebnisse, die Studie von Navaneethan die Langzeitergebnisse des Verfahrens (Morar et al. 2015; Navaneethan et al. 2016).

In den Frühergebnissen zeigte sich ein technischer Erfolg bei 90,6 %, ein symptomatischer Erfolg dagegen nur bei 70,2 % der Patienten. Komplikationen traten in 6,4 % auf, Perforationen bei 3 % der Patienten. Bei de-novo-Strikturen war die Rate an Komplikationen und Perforationen mit 15 % bzw. 9 % erhöht im Vergleich zur Behandlung von Anastomosenstrikturen. Nach 5 Jahren betrug die kumulative Rate an chirurgischen Eingriffen 75 % (Morar et al. 2015). Den Langzeitverlauf nach Ballondilatation untersuchte die Analyse von Navaneethan detaillierter. Nach einem Follow-up von 15–70 Monaten betrug die chirurgische Interventionsrate 27 %. Dabei wiesen primäre Strikturen ein höheres Risiko für die Reoperation auf (29 %) als Anastomosenstrikturen (18 %). Gleichzeitig zeigten Stenosen mit einer Länge <4 cm weniger chirurgische Interventionen (11 %) im Vergleich zu längeren Stenosen (22 %). Schwerwiegende Komplikationen traten hier bei 4 %, Perforationen bei 3 % der Patienten auf. Insgesamt besteht mit dem interventionellen Vorgehen somit für endoskopisch gut erreichbare, kurzstreckige Strikturen eine sichere Therapieoption, die in vielen Fällen die Chirurgie herauszögern kann. In einem jedoch nicht unerheblichen Maß werden für diese Patienten chirurgische Reinterventionen erforderlich.

Das potenzielle Risiko einer chirurgischen Reintervention wurde von Li in einem retrospektiven Vergleich an 194 Patienten untersucht (Li et al. 2015). Verglichen wurden Patienten mit primärer chirurgischer Strikturoplastie versus postinterventioneller Salvage-Strikturoplastie nach Versagen einer vorausgegangenen Ballondilatation. In der Gruppe der Salvage-Operationen fanden sich höhere Risiken für oberflächliche und tiefe Wundinfektionen (OR 3,16) sowie zur Anlage eines Diversionsstoma (OR 3,16). In einer weiteren retrospektiven Analyse an 79 Patienten wurde das Langzeit-Follow-up nach endoskopischer und chirurgischer Therapie untersucht (Greener et al. 2015). Hier zeigte sich ein signifikant niedrigeres Risiko für Reinterventionen (OR 5,6) oder weitere chirurgische Eingriffe (OR 3,5) nach Chirurgie. Die kalkulierten 5-Jahres-Ergebnisse für das interventionsfreie Überleben (endoskopisch oder chirurgisch) betrugen 48 % nach Ballondilatation und 85 % nach chirurgischer Resektion. Die Vorteile einer chirurgischen Behandlung von Strikturen liegen damit in der problemlosen Erreichbarkeit aller intestinalen Stenosen, der Möglichkeit zur simultanen Behandlung multipler Stenosen, der direkten Differenzierung zwischen Dilatation und Resektion und einer längeren Interventionsfreiheit.

Medikation und postoperative Komplikationen

Die weit überwiegende Mehrzahl der chirurgischen Patienten hat heutzutage eine oder sogar mehrere immunsuppressive Therapien hinter sich. Entsprechend gefürchtet ist deren Einfluss auf die Entwicklung postoperativer Komplikationen.

Der Einfluss von Biologika wurde in einer Metaanalyse von Waterland untersucht. In 14 Studien mit 5425 Patienten war durch den Einsatz von Biologika ein signifikanter Anstieg von infektiösen Komplikationen (OR 1,52) und Wundinfektionen (OR 1,73) nachweisbar (Waterland et al. 2016). Dagegen gab es für die Ausbildung einer Anastomoseninsuffizienz (OR 1,19), abdominellen Sepsis (OR 1,22) oder einer Reoperation (OR 1,12) keine Signifikanz. Zu einem ähnlichen Ergebnis kommen zwei weitere systematische Reviews, die den Einfluss von Infliximab untersucht haben (Yang et al. 2014; Billioud et al. 2013). In beiden Reviews war ein erhöhter Anteil der Gesamtkomplikationsrate (OR 1,45 bzw. 1,25), der infektiösen Komplikationen (OR 1,47 bzw. 1,45) und in der Studie von Yang auch der nicht-infektiösen Komplikationen (OR 2,2) nachweisbar.

Weitere Risikofaktoren für postoperative intraabdominelle Komplikationen wurden in einer Metaanalyse von Huang untersucht (Huang et al. 2015). Eingeschlossen wurden 15 Studien mit 3.807 Patienten und 4189 Operationen. Signifikante Risikofaktoren waren dabei ein erniedrigter Albuminwert (OR 1,93), präoperative Steroidgabe (OR 1,99), präoperative Abszesse (OR 1,94) und vorausgegangene chirurgische Eingriffe (OR 1,5). Der Einsatz von Biologika hatte in dieser Analyse nur einen schwachen Einfluss auf die Komplikationsrate (OR 1,29).

Randomisierte Studien

Primäre OP versus Medikation bei ileozökalem Befall

In mehreren retrospektiven Studien zeigten sich Vorteile für eine frühelektive Resektion (Operation früh nach Diagnosestellung) bei Morbus-Crohn-Befall des terminalen Ileums im Vergleich zur spätelektiven Resektion (Operation nach initialer medikamentöser Therapie). Die Vorteile lagen in einer Reduktion des Bedarfs an Medikamenten und einer längeren Symptomfreiheit. Das Risiko für Rezidivoperationen nach 10 Jahren betrug in der Gruppe der frühelektiv operierten Patienten nur 12,9 %, in der Gruppe der spätelektiv operierten Patienten war es mit 36,3 % signifikant erhöht (Golovics et al. 2013). Eine prospektiv randomisierte Studie aus Schweden hatte das Ziel, diesen Aspekt evidenzbasiert zu untersuchen. Patienten mit primärem, isoliertem Befall des terminalen Ileums wurden randomisiert in eine Gruppe mit medikamentöser Therapie (Thiopurine) versus primär offener Ileozökalresektion. Aufgrund der geringen Einschlusszahlen musste die Studie mit 36 Patienten leider vorzeitig beendet werden. Die Zwischenanalyse erbrachte jedoch interessante Ergebnisse. Es fand sich kein Unterschied in der klinischen Morbus-Crohn-Aktivität zwischen beiden Gruppen. Die Lebensqualität im SF36-Bogen war nach einem Jahr in der chirurgischen Gruppe höher als in der medikamentös behandelten Gruppe (Gerdin et al. 2016).

Fistel-Plug versus Setondrainage bei analer Fistel

Die Behandlung perianaler Fisteln bei Morbus Crohn ist komplex und mit hohen Rezidivquoten behaftet. Durch rezidivierende Abszesse und konsekutive chirurgische Interventionen droht langfristig eine Sphinkterschädigung mit Einschränkung der Kontinenzleistung. Ziel der Fisteltherapie ist die Symptombefreiung des Patienten, die Umwandlung einer komplizierten in eine unkomplizierte Fistel, die Vermeidung von Rezidiveingriffen und der Erhalt der Kontinenz. Die Fadendrainage oder Setondrainage ist eine der Standardoptionen bei analem Fistelbefall, ohne dass hierfür eine gute Evidenz vorhanden ist. Der Fisteltrakt wird hierdurch kontinuierlich offengehalten und somit ein Verschluss verhindert. Ein operativer Fistelverschluss ist nur bei fehlender intestinaler bzw. rektaler Morbus-Crohn-Aktivität erfolgversprechend. Die Verwendung eines bioresorbierbaren Fistel-Plugs gilt als Alternative zum operativen Fistelverschluss. Eine französische Arbeitsgruppe hat den Einsatz des Fistel-Plugs in einer randomisierten Studie mit der alleinigen Entfernung der Setondrainage verglichen (Senejoux et al. 2016). Eingeschlossen wurden 106 Patienten mit fehlender oder milder Morbus-Crohn-Aktivität, die bereits mindestens einen Monat durch eine Drainage behandelt waren und keinen Abszess aufwiesen. Ziel war der Nachweis eines Fistelverschlusses 12 Wochen nach Therapie. Insgesamt zeigte sich kein Unterschied zwischen beiden Verfahren. Die Verschlussrate in der Plug-Gruppe betrug 31,5 % und in der Kontrollgruppe 23,1 % (p=0,19), unabhängig davon, ob komplexe oder einfache Fisteln therapiert wurden.

Eine 2015 aufgesetzte randomisierte Multicenterstudie der Arbeitsgruppe (sogenannter PISA-Trial) um Bemelmann aus den Niederlanden wird die Frage nach dem besten Verfahren für die Fisteltherapie weiter untersuchen (De Groof et al. 2015). Hier werden die Patienten in 3 Gruppen randomisiert: 1. kontinuierliche Fadendrainage für ein Jahr, 2. Fadendrainage und anti-TNF-Medikation mit Fadenentfernung nach 6 Wochen oder 3. Fadendrainage mit plastischem Fistelverschluss unter anti-TNF-Medikation. Zielparameter sind die Anzahl fistelbedingter Reinterventionen und die Rate des Fistelverschlusses.

Aktive versus Standard-Nachsorge postoperativ

Nach operativer Therapie entwickelt die Mehrzahl der Morbus-Crohn-Patienten ein endoskopisches oder klinisches Entzündungsrezidiv, das in 50–70 % zu erneuten chirurgischen Interventionen führt. Das optimale Management zur postoperativen Rezidivprävention ist weiterhin kontrovers. Ziel der randomisierten Multicenterstudie „Postoperative Crohn's Endoscopic Recurrence" (POCER) war es, die optimale Nachsorgestrategie zu identifizieren (De Cruz et al. 2015). Hierfür wurden unterschiedliche Strategien zur Rezidivprophylaxe unter Berücksichtigung des individuellen Rezidivrisikos und des Benefits einer gezielten postoperativen Koloskopie analysiert.

184 Patienten wurden nach intestinaler Resektion 2:1 in unterschiedliche Therapiearme randomisiert: „active-care" (Koloskopie nach 6 Monaten) vs. „standard-care" (keine Koloskopie). Alle Patienten erhielten zusätzlich eine medikamentöse Rezidivprophylaxe (Metronidazol für 3 Monate, bei hohem Rezidivrisiko zusätzlich Thiopurine bzw. Adalimumab). Patienten der active-care-Gruppe erhielten 6 Monate postoperativ in Abhängigkeit des mukosalen Befalls eine Anpassung der medikamentösen Therapie („step-up"), bei Patienten der standard-care-Gruppe wurde die postoperative Rezidivprophylaxe bis 18 Monate postoperativ unverändert fortgeführt. Primärer Endpunkt der Studie war der Nachweis und Schweregrad eines endoskopischen Rezidivs 18 Monate postoperativ. In der active-care-Gruppe erfolgte bei 47 Patienten (39 %) eine Anpassung der Medikation, wodurch bei 38 % dieser Patienten innerhalb des Folgejahres eine Remission erzielt werden konnte. Insgesamt fanden sich mit 49 % vs. 67 % (p = 0,03) endoskopische Rezidive signifikant seltener bei Patienten der active-care-Gruppe als bei Patienten der standard-care-Gruppe. Parallel dazu zeigten mehr Patienten der active-care-Gruppe einen mukosalen Normalbefund als standard-care-Patienten (22 vs. 8 % (p = 0,03)).

Diese Studie belegt die Notwendigkeit einer medikamentösen Rezidivprophylaxe und den Nutzen einer frühen Kontrollkoloskopie nach 6 Monaten, mit der die medikamentöse Therapie gezielt adaptiert werden kann. Dies steht im Gegensatz zur Empfehlung der deutschen S3-Leitlinie, die eine Koloskopie nur empfiehlt, wenn sich aus dem endoskopischen Befund therapeutische Konsequenzen ergeben würden.

Lebensqualität nach Resektion

Der Erhalt einer guten Lebensqualität ist ein wesentliches Ziel der konservativen und operativen Therapie des Morbus Crohn. Viele Patienten werden erst nach einem Versagen der konservativen Therapie und nach Einsatz mehrfacher Immunmodulatoren zur chirurgischen Therapie vorgestellt. Diese Gruppe weist dann eine reduzierte Lebensqualität auf (Peyrin-Biroulet et al. 2012). Den Einfluss einer intestinalen Resektion auf die Lebensqualität wurde im Rahmen der POCER-Studie untersucht (Wright et al. 2015). Die Lebensqualität der hier eingeschlossenen Patienten wurde präoperativ und 6,

12 sowie 18 Monate nach Resektion des makroskopisch befallenen Darmabschnittes untersucht. Verwendet wurden hierfür der SF-36 Bogen (Punktwert von 0-100 möglich; Durchschnittswert für gesunde Personen: 75–90) sowie der IFBQ (Inflammatory Bowel Diseases Questionnaire; Punktwerte von 32–224 möglich; ab 170 klinische Remission). Die präoperative Lebensqualität war in der Auswertung beider Bögen schlecht (SF-36: 40–44; IBDQ:125). 6 Monate postoperativ kam es zu einer signifikanten Verbesserung (p<0,001) der Lebensqualität auf Werte von oder nahe der gesunden Bevölkerung (SF-36: 68; IBDQ: 171). Diese Verbesserung hielt über den gesamten Beobachtungszeitpunkt der Studie an (nach 18 Monaten SF-36:70–72; IBDQ: 175). Dabei war dieser Verbesserung unabhängig von der Art der medikamentösen Therapie und auch unabhängig davon, ob der Patient in den active-care-Arm oder den standard-care-Arm randomisiert war. Durch diese Studie konnte damit eine rasche und anhaltende Verbesserung der Lebensqualität durch die chirurgische Resektion in Kombination mit einer postoperativen medikamentösen Rezidivprophylaxe gezeigt werden.

9.1.3 Fazit für die Praxis

1. Bei perianalem Fistelleiden soll zur Ausbreitungsdiagnostik ein MRT des Beckens erfolgen. Der transrektale Ultraschall gilt in Kombination mit einer Untersuchung in Narkose in der Hand des erfahrenen Untersuchers als mindestens äquivalent.
2. Die Möglichkeit einer chirurgischen Intervention muss frühzeitig im Behandlungsverlauf überprüft werden. Frühelektive chirurgische Therapien zeigen insgesamt gute Ergebnisse. Dies gilt besonders bei hoher Entzündungsaktivität, nach interventioneller Abszessdrainage, Wachstums- oder Ernährungsstörungen, bei Versagen eines Immunsuppressivums und vor einer medikamentösen Therapieeskalation.
3. Die immunsuppressive Therapie führt zu einer erhöhten postoperativen Komplikationsrate besonders bei infektiösen Komplikationen. Daher sollte präoperativ interdisziplinär eine Pausierung bzw. Reduktion der Medikation erwogen werden.
4. Der laparoskopische Zugangsweg weist bei Ileozökalresektionen geringere Komplikationen und Vorteile in der frühen postoperativen Phase auf. Bei Rezidiveingriffen oder einem komplexen Morbus-Crohn-Befall entscheidet die Expertise des Operateurs über den Zugangsweg.
5. Die Anastomosenanlage kann gleichwertig als End-zu-End- oder Seit-zu-Seit-Anastomose erfolgen. Die Verwendung von Klammernahttechnik hat keinen Einfluss auf den Verlauf der Erkrankung.
6. Eine kurzstreckige Stenose kann interventionell oder chirurgisch therapiert werden. Nach chirurgischer Therapie ist das Intervall bis zu einer erneuten Intervention länger.
7. Nach intestinaler Resektion ist eine Rezidivprophylaxe sinnvoll und sollte interdisziplinär festgesetzt werden. Zur risikoadaptierten Stratifikation der Medikation erfolgt hierfür eine Kontrollkoloskopie nach 6 Monaten.
8. Die chirurgische Resektion des makroskopisch betroffenen Darmabschnittes führt unabhängig von der Art der postoperativen medikamentösen Therapie zu einer raschen und anhaltenden Steigerung der Lebensqualität.

9.2 Colitis ulcerosa

9.2.1 Leitlinien

Analog zur Darstellung der Leitlinienempfehlungen beim Morbus Crohn wird in den folgenden Abschnitten eine Auswahl der für das perioperative Management von Patienten mit Colitis ulcerosa relevanten

Empfehlungen aufgeführt. Dargestellt werden die Empfehlungen der Deutschen Leitlinie von 2011 (Dignass et al. 2011) und die Leitlinien beziehungsweise das Konsensuspapier der ECCO zur chirurgischen Therapie von 2015 (Oeresland et al. 2015). Anzumerken ist, dass die deutsche Leitlinie nur bis zum 30.09.2016 gültig war und gegenwärtig überarbeitet wird.

Deutsche Leitlinie – Empfehlungen zur Diagnostik

- Die Diagnose einer Colitis ulcerosa soll auf dem Boden einer Kombination von Anamnese, klinischer Untersuchung und typischen laborchemischen, sonographischen, endoskopischen und histologischen Befunden gestellt werden (Evidenzgrad D, starker Konsens, Empfehlungsstärke stark positiv).
- Eine routinemäßige Koloskopie soll bei Patienten mit Colitis ulcerosa in der Remission bis zum Beginn der Karzinomüberwachung nicht erfolgen (Evidenzgrad D, starker Konsens, Empfehlungsstärke stark negativ). Überwachungskoloskopien sollten dann bei ausgedehnter Colitis ulcerosa ab dem 8. Jahr und bei linksseitiger oder distaler Colitis ulcerosa ab dem 15. Jahr nach Erstmanifestation 1- bis 2-mal jährlich erfolgen (Evidenzgrad C, Konsens, Empfehlungsstärke stark positiv).
- Bei histologischer Diagnose jeder intraepithelialen Neoplasie (IEN)/Dysplasie soll stets eine externe Zweitbeurteilung eingeholt werden. (Evidenzgrad C, starker Konsens, Empfehlungsstärke stark positiv).
- Patienten mit einer schweren, aktiven Colitis ulcerosa (mehr als 6 blutige Durchfälle täglich, Fieber, Tachykardie, Anämie, BSG >30 mm/h) sollen stationär behandelt, intensiv überwacht und, insbesondere jene mit toxischem Verlauf, in enger Zusammenarbeit von Gastroenterologen/Kindergastroenterologen und Chirurgen betreut werden. (Evidenzgrad D, starker Konsens, Empfehlungsstärke stark positiv).

Deutsche Leitlinien – Empfehlungen zur Indikation

- Ein trotz Einsatzes von Immunsuppressiva inkl. Biologika therapierefraktärer Verlauf sollte als absolute Operationsindikation angesehen werden (Evidenzgrad D, Konsens, Empfehlungsstärke stark positiv).
- Eine elektive Operation kann bei Patientenwunsch erfolgen. Dabei sind die Risiken der konservativen Behandlungsstrategien gegen die Risiken einer Operation abzuwägen (Evidenzgrad D, starker Konsens, Empfehlungsstärke schwach positiv).
- Kinder und Jugendliche mit Wachstumsstörungen unter adäquater Therapie nach Ausschluss anderer Ursachen und Konsultation eines Kindergastroenterologen sollen operiert werden (Evidenzgrad D, Konsens, Empfehlungsstärke stark positiv).
- Bei Nachweis einer durch einen externen Pathologen bestätigten Kolitis-assoziierten hochgradigen IEN/Dysplasie (Evidenzgrad C) oder eines Adenokarzinoms (Evidenzgrad B) soll eine Operation erfolgen (starker Konsens, Empfehlungsstärke stark positiv).
- Bei einer Kolonstenose unklarer Dignität soll operiert werden (Evidenzgrad C, starker Konsens, Empfehlungsstärke stark positiv).
- Notfall- und dringliche Indikation: Die freie oder gedeckte Perforation soll als Notfallindikation operiert werden (Evidenzgrad A, starker Konsens, Empfehlungsstärke stark positiv). Die therapierefraktäre Blutung soll bei fortgesetzter Transfusionspflichtigkeit im interdisziplinären Kontext dringlich operiert werden (Evidenzgrad D, Konsens, Empfehlungsstärke stark positiv).
- Tritt bei Patienten mit schwerer, aktiver Kolitis (Definition im vorangehenden Abschnitt) trotz konservativer Therapie eine klinische Zustandsverschlechterung ein, soll eine chirurgische Therapie durchgeführt werden. Dies kann ebenso indiziert sein, wenn nach 4–7 Tagen keine klinische Verbesserung eintritt (Evidenzgrad D, starker Konsens, Empfehlungsstärke stark positiv).

Deutsche Leitlinien – Empfehlungen zur Therapie

- Als Standardoperation soll eine restaurative Proktokolektomie durchgeführt werden (Evidenzgrad D, starker Konsens, Empfehlungsstärke stark positiv).
- Bei erhöhtem perioperativem Risiko sollte die Proktokolektomie dreizeitig durchgeführt werden (Evidenzgrad D, Konsens, Empfehlungsstärke schwach positiv). Dabei sollte die Kolektomie bis zum rektosigmoidalen Übergang erfolgen (Evidenzgrad D, Konsens, Empfehlungsstärke schwach positiv).
- Bei Mangelernährung soll vor elektiver Operation präoperativ eine gezielte Ernährungstherapie für mindestens 7 Tage erfolgen (Evidenzgrad B, Konsens, Empfehlungsstärke stark positiv).
- Bei der ileoanalen Pouchanlage soll die belassene Rektummukosa nicht länger als 2 cm sein (Evidenzgrad D, starker Konsens, Empfehlungsstärke stark positiv). Bei einer intraepithelialen Neoplasie oder einem Karzinom soll eine komplette Mukosektomie durchgeführt werden (Evidenzgrad D, starker Konsens, Empfehlungsstärke stark positiv).
- Die Kolektomie mit ileorektaler Anastomose kann nur für ausgewählte Konstellationen wie z. B. bei dringendem Kinderwunsch empfohlen werden (Evidenzgrad D, starker Konsens, Empfehlungsstärke schwach negativ).
- Die laparoskopische restaurative Proktokolektomie kann als gleichwertige Alternative zur offenen Operation angeboten werden (Evidenzgrad B, starker Konsens, Empfehlungsstärke schwach positiv).
- Pouchchirurgie soll nur in dafür spezialisierten Zentren durchgeführt werden. (Evidenzgrad D, starker Konsens, Empfehlungsstärke stark positiv).
- Nach Pouchanlage sollte eine jährliche Kontrolluntersuchung erfolgen. (Evidenzgrad D, Konsens, Empfehlungsstärke stark positiv).

Europäische Leitlinie – Konsensus Papier

In den ECCO-Leitlinien werden u. a. die nachfolgenden Statements zum perioperativen Management der Colitis ulcerosa formuliert und das vorhandene Evidenzlevel (EL) dargestellt. Die Aktualität dieser Empfehlungen im Vergleich zur deutschen Leitlinie spiegelt sich in einer Vielzahl von unterschiedlichen Empfehlungen wider. Zur besseren Sichtbarkeit sind die wesentlichen Unterschiede oder Ergänzungen zusätzlich gekennzeichnet *(kursiv)*:

- *Patienten werden nach Aufnahme am besten versorgt durch eine gemeinsame Behandlung von Gastroenterologen und kolorektalen Chirurgen (EL 5).*
- Der Ernährungs- *und Allgemeinzustand (inkl. Reduktion von Steroiden)* des Patienten sollte vor einer elektiven Operation optimiert werden (EL 5).
- *Zeitpunkt und Art des chirurgischen Vorgehens sind essenziell und sollten durch Gastroenterologen und Chirurgen gemeinsam festgelegt werden (EL 5).*
- Die empfohlene Operation bei Nachweis von Dysplasie oder Karzinom ist eine Proktokolektomie mit ileo-pouchanaler Anastomose. (EL 5). *Es gibt keine Evidenz für einen onkologischen Vorteil durch die Mukosektomie oder eine handgenähte Anastomose in dieser Situation (EL 2). Die Kolektomie mit ileorektaler Anastomose kann bei ausgewählten Patienten erwogen werden (EL 5).*
- *Eine Prednisolontherapie von 20 mg täglich für mehr als 6 Wochen ist ein Risikofaktor für chirurgische Komplikationen (EL 3). Falls eine präoperative Reduktion unter 20 mg nicht möglich ist, sollte die Bildung des Pouches auf einen späteren Zeitpunkt verlegt werden (mehrzeitiges Vorgehen) (EL 5).*
- *Präoperative Thiopurine erhöhen nicht das Risiko von postoperativen Komplikationen (EL 3). Da die Datenlage zum Einfluss der anti-TNF-Medikation auf Komplikationen uneinheitlich ist, wird für diese Medikamentengruppe keine einzeitige Proktokolektomie und Pouchanlage empfohlen (EL 5).*

■ *Laparoskopische Verfahren sind sicher und verbessern das kosmetische Ergebnis der Operation (EL 2). Langzeitvorteile liegen in einer Reduktion von Verwachsungen und einem besseren Erhalt der Fertilität (EL 3).*

■ *Eine Stapler-Anastomose ist bei der Pouchanlage zu bevorzugen, da sie mit einer reduzierten nächtlichen Inkontinenz einhergeht. Ein Rektum-Cuff von über 2 cm sollte dabei vermieden werden (EL 2).*

■ *Unter optimalen Bedingungen ist die ileorektale Anastomose eine vernünftige Alternative zur Pouchanlage. Vorteile liegen in der geringeren Morbidität, Erhaltung der Fertilität, und der geringen Notwendigkeit einer subsequenten Restproktektomie (EL 2).*

■ *Patienten sollten in Zentren mit mindestens 10 Pouchanlagen pro Jahr verlegt werden (EL 5).*

■ *Bei Fehlen von Risikofaktoren (Neoplasie, Karzinom, PSC) ist bei asymptomatischen Patienten kein spezifisches Pouch-Follow-up-Protokoll erforderlich (EL 2).*

9.2.2 Ergebnisse

Metaanalysen

Low-grade Dysplasie und kolorektale Karzinome

Das Risiko einer Karzinomentstehung bei langjähriger Colitis ulcerosa ist signifikant erhöht. Entsprechend werden in Abhängigkeit von Entzündungsaktivität und Ausmaß Routinekoloskopien empfohlen. Beim Nachweis einer hochgradigen Dysplasie wird die Empfehlung zur Operation ausgesprochen, da hier ein hohes Risiko zur Karzinomentstehung nachgewiesen ist. Nicht geklärt ist dagegen das Karzinomrisiko beim Nachweis von low-grade intraepithelialer Neoplasie. In systematischem Review und Metaanalyse von Fumery wurden die Inzidenz und Risikofaktoren von kolorektalen Karzinomen bei dieser Patientengruppe untersucht (Fumery et al. 2017). In den gepoolten Ergebnissen von 14 Studien mit 671 Patienten entwickelten 52 ein kolorektales Karzinom, was einer jährlichen Inzidenz von 0,8 % entsprach. Das Risiko der Karzinomentstehung war erhöht, wenn die Diagnose der Dysplasie durch einen spezialisierten Pathologen gestellt wurde (1,5 %) im Vergleich zu einem nicht-spezialisierten Pathologen (0,2 %). Faktoren, die mit einer Progression einhergingen, waren die primär-sklerosierende Cholangitis (PSC) (OR 3,4), endoskopisch nicht sichtbare Dysplasien (OR 1,9), distale Lokalisation (OR 2) und multifokaler Nachweis der Dysplasien (OR 3,5). Bei 450 Patienten, die nach Nachweis einer low-grade Dysplasie operiert wurden, zeigte sich in 34 Fällen ein bislang nicht nachgewiesenes synchrones Karzinom (gepoolte Prävalenz 17 %). Die genannten Risikofaktoren (PSC, nicht sichtbare, distale und multifokale Dysplasien) sollten in der Therapieentscheidung für eine Operation einbezogen werden.

Appendektomie und Krankheitsverlauf

In mehreren Studien wurde der Einfluss einer Appendektomie auf den Krankheitsverlauf der Colitis ulcerosa untersucht. Hintergrund war eine signifikant niedrigere Appendektomierate von Patienten mit Colitis ulcerosa im Vergleich zur gesunden Bevölkerung. Daraus wurde eine negativ immunmodulatorische Rolle der Appendix auf den Krankheitsverlauf abgeleitet und in mehreren systematischen Reviews und Metaanalysen untersucht (Gardenbroek et al. 2012, Parian et al. 2017). Ein systematisches Review aus der niederländischen Arbeitsgruppe um Bemelman untersuchte 6 Studien mit 2532 Patienten zu dieser Fragestellung. Die Ergebnisse waren widersprüchlich, zeigten aber in 4 Studien einen Vorteil durch die Appendektomie (geringeres Risiko eines Rezidivschubes (Risikoreduktion: 21,5 %); geringerer Bedarf für Immunsuppressiva (Risikoreduktion: 20,2 %) und geringeres Risiko einer Kolektomie (Risikoreduktion: 21,2 %).

Eine aktuelle Metaanalyse mit 2980 Patienten fand dagegen einen negativen Effekt der Appendektomie auf die Schwere des Krankheitsverlaufes. Die Appendektomie war hier in der multivariaten Analyse ein unabhängiger Risikofaktor für eine Kolektomie (OR 1,9). Wurde die Appendektomie nach der Diagnose einer Kolitis gestellt, stieg das Kolektomierisiko sogar weiter an (OR 2,2). Der Zusammenhang zwischen Appendektomie und Krankheitsverlauf bleibt somit umstritten. Eine Appendektomie als Therapieprophylaxe der Colitis ulcerosa scheint jedoch sehr fraglich.

Medikation und Notwendigkeit eines chirurgischen Eingriffs

Für die Colitis ulcerosa stehen analog zum Morbus Crohn eine Vielzahl an Medikamenten zur Verfügung, die zur Therapie eingesetzt werden können. Wesentliches Ziel ist die Reduktion der Inflammation und damit die Reduktion von krankheitsbedingten Symptome und Risiken. Die populationsbasierte Metaanalyse von Frolkis untersuchte die Notwendigkeit eines chirurgischen Eingriffs und dessen Veränderungen im zeitlichen Verlauf für Patienten mit chronisch entzündlichen Darmerkrankungen (Frolkis et al. 2013). Hier werden nun die Ergebnisse dieser Studie für Patienten mit Colitis ulcerosa dargestellt. Der Anteil an Patienten, die sich einem chirurgischen Eingriff unterziehen mussten, lag 1, 5 und 10 Jahre nach Diagnosestellung der Colitis ulcerosa bei 1,9 %, 11,6 % und 15,6 % und damit deutlich niedriger als bei Patienten mit Morbus Crohn. Die Notwendigkeit einer Operation 10 Jahre nach der Erstdiagnose hat sich im zeitlichen Verlauf der eingeschlossenen Studien kontinuierlich reduziert. Studien, die nach dem Jahr 2000 publiziert wurden, weisen dabei die niedrigsten Raten an chirurgischen Eingriffen auf. Eine mögliche Ursache hierfür kann analog zum Morbus Crohn der Einsatz moderner immunsuppressiver Therapien sein.

Dieser positive Einfluss konnte für die anti-TNF-Therapie in einer Metaanalyse aus 9 randomisierten und 18 Beobachtungsstudien bestätigt werden. Die Gabe von Infliximab bei Colitis ulcerosa reduzierte signifikant das Risiko eines Krankenhausaufenthaltes (OR 0,51 für randomisierte Studien) sowie der Notwendigkeit eines chirurgischen Eingriffs (OR 0,57 in randomisierten Studien) (Costa et al. 2015).

Laparoskopische versus offene Proktokolektomie

Die restaurative Proktokolektomie gilt als das Standardverfahren für die Behandlung der Colitis ulcerosa. Sowohl der offene als auch der laparoskopische Zugangsweg stehen für diese Therapie prinzipiell zur Verfügung. Randomisierte Vergleiche fehlen auch in diesem Fall. Das systematische Review und Metaanalyse von Singh untersuchte die Ergebnisse der verschiedenen Zugangswege in einem Vergleich von 27 Studien mit 2428 Patienten, von denen 1049 laparoskopisch operiert wurden (Singh et al. 2013). Das laparoskopische Verfahren war mit einer signifikant verlängerten Operationszeit (+70,1 min) assoziiert, zeigte dafür aber die typischen Vorteile der minimalinvasiven Chirurgie mit einem reduzierten intraoperativen Blutverlust (-89 ml), verminderter Rate an Wundinfektionen (OR 0,6) und einer verkürzten stationären Liegedauer (-1 Tag). Keine Unterschiede zeigten sich in der Rate der sonstigen postoperativen Komplikationen. Die Funktionalität und das Risiko für ein Langzeitversagen des Pouches wurden durch die Art des Zugangsweges ebenfalls nicht beeinflusst. Insgesamt ergeben sich bei den häufig jungen Patienten damit Vorteile für ein laparoskopisches Vorgehen.

Eine randomisierte Studie zum Vergleich der Zugangswege aus Heidelberg belegte ebenfalls die sichere Durchführbarkeit des laparoskopischen Verfahrens. Aufgrund der geringen Rekrutierung wurde die Studie vorzeitig abgebrochen. Bei den bis dahin eingeschlossenen 63 Patienten zeigten sich lediglich Unterschiede in der Länge der Hautinzision (Vorteil Laparoskopie) und der Operationsdauer (Vorteil offene OP). Die Konversionsrate bei laparoskopischem Vorgehen betrug 23,8 % (Schiessling et al. 2013).

Zu berücksichtigen ist bei der Wahl des Zugangsweges weiterhin, dass für dieses junge Kollektiv an Patienten gerade nach dem Absetzen der medikamentösen Therapie häufig noch ein Kinderwunsch besteht. Konventionelle Eingriffe im kleinen Becken sind mit einer erhöhten Rate an Adhäsionen und Infertilität behaftet. Die Metaanalyse von Rajaratnam zeigt eine Infertilitätsrate von 20 % vor und 63 % nach ileopouchanaler Anastomose. Das relative Risiko für eine Infertilität nach IPAA beträgt 3,9. Als wesentlicher Risikofaktor werden hier Adhäsionen benannt (Rajaratnam et al. 2011).

Lebensqualität nach Ileostomie und ileopouchanaler Anastomose

Die Proktokolektomie stellt den Therapiestandard für die Behandlung der Colitis ulcerosa dar. Zur Rekonstruktion wird eine ileopouchanale Anastomose (IPAA) angelegt, die technisch komplex ist und mit einem erhöhten Komplikationsrisiko (Insuffizienz, Inkontinenz, Pouchitis) einhergehen kann. Alternativ zur IPAA kann eine endständige Ileostomie angelegt werden. Die langfristige Lebensqualität der Patienten nach diesen beiden Therapieverfahren wurde bereits in mehreren retrospektiven

Studien mit geringer Fallzahl untersucht. Zumeist zeigten sich hier keine signifikanten Unterschiede, die Aussagekraft war aber aufgrund der überwiegend retrospektiven Untersuchung und geringen Fallzahlen limitiert (Kuruvilla et al. 2012). In der Studie von Murphy wurde daher ein systematisches Review der vorhandenen Studien vorgenommen, um relevante Aussagen zu diesem Therapieaspekt treffen zu können (Murphy et al. 2015). Insgesamt wurden 13 Studien eingeschlossen mit 1604 Patienten (Ileostomie n=820, IPAA n=783). Insgesamt konnte für keine der Prozeduren eine klare Überlegenheit im Hinblick auf die gesundheitsbezogene Lebensqualität nachgewiesen werden. Es findet sich zwar eine deutliche Verbesserung der Lebensqualität durch die Proktokolektomie. Diese ist jedoch in erster Linie auf die Kontrolle der erkrankungsbedingten Symptome zurückzuführen und nicht abhängig von der Art der Rekonstruktion.

Eine Übersicht zu Langzeitergebnissen und Funktion der Proktokolektomie mit IPAA geben die Daten einer dänischen populationsbasierten Studie. Hierin wurden alle Patienten mit restaurativer Proktokolektomie in Dänemark zwischen 1980 und 2010 untersucht (Brandsborg et al. 2013). Daten zur Lebensqualität konnten von 1047 der 1229 operierten Patienten nach einem mittleren Folllow-up von 11 Jahren erhoben werden. Die mittlere tägliche Stuhlfrequenz betrug 7 (1–23) bei weiblichen und 6 (1–20) bei männlichen Patienten. Vorlagen wurden von 62 % der weiblichen und 38 % der männlichen Patienten benutzt. Die Lebensqualität der Patienten war hoch, wobei männliche Patienten in den untersuchten Parametern eine höhere Qualität aufwiesen.

Anti TNF-Medikation und postoperative Komplikationen

Der Einfluss der immunsuppressiven Therapie auf postoperative Komplikationen ist für die therapeutische Strategie der Proktokolektomie relevant (ein- versus mehrzeitige Operation). Am besten untersucht ist die Applikation von anti-TNF-Medikamenten auf die Komplikationsrate. In der Metaanalyse von Narula wurden zu dieser Fragestellung 18 Studien mit 4659 Patienten eingeschlossen und der Einfluss auf postoperative Infektionen und sonstige Komplikationen ausgewertet (Narula et al. 2013). Über Patienten mit Colitis ulcerosa wurden in

insgesamt 11 dieser Studien berichtet, die restlichen Daten erfassten Patienten mit Morbus Crohn. Im Gegensatz zum Morbus Crohn konnte für die Colitis ulcerosa kein signifikanter Anstieg an infektiösen Komplikationen (OR 1,39), nicht-infektiösen Komplikationen (OR 1,3) oder Gesamtkomplikationen (OR 1,1) nachgewiesen werden. Ähnliche Ergebnisse liefert eine dänische Kohortenstudie mit 199 Patienten, bei denen zwischen 2003 und 2010 mindestens 12 Wochen vor der Kolektomie eine Therapie mit anti-TNF-Medikation gestartet wurde (Nørgård et al. 2012). Als Vergleichsgruppe dienten 1027 Patienten ohne diese Medikation. Die postoperative Rate an Reoperationen (OR 1,07) und Anastomoseninsuffizienzen (OR 0,52) war in der Gruppe der medikamentös behandelten Patienten nicht erhöht. Abszessdrainagen, Septikämien oder Todesfälle traten nicht auf.

Die bereits zitierte Metaanalyse von Billioud bestätigt ebenfalls diese Differenz in der Komplikationsrate nach Operationen von Morbus-Crohn- und Colitis-ulcerosa-Patienten. Auch hier konnte für die Colitis ulcerosa kein Anstieg der Komplikationen nachgewiesen werden (Billioud et al. 2013).

Randomisierte Studien

J-Pouch versus W-Pouch

Der J-Pouch ist die am häufigsten genutzte Variante für die ileoanale Rekonstruktion. Daneben existieren mehrere alternative Rekonstruktionstechniken wie der W-Pouch, der über ein potenziell größeres Reservoir verfügt, zu denen aber bislang keine Evidenz vorhanden ist. In einer randomisierten Studie untersuchte die Gruppe um Mc Cormick (Mc Cormick et al. 2012) die Kurz- und Langzeitergebnisse des J-Pouch im Vergleich zum W-Pouch. 94 Patienten wurden in die Studie eingeschlossen (J-Pouch 49 Patienten; W-Pouch 45 Patienten). Die Operationsdauer zur Anlage des W-Pouches war signifikant verlängert (215 min vs. 195 min). Nach 1 und 8 Jahren wurde die Pouchfunktion und Lebensqualität der Patienten evaluiert. Nach 1 Jahr zeigten sich signifikante Vorteile des W-Pouch im Hinblick auf die Stuhlfrequenz (J-Pouch 6-mal täglich; W-Pouch 4-mal täglich) ohne Unterschiede in der nächtlichen Inkontinenz. Im Langzeit-Follow-up glichen sich die Ergebnisse der beiden Gruppen an und wiesen keine

Unterschiede mehr auf (Stuhlfrequenz: J-Pouch 6,5-mal täglich; W-Pouch 6-mal täglich). Inkontinenzraten und Lebensqualität waren in beiden Gruppen gleich. Der J-Pouch wird damit aufgrund seiner technischen Vorteile bei der Konstruktion als Standard empfohlen.

Darmwandnahe oder anatomiegerechte Präparation

Die Präparation im kleinen Becken bei einer Proktokolektomie kann analog zur TME-Technik in den anatomischen Hüllfaszien oder darmwandnah im Mesorektum erfolgen. Risiken der TME-analogen Präparation sind die Verletzung der autonomen Nervenplexus im Becken mit konsekutivem Risiko einer Funktionsstörung oder Infertilität. In einer niederländischen Studie wurden 59 Patienten vor Proktektomie auf dem Boden einer benignen Erkrankung randomisiert in eine Gruppe mit anatomiegerechter (n=31) und eine Gruppe mit darmwandnaher Präparation (n=28) aufgeteilt (Bartels et al. 2015). Die Operationszeit war länger in der Gruppe mit darmwandnaher Präparation (195 versus 166 min). In der TME-Gruppe traten dagegen häufiger schwerwiegende Komplikationen auf (10/31 versus 2/28) und musste häufiger eine Deviations-Ileostomie angelegt werden (7/31 versus 1/28). Die Lebensqualität wurde 1, 3 und 6 Monate postoperativ erhoben und zeigte signifikant bessere Ergebnisse für die Gruppe der darmwandnahen Präparation. 12 Monate postoperativ waren hierbei jedoch keine Unterschiede mehr nachweisbar. Durch eine darmwandnahe Präparation kann somit bei einer Proktektomie die Komplikationsrate reduziert und die Lebensqualität gesteigert werden.

9.2.3 Fazit für die Praxis

1. Eine Indikation zur Operation besteht bei therapierefraktärem Verlauf, auf Wunsch des Patienten, bei Wachstumsstörungen, hochgradiger Dysplasie oder Karzinomnachweis, sowie im Notfall bei Perforation und Blutung. Low-grade Dysplasien weisen in Kombination mit Risikofaktoren ebenfalls eine erhöhte Karzinominzidenz auf.

2. Die Entscheidung zu Art und Zeitpunkt der Therapie soll interdisziplinär getroffen werden. Gastroenterologe und Viszeralchirurg behandeln den Patienten gemeinsam.

3. Die restaurative Proktokolektomie mit ileopouchanaler Anastomose durch einen J-Pouch ist das Standard-OP-Verfahren. Die Ileo-Rektostomie ist ein Ersatzverfahren für selektive Patienten. Bei erhöhtem perioperativem Risiko erfolgt die Operation mehrzeitig unter Anlage eines Deviationsstomas. Die Operation kann sicher laparoskopisch durchgeführt werden.

4. Die ileopouchanale Anastomose kann sowohl per Handnaht als auch per Stapler angelegt werden. Dabei ist darauf zu achten, dass die Rektummukosa nicht länger als 2 cm belassen wird.

5. Durch den Einsatz von Immunsuppressiva wird die Notwendigkeit einer operativen Therapie verringert. Eine Langzeit-Steroidtherapie soll verhindert werden. Vor der Operation sollte eine Reduktion der immunsuppressiven Therapie interdisziplinär angestrebt werden. Bei fehlender Möglichkeit dazu oder langdauernder Steroidzufuhr ist eine Anpassung der OP-Strategie empfehlenswert (dreizeitiges Vorgehen).

6. Der Einsatz von anti-TNF-Medikation geht nicht mit einer Erhöhung der postoperativen Komplikationsrate bei Colitis ulcerosa einher.

7. Die Lebensqualität der Patienten mit Colitis ulcerosa wird durch die Proktokolektomie signifikant gesteigert unabhängig davon, ob eine Ileostoma-Anlage oder eine Pouchanastomose erfolgt.

8. Die darmwandnahe Präparation im kleinen Becken bietet Vorteile im Vergleich zur anatomiegerechten Präparation.

Literatur

Bartels SA, Gardenbroek TJ, Aarts M, Ponsioen CY, Tanis PJ, Buskens CJ, Bemelman WA (2015) Short-term morbidity and quality of life from a randomized clinical trial of close rectal dissection and total mesorectal excision in ileal pouch-anal anastomosis. Br J Surg 102: 281–287

Billioud V, Ford AC, Tedesco ED, Colombel JF, Roblin X, Peyrin-Biroulet L (2013) Preoperative use of anti-TNF therapy and postoperative complications in inflammatory bowel diseases: a meta-analysis. J Crohns Colitis 7: 853–867

Brandsborg S, Tottrup A, Nicholls J (2013) Restorative proctocolectomy in patients with ulcerative colitis: a cross-sectional Danish population study on function and quality of life. Colorectal Dis 8:453–461

Choy PY, Bissett IP, Docherty JG, Parry BR, Merrie A, Fitzgerald A (2011) Stapled versus handsewn methods for ileocolic anastomoses. Cochrane Database Syst Rev (9): CD004320

Costa J, Magro F, Caldeira D, Alarcão J, Sousa R, Vaz-Carneiro A (2013) Infliximab reduces hospitalizations and surgery interventions in patients with inflammatory bowel disease: a systematic review and meta-analysis. Inflamm Bowel Dis 19: 2098–2110

Dasari BV, McKay D, Gardiner K (2011) Laparoscopic versus Open surgery for small bowel Crohn's disease. Cochrane Database Syst Rev (1): CD006956

Frolkis AD, Dykeman J, Negrón ME, Debruyn J, Jette N, Fiest KM, Frolkis T, Barkema HW, Rioux KP, Panaccione R, Ghosh S, Wiebe S, Kaplan GG (2013) Risk of surgery for inflammatory bowel diseases has decreased over time: a systematic review and meta-analysis of population-based studies. Gastroenterology 145: 996–1006

De Cruz P, Kamm MA, Hamilton AL et al (2015) Crohn's disease management after intestinal resection: a randomised trial. Lancet 385: 1406–1417

De Groof EJ, Buskens CJ, Ponsioen CY et al (2015) Multimodal treatment of perianal fistulas in Crohn's disease: seton versus anti-TNF versus advancement plasty (PISA): study protocol for a randomized controlled trial. Trials 16: 386

Dignass A, Preiss JC, Aust DE et al (2011) Aktualisierte Leitlinie zur Diagnostik und Therapie der Colitis ulcerosa 2011 – Ergebnisse einer evidenzbasierten Konsensuskonferenz. Z Gastroentrol 49: 1276–1341

Frolkis AD, Lipton D, Fiest KM, Negrón ME, Dykeman J, deBruyn J, Jette N, Frolkis T, Rezaie A, Seow CH, Panaccione R, Ghosh S, Kaplan GG (2014) Cumulative incidence of second intestinal resection in Crohn's disease: a systematic review and meta-analysis of population-based studies. Am J Gastroenterol 109: 1739–1748

Fumery M, Dulai PS, Gupta S, Prokop LJ, Ramamoorthy S, Sandborn WJ, Singh S (2017) Incidence, Risk Factors, and Outcomes of Colorectal Cancer in Patients with Ulcerative Colitis with Low-Grade Dysplasia: A Systematic Review and Meta-analysis. Clin Gastroenterol Hepatol 15: 665–674

Gardenbroek TJ, Eshuis EJ, Ponsioen CI, Ubbink DT, D'Haens GR, Bemelman WA (2012) The effect of appendectomy on the course of ulcerative colitis: a systematic review. Colorect Dis 14: 545–553

Gerdin L, Eriksson AS, Olaison G, Sjödahl R, Ström M, Söderholm JD, Myrelid P (2016) The Swedish Crohn Trial: A Prematurely Terminated Randomized Controlled Trial of Thiopurines or Open Surgery for Primary Treatment of Ileocaecal Crohn's Disease. J Crohns Colitis 10: 50–54

Gionchetti P, Dignass A, Dabese S et al (2017) 3rd EUROPEAN Evidence-based consensus on the diagnosis and management of Crohn's disease 2016: Part 2: Surgical management and special situations. J Crohn´s and Colitis 11:135–149

Golovics PA, Lakatos L, Nagy A, Pandur T, Szita I, Balogh M, Molnar C, Komaromi E, Lovasz BD, Mandel M, Veres G, Kiss LS, Vegh Z, Lakatos PL (2013) Is early limited surgery associated with a more benign disease course in Crohn's disease? World J Gastroenterol 19: 7701–7710

Gomollon F, Dignass A, Annese V et al (2017) 3rd European evidence-based consensus on the diagnosis and management of Crohn´s disease 2016: part 1: diagnosis and medical management. J Crohn´s and Colitis 11: 3–25

Greener T, Shapiro R, Klang E, Rozendorn N, Eliakim R, Ben-Horin S, Amitai MM, Kopylov U (2015) Clinical Outcomes of Surgery Versus Endoscopic Balloon Dilation for Stricturing Crohn's Disease. Dis Colon Rectum 58: 1151–1157

He X, Chen Z, Huang J, Lian L, Rouniyar S, Wu X, Lan P (2014) Stapled side-to-side anastomosis might be better than handsewn end-to-end anastomosis in ileocolic resection for Crohn's disease: a meta-analysis. Dig Dis Sci 59: 1544–1551

Huang W, Tang Y, Nong L, Sun Y (2015) Risk factors for postoperative intra-abdominal septic complications after surgery in Crohn's disease: A meta-analysis of observational studies. J Crohns Colitis 9: 293–301

Kuenzig ME, Lee SM, Eksteen B, Seow CH, Barnabe C, Panaccione R, Kaplan GG (2016) Smoking influences the need for surgery in patients with the inflammatory bowel diseases: a systematic review and meta-analysis incorporating disease duration. BMC Gastroenterol 16: 143–162

Kuruvilla K, Osler T, Hyman NH (2012) A comparison of the quality of life of ulcerative colitis patients after IPAA vs ileostomy. Dis Colon Rectum 55: 1131–1137

Li Y, Stocchi L, Shen B, Liu X, Remzi FH (2015) Salvage surgery after failure of endoscopic balloon dilatation versus surgery first for ileocolonic anastomotic stricture due to recurrent Crohn's disease. Br J Surg 102: 1418–1425

McCormick PH, Guest GD, Clark AJ, Petersen D, Clark DA, Stevenson AR, Lumley JW, Stitz RW (2012) The ideal ileal-pouch design: a long-term randomized control trial of J- vs W-pouch construction. Dis Colon Rectum 55: 1251–1257

Morar PS, Faiz O, Warusavitarne J, Brown S, Cohen R, Hind D, Abercrombie J, Ragunath K, Sanders DS, Arnott I, Wilson G, Bloom S, Arebi N, Crohn's Stricture Study (CroSS) Group (2015) Systematic review with meta-analysis: endoscopic balloon dilatation for Crohn's disease strictures. Aliment Pharmacol Ther 42: 1137–1148

Murphy PB, Khot Z, Vogt KN, Ott M, Dubois L (2015) Quality of Life After Total Proctocolectomy With Ileostomy or IPAA: A Systematic Review. Dis Colon Rectum 58: 899–908

Navaneethan U, Lourdusamy V, Njei B, Shen B (2016) Endoscopic balloon dilation in the management of strictures in Crohn's disease: a systematic review and meta-analysis of non-randomized trials. Surg Endosc 30: 5434–5443

Narula N, Charleton D, Marshall JK (2013) Meta-analysis: perioperative anti-TNFα treatment and post-operative complications in patients with inflammatory bowel disease. Aliment Pharmacol Ther 37: 1057–1064

Nørgård BM, Nielsen J, Qvist N, Gradel KO, de Muckadell OB, Kjeldsen J (2012) Pre-operative use of anti-TNF-α agents and the risk of post-operative complications in patients with ulcerative colitis – a nationwide cohort study. Aliment Pharmacol Ther 35: 1301–1309

Nunes T, Etchevers MJ, García-Sánchez V, Ginard D, Martí E, Barreiro-de Acosta M, Gomollón F, Arroyo M, Bastida G, Gonzalez B, Monfort D, García-Planella E, Figueroa C, Panes J, Sans M (2016) Impact of smoking cessation on the clinical course of Crohn's disease under current therapeutic algorithms: a multicenter prospective study. Am J Gastroenterol. 111:411–419.

Øresland T, Bemelman WA, Sampietro GM et al (2015) European evidence based consensus on surgery for ulcerative colitis. J Crohns Colitis 9: 4–25

Parian A, Limketkai B, Koh J, Brant SR et al (2017) Appendectomy does not decrease the risk of future colectomy in UC: results from a large cohort and meta-analysis. Gut 66: 1390-1397

Patel SV, Patel SV, Ramagopalan SV, Ott MC (2013) Laparoscopic surgery for Crohn's disease: a meta-analysis of perioperative complications and long term outcomes compared with open surgery. BMC Surg 13: 14

Peyrin-Biroulet L, Harmsen WS, Tremaine WJ, Zinsmeister AR, Sandborn WJ, Loftus EV Jr (2012) Surgery in a population-based cohort of Crohn's disease from Olmsted County, Minnesota (1970–2004). Am J Gastroenterol 107: 1693–701

Preiß JC, Bokemeyer B, Buhr HJ, et al (2014) Aktualisierte S3-Leitlinie – Diagnostik und Therapie des Morbus Crohn. Z Gastroenterol 52: 1431–1484

Rajaratnam SG, Eglinton TW, Hider P, Fearnhead NS (2011) Impact of ileal pouch-anal anastomosis on female fertility: meta-analysis and systematic review. Int J Colorectal Dis 26: 1365–1374

Schiessling S, Leowardi C, Kienle P, Antolovic D, Knebel P, Bruckner T, Kadmon M, Seiler CM, Büchler MW, Diener MK, Ulrich A (2013) Laparoscopic versus conventional ileoanal pouch procedure in patients undergoing elective restorative proctocolectomy (LapConPouch Trial)-a randomized controlled trial. Lang Arch Surg 398: 807–816

Senéjoux A, Siproudhis L, Abramowitz L et al (2016) Fistula Plug in Fistulising Ano-Perineal Crohn's Disease: a Randomised Controlled Trial. J Crohns Colitis 10: 141–148

Singh P, Bhangu A, Nicholls RJ, Tekkis P (2013) A systematic review and meta-analysis of laparoscopic vs open restorative proctocolectomy. Colorect Dis 7: 340–351

To N, Gracie DJ, Ford AC (2016) Systematic review with meta-analysis: the adverse effects of tobacco smoking on the natural history of Crohn's disease. Aliment Pharmacol Ther 43: 549–561

Waterland P, Athanasiou T, Patel H (2016) Post-operative abdominal complications in Crohn's disease in the biological era: Systematic review and meta-analysis. World J Gastroenterol 27: 274–283

Wright E, Kamm MA, De Cruz P et al (2015) Effect of Intestinal Resection on Quality of Life in Crohn's Disease. J Crohns Colitis 9: 452–462

Yang ZP, Hong L, Wu Q, Wu KC, Fan DM (2014) Preoperative infliximab use and postoperative complications in Crohn's disease: a systematic review and meta-analysis. Int J Surg 12: 224–230

Divertikulitis

A. Prock, C. Jurowich

© Springer-Verlag GmbH Deutschland 2017
C.-T. Germer, T. Keck, R.T. Grundmann (Hrsg.), *Evidenzbasierte Viszeralchirurgie benigner Erkrankungen*,
Evidenzbasierte Chirurgie, https://doi.org/10.1007/978-3-662-53553-0_10

10.1 Leitlinien

10.1.1 S2k-Leitlinie 2013 (deutsche Leitlinie)

Operationsindikation

Anhand aller zur Verfügung stehenden anamnestischen, klinischen, laborchemischen und radiologischen Patientendaten sollte die Divertikelkrankheit klassifiziert und typgerecht behandelt werden. Die Anforderungen an ein Klassifikationssystem sind dabei: die prätherapeutische Anwendbarkeit und die Abbildungen sämtlicher Krankheitstypen.

Die aktuelle S2k-Leitlinie (Kruis et al. 2014 Leifeld et al. 2014) bietet hierfür die CDD-Klassifikation ◘ Tab. 10.1, die diesen Erfordernissen gerecht wird.

Bestehen die typischen Zeichen einer Divertikulitis (inklusive Labor-Veränderungen) und fehlen in der schnittbildgebenden Diagnostik Hinweise auf Komplikationen (Phlegmone, Abszesse, Fisteln oder Perforation), handelt es sich definitionsgemäß um eine akute unkomplizierte Divertikulitis. Dieser Typ der Divertikelkrankheit sollte primär konservativ therapiert werden, da hierunter die weit überwiegende Mehrheit der behandelten Patienten im kurzen Zeitverlauf beschwerdefrei wird. Kommt es jedoch trotz adäquater Therapie zu einem Voranschreiten des klinischen Befundes oder zu einer Beschwerdepersistenz, sollte die initiale Diagnostik inklusive der Schnittbildgebung zeitnah oder im Intervall wiederholt werden. Dadurch können primär unerkannte oder neu entstandene Komplikationen der Erkrankung detektiert werden und es sollte im Fall des Nachweises einer Komplikation eine Anpassung der geplanten Therapie an die Empfehlungen zur komplizierten Divertikulitis (s. u.) erfolgen.

Das Krankheitsbild von Patienten mit persistierenden, chronischen Beschwerden und Entzündungszeichen, bei denen keine Komplikation in den bildgebenden Verfahren nachweisbar ist, wird als „smoldering diverticulitis„ bezeichnet. Die Detektion dieser Patientengruppe sollte Ziel der Diagnostik und der Verlaufsbeobachtung sein, da ansonsten mit unnötig langer und wenig erfolgreicher konservativer Therapie zu rechnen ist. Diese Patienten

profitieren ebenfalls von einer operativen Therapie (Sigmaresektion).

Ist die akute, unkomplizierte Divertikulitis erfolgreich konservativ behandelt, ist das jährliche Rezidivrisiko insgesamt sehr gering und nur ein kleiner Anteil der Patienten muss im Langzeitverlauf aufgrund einer erneuten Divertikulitis operiert werden. Zusammenfassend besteht damit keine Indikation zur elektiven Intervalloperation in solchen Fällen.

Eine Ausnahmesituation besteht bei Patienten mit speziellen Risikoindikatoren, bei denen Rezidive und Komplikationen trotz einer primär unkomplizierten Form der Erkrankung gehäuft auftreten. Hierbei handelt es sich um Patienten mit jeglicher Form der **Immunsuppression** oder Patienten mit Kollagenosen oder Vaskulitiden. Vor dem Hintergrund der kontinuierlich wachsenden Gruppe von Patienten mit immunsuppressiver Medikation wird die Behandlung einer Divertikulitis in dieser Subpopulation zunehmend relevant. In diesen Fällen kann in Abhängigkeit vom Risikoprofil trotz initial konservativ erfolgreich therapierter unkomplizierter Divertikulitis eine Operationsindikation bestehen. Dies beruht auf der Tatsache, dass bei transplantierten Patienten oder anderweitig Immunsupprimierten die Divertikulitis eine deutlich höhere Letalität als in der Normalbevölkerung aufweist (ca. 25 %). Darüber hinaus ist auch das Perforationsrisiko bis 5-fach erhöht. Andererseits ist das Operationsrisiko elektiver Resektionen bei Divertikulitis im Vergleich zu nicht immunsupprimierten Patienten erhöht, sodass Operationsrisiken und das Risiko des Auftretens von Divertikulitis-bedingten Komplikationen im Verlauf gegeneinander abgewogen werden müssen.

Kontrovers wird die chirurgische Therapie bei Vorliegen einer **phlegmonösen Divertikulitis (Typ Ib CDD)** diskutiert. Obwohl auch in diesen Fällen pathophysiologisch von einer Mikroperforation auszugehen ist (was histopathologische Untersuchungen an chirurgischen Sigmaresektaten nahelegen), zeigt sich ein günstiger klinischer Verlauf nach konservativer Therapie. Dies spricht gegen eine Klassifikation als komplizierte Form der Divertikulitis, da nur ein kleiner Teil der konservativ therapierten Patienten im Nachbeobachtungszeitraum tatsächlich erneut ein Rezidiv erleiden. Entsprechend besteht bei Vorliegen dieses Typs der Divertikelerkrankung keine Operationsindikation.

◻ **Tab. 10.1** Klassifikation der Divertikulitis/Divertikelkrankheit, Classification of diverticular disease – CDD

Typ 0	Asymptomatische Divertikulose	
	Zufallsbefund; asymptomatisch/keine Krankheit	
Typ 1	Akute unkomplizierte Divertikelkrankheit/Divertikulitis	
Typ 1a	Divertikulitis/Divertikelkrankheit ohne Umgebungsreaktion	Auf die Divertikel beziehbare Symptome
		Entzündungszeichen (Labor): optional
		typische Schnittbildgebung
Typ 1b	Divertikulitis mit phlegmonöser Umgebungsreaktion	Entzündungszeichen (Labor): obligat
		Schnittbildgebung: phlegmonöse Divertikulitis
Typ 2	Akute komplizierte Divertikulitis wie 1b, zusätzlich:	
Typ 2a	Mikroabszess	Gedeckte Perforation, kleiner Abszess
		($\leq$1 cm); minimale parakolische Luft
Typ 2b	Makroabszess	Para- oder mesokolischer Abszess (>1 cm)
Typ 2c	Freie Perforation	Freie Perforation, freie Luft/Flüssigkeit
		generalisierte Peritonitis
Typ 2c1	Eitrige Peritonitis	
Typ 2c2	Fäkale Peritonitis	
Typ 3	Chronische Divertikelkrankheit	
	rezidivierende oder anhaltende symptomatische Divertikelkrankheit	
Typ 3a	Symptomatische unkomplizierte Divertikelkrankheit (SUDD)	Typische Klinik
		Entzündungszeichen (Labor): optional
Typ 3b	Rezidivierende Divertikulitis ohne Komplikationen	Entzündungszeichen (Labor) vorhanden
		Schnittbildgebung: typisch
Typ 3c	Rezidivierende Divertikulitis mit Komplikationen	Nachweis von Stenosen, Fisteln, Konglomerat
Typ 4	Divertikelblutung	Nachweis der Blutungsquelle

Die wesentliche Herausforderung für den Viszeralchirurgen im klinischen Alltag besteht darin, die komplizierte Divertikulitis in ihren unterschiedlichen Ausprägungen auch als solche zu erkennen und zu behandeln.

Bei der **akuten komplizierten Divertikulitis (Typ 2 CDD)** werden 3 Formen der Perforationen unterschieden, die gedeckten Typen mit Mikroabszess, diejenigen mit Makroabszess und diejenigen mit Perforation in die freie Bauchhöhle. Bei Letzterer wird zusätzlich zwischen eitriger und fäkulenter Peritonitis differenziert, wobei eine prätherapeutische Unterscheidung in den meisten Fällen nicht möglich ist. In diesen Fällen ist eine intraoperative Stratifizierung wichtig, um die operativen Verfahrenswahl (Resektion vs. Lavage) festzulegen. Grund für diese differenzierte Betrachtungsweise ist die therapeutische Konsequenz der einzelnen Subtypen, da vor allem die Kenntnis des Spontanverlaufs nach initial erfolgreicher Therapie Einfluss auf eine Operationsindikation nimmt.

Grundsätzlich erfolgt auch bei komplizierter Divertikulitis initial eine konservative Therapie. Hierzu sollten Patienten mit komplizierter Divertikulitis stationär aufgenommen werden.

Mikroabszesse (Typ 2a) sind in der Bildgebung häufig schwierig zu diagnostizieren und sprechen in der Regel auf eine konservative Therapie gut an, sodass keine Empfehlung zur Operation gegeben wird.

Bei einem kleinen Teil der Patienten (ca. 15 %) detektiert die Schnittbildgebung eine eindeutige **parakolische Abszedierung**. Sind die Abszesse größer als 4–5 cm, bietet sich prinzipiell die Möglichkeit einer perkutanen, interventionellen Abszessdrainage ohne oder in Kombination mit einer Antibiotikatherapie zur Vermeidung einer Notfalloperation an. Dabei muss neben der Abszessgröße auch die Lage des Abszesses berücksichtigt werden, da Abszessformationen im Mesosigma häufig sehr viel schwieriger einer Punktion zugänglich sind als retroperitoneale, parakolische Abszesse. Dieses Vorgehen entspricht der gängigen klinischen Praxis mit respektablem Erfolg, allerdings existieren nur wenige, größtenteils retrospektive Daten, welche ein solches Vorgehen untermauern.

Sprechen die Patienten mit komplizierter Form der Divertikulitis jedoch auf die konservative Therapie nicht an oder entwickeln einen progredienten Abdominalbefund bis hin zu den klinischen Zeichen einer Sepsis, so ist eine chirurgische Intervention (Sigmaresektion zur Fokussanierung) dringlich erforderlich, auch wenn eine freie Perforation ausgeschlossen ist. Der Operationszeitpunkt richtet sich dabei nach der Klinik.

Definitionen in diesem Zusammenhang

- **Notfall-OP:** OP, die unverzüglich durchgeführt werden muss
- **Dringliche OP:** OP, die innerhalb eines definierten kurzen Zeitraumes (24 h) vollzogen werden sollte
- **Frühelektive OP:** OP, die innerhalb von 48 h vorgenommen werden sollte
- **Elektive OP:** OP, die definitionsgemäß mehr als 72 h aufgeschoben werden kann

Ist die initiale, konservative Therapie der akuten, komplizierten Divertikulitis hingegen erfolgreich, drängt sich die Frage auf, ob eine elektive Intervall-Operation mit Resektion des Sigmoideum zu rechtfertigen bzw. sinnvoll ist.

Auch in diesen Fällen ist die zur Verfügung stehende Datenlage lückenhaft, histopathologische Untersuchungen dokumentieren jedoch, dass nach komplizierter Divertikulitis, zumindest bei parakolischen Abszessen bleibende Strukturveränderungen zu erwarten sind.

Zusammenfassend empfiehlt die **deutsche Leitlinie** deshalb bei Patienten mit erfolgreich behandelter komplizierter Divertikulitis und Makroabszess (Typ 2b) die Operation im entzündungsfreien Intervall.

Bilden sich im weiteren Verlauf nach initial erfolgreicher Therapie Fistulierungen oder klinisch relevante Dickdarmstenosen aus, sollte ebenfalls eine elektive Intervalloperation erfolgen. Speziell Fisteln zum Urogenitaltrakt stellen dabei aufgrund der Gefahr einer Urosepsis ein relevantes Risiko dar und müssen prinzipiell operativ angegangen werden. Entsprechend der aktuellen Klassifikation der Divertikelerkrankung wird in diesen Fällen von einer chronisch komplizierten Form (CDD Typ 3c) der Erkrankung gesprochen (s. u.).

Bei Vorliegen einer **freien Perforation** mit dem klinischen Bild eines akuten Abdomens handelt es sich um eine Notfallsituation, die einer umgehenden Operation nach Diagnosestellung bedarf – auch wenn keine belastbaren prospektiven/vergleichenden Daten zur Verfügung stehen.

Während in den vergangenen Jahrzehnten bei der **chronisch rezidivierenden Form der Divertikulitis ohne Komplikationen (Typ 3a/b)** die Empfehlung zur elektiven Operation abhängig von der Anzahl der durchgemachten Krankheitsepisoden erfolgte (Resektion nach dem zweiten Schub), wurde diese Empfehlung verlassen. Die Anzahl der Krankheitsschübe wird nicht mehr als ausschlaggebendes Kriterium gewertet, vielmehr soll die Indikation zur Operation individuell unter Berücksichtigung von Risikofaktoren, Beschwerdebild, Lebensalter, Schweregrad der Erkrankung, sowie Lebensumständen und Komorbiditäten gestellt werden.

Hierbei sollte eine sorgfältige Nutzen-Risikoabwägung erfolgen und Operationsziele streng definiert werden, da

- Verhinderung divertikulitisbedingter septischer Komplikationen,
- Vermeidung von Operationen,
- Vermeidung von Kolostomien,
- Reduktion von Morbidität und Letalität

nicht realisiert werden können.

Die aktuellen Daten zeigen, dass mit steigender Frequenz der Schübe nicht mit einer Häufung septischer Komplikation zu rechnen ist. Insbesondere

Perforationen, die eine Notfalloperation bedingen, treten in der Regel als primäres Ereignis der Erkrankung oder nach dem ersten Schub auf. Eine prophylaktische Operation nach dem zweiten Schub der Erkrankung ist somit nicht sinnvoll zu rechtfertigen – gerade unter Berücksichtigung des Anspruchs, Notfalloperationen wenn möglich zu vermeiden. Allerdings steigt mit zunehmender Anzahl der Schübe auch das Risiko, einen erneuten Schub zu erleiden.

Zusammenfassend sollte der wesentliche Aspekt bei der Operation nach chronisch rezidivierender Form der Divertikulitis die Beseitigung der krankheitsbedingten Beschwerden sein. Die deutsche S2k-Leitlinie (2013) hält entsprechend die operative Therapie für indiziert bei konservativ nicht erfolgreich zu behandelnden bzw. persistierenden Beschwerden.

Chirurgie der Sigmadivertikulitis

Obwohl die Entzündung des Colon sigmoideum häufig nicht das gesamte Sigma betrifft, reicht eine isolierte Resektion des entzündungstragenden Darmabschnittes nicht aus. Ziel der elektiven Operation ist die vollständige Entfernung des gesamten Colon sigmoideum mit dem Ziel einer spannungsfreien Anastomose im oberen Rektum. Eine Erweiterung der Resektion mit dem Ziel, auch Divertikel im Restkolon vollständig zu entfernen, ist nicht notwendig, da kein Zusammenhang zwischen der Anzahl der Restdivertikel im verbliebenen Kolon und dem Risiko einer Progression oder eines Rezidivs der Divertikelerkrankung besteht. Entscheidend ist die Lokalisation der aboralen Resektionsebene, diese sollte im oberen Rektumdrittel liegen, da hierdurch die Rezidivrate signifikant verringert werden kann. Makroskopisch kann das Rektum durch Auslaufen der Tänien intraoperativ identifiziert werden. Da speziell bei der Operation benigner Dickdarmerkrankungen das Risiko von Anastomoseninsuffizienzen und das Risiko sexueller Dysfunktionen durch intraoperative Plexus Verletzungen minimiert werden soll, unterstreichen einige Autoren die Erhaltung der Arteria mesenterica inferior. Die Mobilisation der linken Kolonflexur liegt im Ermessen des Operateurs und ist bei ausreichender Länge des Colon descendens nicht zwingend erforderlich.

Operationsverfahren: Die dargestellten chirurgischen Prinzipien der elektiven Sigmaresektion bei Sigmadivertikulitis sind allgemein akzeptiert und gelten für alle technisch unterschiedlichen Verfahren der Operation. Standard ist dabei die komplette Entfernung des Colon sigmoideum mit Wiederherstellung der enteralen Kontinuität. Dies wird heute auch bei komplizierten und rezidivierenden Sigmadivertikulitiden überwiegend minimalinvasiv durchgeführt.

10.1.2 American Practice Parameters for the Treatment of Sigmoid Diverticulitis 2014

Ein wesentlicher und wichtiger Unterschied zur oben dargestellten deutschen Leitlinie ist die Tatsache, dass die amerikanische Leitlinie (Feingold et al. 2014) kein eigenes Klassifikationssystem berücksichtigt. Dies erschwert grundsätzlich die Vergleichbarkeit der Empfehlungen. Speziell die Definition einer komplizierten Form der Erkrankung weicht im Detail von der oben beschriebenen Leitlinie ab.

Empfehlungen der Leitlinie bezüglich der Operationsindikation und Verfahrenswahl/Aspekte der Durchführung:

- Elektive Resektionen:
  - Die Entscheidung zur Empfehlung einer elektiven Sigmaresektion nach durchgemachter und abgeheilter unkomplizierter Divertikulitis sollte individualisiert werden.
  - Nach durchgemachter komplizierter Divertikulitis sollte eine elektive Sigmaresektion erwogen werden.
  - Junges Alter (<50 Jahre) sollte bei der Indikation zur Operation **nicht** weiter berücksichtigt werden.
- Notfallchirurgie:
  - Patienten mit diffuser Peritonitis oder Patienten, bei denen die initial konservative Therapie versagt, sollten dringlich operiert werden.
  - Die Entscheidung zur Kontinuitäts-/ Diskontinuitätsresektion sollte individuelle

Voraussetzungen des Patienten, intra-
operative Befunde und Präferenzen des
Operateurs berücksichtigen.
- Bei Patienten mit eitriger oder kotiger
Peritonitis ist die operative Therapie ohne
Darmresektion generell keine adäquate
Alternative zur Resektion.
- Technische Überlegungen:
    - Das Ausmaß der Resektion sollte
    das gesamt Colon sigmoideum umfassen
    mit gesunden Resektionsgrenzen.
    - Bei vorliegender Expertise sollte der
    minimalinvasive Zugangsweg bevorzugt
    werden.
    - Eine intraoperative Dichtigkeitsprobe der
    Anastomose sollte erfolgen.

10.1.3 Guidelines of Diagnostics and Treatment of Acute Left-Sided Colonic Diverticulitis 2013 (niederländische Leitlinie)

Die niederländische Leitlinie (Andeweg et al. 2013)
benutzt eine modifizierte Hinchey-Klassifikation der
Erkrankung, die Kaiser et al. 2005 publiziert haben
◨ Tab. 10.2.

Wesentliche Empfehlungen

Junge Patienten:
- Es gibt **keinerlei** Evidenz dafür, dass jüngere
Patienten (<50 Jahre) regelmäßig eine aggres-
sivere Form der Divertikulitis erleben als ältere
und deshalb anders behandelt werden sollten
als ältere.

Immunkompromittierte Patienten:
- Ein Screening für das Vorliegen einer Diverti-
kulose bei immunkompromittierten Patienten
oder Patienten, die auf eine Organtrans-
plantation warten, unter der Prämisse einer
prophylaktischen Resektion, wird als **nicht**
sinnvoll erachtet.

Behandlung der komplizierten Form der Divertikulitis

Hinchey Ib und II
- Konservative Therapie (Antibiotikagabe) kann in
bis zu 73 % der Fälle erfolgreich sein bei Patienten
mit einem Abszess <4–5 cm. Schlägt die
konservative Therapie fehl, kann eine perkutane
Abszessdrainage in bis zu 81 % der Fälle erfolgreich sein. Ist ein Abszess größer, steigt der Anteil
nicht erfolgreicher konservativer Therapien.

◨ **Tab. 10.2** Hinchey-Klassifikation. (Nach Kaiser et al. 2005)

Hinchey Stadium	Klinisches Bild	CT-Befunde
Stadium 0	Klinisch milde Divertikulitis	Vorhandensein von Divertikeln mit oder ohne Wand- verdickung des Kolons
Stadium I a	Perikolische Entzündung/ Phlegmone	Darmwandverdickung mit entzündlicher Reaktion des perikolischen Gewebes
Stadium I b	Perikolischer Abszess (<5 cm)	Darmwandverdickung mit entzündlicher Reaktion des perikolischen Gewebes + Abszess perikolisch
Stadium II	Intraabdomineller Abszess, retro- peritonealer Abszess oder Abszess im kleinen Becken distant vom primären Entzündungsherd	Darmwandverdickung mit entzündlicher Reaktion des perikolischen Gewebes + distantem Abszess
Stadium III	Generalisierte eitrige Peritonitis	Freie Luft mit lokaler oder generalisierter freier Flüs- sigkeit und möglicher Verdickung des Peritoneums
Stadium IV	Kotige Peritonitis	Freie Luft mit lokaler oder generalisierter freier Flüs- sigkeit und möglicher Verdickung des Peritoneums

Hinchey III und IV
- Frühzeitige Behandlung der Patienten mit Vorliegen einer Peritonitis verbessert die Prognose.
- Trotz fehlender Evidenz für eine chirurgische Behandlungsindikation bei perforierter Divertikulitis scheint diese selbstverständlich.

Operative Therapie
- Bei hämodynamisch stabilen Patienten und bestehender Operationsindikation sollte eine Kontinuitätsresektion mit oder ohne protektivem Ileostoma gegenüber einer Diskontinuitätsresektion bevorzugt werden.

Elektive Resektionen
- Für die Indikationsstellung zur Operation sollten vor allem patientenindividuelle Faktoren und nicht die Anzahl vorangegangener Erkrankungsepisoden berücksichtigt werden.
- Der minimalinvasive Zugangsweg sollte bevorzugt werden.
- Bei der Resektion sollte der entzündungsfreie Darmanteil oral des entzündlichen Prozesses so klein wie möglich sein.
- Die Anastomose sollte im Rektum liegen.

10.1.4 Danish national guidelines for treatment of diverticular disease 2012

Die dänische Leitlinie zur Therapie der Divertikulitis (Andersen et al. 2012) war 2012 die erste der aktuellen Internationalen Empfehlungen, welche den Trend zur weniger invasiven Therapie der Divertikulitis schriftlich fixierte. Obwohl sie zu Beginn bereits auf die Problematik der unterschiedlichen Klassifikationssysteme hinweist, orientiert sie sich im Wesentlichen ebenfalls an der bereits dargestellten Hinchey-Klassifikation. In diesem Zusammenhang wird die Divertikulitis dann als kompliziert angesehen, wenn ein Abszess oder eine Perforation vorliegt. Die perikolische Phlegmone wird generell nicht als komplizierte Form der Erkrankung angesehen.

Empfehlungen der Leitlinie

Bei Vorliegen eines Abszesses
- Abszedierungen, die einer Drainage zugänglich sind, sollten drainiert werden – kombiniert mit einer Antibiotikagabe. Eine Intervalloperation wird nicht grundsätzlich angestrebt. Kleinere Abszesse sollten primär antibiotisch behandelt werden.

Bei radiologischem Hinweis auf das Vorliegen einer perforierten Divertikulitis
- Durchführung einer Laparoskopie
- Bei Hinchey III – laparoskopische Lavage, Drainageeinlage und Antibiotikagabe
- Bei Hinchey IV – Resektion empfohlen

Elektive Chirurgie

- Laparoskopische Resektionen sollten bevorzugt werden.
- Elektive laparoskopische Resektionen sollten im entzündungsfreien Intervall durchgeführt werden.
- Die Anastomose sollte im Rektum lokalisiert sein.
- Die orale Resektionsebene sollte im entzündungsfreien Darmabschnitt liegen.
- Die Mobilisation der linken Kolonflexur ist optional.
- Die A. mesenterica inferior sollte erhalten bleiben, wenn Malignität ausgeschlossen ist.

Zusammenfassend äußert sich die Leitlinie sehr zurückhaltend bzgl. einer elektiven Operationsindikation:
- Elektive Resektionen sind routinemäßig weder für die komplizierten noch die unkomplizierten Formen der Divertikulitis empfohlen – und dies gilt auch für jüngere Patienten (<50 Jahre).
- Bei immunkompromittierten Betroffenen kann eine Resektion im Einzelfall gerechtfertigt sein.
- Bei Patienten mit unkomplizierter Divertikulitis und chronischer Symptomatik kann eine Resektion dann erwogen werden, wenn der Zustand für den Patienten intolerabel ist.
- Patienten mit Fistel oder Stenosen auf dem Boden einer Divertikulitis sollten operiert werden, wenn allgemeine Operabilität besteht.

Obwohl insgesamt ein deutlicher Trend zur nicht-chirurgischen Therapie in den Leitlinien zu verzeichnen ist, zeigen diese doch eine Reihe von Unterschieden in den Details zur Indikationsstellung. Generell übereinstimmend sind jedoch die zunehmende Individualisierung der Operationsindikation und die starke Berücksichtigung patientenindividueller Faktoren.

10.2 Ergebnisse/spezielle Fragestellungen unter Berücksichtigung ausgewählter Metaanalysen, systematischer Übersichtsarbeiten und randomisiert kontrollierter Studien

10.2.1 Peritoneallavage versus Lavage plus Resektion in der Notfallsituation

Ein aktuelles Thema der chirurgischen Therapie ist die Verfahrenswahl in der Notfallsituation bei perforierter Divertikulitis mit eitriger Peritonitis (Typ 2c1). Bereits 1996 wurde von O'Sullivan et al. eine kleine retrospektive Kohortenstudie vorgestellt, bei der 8 Patienten mit diffus eitriger Peritonitis bei Divertikulitis lavagiert und bedarfsabhängig drainiert und nicht reseziert wurden. Keiner der Patienten musste im 24-Monats-Verlauf erneut operiert werden. Diese und weitere Daten waren der Anlass für 4 aktuelle randomisiert-kontrollierte Studien. Die LADIES-Studie von Vennix et al. (2015) untersucht in einer geteilten Studie in einem der Studienarme (LOLA-Arm) die laparoskopische Lavage versus die Sigmakontinuitäts- oder Diskontinuitätsresektion. Aufgrund signifikant höherer Major-Morbidität in der Lavage-Gruppe musste der LOLA-Arm 2013 vorzeitig gestoppt werden. Der SCANDIV-Trial von Schultz et al. (2015) untersucht randomisiert die laparoskopische Lavage versus die primäre Resektion (Sigmakontinuitäts- oder Diskontinuitätsresektion). Obwohl die primären Endpunkte für beide Arme nicht unterschiedlich waren, mussten die resezierten Patienten dreimal weniger reoperiert werden, als die lavagierten – bei 4-fach erhöhter Stomafrequenz

in der Resektionsgruppe. Die DILALA-Studie von Thornell et al. (2016) vergleicht die laparoskopische Lavage mit der Hartmann-Diskontinuitätsresektion. Bei gleicher Letalität und Major-Morbidität ergab sich eine kürzere stationäre Verweildauer für die lavagierten Patienten, eine geringere Rate an Stomata nach 12 Monaten und eine Risikoreduktion für eine Reoperation innerhalb eines Jahres von 53 % für die Lavage Gruppe. Allerdings wurden bei den Reoperationen die Hartmann-Wiederanschluss-Operationen mitberücksichtigt. Die Daten der LapLAND-Studie (ClinicalTrials.gov Identifier: NCT01019239) stehen derzeit noch aus.

Cirocchi und Kollegen führten 2015 ein systematisches Review zur Evaluation dieser Fragestellung (laparoskopische Peritoneallavage und Drainage bei perforierter Divertikulitis) durch. Die Autoren wollten die Sicherheit, die Durchführbarkeit und die Effektivität der Peritoneallavage bei perforierter Divertikulitis beurteilen. Hierzu wurden zwischen Januar 1992 und Februar 2014 alle zur Verfügung stehenden Fallserien und Vergleichsstudien berücksichtigt. 10 Kohortenstudien, 8 Fall-Serien und 1 kontrolliert randomisierte Studie erfüllten die Einschlusskriterien (insgesamt 871 Patienten). Die Erfolgsrate (Patientenüberleben ohne chirurgische Reintervention bei einem Rezidiv der Divertikulitis) betrug in 11 Studien 24,3 %. Bei Patienten mit einer Hinchey III war die Inzidenz einer Konversions-Laparotomie 1 %, bei Hinchey IV 45 %. Die 30-Tage-postoperative Mortalität betrug 2,9 %. Die 30-Tage-Reinterventionsrate erreichte 4,9 %, wobei 2 % der Patienten eine interventionelle Drainage erhielten. Die Wiederaufnahme nach der ersten Hospitalisation bei Rezidiv-Divertikulitis betrug 6 %. 69 % dieser Patienten benötigten eine erneute Operation. Bei 18,3 % der Patienten erfolgte eine zweizeitige Laparoskopie. Die Autoren folgern deshalb, dass die alleinige laparoskopische Lavage als eine sichere und effektive Möglichkeit der Behandlung einer Peritonitis bei perforierter Divertikulitis anzusehen ist. Darüber hinaus kann sie als „Bridging-Verfahren" mit einer verzögerten, dann jedoch elektiven, laparoskopisch assistierten Sigmaresektion kombiniert werden, um Diskontinuitätsresektionen zu vermeiden.

Eine neuere systematische Literaturanalyse von James Marshall und Kollegen aus dem Jahr

2017 kommt zu vorsichtigeren Ergebnissen, da unter den insgesamt 159 Patienten, die laparoskopisch lavagiert wurden, die 30-Tage-Reinterventionsrate signifikant erhöht war – bei vergleichbarer 30- und 90-Tages-Mortalitätsrate.

Die deutsche S2k-Leitlinie äußert sich ebenfalls vorsichtig: „Eine diesbezügliche Empfehlung kann bei inadäquater Datenlage bislang nicht gegeben werden. Die bisherigen Daten sind aber so vielversprechend, dass die individuelle Anwendung bei entsprechender Aufklärung gerechtfertigt ist."

▬ Anmerkung:
Überraschend ist in diesem Zusammenhang die insgesamt hohe Rate an Sigmadiskontinuitätsresektionen in der Literatur, da die zur Verfügung stehende Datenlage und auch die S2k-Leitlinie die Sigmaresektion mit primärer Anastomose und Anlage eines protektiven Ileostomas unterstützt. Hierzu existieren sowohl zahlreiche retrospektive Studien, als auch eine prospektiv randomisierte Studie. Letztere von Oberkofler et al. aus dem Jahr 2012 konnte an 62 Patienten, die in 2 Gruppen randomisiert wurden, belegen, dass bzgl. der initialen Operation kein signifikanter Unterschied in Hinblick auf Morbidität und Operationsletalität besteht. Allerdings war die Stomarückverlagerungsrate in der primären Resektionsgruppe deutlich höher (90 % vs. 57 %, p=0,005). Darüber hinaus waren schwerwiegende Komplikationen (Clavien-Dindo IIIb–IV) ebenfalls signifikant geringer (0 % vs. 20 %, p=0,046). Zudem zeigte die primäre Resektionsgruppe Vorteile in Bezug auf OP-Dauer, Kosten und Krankenhausverweildauer, weshalb die Autoren zusammenfassend letztlich die primäre Anastomose unter Ileostomaprotektion favorisieren.

10.2.2 Postoperatives Outcome: Unterschiede zwischen Sigmadivertikulitis und Sigmaadenokarzinom

Technisch unterscheidet sich die Sigmaresektion bei der Divertikulitis im Detail doch deutlich von einer onkologischen Sigmaresektion. Dies betrifft vor allem die Absetzungsebene bzw. den Erhalt der A. mesenterica inferior und damit das Ausmaß der Weichgewebsdissektion. Daraus ergibt sich die Frage, ob auch der postoperative Verlauf und die Komplikationsfrequenz/-art relevant unterschiedlich sind.

In einer großen nationalen ‚inpatient' Registerstudie analysierten Mohammed Ilyas und Kollegen 2016 das postoperative Outcome nach elektiver Sigmaresektion bei Divertikulitis versus das postoperative Outcome von Sigmakarzinompatienten. Es wurden jeweils 11.192 Patienten in beiden Gruppen untersucht. 18 % der Operationen wurden minimalinvasiv durchgeführt. Die Gesamtkomplikationsrate betrug 17,7 % und die In-Hospital-Mortalität 0,9 %. In der Divertikulitis-Gruppe fanden sich eine höhere Rate an Wundinfektionen (3,2 % vs. 2,6 %, p=0,004), mehr intraabdominelle Abszessformationen (1,2 % vs. 0,4 %, p<0,0001) und häufigere Reoperationen (6,1 % vs. 4,1 %, p<0,0001) im Vergleich zur Karzinomgruppe. Die Patienten mit Sigmakarzinom hatten demgegenüber eine höhere Inzidenz von Pneumonien (1,9 % vs. 1,5 %, p<0,01) und Anastomoseninsuffizienzen (9,2 % vs. 8,3 %, p=0,001). Eine Subgruppenanalyse bestätigte eine höhere Krankenhausletalität für Karzinompatienten unabhängig davon, ob sie offen oder laparoskopisch operiert wurden.

Zusammenfassend ist bei Patienten mit Divertikulitis mit einer höheren Rate an infektiösen Komplikationen zu rechnen, während Sigmakarzinompatienten ein höheres Risiko für eine Anastomoseninsuffizienz aufweisen.

10.2.3 Laparoskopische Sigmaresektion in der Notfallsituation bei perforierter Divertikulitis

Wird in der Notfallsituation bei perforierter Divertikulitis die Indikation zur Sigmaresektion gestellt, bleibt die Frage offen, ob ein minimalinvasives Vorgehen gerechtfertigt ist.

Vennix et al. analysierten in einer systematischen Übersichtsarbeit 2016 die verfügbaren Daten zur Durchführbarkeit einer notfallmäßigen, laparoskopischen Sigmaresektion bei perforierter Sigmadivertikulitis. Hierzu wurden alle Studien bewertet, die Patienten mit perforierter Sigmadivertikulitis (Hinchey III-IV) einschlossen und bei denen eine laparoskopische Sigmaresektion durchgeführt wurde. Insgesamt konnten 4 Fallserien und eine Kohortenstudie zur Thematik identifiziert werden – bei allerdings insgesamt geringer Patientenanzahl (104 Patienten). Bei 84 dieser Patienten wurde eine laparoskopische Diskontinuitätsresektion nach Hartmann durchgeführt. 20 Patienten erhielten eine Sigmakontinuitätsresektion mit primärer Anastomose. Die postoperative Komplikationsrate lag bei 21 %, 3 Patienten verstarben (Mortalitätsrate 2,9 %) und 2 Patienten benötigten eine Reoperation (Stomarevision/chirurgische Abszessdrainage). Die Konversionsrate betrug zwischen 0 und 19 %. Bei allen 20 laparoskopisch operierten Patienten mit primärer Anastomose zeigte sich keine Anastomoseninsuffizienz.

Die Autoren schlussfolgern deshalb, dass in einem selektionierten Patientengut eine laparoskopische Sigmaresektion auch bei perforierter Sigmadivertikulitis mit purulenter Peritonitis (Hinchey III–IV) durchführbar ist. Im Einzelfall scheint dies jedoch von der persönlichen Expertise des Operateurs abzuhängen.

10.3   Fazit für die Praxis

1. Für die adäquate Behandlung der Divertikulitis ist die prätherapeutische Klassifikation der Erkrankung entscheidend. Die dargestellte Klassifikation entsprechend der S2k-Leitlinie ermöglicht dabei die Abbildung aller klinisch relevanten Divertikulitistypen.
2. Komplizierte und unkomplizierte Erkrankungsformen werden mit Ausnahme der freien Perforationen primär konservativ therapiert.
3. Auch bei unkomplizierten Erkrankungsformen kann bei Risikogruppen eine Operationsindikation bestehen.
4. Bei komplizierten Divertikulitistypen stellt die Sigmakontinuitätsresektion ggf. unter Ileostomaprotektion die

Therapie der Wahl dar, in Ausnahmefällen kann bei perforierter Divertikulitis und eitriger Peritonitis die laparoskopische Abdominallavage diskutiert werden.
5. Die Hartmann-Operation zeigt keinen Vorteil gegenüber der Kontinuitätsresektion – im Gegenteil, aufgrund der aktuellen Datenlage scheint sie eher unterlegen.
6. Bei chronisch rezidivierender Erkrankung ist für den Therapieentscheid nicht die Anzahl der zurückliegenden Erkrankungsschübe, sondern die individuelle Nutzen-Risiko-Abwägung entscheidend.

Literatur

Andersen JC, Bundgaard L, Elbrond H, Laurberg S, Walker LR, Stovring J (2012) Danish Surgical S Danish national guidelines for treatment of diverticular disease. Dan Med J 59:C4453

Andeweg CS, Mulder IM, Felt-Bersma RJ, Verbon A, van der Wilt GJ, van Goor H, Lange JF, Stoker J, Boermeester MA, Bleichrodt RP (2013) Guidelines of Diagnostics and Treatment of Acute Left-Sided Colonic Diverticulitis. Dig Surg 30:278–292

Cirocchi R, Trastulli S, Desiderio J, Listorti C, Boselli C, Parisi A, Noya G, Liu L (2013)Treatment of Hinchey stage III-IV diverticulitis: a systematic review and meta-analysis. Int J Colorectal Dis 28(4):447–57

Cirocchi R, Trastulli S, Vettoretto N, Milani D, Cavaliere D, Renzi C, Adamenko O, Desiderio J, Burattini MF, Parisi A, Arezzo A, Fingerhut A (2015). Laparoscopic peritoneal lavage: a definitive treatment for diverticular peritonitis or a „bridge" to elective laparoscopic sigmoidectomy?: a systematic review. Medicine (Baltimore) 94(1):e334

Feingold D, Steele SR, Lee S, Kaiser A, Boushey R, Buie WD, Rafferty JF (2014). Practice parameters for the treatment of sigmoid diverticulitis. Dis Colon Rectum 57(3):284–94

Kaiser AM, Jiang JK, Lake JP, Ault G, Artinyan A, Gonzalez-Ruiz C, Essani R, Beart RW Jr. (2005) The management of complicated diverticulitis and the role of computed tomography. Am J Gastroenterol 100:910–917

Kruis W, Germer CT, Leifeld L (2014) Diverticular Disease: Guidelines of the German Society for Gastroenterology, Digestive and Metabolic Diseases and the German Society for General and Visceral Surgery. Digestion 90:190–207

Leifeld L, Germer CT, Bohm S, Dumoulin FL, Hauser W, Kreis M, Labenz J, Lembcke B, Post S, Reinshagen M, Ritz JP, Sauerbruch T, Wedel T, von Rahden B, Kruis W (2014) [S2k

guidelines diverticular disease/diverticulitis]. Z Gastroenterol 52:663–710

Marshall JR, Buchwald PL, Gandhi J, Schultz JK, Hider PN,
Frizelle FA, Eglinton TW (2017). Laparoscopic Lavage in
the Management of Hinchey Grade III Diverticulitis: A Systematic Review. Ann Surg 265(4):670–676 [Epub ahead
of print]

Mohammed Ilyas MI, Zangbar B, Nfonsam VN, Maegawa FA,
Joseph BA, Patel JA, Wexner SD (2016). Are there differences in outcome after elective sigmoidectomy for diverticular disease and for cancer? A national inpatient study.
Colorectal Dis 19(3):260–265 [Epub ahead of print]

Oberkofler CE, Rickenbacher A, Raptis DA, Lehmann K, Villiger
P, Buchli C, Grieder F, Gelpke H, Decurtins M, Tempia-
Caliera AA, Demartines N, Hahnloser D, Clavien PA,
Breitenstein S (2012) A multicenter randomized clinical
trial of primary anastomosis or Hartmann's procedure for
perforated left colonic diverticulitis with purulent or fecal
peritonitis. Ann Surg 256:819–826; discussion 826–817

O'Sullivan GC, Murphy D, O'Brien MG, Ireland A (1996) Laparoscopic management of generalized peritonitis due to
perforated colonic diverticula. Am J Surg 171(4):432–4.

Schultz JK, Yaqub S, Wallon C, Blecic L, Forsmo HM, Folkesson
J, Buchwald P, Korner H, Dahl FA, Oresland T, Group SS
(2015) Laparoscopic Lavage vs Primary Resection for
Acute Perforated Diverticulitis: The SCANDIV Randomized
Clinical Trial. JAMA 314:1364–1375

Thornell A, Angenete E, Bisgaard T, Bock D, Burcharth J, Heath
J, Pommergaard HC, Rosenberg J, Stilling N, Skullman
S, Haglind E (2016) Laparoscopic Lavage for Perforated
Diverticulitis With Purulent Peritonitis: A Randomized
Trial. Ann Intern Med 164:137–145

Vennix S, Musters GD, Mulder IM, Swank HA, Consten EC, Bel-
gers EH, van Geloven AA, Gerhards MF, Govaert MJ, van
Grevenstein WM, Hoofwijk AG, Kruyt PM, Nienhuijs SW,
Boermeester MA, Vermeulen J, van Dieren S, Lange JF,
Bemelman WA (2015) Ladies trial c. Laparoscopic peritoneal lavage or sigmoidectomy for perforated diverticulitis
with purulent peritonitis: a multicentre, parallel-group,
randomised, open-label trial. Lancet 386:1269–1277

Vennix S, Boersema GS, Buskens CJ, Menon AG, Tanis PJ, Lange
JF, Bemelman WA (2016) Emergency Laparoscopic Sig-
moidectomy for Perforated Diverticulitis with Generalised
Peritonitis: A Systematic Review. Dig Surg. 33(1):1–7

Hämorrhoidalleiden, Analfissur, Analabszess, Analfistel

A. Ommer, R.T. Grundmann

© Springer-Verlag GmbH Deutschland 2017
C.-T. Germer, T. Keck, R.T. Grundmann (Hrsg.), *Evidenzbasierte Viszeralchirurgie benigner Erkrankungen*,
Evidenzbasierte Chirurgie, https://doi.org/10.1007/978-3-662-53553-0_11

11.1   Hämorrhoidalleiden

R.T. Grundmann

11.1.1 Leitlinien

Operationsindikation

Die AWMF-Leitlinie (2008) hält die operative Therapie für indiziert bei konservativ nicht erfolgreich zu behandelnden bzw. persistierenden Beschwerden. Das Ziel der operativen Behandlung ist die Wiederherstellung normaler anatomischer Verhältnisse und keinesfalls die komplette Entfernung des vergrößerten Hämorrhoidalplexus.

Die Standards Practice Task Force of the American Society of Colon and Rectal Surgeons (ASCRS) (Rivadeneira et al. 2011) sieht die Operationsindikation für Patienten gegeben, die refraktär gegenüber einer Behandlung in einer Praxis sind (wie Gummibandligatur, Sklerotherapie und Infrarot-Koagulation) sowie Patienten, die eine Behandlung in der Praxis nicht tolerieren oder die einen signifikanten Prolaps haben (Hämorrhoiden Grad III und IV) (strenge Empfehlung basierend auf mäßiger Qualität der Evidenz).

Operationsverfahren

Hämorrhoidektomie (chirurgische Exzision)

Die Hämorrhoidektomie gilt als der Goldstandard, an dem sich die anderen Verfahren orientieren müssen. Für die Exzision stehen offene (Milligan-Morgan), halb-geschlossene (Parks) und geschlossene Verfahren (Ferguson) zur Verfügung. Sie werden im Folgenden unter konventionelle Hämorrhoidektomie (KH) zusammengefasst. Die Methode nach Ferguson wird vor allem in Nordamerika favorisiert, in Europa kommt eher die Methode nach Milligan-Morgan zum Einsatz. Eindeutige Vorzüge des einen vor dem anderen Verfahren gibt es nicht, sodass die AWMF-Leitlinie (2008) und die ASCRS-Leitlinie (Rivadeneira et al. 2011) kein Verfahren bevorzugt empfehlen. Die deutsche Leitlinie sieht die chirurgische Exzision besonders bei segmentären Formen des Hämorrhoidalleidens indiziert.

Stapler-Hämorrhoidopexie (SH)

Die SH erlaubt die zirkuläre Resektion eines Hämorrhoidalprolapses mit Fixierung des verbleibenden Gewebes im Analkanal und gilt speziell bei reponiblem zirkulärem Hämorrhoidalprolaps als Methode der Wahl (AWMF-Leitlinie 2008).

Doppler-gesteuerte transanale Hämorrhoidal-Arterien-Ligatur (HAL)

Die AWMF-Leitlinie sah sich außerstande, das Verfahren zu bewerten. Auch die ASCRS wollte keine definitive Empfehlung abgeben, nannte aber die Methode speziell für Hämorrhoiden II. und III. Grades als potenziell indiziert. Hingegen bezeichnet das National Institute for Health and Care Excellence (NICE) in Großbritannien die HAL kurz- und mittelfristig als eine wirksame Alternative zu Hämorrhoidektomie und SH, ohne größere Sicherheitsbedenken und hat dem Verfahren die Zulassung erteilt. Dabei wurde darauf hingewiesen, dass die HAL bei größeren prolabierten Hämorrhoiden mit einer zusätzlichen Mukosa-Plikatur (Hämorrhoidopexie) kombiniert werden sollte, wobei die prolabierte Schleimhaut zum Niveau der Linea dentata hochgenäht wird.

11.1.2 Ergebnisse

Metaanalysen/Systematische Übersichten

Konventionelle Hämorrhoidektomie/ Ligasure-Hämorrhoidektomie

In einer Metaanalyse der Literatur auf Basis von 6 Studien (686 Patienten) kamen Ho und Buettner (2007) zu dem Ergebnis, dass offene und geschlossene Verfahren gleich effektiv und sicher seien, Hospitalaufenthaltsdauer und postoperative Schmerzen unterschieden sich nicht signifikant. Jedoch sei die Wundheilung bei der geschlossenen Hämorrhoidektomie verkürzt, die Operationszeit verlängert. Insgesamt ist die Evidenz aber von zu geringer Qualität, um einen Vergleich anstellen zu können. In der Reihe Clinical Evidence des BMJ haben Reese et al. (2009) auf Basis einer umfassenden Literaturübersicht festgestellt:

- Wir wissen nicht, ob die geschlossene Hämorrhoidektomie hauptsächlich bei Patienten mit Hämorrhoiden Grad III und IV effektivere Heilungsraten (definiert als Symptomfreiheit oder minimale Restsymptome, die keiner Behandlung bedürfen) bietet als die offene Exzision (Milligan-Morgan). Wir wissen nicht, ob die geschlossene Hämorrhoidektomie effektiver ist, Rezidive nach 1 Jahr zu reduzieren bei Patienten mit Hämorrhoiden Grad I–IV (**niedrige Qualität der Evidenz**).

Die Ligasure-Hämorrhoidektomie (LH) nimmt vom Prinzip her eine Position zwischen offener und geschlossener konventioneller Hämorrhoidektomie ein. Bei dieser Methode wird die Hämorrhoide an ihrer Basis mit dem entsprechenden Gerät koaguliert und abgetragen. Die Wunde ist so einerseits durch den Schorf versiegelt, muss aber andererseits nicht durch Nähte verschlossen werden. Zu der Frage, ob die LH der konventionellen Hämorrhoidektomie (KH) gleichwertig oder überlegen ist, erarbeiteten Nienhuijs und de Hingh (2009) einen Cochrane-Review. Auf der Basis von 12 Studien und 1142 Patenten kamen sie zu dem Schluss, dass die Ligasure-Technik in der unmittelbaren postoperativen Phase mit signifikant weniger Schmerzen behaftet und damit der KH überlegen ist, bei einer postoperativen Komplikationsrate, die der der KH vergleichbar ist. Auch waren Patienten in der Ligasure-Gruppe früher wieder arbeitsfähig. Langzeitergebnisse standen allerdings aus. Eine weitere Metaanalyse der Literatur kam zu einer vergleichbaren Einschätzung des unmittelbaren Ergebnisses, betonte aber auch die fehlenden Langzeituntersuchungen (Milito et al. 2010). In der Clinical Evidence von Reese et al. (2009) heißt es hierzu:

- Die geschlossene Exzisions-Hämorrhoidektomie mittels Ligasure dürfte effektiver als die konventionelle geschlossene Exzisions-Hämorrhoidektomie hinsichtlich einer Schmerzreduktion am 1. postoperativen Tag sein. Aber wir wissen nicht, ob sie effektiver ist hinsichtlich der Reduzierung postoperativer Blutung, Obstipation, Wunddehiszenz oder Stuhl-/Flatus-Inkontinenz bei Patienten mit hauptsächlich Hämorrhoiden III. und IV.

Grades (**niedrige Qualität der Evidenz**). Der Nutzen von Ligasure gegenüber der konventionellen Hämorrhoidektomie muss gegen die Kosten abgewogen werden.

Stapler-Hämorrhoidopexie (SH)

Die gründlichste Analyse der SH wurde von Burch et al. (2008) in einem Health Technology Assessment (HTA) niedergelegt. Der Bericht analysierte 27 bis Juli 2006 durchgeführte randomisierte Studien mit insgesamt 2279 Patienten, in denen die SH mit der konventionellen Hämorrhoidektomie (KH) verglichen wurde. Die Autoren fassten ihre Ergebnisse wie folgt zusammen: die SH ist mit weniger Schmerzen in der unmittelbaren postoperativen Periode verbunden, jedoch sind die Raten an Residualproplaps, Hämorrhoidalprolaps im weiteren Verlauf und Reintervention wegen Prolaps nach SH höher als nach KH. Hinsichtlich der Komplikationsraten gibt es keine eindeutigen Unterschiede. Der Bericht überlässt die Verfahrenswahl Patient und Chirurg, wobei der kurzfristige Nutzen der SH (weniger Schmerzen und raschere Wiederaufnahme der gewöhnlichen Aktivitäten) gegen das höhere Rezidivrisiko im Langzeitverlauf abzuwägen sei.

Zum Langzeitergebnis nach SH im Vergleich zur konventionellen Hämorrhoidektomie liegt eine Metaanalyse randomisierter Studien vor (Giordano et al. 2009). 15 Studien mit insgesamt 1201 Patienten entsprachen den Einschlusskriterien (Minimum-Follow-up von 1 Jahr). Patienten der KH-Kontrollgruppe wurden in 2 Studien nach Ferguson, in allen anderen nach Milligan-Morgan operiert. Nach 1 Jahr zeigten Patienten in der SH-Gruppe eine signifikant höhere Rate an Prolapsrezidiv (OR 5,5), die Blutungsrate war in beiden Gruppen ähnlich (OR 1,1). Die Wahrscheinlichkeit einer weiteren Behandlung wegen eines rezidivierenden Prolapses war in der SH-Gruppe 1,9-mal höher als nach KH. 3 Studien, die nur Patienten mit Hämorrhoiden Grad III einschlossen, wiesen eine Rezidivrate von 20,7 % bei SH vs. 3,9 % bei KH auf. 3 Studien mit ausschließlich Grad IV-Hämorrhoiden sahen eine Rezidivrate von 20,0 % für SH vs. 0 % für KH. Zusammengefasst hielten die Autoren beide Verfahren für sicher, mit ähnlicher Langzeitmorbidität. Die SH ist jedoch im Vergleich zur KH mit einer signifikant höheren Inzidenz an Rezidiven, zusätzlichen Operationen und

Tenesmen assoziiert. Reese et al. (2009) meinen in der Clinical Evidence:

- Die SH dürfte weniger effektiv als die KH sein, den Anteil an Patienten mit rezidivierendem Prolaps innerhalb eines Jahres zu senken und für mehr als 1 Jahr weniger effektiv bei Patienten mit Hämorrhoiden Grad II–IV. Wir wissen nicht, ob die SH effektiver als die KH ist, um den Anteil an Patienten mit Grad II–IV Hämorrhoiden zu reduzieren, die wegen Rezidiven einen weiteren Eingriff benötigen (**niedrige Qualität der Evidenz**). Die SH dürfte effektiver als die KH sein, den postoperativen Schmerz und den Schmerz in der 1. und 2. Woche nach Operation bei Patienten mit Hämorrhoiden Grad II–IV zu senken, aber nicht effektiver bei der Reduktion der Gesamtkomplikationsrate. Die SH dürfte weniger effektiv als die KH sein bei der Reduzierung postoperativer Blutungen (**niedrige Qualität der Evidenz**).

Doppler-gesteuerte transanale Hämorrhoidal-Arterien-Ligatur (HAL)

Pucher et al. (2013) haben zur HAL auf Basis von 28 Studien, darunter 5 randomisiert, und 2904 Patienten eine systematische Übersicht zur HAL erstellt. Mehrheitlich wurden Patienten mit Hämorrhoiden Grad III eingeschlossen (63,3 %), Hämorrhoiden Grad IV machten 16 % aus. Die Rezidivraten variierten zwischen 3 % und 60 %, nach 6 Wochen und bis zu 5 Jahren. Die gepoolte Rezidivrate betrug 17,5 %. Die längste Follow-up-Studie über 5 Jahre berichtete über 100 Patienten, mit Rezidivraten von 12 % bei Hämorrhoiden Grad II und 31 % bei Grad III. Die gepoolte Rate an postoperativem Schmerz (mittelbedarf) wurde mit 15 % angegeben, die Nachblutungsrate mit 5 %. Im Mittel mussten bei dem Eingriff 5–10,7 Gefäße ligiert werden. Die gepoolte Reoperationsrate wurde mit 6,4 % aufgeführt. Studien, die die HAL mit der SH verglichen, fanden keine signifikanten Unterschiede hinsichtlich Rezidivrate und postoperativen Komplikationen. Das Gleiche galt für den Vergleich mit der KH. Die Autoren folgerten, dass die minimal-invasive Art des Eingriffs, das niedrige postoperative

Schmerzniveau und die niedrige postoperative Komplikationsrate die HAL als ein Verfahren erster Wahl bei der Behandlung von Hämorrhoiden ansehen lassen. Entgegen stehen dem breiten Einsatz des Verfahrens eventuell die Kosten, die zwar geringer als bei SH, aber deutlich höher als bei KH sind. Allerdings sprechen einige Studien dafür, dass sich die Arterienligatur auch ohne Dopplersonde durchführen lässt. Reese et al. (2009) stellen in der Clinical Evidence zur HAL fest:

- HAL verglichen mit der geschlossenen KH könnte effektiver sein, die Komplikationen bei Patienten mit hauptsächlich Hämorrhoiden Grad II–IV zu senken (**niedrige Qualität der Evidenz**). HAL verglichen mit der geschlossenen KH scheint effektiver zu sein, hauptsächlich bei Patienten mit Hämorrhoiden Grad II–IV den mittleren Hospitalaufenthalt zu verkürzen (**mäßige Qualität der Evidenz**). Wir wissen nicht, ob die HAL effektiver als die KH ist, um den Anteil an Patienten hauptsächlich mit Grad II–IV Hämorrhoiden zu steigern, bei denen nach 1 Jahr die Symptome beseitigt sind (**niedrige Qualität der Evidenz**).

Klinische Studien

Chirurgische Exzision/Ligasure-Abtragung

Über die elektrothermische Abtragung der Hämorrhoiden mittels Ligasure haben Chen et al. (2013) bei 666 konsekutiven Patienten mit symptomatischen prolabierten Hämorrhoiden Grad III und IV berichtet. An Frühkomplikationen innerhalb der ersten 6 Wochen nach Operation wurden ein Harnverhalt bei 1,8 % der Patienten und revisionsbedürftige Nachblutungen bei 3,2 % der Patienten beschrieben. Die Nachuntersuchungsquote mittels Fragebogen machte 96,6 % aus. Nach 1 Jahr waren 2 Patienten wegen symptomatischer Hautanhängsel erneut operiert worden, 1 Patient wurde wegen einer Analstriktur behandelt, 1 Patient wegen einer Analfistel und 3 wegen Analfissuren. Inkontinenz für Flatus wurde in 1,7 % angegeben und 2,1 % der Patienten berichteten milde rezidivierende Blutungen. Diese Patienten zeigten Resthämorrhoiden geringen Ausmaßes, die einmal mit Gummibandligatur und im Übrigen konservativ angegangen wurden. Insgesamt betrug die Rezidivrate 3,1 %. Die Autoren schlossen aus diesen Ergebnissen, dass die Rezidivrate mit Ligasure-Abtragung nicht schlechter als nach KH ist.

Stapler-Hämorrhoidopexie (SH)

Langzeitergebnisse einer randomisierten, kontrollierten Studie zum Vergleich SH vs. KH (Milligan-Morgan) liegen aus Hamburg vor (Kim et al. 2013). Insgesamt 122 Patienten konnten für wenigstens 3 Jahre nachverfolgt werden. Die kumulativen Rezidivraten betrugen nach 5 Jahren bei SH 18 %, bei KH 23 %. In der SH-Gruppe wurden postoperativ signifikant weniger Schmerzen, Brennen und Juckreiz angegeben. Die postoperative Blutungsrate machte in beiden Gruppen 4,9 %, die Rate an Harnverhalt 4,9 % vs. 1,6 % und die Rate an Inkontinenzsymptomen, die sich in den ersten 6 Monaten legten, 6,6 % (SH) vs. 3,3 % (KH) aus. Die Autoren folgerten, dass die SH so effektiv wie die KH ist bei höherem Patientenkomfort und sich speziell für Patienten mit drittgradigen zirkumferenziellen Hämorrhoiden anbietet.

Eine weitere doppelt-blinde, randomisierte Studie, in der 39 Patienten mit SH mit 40 Patienten mit KH (Milligan-Morgan) verglichen wurden, fand ebenfalls einen höheren Patientenkomfort bei SH (Ammaturo et al. 2012). Die Operationszeit war bei SH signifikant kürzer, die postoperativen Schmerzen waren geringer und die Darmfunktion kam rascher in Gang. Kürzer war auch die stationäre Aufenthaltsdauer bei SH und die Patienten nahmen schneller ihre Arbeit wieder auf (im Mittel nach 6 Tagen verglichen mit 15 Tagen nach KH). 3 postoperative Nachblutungen wurden nur nach KH gesehen. Nach 2 Jahren waren allerdings die funktionellen Resultate in der KH-Gruppe besser. Blutung bei der Defäkation wurde von 18 % (SH) vs. 2,5 % (KH) angegeben, Prolaps bei der Defäkation von 13 % vs. 0 % und 13 % (SH) vs. 0 % (KH) hatten sich einem Reeingriff zu unterziehen. Entsprechend war die Patientenzufriedenheit nach KH höher. Dem höheren unmittelbaren Patientenkomfort stand demnach in dieser Studie der geringere Langzeiteffekt der SH entgegen.

Aytac et al. (2015) berichteten über eine retrospektive Langzeitnachuntersuchung von 118 Patienten mit Ferguson Hämorrhoidektomie und 99 Patienten mit Stapler-Hämorrhoidektomie (SH). Die Nachbeobachtungsperiode betrug 7,7 vs. 6,3 Jahre. Die unmittelbaren postoperativen Komplikationen waren in beiden Gruppen vergleichbar, Entsprechendes galt langfristig für Beschwerdefreiheit, Lebensqualität und funktionelles Ergebnis. Eine weitere chirurgische Behandlung benötigten im Follow-up 3 % der Ferguson- und 5 % der SH-Gruppe, 2 % in der Ferguson- und 5 % in der Stapler-Gruppe klagten über eine anale Inkontinenz. Die Autoren sahen aufgrund dieser Ergebnisse die Indikation für die SH als stark eingeschränkt an, da der Erfolg bei großen irreversiblen Hämorrhoiden nicht gegeben ist und Vorteile vor der KH nicht gezeigt werden konnten.

Porrett et al. (2015) analysierten die Komplikationsrate nach SH in einer systematischen Übersicht. Eingeschlossen wurden insgesamt 14.245 Patienten von unter anderem 29 randomisierten Studien. Sie gaben die Rate an Frühkomplikationen mit im Median 16,1 % an, Schmerzen ausgeklammert. Die Rate an Spätkomplikationen, Rezidive ausgeschlossen, machte 23,7 % aus, Blutungen wurden am häufigsten genannt, mit einer Spanne von 0,18–33,0 %. Die Inzidenz an analen Strikturen und Stenosen reichte von 0 bis 15,6 %, Inkontinenz für Stuhl und/oder Flatus wurde in 0,1–17,8 % berichtet. Rekurrierende Hämorrhoiden wurden bei bis zu 58,9 % der Patienten beschrieben, im Median bei 6,9%. 15 von 16 Patienten mit schwerer Sepsis benötigten ein Stoma. In den Studien wurde eine geringere Rate an postoperativem Schmerz verglichen mit anderen Methoden der Hämorrhoidektomie beobachtet, so dass sich das Verfahren besonders für Patienten eignet, die einen möglichst schmerzarmen Eingriff bei eventuell erhöhter Rezidivrate bevorzugen. Wesentliche Indikation waren Grad-III-Hämorrhoiden und solche, bei denen die Gummibandligatur versagt hatte.

Giuratrabocchetta et al. (2013) verglichen in einer prospektiven randomisierten Studie den PPH-Stapler bei 63 Patienten mit dem EEA-Stapler bei 72 Patienten mit Hämorrhoiden Grad III. In dieser Studie zeigte der EEA-Stapler die bessere Hämostase, kenntlich an der Notwendigkeit von weniger Übernähungen. Nur 2 Patienten (in der PPH-Gruppe) wiesen eine leichte Nachblutung auf, die allerdings konservativ beherrschbar war. Des Weiteren konnte der EEA-Stapler eine größere Mukosafläche resezieren, inwieweit dies klinisch relevant war, muss offen bleiben.

Doppler-gesteuerte transanale Hämorrhoidal-Arterien-Ligatur (HAL)

Die größte Multizenterstudie zur HAL mit und ohne zusätzliche Mukopexie wurde von Ratto et al. (2015) berichtet. Eingeschlossen waren 803 Patienten. Die durchschnittliche Operationszeit betrug 34 min, der mittlere stationäre Aufenthalt 0,6 Tage. Die frühe Morbidität (erste 24 h) bestand in Schmerz oder Tenesmen (12,0 %), 8,6 % der Patienten mussten postoperativ katheterisiert werden, 1 operationspflichtige Blutung wurde gesehen. Die 30-Tage-Morbidität machte 18,0 % aus, hauptsächlich Schmerzen und Tenesmen. Bei 18 Patienten kam es zur Nachblutung (2,2 %), davon bedurften 7 Patienten einer Revision. Im Follow-up nach 11,1 Monaten machte die Erfolgsrate 90,7 % aus, ein Rezidiv eines Prolapses wurde in 6,3 %, Blutung in 2,4 % und beides in 0,6 % beobachtet. 47 Patienten unterzogen sich einem Reeingriff, davon 17 einer KH, die anderen einer HAL oder Gummibandligatur.

De Nardi et al. (2014) verglichen in einer kleinen randomisierten Studie die HAL mit der KH (je 25 Patienten). Unmittelbare postoperative Komplikationen wurden nicht gesehen, alle Patienten konnten am 1. postoperativen Tag entlassen werden. Die postoperativen Schmerzen waren in beiden Gruppen nicht signifikant unterschiedlich, nach 2 Jahren waren beide Therapieverfahren gleich effektiv, ohne Unterschiede in der Rezidivrate. Die Studie konnte demnach nur die Nicht-Unterlegenheit der HAL gegenüber der KH belegen, bei höheren Behandlungskosten. Eine weitere kleine randomisierte Studie mit HAL und Mukopexie vs. KH (Ferguson), je 20 Patienten, stammt von Denoya et al. (2013). In dieser Studie waren die postoperativen Schmerzen in der KH-Gruppe signifikant ausgeprägter als bei HAL. Die Operationszeit war bei HAL signifikant kürzer, weniger Patienten zeigten einen Harnverhalt und die Defäkation kam schneller in Gang. Nach 3 Monaten gab es hinsichtlich Symptomfreiheit und Lebensqualität aber keine Unterschiede zwischen beiden Gruppen. Ebenfalls nur

kleine Fallzahlen weist eine dritte randomisierte Studie auf, in der 20 Patienten mit HAL und Mukopexie 20 Patienten mit KH gegenübergestellt wurden (Elmér et al. 2013). Die Schmerzspitzenwerte waren in der ersten postoperativen Woche nach HAL signifikant geringer, nicht jedoch der Schmerz als solcher über alle gerechnet. Letzteres führten die Autoren auf die zusätzlich durchgeführte Mukopexie zurück. Es gaben aber signifikant mehr Patienten nach HAL normales Wohlbefinden an. 4 Patienten nach HAL und 3 nach KH entwickelten einen Harnverhalt. Nach 1 Jahr Follow-up berichteten 2 von 20 Patienten mit HAL über Blutungen einmal oder häufiger pro Woche verglichen mit 12 von 20 vor dem Eingriff. Im Trend wurden nach HAL häufiger verbliebene Hämorrhoiden Grad II beobachtet als nach KH. Die Autoren betonten die Sicherheit der HAL, die das Verfahren für die ambulante Chirurgie geeignet macht, bei höherem postoperativem Patientenkomfort im Vergleich zum offenen konventionellen Vorgehen.

Eine randomisierte Vergleichsserie zwischen 46 Patienten mit HAL und 68 Patienten mit chirurgischer Exzision mittels Ligasure stellten Zampieri et al. (2012) vor. Signifikante Unterschiede hinsichtlich postoperativer Komplikationen wurden nicht gefunden. In den ersten 6 Monaten nach dem Eingriff zeigten Patienten mit HAL die bessere Schmerzbeseitigung. Postoperative Blutungen, die chirurgisch angegangen werden mussten, gab es nur in der Ligasure-Gruppe (12 %). Die Hämorrhoiden wurden in beiden Gruppen gleichermaßen beseitigt, Patienten benötigten nach HAL in der ersten Woche nach Operation aber weniger Laxativa. Insgesamt favorisierten die Ergebnisse die HAL.

Ergebnisse einer prospektiven Datenerhebung bei 61 konsekutiven HAL stellten Nguyen et al. (2012) vor. Bei 3 Patienten konnte der Eingriff ambulant vorgenommen werden, 51 Patienten wurden am 1. postoperativen Tag entlassen. Die postoperative Morbiditätsrate wurde mit 4,9 % angegeben, die Beseitigung der Symptome nach 1 Jahr mit 78 %, die Rezidivrate nach dieser Zeit mit 10,5 %. Die Autoren hielten das Verfahren aufgrund dieser Ergebnisse der KH und SH zumindest für gleichwertig.

Bedarf es bei der HAL tatsächlich der Dopplersteuerung? Dieser Frage gingen Schuurman et al. (2012) in einer einfach-blinden, randomisierten

Studie mit insgesamt 82 Patienten nach. In dieser Studie waren die Ergebnisse in der Nicht-Doppler-Gruppe besser, es klagten 23,5 % weniger Patienten nach 6 Monaten über milde oder schwere Prolaps-beschwerden, komplett beschwerdefrei waren nach dieser Zeit 31% der Patienten in der Nicht-Doppler-Gruppe und 21 % in der Doppler-Gruppe. Dieser Unterschied war zwar statistisch nicht-signifikant, trotzdem belegen diese Daten, dass der Effekt der HAL sich auch ohne Einsatz des Dopplers erreichen lässt.

11.1.3 Spezielle Fragestellungen

Ambulante Chirurgie/Tageschirurgie

Vinson-Bonnet et al. (2015) prüften in einer systematischen Übersicht die Ergebnisse der Hämorrhoidektomie unter ambulanten/tages-chirurgischen Bedingungen. Sie kamen zu dem Schluss, dass alle chirurgischen Verfahren als tageschirurgische Eingriffe angeboten werden können, wobei allerdings auf eine ausreichende Schmerztherapie (perinealer Block oder Infiltra-tionsanästhesie) zu achten sei. Ein postoperativer Harnverhalt ist aber häufig ein Grund, dass dieses Konzept nicht aufgeht. Speziell die HAL sei für die ambulante Chirurgie geeignet, wenn es auch noch mehr Daten zur Bewertung bedarf. 22 Studien mit 2269 Patienten berichteten über die SH unter ambulanten Bedingungen. Ungeplante Wiederauf-nahmen wurden in 1,6–20 % gesehen. Höhere Ver-sagerraten gab es bei SH unter Spinalanästhesie. Zu Wiederaufnahmen wegen Schmerz oder Blutung kam es in 0–5 % der Fälle.

Über die SH als tageschirurgischen Eingriff berichteten Cosenza et al. (2013) anhand von 403 Patienten. Die mittlere Operationszeit wurde mit 20,6 min angegeben, 48 Patienten (11,9 %) konnten nicht entlassen werden, 32 wegen Harnverhalts, 11 wegen Schmerzen, 5 wegen mäßiger Blutung. Weitere 5 Patienten mussten wieder aufgenom-men werden, ebenfalls wegen Blutung. Bei keinem Patienten wurde im Follow-up von 4–80 Monaten eine Inkontinenz gesehen, die Rezidivrate wurde mit 5,4 % angegeben (15 bei Grad III und 7 bei Grad IV Hämorrhoiden).

11.1.4 Fazit für die Praxis

1. Die konventionelle Hämorrhoidektomie gilt als der Goldstandard bei der operativen Therapie des Hämorrhoi-dalleidens. Die Exzision kann offen, halb-geschlossen oder geschlossen erfolgen, eindeutige Vorzüge des einen vor dem anderen Verfahren gibt es nicht.

2. Der Trend hin zu minimal-invasiven Operationsverfahren hat auch in der Therapie des Hämorrhoidalleidens einen Wandel bewirkt. Erste Priorität hat häufig der Patientenkomfort. Wenn z. B. die Ligasure-Hämorrhoidektomie im Patientenkomfort besser als die konventionelle Hämorrhoidektomie abschneidet, hat sie bereits ein wichtiges Ziel erreicht.

3. Die Stapler-Hämorrhoidopexie ist mit weniger Schmerzen in der unmittelbaren postoperativen Phase als die konventionelle Hämorrhoidektomie verbunden, jedoch sind die Raten an Residualproplaps, Hämorrhoidalprolaps und Reintervention wegen Prolaps im weiteren Verlauf nach SH höher als nach KH. Der Patient muss folglich in den Therapieentscheid eingebunden sein, wenn es gilt, Patientenkomfort gegen Rezidivrate abzuwägen.

4. Die minimal-invasive Art des Eingriffs, das niedrige postoperative Schmerzniveau und die niedrige postoperative Komplikationsrate lassen die HAL als ein Verfahren erster Wahl bei der ambulanten Behandlung von Hämorrhoiden erscheinen.

5. Allen Empfehlungen der genannten Verfahren liegt ein sehr geringes bis günstigstenfalls mäßiges Evidenzniveau zugrunde, randomisierte Studien mit großen Fallzahlen und langfristigem Follow-up fehlen fast gänzlich.

11.2   Analfissur

A. Ommer

11.2.1 Leitlinien

Praxis-Leitlinien der Amerikanischen Gesellschaft für Koloproktologie (Perry et al. 2010)

- Die konservative Therapie ist sicher, hat wenig Nebenwirkungen und sollte als Primärtherapie angewendet werden (**Empfehlungsgrad 1B**).
- Analfissuren können lokal mit Nitropäparaten behandelt werden, die Placebos überlegen sind. (**Empfehlungsgrad 1A**).
- Analfissuren können lokal mit Kalziumkanalblockern behandelt werden, die weniger Nebenwirkungen als Nitrate aufweisen. Die Überlegenheit gegenüber Placebos ist unzureichend belegt. (**Empfehlungsgrad 1B**).
- Die Anwendung von Botulinumtoxin weist höhere Heilungsraten gegenüber Placebos auf. Empfehlungen bzgl. Dosierung, Anwendungsart und Wirkung sind unzureichend. (**Empfehlungsgrad 1C**).
- Die laterale Internus-Sphinkterotomie (LIS) ist die Therapie der Wahl für persistierende Analfissuren. (**Empfehlungsgrad 1A**)
- Offene und geschlossene Operationstechniken der lateralen Internus-Sphinkterotomie erzielen gleiche Ergebnisse. (**Empfehlungsgrad 1A**).
- Eine eingeschränkte laterale Sphinkterotomie erzielt gleiche oder schlechtere Ergebnisse sowie geringere Inkontinenzraten gegenüber der klassischen Sphinkterotomie bis zur Linea dentata (**Empfehlungsgrad 2B**).
- Verschiebelappen-Techniken und die subkutane Fissurausschneidung stellen chirurgische Alternativen zur lateralen Sphinkterotomie dar (**Empfehlungsgrad 2C**).
- Die Chirurgie ist der medikamentösen Therapie überlegen und sollte als Alternative zur konservativen Therapie angeboten werden (**Empfehlungsgrad 1A**).

Deutsche Leitlinien

Eine deutsche S1-Leitlinie wurde 2009 veröffentlicht (Raulf et al. 2009) und liegt derzeit noch nicht in aktualisierter Form vor. Hier wird die konservative Therapie mit Glyceryl-Trinitrat und Diltiazem als Primärtherapie und die Fissurektomie als operative Therapie der Wahl beschrieben.

11.2.2 Ergebnisse

Konservative Therapie

Folgende Maßnahmen und Substanzen werden in der Literatur zur konservativen Therapie der Analfissur beschrieben:

- Stuhlgangsregulation
- Lokalanästhetika
- „Muskelrelaxierende Salben" (Diltiazem, Nifedipin, Glyceryl-Trinitrat, Isosorbitdinitrat)
- Botulinumtoxin

Zur Stuhlgangregulation und zur Behandlung mit Lokalanästhetika liegen keinerlei relevante Studien vor.

Isosorbitdinitrat

Arslan et al. (2013) vergleichen in einer randomisierten Studie die LIS (laterale Internus-Sphinkterotomie) und die Anwendung von 0,25 % Isosorbitdinitrat (ISDN). Die Heilungsrate betrug nach 6 Monaten 97 bzw. 77 %, die Rezidivrate nach einem Jahr 1 vs. 5 %, somit ergaben sich Vorteile für die LIS. Als Komplikationen stehen 7 % Kopfschmerzen durch die ISDN-Therapie einer Rate an Minor-Inkontinenzen von 6 % im Kurzzeitverlauf gegenüber.

Botulinumtoxin

Das Review von Yiannakopoulou (2012) zur Botulinumtoxin-Therapie beschreibt eine minimal-invasive Therapieoption, wobei weitere randomisierte Studien gefordert werden. Eine Metaanalyse aus dem Jahr 2014 (Chen et al. 2014) vergleicht LIS und Botulinumtoxin bei 489 Patienten. Nach LIS sahen sie höhere Heilungsraten aber auch höhere Inkontinenzraten (statistisch kein signifikanter Unterschied). Im Kurzzeitverlauf war die Rezidivrate nach LIS signifikant niedriger.

Allgemeine Reviews

Im Review von Altomare et al. (2011) werden die Heilungschancen mit Stuhlgangregulation allein als gering eingestuft und die Erfolgsrate der medikamentösen Therapie (Diltiazem, Nifedipin, Glyceryl-Trinitrat) mit 50–90 % beziffert. Beste Ergebnisse werden trotz höherer Kopfschmerzrate mit 0,4 % Glyceryl-Trinitrat beschrieben. Für die Therapie mit Botulinumtoxin zeigt sich ein relevantes Inkontinenzrisiko.

In einer **Cochrane-Analyse** aus dem Jahr 2012 wird die medikamentöse Therapie mit Diltiazem, Nifedipin, Glyceryl-Trinitrat und Botulinumtoxin anhand von 77 Studien mit über 5000 Patienten als deutlich weniger erfolgreich gegenüber der operativen Behandlung bewertet (Nelson et al. 2012).

Ein aktuelles Review als Guideline der Amerikanischen Gesellschaft für Gastroenterologie (Wald et al. 2014) unterscheidet zwischen der akuten und der chronischen Fissur. Bei der akuten Fissur werden Sitzbäder, Stuhlgangregulation empfohlen **(hoher Konsensus, Empfehlungsgrad mittel)**. Für die chronische Fissur werden Kalziumkanalblocker oder Nitrate empfohlen **(hoher Konsensus, Empfehlungsgrad mittel)**. Bei Versagen der konservativen Maßnahmen wird eine Therapie mit Botulinumtoxin **(hoher Konsensus, Empfehlungsgrad niedrig)** oder eine laterale Internus-Sphinkterotomie empfohlen **(hoher Konsensus, Empfehlungsgrad hoch)**.

Für Deutschland ist zu den medikamentösen Therapieoptionen hinzuzufügen, dass lediglich Glyceryl-Trinitrat unter dem Namen Rectogesic[®] offiziell auf dem Markt ist. Gerade dieses ist mit einem hohen Kopfschmerzrisiko assoziiert und relativ teuer. Die anderen Substanzen können nur als Rezepturen und somit als „Off-label-Use" zur Anwendung kommen. Botulinumtoxin ist relativ teuer und kann nicht zulasten der gesetzlichen Krankenkassen verordnet werden.

Operative Therapie

Während im angloamerikanischen Raum die laterale Internus-Sphinkterotomie (LIS) (offen oder geschlossen) das gängige Operationsverfahren darstellt, kommt in Deutschland v. a. die Fissurektomie nach Gabriel zur Anwendung. Randomisierte Studien zur Fissurektomie liegen nicht vor.

Laterale Internus-Sphinkterotomie (LIS)

Eine Cochrane-Analyse zur operativen Therapie der Analfissur wurde 2011 vorgelegt (Nelson 2011). Es wird festgehalten, dass die ausgeprägte anale Dilatation nach Lord als obsolet anzusehen ist. Im Fall einer operativen Therapie weisen offene und geschlossene laterale Sphinkterotomie gleichwertige Ergebnisse auf. Die Fissurektomie wird nicht erwähnt.

Im Review von Altomare et al. (2011) wird bei Versagen der konservativen Therapie eine laterale Internus-Sphinkterotomie empfohlen, wobei das Risiko einer Inkontinenz als überbewertet angesehen wird. Weiterhin wird konstatiert, dass nur eine kleine Gruppe mit erhöhtem Sphinktertonus von einer Anoplastik profieren kann.

Inkontinenzrisiko nach lateraler Internus-Sphinkterotomie

Garg et al. (2013) beschrieben ein relevantes Inkontinenzrisiko nach LIS trotz fehlender Langzeitergebnisse. Die Inkontinenzrate wird mit 14 % (95 % CI 0,09-0,2) angegeben. Silva Fernandes et al. (2014) sehen einen klaren Zusammenhang zwischen Inkontinenz und Ruhedruck in Abhängigkeit vom Anteil des durchtrennten Internus.

Ausblicke in die Zukunft

Die in Deutschland favorisierte Fissurektomie, durch die im klinischen Alltag hohe Heilungsraten ohne Sphinkterdurchtrennung erzielt werden konnten, spielt in anderen Ländern traditionell keine Rolle, was sich in den vorhandenen Publikationen und darauf aufbauenden Reviews und Leitlinien (Perry et al. 2010) widerspiegelt. Aus diesem Grund verwundert es nicht, dass die LIS mangels anderer beschriebener Alternativen als operative Therapie der Wahl beschrieben wird. Aktuelle Studien und Reviews (Garg et al. 2013; Silva Fernandes et al. 2014) beschreiben jedoch ein relevantes Inkontinenzrisiko für die laterale Internussphinkterotomie, was sich in den kommenden Aktualisierungen der Leitlinien widerspiegeln wird. Zu fordern wären dringend randomisierte Studien, die verlässliche Ergebnisse für die Fissurektomie im Hinblick auf Heilungsraten und Inkontinenzrisiko liefern.

Derzeit liegen keine Leitlinien vor, die die aktuelle Literatur ausreichend darstellen.

11.2.3 Fazit für die Praxis

6. Es empfiehlt sich bei allen Patienten mit einer Analfissur ein konservativer Therapieversuch. Da Lokalanästhetika frei verkäuflich sind, findet diese Behandlung in der Regel bereits vor einer fachärztlichen Konsultation statt, entzieht sich somit der ärztlichen Kontrolle.
7. Für die Stuhlgangsregulation ist zu konstatieren, dass es sich hier um eine einfache Methode handelt, deren Sinn im klinischen Alltag klar bewiesen ist und die jedem Betroffenen empfohlen werden sollte. Randomisierte Studien hierzu sind sicherlich nicht erforderlich.
8. Als spezielle konservative Therapie kommen v. a. Glyceryl-trinitrat (Rectogesic®) und Diltiazemsalbe zur Anwendung. Hier ist festzuhalten, dass ersteres bei bis zu 40 % der Behandelten Kopfschmerzen auslöst und letzteres nur als Rezeptur zur Verfügung steht.
9. Eine Operation sollte nur nach Ausschöpfung aller konservativen Therapiemaßnahmen und anhaltenden Beschwerden erfolgen. Auf niedrigem Evidenzniveau gilt hier in Deutschland die Empfehlung für die Fissurektomie mit Entfernung des Narbengewebes und der Sekundärveränderungen (Mariske, Analpolyp) unter größtmöglicher Sphinkterschonung. Auch die Fissurektomie ist durch die Narbenbildung mit einem Risiko für eine Kontinenzstörung assoziiert.
10. Die allgemeine Empfehlung für die laterale Internus-Sphinkterotomie im angloamerikanischen Bereich kann unter Berücksichtigung aktueller Reviews in Bezug auf das Inkontinenzrisiko (Garg et al. 2013; Silva Fernandes et al. 2014) nicht aufrechterhalten werden.

11.3 Analabszess

A. Ommer

11.3.1 Leitlinien

Deutsche S3-Leitlinie (Ommer et al. 2011, 2012, 2016, 2017)

- Den Ursprung des Abszesses bilden in der Regel die Proktodealdrüsen des Intersphinkterraumes. Es wird unterschieden zwischen subanodermalen, intersphinkteren, ischioanalen und supralevatorischen Abszessen.
- Anamnese und die klinische Untersuchung sind als Diagnostik ausreichend. Endosonographie und MRT sollten bei Rezidivabszessen oder supralevatorischen Abszessen erwogen werden. (**Evidenzgrad: KKP, starker Konsens**)
- Der Zeitpunkt der operativen Intervention wird durch die Symptomatik bestimmt, wobei der akute Abszess immer eine Notfallindikation darstellt. (**Evidenzgrad: KKP, starker Konsens**)
- Die Therapie des Analabszesses ist operativ. Der Zugang (transrektal oder perianal) richtet sich nach der Abszesslokalisation. Ziel ist eine großzügige Drainage des Infektionsherdes unter Schonung der Schließmuskelstrukturen. (**Evidenzgrad: KKP, starker Konsens**)
- Eine intraoperative Fistelsuche sollte allenfalls sehr vorsichtig erfolgen, ein Fistelnachweis nicht erzwungen werden. (**Evidenzlevel: 3, Evidenzgrad: B, starker Konsens**)
- Das Risiko einer Reabszedierung oder sekundären Fistelbildung ist insgesamt gering, die Ursache kann in einer unzureichenden Drainage bestehen. (**Evidenzlevel: 4, Evidenzgrad B, starker Konsens**)
- Eine primäre Fistelspaltung soll nur bei oberflächlichen Fisteln durch einen erfahrenen Operateur erfolgen. Bei unklaren Befunden oder hohen Fisteln soll die Sanierung in einem Zweiteingriff erfolgen. (**Evidenzlevel: 1a, Evidenzgrad: A, starker Konsens**)
- Die Wunde sollte regelmäßig gespült werden. Die Anwendung von lokalen Antiseptika birgt die Gefahr der Zytotoxizität. Eine

Antibiotikatherapie ist nur in Ausnahmefällen erforderlich. (**Evidenzlevel: 4, Evidenzgrad: B, starker Konsens**)

Richtlinien der Amerikanischen Gesellschaft für Koloproktologie (Steele et al. 2011)

Diagnostik:

- Eine krankheitsspezifische Anamneseerhebung und klinische Untersuchung sollten erfolgen (**starke Empfehlung, Evidenzlevel 1c**).
- Untersuchungsmethoden wie Fistulographie, Endosonographie, CT und MRT sollten bei ausgewählten Patienten zur Diagnostik eingesetzt werden (**starke Empfehlung, Evidenzlevel 1c**).
- Patienten mit einem akuten Analabszess sollten zeitnah durch Inzision und Drainage behandelt werden (**starke Empfehlung, Evidenzlevel 1c**).
- Antibiotika haben einen limitierten Stellenwert beim unkomplizierten Abszess (**starke Empfehlung, Evidenzlevel 1b**). Eine Therapie sollte erwogen werden bei Phlegmone, ausgeprägter Immunsuppression und begleitenden Allgemeinsymptomen (**schwache Empfehlung, Evidenzlevel 2c**).
- Eine simultane Fistelspaltung kann bei ausgewählten Patienten im Rahmen der Abszessdrainage erwogen werden (**schwache Empfehlung, Evidenzlevel 2b**).

Leitlinien der Italienischen Gesellschaft für Kolorektale Chirurgie (SICCR) (Amato et al. 2015)

- Bildgebende Techniken können bei ausgewählten Patienten erwogen werden (**Evidenzlevel 1C**).
- Eine CT scheint bei komplexen Analabszessen sinnvoll zu sein (**Evidenzlevel 1C**).
- Eine Antibiotikatherapie ist bei unkomplizierten Abszessen nicht erforderlich (**Evidenzlevel 1B**).
- Die Standardtherapie beim Analabszess besteht in der Inzision und Drainage (**Evidenzlevel 1B**). Ein supralevatorischer Abszess mit

intersphinkterer Fistel sollte transanal drainiert werden, während bei einem infralevatorischen Abszess ein Zugang durch die Fossa ischioanalis gewählt werden sollte.
- Ursache des Rezidivs stellen die inadäquate Drainage, unzureichende Eröffnung von gekapselten Anteilen und die inadäquate Behandlung des transsphinkteren Fistelganges dar (**Evidenzlevel 1B**).
- Die Platzierung einer Fadendrainage sollte bei klarer Identifikation des inneren Fistelostiums erwogen werden (**Evidenzlevel 1B**).
- Die Indikation zur primären Fistelspaltung wird weiterhin kontrovers diskutiert und kann bei ausgewählten Patienten erwogen werden (**Evidenzlevel 1B**).

11.3.2 Ergebnisse

Die Evidenz zur Behandlung des Analabszesses ist sehr niedrig. Die aktuellste randomisierte Arbeit zur primären Fistelspaltung datiert aus dem Jahr 2003. Die Evidenz der Leitlinien stützt sich somit ausschließlich auf Studien, v. a. aus den 90er-Jahren.

Die aktuellsten Aufarbeitungen der vorhandenen Literatur stellen die deutschen und italienischen Leitlinien vor. Weitere relevante Reviews aus den letzten 5 Jahren fehlen.

11.3.3 Ausblicke in die Zukunft

Da der Analabszess meistens notfallmäßig vornehmlich durch jüngere Ärzte operiert wird und nicht im Zentrum universitärer wissenschaftlicher Forschung steht, sind weitere hochwertige Studien nicht zu erwarten. Andererseits muss festgehalten werden, dass bei einigen Fragestellungen, wie z. B. der Frage der primären Fistelspaltung genügend Wissen auch aus wissenschaftlich minderwertigen Arbeiten vorliegt, um randomisierte Studien unter ethischen Aspekten fragwürdig zu machen. Alle vorhandenen Studien deuten darauf hin, dass eine großzügige Fistelspaltung zu einem erhöhten Inkontinenzrisiko führt, so dass eine diesbezügliche Empfehlung nicht auszusprechen ist.

11.3.4 Fazit für die Praxis

11. Feststellungen zur optimalen Therapie des Analabszesses resultieren überwiegend aus Erfahrungswerten.
12. Der akute und oft sehr schmerzhafte Krankheitsbeginn zwingt meistens zu einer notfallmäßigen Intervention ohne Zeit für größere Diagnostik.
13. Wichtigstes Ziel des Eingriffes muss eine optimale Drainage des entzündlichen Bezirkes ohne Zerstörung von Nachbarstrukturen, insbesondere des Schließmuskelapparates, sein.
14. Die Gefahr einer persistierenden Fistelbildung bei ausreichender Versorgung scheint relativ niedrig zu sein. Auf eine großzügige Fistelsuche und Fistelspaltung sollte deshalb verzichtet werden.

11.4   Analfistel

A. Ommer

11.4.1 Leitlinien

Deutsche S3-Leitlinien (Ommer et al. 2011a, 2011b, 2017a, 2017b)

- Kryptoglanduläre Analfisteln sind eine relativ häufige Erkrankung mit einem Häufigkeitsgipfel bei jungen männlichen Erwachsenen.
- Die Klassifikation der Analfisteln orientiert sich an der Beziehung des Fistelganges zum Schließmuskel (Typ I–III nach Parks). Die von Parks beschriebenen Typ-IV-Fisteln sowie die subanodermal verlaufenden Fisteln sind in der Regel nicht kryptoglandulärer Genese.
- In der Diagnostik sind die Anamnese und die klinische Untersuchung für die Operationsindikation als ausreichend anzusehen. Zusätzlich soll intraoperativ eine Sondierung und/oder Anfärbung des Fistelganges erfolgen. Endosonographie und Magnetresonanztomographie sind in ihrer Aussage weitgehend gleichwertig

und bei komplexen bzw. klinisch nicht sicher zu klassifizierenden Fisteln sowie bei Abszessen als ergänzende Untersuchung einzusetzen **(Evidenzlevel 1a, Evidenzgrad A)**.
- Die Therapie der Analfistel ist prinzipiell eine operative. Es stehen 6 Verfahren zur Verfügung:
  - Fistelspaltung
  - Fadendrainage
  - Exzision und Verschluss des inneren Ostiums mittels Lappenplastik
  - Plastische Rekonstruktion mit Sphinkternaht
  - LIFT-Methode
  - Okklusion mit Biomaterialien
- Eine Spaltung sollte nur bei oberflächlichen Fisteln erfolgen. Die Gefahr der postoperativen Kontinenzstörung steigt mit der Menge des durchtrennten Sphinkteranteils **(Evidenzlevel 2b; Evidenzgrad B)**.
- Bei allen hohen Analfisteln soll ein Schließmuskel-schonendes Verfahren zur Anwendung kommen. Die Ergebnisse der verschiedenen Techniken (Verschiebelappen-Technik, LIFT, Spaltung und Rekonstruktion) sind weitgehend identisch. Für die Okklusion durch Biomaterialien ist insgesamt eine deutlich geringere Heilungsrate zu konstatieren **(Evidenzlevel 1b; Evidenzgrad A)**.
- Jede Behandlung einer Analfistel ist grundsätzlich mit dem Risiko einer Kontinenzminderung verbunden. Neben der bewussten Durchtrennung von Schließmuskelanteilen spielen hier auch Vorschäden, Voroperationen und weitere Faktoren (Alter, Geschlecht u. a.) eine Rolle. Ein hohes Risiko einer Kontinenzstörung besteht nach Spaltung hoher Analfisteln. Die geringere Heilungsrate der Verfahren mit Okklusion des Fistelkanales ist mit einer geringeren Inkontinenzrate vergesellschaftet **(Evidenzlevell 1c; Evidenzgrad A)**.

Richtlinien der Amerikanischen Gesellschaft für Koloproktologie (Steele et al. 2011)

- Eine krankheitsspezifische Anamneseerhebung und klinische Untersuchung sollten erfolgen **(starke Empfehlung, Evidenzlevell 1c)**.

- Untersuchungsmethoden wie Fistulographie, Endosonographie, Computertomographie und MRT sollten bei ausgewählten Patienten zur Diagnostik eingesetzt werden (**starke Empfehlung, Evidenzlevel 1c**).
- Einfache Analfisteln können gespalten werden. Durch eine Marsupialisation kann die Wundheilungsrate verbessert werden (**starke Empfehlung, Evidenzlevel1b**).
- Einfache Fisteln können durch Kürrettage und Fibrininjektion behandelt werden (**schwache Empfehlung, Evidenzlevel 2c**).
- Komplexe Fisteln können durch Kürrettage und Fibrininjektion behandelt werden (**schwache Empfehlung, Evidenzlevel 2c**).
- Der Analfistelplug kann zur Behandlung bei komplexen Fisteln eingesetzt werden (**schwache Empfehlung, Evidenzlevel 2c**).
- Endoanale Verschiebelappenplastiken können zur Behandlung bei komplexen Fisteln eingesetzt werden (**starke Empfehlung, Evidenzlevel 1c**).
- Komplexe Fisteln können durch Fadeneinlage und sequentielle Fistelspaltung behandelt werden (**starke Empfehlung, Evidenzlevel 1b**).
- Komplexe Fisteln können durch die LIFT-Methode behandelt werden (**keine Empfehlung**).

Leitlinien der Italienischen Gesellschaft für kolorektale Chirurgie (SICCR) (Amato et al. 2015)

Einfache Fisteln:
- Eine primäre Spaltung ist sinnvoll (**Evidenzgrad 1B**).
- Die Verwendung eines elektrischen Messers verkürzt die Heilungsdauer und verursacht weniger Schmerzen (**Evidenzgrad 2B**).
- Eine Marsupialisation verkürzt die Heilungsdauer (**Evidenzgrad 1B**).
- Fadentechniken sollten wegen einer längeren Heilungsdauer und vermehrten Schmerzen nicht angewendet werden (**Evidenzgrad 1B**).
- Der Fistelspaltung ist gegenüber der kompletten Fistelexzision der Vorzug zu geben (**Evidenzgrad 1B**).
- Neue Techniken (LIFT, VAAFT, Lasertherapie) sind mögliche Therapieoptionen (**Evidenzgrad 1B**).

Komplexe Fisteln:
- Die Verschiebelappen-Technik stellt eine mögliche Therapieoption dar (Heilungsrate 70 %) (**Evidenzgrad 1B**).
- Die Verschiebelappen-Technik hat einen geringen bis moderaten Einfluss auf die Kontinenzleistung (**Evidenzgrad 1B**).
- Weitere mögliche Therapieoptionen sind: LIFT-Verfahren (**Evidenzgrad 1B**), Kürrettage und Fibrinkleber (**Evidenzgrad 1B**), autologe Stammzellen mit/ohne Fibrinkleber (**Evidenzgrad 2B**), Kollagen (**Evidenzgrad 2B**), Fistelplug (**Evidenzgrad 1C**), VAAFT (**Evidenzgrad 2C**), Laser mit/ohne Verschluss des inneren Fistelostiums (**Evidenzgrad 2C**).

Leitlinien-Metaanalyse für die Europäische Gesellschaft für Koloproktologie (de Groof et al. 2016)

Diagnostik
- Magnetresonanztomographie wird empfohlen (**Konsens, Evidenzlevel 1a**).
- Die Endosonographie kann in der Hand des erfahrenen Untersuchers wichtige Informationen geben (**Konsens, Evidenzlevel 1a**).
- Die Narkoseuntersuchung hat einen wichtigen Stellenwert für Diagnostik und Klassifikation von Analfisteln (**Konsens, Evidenzlevel 1b**).
- Die Computertomographie ist der MRT und der Endosonographie unterlegen (**kein Konsens, Evidenzlevel 2b**).
- Die Fistulographie spielt keine Rolle in der Diagnostik (**Konsens, Evidenzlevel 2b**).

Klassifikation
- Es existiert keine allgemein akzeptierte Klassifikation von Analfisteln (**kein Konsens, Evidenzlevel 3b**).
- Es existiert keine klare Definition der Begriffe „einfache" und „komplexe" Analfistel (**kein Konsens, Evidenzlevel 3b**).

Chirurgie
- Die Fistelspaltung spielt eine wichtige Rolle bei der Behandlung von Analfisteln (**Konsens, Evidenzlevel 1b**). Sie sollte bei hohen Analfisteln eher nicht zur Anwendung kommen (Konsens, Evidenzlevel 3a).

- Die Verwendung eines schneidenden Fadens wird wegen des Inkontinenzrisikos nicht empfohlen (**kein Konsens, Evidenzlevel 2a**).
- Die Einlage eines losen Fadens ist eine effektive Maßnahme um einen Rezidivabszess zu verhindern (**Konsens, Evidenzlevel 2a**). Sie stellt eine wichtige Alternativtherapie bei komplexen Analfisteln dar (**Konsens, Evidenzlevel 2a**).
- Einige Chirurgen bevorzugen die Einlage eines losen Fadens vor definitiver Therapie (**kein Konsens, Evidenzlevel 2a**).
- Verschiebelappenplastiken sind eine oft benutzte Therapie bei Analfisteln (**Konsens, Evidenzlevel 1b**).
- Fibrinkleber stellt eine Behandlungsoption bei komplexen Analfisteln dar, obwohl die Effektivität unklar ist (**Konsens, Evidenzlevel 1b**). Es ist unklar, welche Patienten von dieser Behandlung profitieren (**Konsens, Evidenzlevel 1b**).
- Der Fistelplug ist eine erprobte Therapieoption bei Analfisteln (**Konsens, Evidenzlevel 1b**).
- Die LIFT-Methode stellt eine Behandlungsoption bei ausgewählten Patienten dar (**kein Konsens, Evidenzlevel 4**).

11.4.2 Ergebnisse

Diagnostik

Siddiqui et al. (2012) bewerten die bildgebende Diagnostik: Für die MRT-Untersuchung ergab sich aus den Studien eine Sensitivität von 0,87 (95 % CI 0,63–0,96) und eine Spezifität von 0,69 (95 % CI 0,51–0,82) und für die Endosonographie eine Sensitivität von 0,87 (95 % CI 0,70–0,95) und eine Spezifität von 0,43 (95 % CI 0,21–0,59). Beklagt wird die deutliche Heterogenität zwischen den verschiedenen Studien. Als Schlussfolgerung erscheint eine gleiche Sensitivität beider Verfahren, während die MRT in Bezug auf die Spezifität besser abschneidet.

Operationstechnik: Datenlage

Van Koperen et al. (2011) verglichen in ihrer Studie den Mucosaflap mit der Plug-Implantation und fanden im 11-Monats-follow-up bei beiden Verfahren mit Rezidivraten von 52 % bzw. 71 % enttäuschende Heilungsraten bei gleichen funktionellen Ergebnissen.

Eine randomisierte Studie aus Ägypten (2010) vergleicht die Ergebnisse von Mucosa- und Vollwandflap (Khafagy et al. 2010). Die Heilungsraten waren in der Vollwand-Flap-Gruppe deutlich höher (85 % vs. 30 %). Gleichzeitig war aber auch die Rate an Kontinenzstörungen leicht erhöht.

In einer randomisierten Studie vergleichen Madbouly et al. (2014) das LIFT-Verfahren mit dem Mucosa-Flap. Bei einer relativ kurzen Nachbeobachtungszeit von 12 Monaten waren die Erfolgsraten von LIFT (74 %) und Mucosa-Flap (67 %) nahezu gleich. Lediglich die Dauer der Wundheilung war in der Flap-Gruppe länger (32 vs. 22 Tage).

Weitere relevante randomisierte Studien konnten trotz systematischer Literaturrecherche nicht evaluiert werden.

Operationstechniken: Reviews

Spaltung mit Rekonstruktion

Ratto et al. (2015) werteten 14 Studien von niedriger Qualität aus. Die generelle Erfolgsrate wird mit 93% bei einer Kontinenzverschlechterung von 12 % angegeben. Gleichzeitig stieg in den Studien die Lebensqualität der Patienten deutlich an. Als Schlussfolgerung sehen die Autoren eine hohe Erfolgsrate bei einem Inkontinenzrisiko, das niedriger als nach einfacher Spaltung ist.

LIFT-Verfahren

Trotz der kurzen Zeit, in der die relevanten Arbeiten über Ergebnisse erschienen, wurde das LIFT-Verfahren bereits in mehreren Reviews untersucht. Die aktuellste Arbeit von Sirany et al. (2015) ermittelt eine Heilungsrate von 47–95 %. Erschwerend für die Bewertung werden 7 verschiedene Operationstechniken angeführt. Wie alle vorherigen Reviews kommt sie zu der Schlussfolgerung, dass das LIFT-Verfahren eine vielversprechende neue Technik mit akzeptabler Erfolgsrate und minimaler Beeinflussung der Kontinenz darstellt, die aktuelle Literatur aber noch keine abschließende Beurteilung zulässt.

Plug-Technik

O'Riordan et al. (2012) sichteten 76 Arbeiten (auch Abstracts), von denen 20 mit insgesamt lediglich 530 Patienten ausgewertet wurden. Ein Plug-Verlust wurde in 9 % beschrieben. Die Heilungsrate betrug ca. 55 %. Im Review von Pu et al. (2012), das die Plug-Methode mit der „konventionellen" Technik vergleicht (in der Regel Spaltung) wird eine lediglich moderate Erfolgsrate mit hohen Rezidivraten beschrieben. Letztlich wird ein schonendes Verfahren konstatiert, wobei die Vorteile für die Kontinenz unklar bleiben. Cirocchi et al. (2013) sehen in ihrem Review keinen relevanten Vorteil der Biomaterialien gegenüber den herkömmlichen Verfahren und fordern weitere randomisierte Studien. Köckerling et al. (2015), die erstmals beide auf dem Markt befindlichen Plugs einbeziehen, finden bei komplexen Fisteln eine Erfolgsrate von 50–60 % bei niedriger Komplikationsrate, fordern jedoch weitere und qualitativ bessere Studien. Im Review von Narang et al. (2015) wurden die Ergebnisse des Gore Bio-A-fistula-plugs aufgearbeitet. Die Evidenz wird auch hier als unzureichend bewertet. Es scheint jedoch eine sichere und einfache Methode darzustellen, die niedrige Komplikationsraten und geringe Beeinträchtigung der Kontinenz nach sich zieht.

Allgemeine Reviews

Limura und Giordano (2015) stellen konventionelle und neue Techniken vor. Aufgrund der niedrigen Evidenz und sehr unterschiedlicher Fisteltypen wird ein individuelles Vorgehen empfohlen. Göttgens et al. (2015, 2016) identifizieren den Mucosa-Flap als das am besten untersuchte Verfahren. Trotz 14 randomisierter Studien konnte kein „bestes operatives Verfahren" identifiziert werden. Cadeddu et al. (2015) sehen die konventionellen Verfahren als Standardverfahren und werten die neuen Techniken (Fibrin, Kollagen, Plugs, Stammzellen) als alternative Optionen, da Studien mit Langzeitergebnissen fehlen.

11.4.3 Ausblicke in die Zukunft

Die Evidenzlage bei der Behandlung der Analfisteln ist derzeit sehr gering. Ein Grund für diese Tatsache ist die hohe persönliche Individualität des Krankheitsbildes, die eine Verallgemeinerung für Studienzwecke nur bedingt erlaubt. Die Ergebnisse der aktuellen Literatur sind in ◘ Tab. 11.1 dargestellt. Die Behandlung Crohn-assoziierter Fisteln ist nicht Bestandteil dieses Kapitels.

11.4.4 Fazit für die Praxis

15. Die Behandlung von Analfisteln sollte nur durch erfahrene kolorektale Chirurgen erfolgen. Die mögliche Belastung der Betroffenen durch wiederholte Eingriffe und Kontinenzstörungen ist hoch.
16. Oberflächliche Analfisteln können durch eine Spaltung geheilt werden.
17. Die mögliche Beeinträchtigung der Kontinenzleistung durch jede Fisteloperation muss Gegenstand der Patientenaufklärung sein.
18. Bei jeder Fistel, die relevante Anteile des Schließmuskels umschließt, sollten in Abhängigkeit von der Risikostruktur des Betroffenen Sphinkter-schonende Verfahren zur Anwendung kommen.
19. Die Erfolgsrate der gängigen chirurgischen Verfahren (Flap-Technik, Spaltung mit Rekonstruktion, LIFT-Technik) ist nahezu gleich. Realistisch ist eine primäre Heilung bei ca. 50–70 % zu erzielen.
20. Die Bedeutung der neueren Verfahren (insbesondere Biomaterialien) ist derzeit noch unklar. Minimale Beeinträchtigungen der Kontinenz stehen einer niedrigen Erfolgsrate gegenüber, die mit unter 50 % anzusetzen ist.

11.5 Sinus pilonidalis

A. Ommer

11.5.1 Leitlinien

Deutsche S3-Leitlinie (Iesalnieks et al. 2016; Ommer et al. 2014)

▬ Eine Heilung des Sinus pilonidalis ist nur operativ möglich. Eine prophylaktische Behandlung asymptomatischer Befunde soll nicht erfolgen. Außer Anamnese und klinischer Untersuchung ist keine weiterführende Diagnostik notwendig **(Evidenzlevel: KKP, Evidenzgrad: 0, starker Konsens)**.

◘ **Tab. 11.1** Literaturübersicht zur Behandlung der Analfistel auf dem Boden der Auswertung im Rahmen der Deutschen S3-Leitlinie (Ommer et al. 2011)

Verfahren	Anzahl Studien	Anzahl Patienten	Heilung Median (%)	Rezidiv Median (%)	Inkontinenz Median (%)
Spaltung	34 (1966–2015)	4278	96	2	26 (0-82)
Loser Faden	17 (1976–2014)	1393	80	K.A.	26 (0-63)
Two stage Fistulektomie	12 (1976–2014)	928	96	K.A.	6 (0-98)
Cutting seton	43 (1966–2015)	2369	100	K.A.	14 (0-92)
Dirkete Naht	5 (1993–2012)	419	72	6	13 (0-55)
Mucosa-Flap	43 (1983–2015)	2461	72	6	13 (0-43)
Rektumwand-Flap	24 (1988–2015)	999	82	10	12 (0-71)
Anoderm-Flap	10 (1996–2007)	262	78	19	0 (0-30)
Spaltung/Rekonstruktion	11 (1985–2014)	583	94	6	12 (4-21)
LIFT	30 (1993–2015)	974	77	10	0 (0-31)
Fibrin-Kleber	39 (1991–2011)	1182	56	8	K.A.
Kollagen-Injektion	3 (2010–2016)	68	71	K.A.	K.A.
Autologe Stammzellen	7 (2009–2014)	268	39	K.A.	K.A.
Fistel-Plug (Surgisis)	35 (2006–2014)	1240	48	37	K.A.
Fistel-Plug (Gore)	7 (2011–2015)	233	49	K.A.	0
Laseranwendung	4 (2011–2015)	223	77	K.A.	0
VAAFT	3 (2011–2015)	434	84	K.A.	0
OTSC-Klemme	3 (2012–2015)	38	50	K.A.	K.A.

11

━ Bei der akuten Abszedierung sollte der Abszess eröffnet werden, um eine ausreichende Drainage zu gewährleisten. Die definitive Versorgung nach alleiniger Abszessdrainage sollte erst nach Abklingen der lokalen Inflammation erfolgen (**Evidenzlevel: KKP, Evidenzgrad: 0, Konsensus**).

━ Die „Pit-Picking-Operation" und ihre Varianten sind minimalinvasive Verfahren, die bei lokal limitierten Befunden angewendet werden können. Die Rezidivrate liegt bei 20–25 % (**Evidenzlevel: 4, Evidenzgrad: 0, starker Konsensus**).

━ Die technisch einfache komplette en-bloc-Exzision mit offener Wundbehandlung ist die am häufigsten durchgeführte Operation. Aktuelle Metaanalysen zeigen einen Nachteil bezüglich der Wundheilungsdauer und der Dauer der Arbeitsunfähigkeit gegenüber den plastischen Verfahren. Die Rezidivrate wird mit 2–13 % angegeben und gleicht denen bei plastischen Verfahren (**Evidenzlevel: 1a, Evidenzgrad: A, starker Konsensus**).

━ Die Mittelliniennaht ist in ihrer traditionellen Durchführung (d. h. ohne Abflachung der Rima ani) mit einer signifikanten Rezidivrate und hohen Inzidenz der Wunddehiszenz assoziiert. Eine Empfehlung für dieses Verfahren soll deshalb unter Berücksichtigung der Literatur nicht aufrechterhalten werden (**Evidenzlevel: Ia, Evidenzgrad: A, starker Konsensus**).

━ In der Literatur sind mehrere plastische (off-midline-)Verfahren beschrieben, wobei die Karydakis-Plastik, die Limberg'sche Plastik und das „Cleft-lift-Verfahren" nach Bascom am besten analysiert worden sind. Aktuelle Metaanalysen ergaben einen klaren Vorteil gegenüber dem Mittellinienverschluss, sowie Vorteile gegenüber der Exzision und offenen Wundbehandlung bezüglich Wundheilungsdauer und Dauer der Arbeitsunfähigkeit. Ein Vorteil eines speziellen plastischen Verfahrens konnte bis jetzt nicht belegt werden. Eines dieser 3 Verfahren soll in Erwägung gezogen werden, wenn die Behandlung mittels eines plastischen Verfahrens erfolgt (**Evidenzlevel: Ib, Evidenzgrad: A, starker Konsensus**).

- Die Operation sollte entweder in Vollnarkose oder in Regionalanästhesie durchgeführt werden. Während kleinere Eingriffe bei geeigneten Patienten auch ambulant durchgeführt werden können, sollte bei ausgedehnteren Befunden eine stationäre Behandlung erfolgen (**Evidenzlevel: KKP, Evidenzgrad: 0, starker Konsensus**).
- Eine single-shot-Antibiose scheint die Wundheilung bei Wundverschlüssen zu verbessern. Der Einsatz von Antibiotika sollte Ausnahmefällen (z. B. Phlegmone) vorbehalten sein (**Evidenzlevel: KKP, Evidenzgrad: 0, starker Konsensus**).
- Die Studienlage zur Drainageeinlage ist uneinheitlich. Eine Empfehlung kann deshalb nicht abgegeben werden (**Evidenzlevel: KKP, Evidenzgrad: 0, starker Konsensus**).
- Aufgrund der Datenlage kann eine Empfehlung zur Haarentfernung derzeit nicht abgegeben werden (**Evidenzlevel: KKP, Evidenzgrad: 0, starker Konsensus**).

Leitlinien der Italienischen Gesellschaft für Kolorektale Chirurgie – SICCR (Segre et al. 2015)

- Wenn kein Abszess vorhanden ist, kann eine Rasur der Glutealregion als primäre oder zusätzliche Therapiemaßnahme erfolgen (**Evidenzgrad 1C**).
- Die Injektion von Phenol und Fibrin kann bei ausgewählten Patienten mit einem chronischen Sinus pilonidalis angewendet werden (**Evidenzgrad 2C**).
- Antibiotika haben eine eingeschränkte Bedeutung sowohl bei der chronischen als

auch der akuten Erkrankung. Die Anwendung verbessert weder die Heilungsrate noch die Rezidivrate. Ein Stellenwert kommt ihr lediglich bei immunsupprimierten Patienten zu (**Evidenzgrad 1C**).

- Der Pilonidalabszess sollte durch Inzision und Drainage behandelt werden, unabhängig von der Tatsache, ob es sich um die Erstmanifestation oder ein Rezidiv handelt. Eine laterale Inzision kann die Heilungsdauer verkürzen (**Evidenzgrad 1B**).
- Es konnte kein eindeutiger Vorteil für die offene Wundheilung gegenüber dem primären Wundverschluss gefunden werden. Wenn ein primärer Verschluss angestrebt wird, sollte ein lateraler Verschluss (off-midline) gewählt werden. Die Einlage einer Drainage sollte individuell erfolgen (**Evidenzgrad 1B**).
- Das klinische Erscheinungsbild des Sinus pilonidalis zeigt eine große Variabilität in Bezug auf den Schweregrad. Daran sollte das Therapieregime angepasst werden. Ein konservatives oder minimalinvasives Vorgehen kann bei Patienten mit geringerer bis mittlerer Beschwerdesymptomatik erfolgreich angewendet werden (**Evidenzgrad 1C**).
- Bei behaarten Patienten mit ausgeprägtem Primärbefund und tiefer Analfalte, rezidivierender Erkrankung oder nicht geheilten Wunden in der Mittelinie können Lappen-basierte Verfahren erwogen werden (**Evidenzgrad 1B**).
- Das Vorhandensein eines Abszesses sowie vorausgegangene Eingriffe stellen eher eine Indikation für eine operative Exzision dar als die chronische Entzündung (**Evidenzgrad 1C**).

11.5.2 Ergebnisse

Therapieverfahren

„Pit-Picking":
Eine Metaanalyse von Thompson et al. (2011) zeigt einen Vorteil für das Pit-Picking-Verfahren in Bezug auf Krankenhausaufenthalt, postoperative Betreuung und frühzeitigere Wiederaufnahme der Arbeit.

Mittellinienverschluss vs. offene Wundbehandlung:

Lorant et al. (2011) bewerten die offene Wundbehandlung als einfacheres Verfahren. Die Wundheilung war zwar bei primärem Verschluss deutlich kürzer, die Ergebnisse nach 1 Jahr jedoch gleich. Die Persistenzrate betrug jedoch nach Mittellinienverschluss 11 % und nach offener Wundbehandlung 3 %.

Mittelliniennaht vs. Limberg-Plastik:

Okus et al. (2012) beobachten nach Limberg-Operation eine niedrigere Rate an Wundinfektionen und Rezidiven, während Tavassoli et al. (2011) bei gleichen Komplikationsraten eine höhere Patientenzufriedenheit nach Limberg-Operation herausarbeiteten. Khan et al. (2013) sahen eine geringere Komplikations- und Rezidivrate (0 vs. 8 %, 24 Monate) nach Limberg-Operation. Youssef et al. (2015) sahen Vorteile der Mittelliniennaht in Bezug auf Kosmetik und Patientenzufriedenheit. Die Rezidivrate nach 44 Monaten war gleich. Horwood et al. (2011) vergleichen den Primärverschluss mit dem Limberg-Lappen und sehen einen Vorteil für letzteren.

Limberg-Plastik vs. offene Wundbehandlung:

Käser et al. (2015) verglichen die Limberg-Plastik mit der offenen Wundheilung (follow-up 1 Jahr). Die Komplikationsrate (49 % vs. 12 %) sowie die Rezidivraten (13 % vs. 6 %) waren in der Limberg-Gruppe deutlich höher, woraus die Autoren die Schlussfolgerung zogen, dass der Verschluss bei insgesamt gleicher Arbeitsunfähigkeitsdauer keinen Vorteil bringt.

Mittelliniennaht vs. „off-midline-Prozeduren:

Sevinc et al. (2015) verglichen die Mittelliniennaht auf der einen und off-midline-Verfahren (Limberg, Karydakis) auf der anderen Seite. Bei einer Nachbeobachtungszeit von 24 Monaten waren die Rezidivraten gleich (Mittellinie 4 %, off-midline 6 %). Eine weitere Arbeit aus Indien von Dass et al. (2012) findet bei einem follow-up von 3 Jahren deutliche Vorteile für das plastische Verfahren (tiefer Wundinfekt 5 % vs. 12,5 %, Rezidivrate 0 vs. 8 %).

Karydakis vs. Limberg-Plastik:

Arlan et al. (2014) demonstrierten eine statistisch signifikant höhere Rezidivrate nach der Karydakis-Operation als nach der Limberg'schen Plastik (11 % vs. 2 %). In 3 anderen Studien (Ates et al. 2011; Bessa 2013; Tokac et al. 2015) fand sich diesbezüglich keine Differenz zwischen den beiden Methoden (2–5 % vs. 3–7 %). Arslan et al. (2014) beschreiben

eine signifikant höhere Wunddehiszenzrate nach Karydakis-Plastik im Vergleich zur Limberg'schen Plastik gezeigt (15 % vs. 4 %). In 2 anderen Studien war die Wundheilung nach der Karydakis-Plastik besser (11% vs. 21 % bei Ates et al. (2011) und 18 % vs. 38 % bei Bessa (2013)). Tokac et al. (2015) sehen bei gleichen Ergebnissen Vorteile der Karydakis-Operation im Hinblick auf die Kosmetik.

Cleft-Lift-Operation vs. Limberg-Plastik:

Guner et al. (2013) analysierten die Ergebnisse nach Cleft lift bzw. der Limberg'schen Plastik: die Rezidivrate (0 bzw. 1,6 %) und die Wunddehiszenzrate (8,1 % bzw. 9,7 %) war in beiden Gruppen gleich, allerdings war die Nachsorgezeit mit 13 Monaten kurz.

Limberg-Plastik:

Arslan et al. (2014) verglichen die Limberg'sche Plastik mit ihrer Modifikation (n=330) und fanden eine nicht signifikant niedrigere Rezidivrate bei Patienten, die sich der Modifikation des Verfahrens unterzogen (1,9 vs. 6,3 %).

Allgemeine Reviews

Seitens der Cochrane Collaboration wurde 2011 (Al-Khamis et al. 2011) ein Review vorgelegt, das den primären Verschluss mit der sekundären Wundheilung vergleicht. Ein relevanter Unterschied zwischen offenen und geschlossenen Verfahren wurde nicht gesehen. Ein eindeutiger Vorteil zeigte sich jedoch bei der Wahl eines geschlossenen Verfahrens zugunsten der Lateralisation der Naht.

Ein allgemeines Review aller Techniken von Enriquez-Navascues et al. (2014) mit 25 Studien und fast 3000 Patienten folgert, dass die radikale offene Exzision und der Mittellinienverschluss nicht mehr angewendet werden sollten. Als bevorzugte Verfahren nennt er die Sinusotomie/Sinusektomie oder die Exzision mit off-midline-Verschluss.

Antibiotikatherapie

In einer randomisierten Studie (Andersson et al. 2010) mit 161 Patienten in 11 Krankenhäusern zeigte die Verwendung von Gentamycin nur einen marginalen Vorteil mit weniger Wunddehiszenzen und Reoperationen, so dass die routinemäßige Anwendung nicht empfohlen wird. Die Studie von Yetim et al. (2010) (Türkei) vergleicht die orale Antibiotikagabe (7 Tage) mit der Einlage eines Gentamicin-Vlieses und sah für Gentamycin eine signifikant kürzere mittlere Wundheilungsdauer sowie eine niedrigere Infektions- und Rezidivrate.

Ein Review von de Bruin et al. (2012) wertet 13 Studien aus. 11 Studien sahen eine deutliche Reduktion der Wundinfektionsrate durch die lokale Gentamycin-Anwendung. Nguyen et al. (2016) kommen zu dem Schluss, dass die Anwendung keine signifikanten Einfluss auf die Wundheilung und Rezidivrate hat, obwohl sich eine Tendenz im Hinblick auf eine Reduktion der Wundheilungsrate zeigt.

Drainageneinlage

2 Studien vergleichen die Wunddehiszenzrate nach Karydakis-Operation mit und ohne Drainageplatzierung und kommen beide zum Schluss, dass der Verzicht auf eine subkutane Drainage zu einer Zunahme der Wundheilungsstörungen führt: 32 vs. 8 % bei Gürer et al. (2005) und 24 % vs. 8 % bei Sözen et al. (2011).

In der Studie vom Colak et al. (2010) erhöhte die Drainage bei der Limberg-Plastik die Wunddehiszenzrate zweifach. Bei Kirkil et al. (2011) dagegen findet sich kein statistisch signifikanter Unterschied zwischen den Gruppen, obwohl Patienten ohne Drainage bei der Limberg-Plastik eine höhere Wunddehiszenzrate (22 % vs. 14 %) und Rezidivrate (11 % vs. 7 %) aufweisen.

Milone et al. (2011) verglichen jeweils 400 Patienten mit und ohne Drainage (Jackson-Pratt-Drainage).

Die Auswertung ergab keinen signifikanten Unterschied in Bezug auf Wundinfekte (10 bzw. 9 %) und Rezidivraten (9 bzw. 10 %). Die Arbeitsunfähigkeit war in beiden Gruppen gleich lang (2 Tage).

Aktuell wurde in der gleichen Arbeitsgruppe die Rolle der Drainage in einer Metaanalyse aufgearbeitet (Milone et al. 2013). Trotz einer Tendenz zu weniger Wundinfekten und Rezidiven wird die Anlage einer Drainage für nicht zwingend erforderlich angesehen.

Laserepilation

Demircan et al. (Demircan et al. 2015) untersuchten die Wirkung einer additiven Laserepilation, die 2 Wochen vor und 3 Wochen nach einer Karydakis-Operation erfolgte. Die Rezidivrate (Telefoninterview, follow-up 12 Monate) war in der Epilationsgruppe deutlich höher (20 % vs. 4 %).

Letztlich konnte so bisher auch unter Berücksichtigung nicht-randomisierter Studien der Vorteil einer Laser-Epilation nicht belegt werden.

11.5.3 Ausblicke in die Zukunft

Im Gegensatz zu anderen proktologischen Krankheitsbildern ist die Evidenzlage beim Sinus pilonidalis deutlich höher. Die wichtigsten Fragestellungen können anhand der vorliegenden Literatur durchaus beantwortet werden. In ◘ Tab. 11.2 wird, ausgehend von der Analyse der deutschen S3-Leitlinie, die derzeit zugängliche Literatur dargestellt.

◘ **Tab. 11.2** Literaturübersicht zum Sinus pilonidalis (Auswertung auf dem Boden der für die Deutsche S3-Leitlinie erfassten Studien bis 2014 (Ommer et al. 2014)

Verfahren	Anzahl Studien	Anzahl Patienten	Rezidive Median (%)	Wundinfektion (%)	Dauer stationär (Tage)	AU-Dauer (Tage)
Phenolinjektion	13	1330	20	–	0	3
Pit Picking	14	2784	17	–	0	9
Sinusektomie	7	864	4	–	1	7
Offene Wundbehandlung	40	1741	22	–	4	28
Marsupialisation	21	1866	3	–	3	9
Mittelliniennaht	75	5275	10	15	3	20

□ Tab. 11.2   Fortsetzung

Verfahren	Anzahl Studien	Anzahl Patienten	Rezidive Median (%)	Wundinfektion (%)	Dauer stationär (Tage)	AU-Dauer (Tage)
Z-Plastik	10	353	6	13	14	k.A.
Operation nach Karydakis	28	9434	2	12	3	19
Cleft-Lift-Verfahren	13	711	2	20	0	14
Operation nach Limberg	57	4934	3	9	4	14
V-Y-Plastik	10	279	0	8	3	17
Dufourmentel-Lappen	4	590	0	10	4	12

11.5.4 Fazit für die Praxis

21. Minimal-invasive Verfahren, insbesondere die Pit-Picking-Methode, haben heute einen klaren Stellenwert in der Behandlung des Sinus pilonidalis. Auch wenn der Evidenzgrad niedrig ist, wünschen viele Patienten aufgrund der niedrigen Invasivität und minimalen Einschränkung dieses Verfahren auch bei Inkaufnahme höherer Rezidivraten. Diese Faktoren dürften nur schwierig durch randomisierte Studien abzuklären sein.
22. Auch wenn die Literatur bezüglich der Rezidivrate keine eindeutigen Nachteile für die offene Wundbehandlung beschreibt, besteht hier ein klarer Nachteil durch die lange Wundbehandlung und damit verbundene Arbeitsunfähigkeit. Durch diese entsteht beim zunehmend v.a. durch das Internet aufgeklärten Patient oft der Wunsch nach Alternativen.
23. Bezüglich der Verfahren mit primärem Verschluss zeigt die Literatur einen klaren Vorteil für die sog. asymmetrischen Verfahren.
24. Obwohl die Studien keine signifikanten Unterschiede zwischen den einzelnen Verfahren beschreiben, muss bei der Limberg-Technik das schlechtere kosmetische Ergebnis berücksichtigt werden, so dass hier das technisch relativ einfache Karydakis-Verfahren klare Vorteile aufweist.
25. Eindeutige Vorteile für eine lokale Antibiose oder eine Drainageeinlage konnten anhand der Literatur bis jetzt nicht herausgearbeitet werden, so dass dies durch den behandelnden Chirurgen im Einzelfall entschieden werden muss.

Literatur

Literatur zu 11.1

Ammaturo C, Tufano A, Spiniello E, Sodano B, Iervolino EM, Brillantino A, Braccio B (2012) Stapled haemorrhoidopexy vs. Milligan-Morgan haemorrhoidectomy for grade III haemorrhoids: a randomized clinical trial. G Chir 33: 346–351

AWMF online (2008) Leitlinien der Deutschen Gesellschaft für Koloproktologie. Hämorrhoidalleiden. AWMF-Leitlinien-Registernummer 081-007

Aytac E, Gorgun E, Erem HH, Abbas MA, Hull TL, Remzi FH (2015) Long-term outcomes after circular stapled hemorrhoidopexy versus Ferguson hemorrhoidectomy. Tech Coloproctol 19: 653–658

Burch J Epstein D, Baba-Akbari A, Weatherly H, Fox D, Golder S, Jayne D, Drummond M, Woolacott N (2008) Stapled haemorrhoidectomy (haemorrhoidopexy) for the treatment of haemorrhoids: a systematic review and economic evaluation. Health Technol Assess 12: iii–iv, ix–x, 1–193

Chen CW, Lai CW, Chang YJ, Chen CM, Hsiao KH (2013) Results of 666 consecutive patients treated with LigaSure hemorrhoidectomy for symptomatic prolapsed hemorrhoids with a minimum follow-up of 2 years. Surgery 153: 211–218

Cosenza UM, Conte S, Mari FS, Nigri G, Milillo A, Gasparrini M, Pancaldi A, Brescia A (2013) Stapled anopexy as a day surgery procedure: our experience over 400 cases. Surgeon 11 Suppl 1: S10–13

De Nardi P, Capretti G, Corsaro A, Staudacher C (2014) A prospective, randomized trial comparing the short- and long-term results of doppler-guided transanal hemorrhoid dearterialization with mucopexy versus excision hemorrhoidectomy for grade III hemorrhoids. Dis Colon Rectum 57: 348–353

Denoya PI, Fakhoury M, Chang K, Fakhoury J, Bergamaschi R (2013) Dearterialization with mucopexy versus haemorrhoidectomy for grade III or IV haemorrhoids: short-term results of a double-blind randomized controlled trial. Colorectal Dis 15: 1281–1288

Elmér SE, Nygren JO, Lenander CE (2013) A randomized trial of transanal hemorrhoidal dearterialization with anopexy compared with open hemorrhoidectomy in the treatment of hemorrhoids. Dis Colon Rectum 56: 484–490

Giordano P, Gravante G, Sorge R, Ovens L, Nastro P (2009) Long-term outcomes of stapled hemorrhoidopexy vs conventional hemorrhoidectomy: a meta-analysis of randomized controlled trials. Arch Surg 144: 266–272

Giuratrabocchetta S, Pecorella G, Stazi A, Tegon G, De Fazio M, Altomare DF (2013) Safety and short-term effectiveness of EEA stapler vs PPH stapler in the treatment of degree III haemorrhoids: prospective randomized controlled trial. Colorectal Dis 15: 354–358

Ho YH, Buettner PG (2007) Open compared with closed haemorrhoidectomy: meta-analysis of randomized controlled trials. Tech Coloproctol 11: 135–143

Kim JS, Vashist YK, Thieltges S, Zehler O, Gawad KA, Yekebas EF, Izbicki JR, Kutup A (2013) Stapled hemorrhoidopexy versus Milligan-Morgan hemorrhoidectomy in circumferential third-degree hemorrhoids: long-term results of a randomized controlled trial. J Gastrointest Surg 17: 1292–1298

Milito G, Cadeddu F, Muzi MG, Nigro C, Farinon AM (2010). Haemorrhoidectomy with ligasure vs conventional excisional techniques: meta-analysis of randomized controlled trials. Colorectal Dis 12: 85–93

Nguyen V, Jarry J, Imperato M, Farthouat P, Michel P, Faucheron JL (2012) French experience in the management of hemorrhoids by HAL™ Doppler. J Visc Surg 149: 412–416

NICE National Institute for Health and Care Excellence (2010) Haemorrhoidal artery ligation. NICE interventional procedure guidance [IPG342]. Published: May 2010

Nienhuijs S, de Hingh I (2009) Conventional versus LigaSure hemorrhoidectomy for patients with symptomatic Hemorrhoids. Cochrane Database Syst Rev: D006761

Porrett LJ, Porrett JK, Ho YH (2015) Documented complications of staple hemorrhoidopexy: a systematic review. Int Surg 100: 44–57

Pucher PH, Sodergren MH, Lord AC, Darzi A, Ziprin P (2013) Clinical outcome following Doppler-guided haemorrhoidal artery ligation: a systematic review. Colorectal Dis 15: e284–294

Ratto C, Parello A, Veronese E, Cudazzo E, D'Agostino E, Pagano C, Cavazzoni E, Brugnano L, Litta F (2015) Doppler-guided transanal haemorrhoidal dearterialization for haemorrhoids: results from a multicentre trial. Colorectal Dis 17: O10–19

Reese GE, von Roon AC, Tekkis PP (2009) Haemorrhoids. BMJ Clin Evid. pii: 0415.

Rivadeneira DE, Steele SR, Ternent C, Chalasani S, Buie WD, Rafferty JL; Standards Practice Task Force of The American Society of Colon and Rectal Surgeons (2011) Practice parameters for the management of hemorrhoids (revised 2010). Dis Colon Rectum 54 :1059–1064

Schuurman JP, Borel Rinkes IH, Go PM (2012) Hemorrhoidal artery ligation procedure with or without Doppler transducer in grade II and III hemorrhoidal disease: a blinded randomized clinical trial. Ann Surg 255: 840–845

Vinson-Bonnet B, Higuero T, Faucheron JL, Senejoux A, Pigot F, Siproudhis L (2015) Ambulatory haemorrhoidal surgery: systematic literature review and qualitative analysis. Int J Colorectal Dis 30: 437–445

Zampieri N, Castellani R, Andreoli R, Geccherle A (2012) Long-term results and quality of life in patients treated with hemorrhoidectomy using two different techniques: Ligasure versus transanal hemorrhoidal dearterialization. Am J Surg 204: 684–688

Literatur zu 11.2

Altomare DF, Binda GA, Canuti S, Landolfi V, Trompetto M, Villani RD (2011) The management of patients with primary chronic anal fissure: a position paper. Tech Coloproctol 15: 135–141

Arslan K, Erenoglu B, Dogru O, Turan E, Eryilmaz MA, Atay A, Kokcam S (2013) Lateral internal sphincterotomy versus 0.25 % isosorbide dinitrate ointment for chronic anal fissures: a prospective randomized controlled trial. Surg Today 43: 500–505

Chen HL, Woo XB, Wang HS, Lin YJ, Luo HX, Chen YH, Chen CQ, Peng JS (2014) Botulinum toxin injection versus lateral internal sphincterotomy for chronic anal fissure: a meta-analysis of randomized control trials. Tech Coloproctol 18: 693–698

Garg P, Garg M, Menon GR (2013) Long-term continence disturbance after lateral internal sphincterotomy for chronic anal fissure: a systematic review and meta-analysis. Colorectal Dis 15: e104–117

Nelson RL (2011) Operative procedures for fissure in ano. Cochrane Database Syst Rev 2011: CD002199

Nelson RL, Thomas K, Morgan J, Jones A (2012) Non surgical therapy for anal fissure. Cochrane Database Syst Rev 2: CD003431

Perry WB, Dykes SL, Buie WD, Rafferty JF (2010) Practice parameters for the management of anal fissures (3rd revision). Dis Colon Rectum 53: 1110–1115

Raulf F, Meier zu Eissen J, Furtwängler A, Herold A, Mlitz H, Osterholzer G, Pommer G, Strittmatter B, Wienert V (2009) Leitlinie: Analfissur. Coloproctology 31: 201–204

Silva Fernandes GOd, Murad-Regadas S, Regadas Pinheiro FS, Rodrigues LV, Dealcanfreitas ID, Jesus Rosa Pereira Jd, Carvalho Holanda Ed, Regadas Filho FS (2014) Clinical, functional and morphologic evaluation of patients undergoing lateral sphincterotomy for chronic anal fissure treatment. Identification of factors that can interfere with fecal continence. J Coloproctol 34: 174–180

Wald A, Bharucha AE, Cosman BC, Whitehead WE (2014) ACG clinical guideline: management of benign anorectal disorders. Am J Gastroenterol 109: 1141–1157; (Quiz) 1058

Yiannakopoulou E (2012) Botulinum toxin and anal fissure: efficacy and safety systematic review. Int J Colorectal Dis 27(1):1–9

Literatur zu 11.3

Amato A, Bottini C, De Nardi P, Giamundo P, Lauretta A, Realis Luc A, Tegon G, Nicholls RJ (2015) Evaluation and management of perianal abscess and anal fistula: a consensus statement developed by the Italian Society of Colorectal Surgery (SICCR). Tech Coloproctol 19: 595–606

Ommer A, Herold A, Berg E, Farke S, Fürst A, Hetzer F, Köhler A, Post S, Ruppert R, Sailer M, Schiedeck T, Strittmatter B, Lenhard B, Bader W, Gschwend JE, Krammer H, Stange E (2011) S3-Leitlinie Analabszess. Coloproctology 33: 378–392

Ommer A, Herold A, Berg E, Farke S, Fürst A, Hetzer F, Köhler A, Post S, Ruppert R, Sailer M, Schiedeck T, Strittmatter B, Lenhard B, Bader W, Krege S, Krammer H, Stange E (2016) S3-Leitlinie Analabszess – 2.revidierte Fassung. coloproctology 38: 378–398

Ommer A, Herold A, Berg E, Fürst A, Post S, Ruppert R, Schiedeck T, Schwandner O, Strittmatter B (2017) German S3 guidelines: anal abscess and fistula (second revised version). Langenbecks Arch Surg 402: 191–201

Ommer A, Herold A, Berg E, Fürst A, Sailer M, Schiedeck T (2012) German S3 guideline: anal abscess. Int J Colorectal Dis 27: 831–837

Steele SR, Kumar R, Feingold DL, Rafferty JL, Buie WD (2011) Practice parameters for the management of perianal abscess and fistula-in-ano. Dis Colon Rectum 54: 1465–1474

Literatur zu 11.4

Amato A, Bottini C, De Nardi P, Giamundo P, Lauretta A, Realis Luc A, Tegon G, Nicholls RJ (2015) Evaluation and management of perianal abscess and anal fistula: a consensus statement developed by the Italian Society of Colorectal Surgery (SICCR). Tech Coloproctol 19: 595–606

Cadeddu F, Salis F, Lisi G, Ciangola I, Milito G (2015) Complex anal fistula remains a challenge for colorectal surgeon. Int J Colorectal Dis 30: 595–603

Cirocchi R, Trastulli S, Morelli U, Desiderio J, Boselli C, Parisi A, Noya G (2013) The treatment of anal fistulas with biologi-

cally derived products: is innovation better than conventional surgical treatment? An update. Tech Coloproctol 17: 259–273

de Groof EJ, Cabral VN, Buskens CJ, Morton DG, Hahnloser D, Bemelman WA (2016) Systematic review of evidence and consensus on perianal fistula; An analysis of national and international guidelines. Colorectal Dis 18(4):O119–O134

Göttgens KW, Smeets RR, Stassen LP, Beets G, Breukink SO (2015) Systematic review and meta-analysis of surgical interventions for high cryptoglandular perianal fistula. Int J Colorectal Dis 30: 583–593

Göttgens KW, Smeets RR, Stassen LP, Beets G, Breukink SO (2016) Operative Verfahren bei hohen kryptoglandulären Analfisteln: Systematische Übersicht und Metaanalyse. coloproctology 38; 93–105

Khafagy W, Omar W, El Nakeeb A, Fouda E, Yousef M, Farid M (2010) Treatment of anal fistulas by partial rectal wall advancement flap or mucosal advancement flap: a prospective randomized study. Int J Surg 8: 321–325

Köckerling FA, NNNarang, SK, Daniels IR, Smart NJ (2015) Treatment of fistula-in-ano with fistula plug – a review under special consideration of the technique. Front Surg 2: 55

Limura E, Giordano P (2015) Modern management of anal fistula. World J Gastroenterol 21: 12–20

Madbouly KM, El Shazly W, Abbas KS, Hussein AM (2014) Ligation of intersphincteric fistula tract versus mucosal advancement flap in patients with high transsphincteric fistula-in-ano: a prospective randomized trial. Dis Colon Rectum 57: 1202–1208

Narang SK, Jones C, Alam NN, Daniels IR, Smart NJ (2015) Delayed absorbable synthetic plug (GORE(R) BIO-A(R)) for the treatment of fistula-in-ano: a systematic review. Colorectal Dis 18: 37–44

Ommer A, Herold A, Berg E, Farke S, Fürst A, Hetzer F, Köhler A, Post S, Ruppert R, Sailer M, Schiedeck T, Strittmatter B, Lenhard B, Bader W, Gschwend JE, Krammer H, Stange E (2011a) S3-Leitlinie Kryptoglanduläre Analfistel. coloproctology 33: 295–324

Ommer A, Herold A, Berg E, Farke S, et al. (2017a) S3-Leitlinie Kryptoglanduläre Analfistel – 2. revidierte Fassung. coloproctology 39: 16–66.

Ommer A, Herold A, Berg E, Fürst A, Sailer M, Schiedeck T (2011b) S3-Leitlinie Kryptoglanduläre Analfistel. Dtsch Arztebl Int 108: 707–713

Ommer A, Herold A, Berg E, Fürst A, et al. (2017b) German S3 guidelines: anal abscess and fistula (second revised version). Langenbecks Arch Surg 402: 191–201

O'Riordain DS, Datta I, Johnston C, Baxter NN (2012) A systematic review of the anal fistula plug for patients with Crohn's and Non-Crohn's related fistula-in-ano. Dis Colon Rectum 55: 351–358

Pu YW, Xing CG, Khan I, Zhao K, Zhu BS, Wu Y (2012) Fistula plug versus conventional surgical treatment for anal fistulas. A system review and meta-analysis. Saudi Med J 33: 962–966

Ratto C, Litta F, Donisi L, Parello A (2015) Fistulotomy or fistulectomy and primary sphincteroplasty for anal fistula

(FIPS): a systematic review. Tech Coloproctol 19(7): 391–400

Siddiqui MR, Ashrafian H, Tozer P, Daulatzai N, Burling D, Hart A, Athanasiou T, Phillips RK (2012) A diagnostic accuracy meta-analysis of endoanal ultrasound and MRI for perianal fistula assessment. Dis Colon Rectum 55: 576–85

Sirany AM, Nygaard RM, Morken JJ (2015) The ligation of the intersphincteric fistula tract procedure for anal fistula: a mixed bag of results. Dis Colon Rectum 58: 604–612

Steele SR, Kumar R, Feingold DL, Rafferty JL, Buie WD (2011) Practice parameters for the management of perianal abscess and fistula-in-ano. Dis Colon Rectum 54: 1465–1474

van Koperen PJ, Bemelman WA, Gerhards MF, Janssen LW, van Tets WF, van Dalsen AD, Slors JF (2011) The anal fistula plug treatment compared with the mucosal advancement flap for cryptoglandular high transsphincteric perianal fistula: a double-blinded multicenter randomized trial. Dis Colon Rectum 54: 387–393

Literatur zu 11.5

Al-Khamis A, McCallum I, King PM, Bruce J (2011) Healing by primary versus secondary intention after surgical treatment for pilonidal sinus. Cochrane Database Syst Rev CD006213

Andersson RE, Lukas G, Skullman S, Hugander A (2010) Local administration of antibiotics by gentamicin-collagen sponge does not improve wound healing or reduce recurrence rate after pilonidal excision with primary suture: a prospective randomized controlled trial. World J Surg 34: 3042–3048

Arslan K, Said Kokcam S, Koksal H, Turan E, Atay A, Dogru O (2014) Which flap method should be preferred for the treatment of pilonidal sinus? A prospective randomized study. Tech Coloproctol 18: 29–37

Ates M, Dirican A, Sarac M, Aslan A, Colak C (2011) Short and long-term results of the Karydakis flap versus the Limberg flap for treating pilonidal sinus disease: a prospective randomized study. Am J Surg 202: 568–573

Bessa SS (2013) Comparison of Short-term Results Between the Modified Karydakis Flap and the Modified Limberg Flap in the Management of Pilonidal Sinus Disease: A Randomized Controlled Study. Dis Colon Rectum 56: 491–498

Colak T, Turkmenoglu O, Dag A, Akca T, Aydin S (2010) A randomized clinical study evaluating the need for drainage after Limberg flap for pilonidal sinus. J Surg Res 158: 127–131

Dass TA, Zaz M, Rather A, Bari S (2012) Elliptical excision with midline primary closure versus rhomboid excision with limberg flap reconstruction in sacrococcygeal pilonidal disease: a prospective, randomized study. Indian J Surg 74: 305–308

de Bruin AF, Gosselink MP, van der Harst E (2012) Local application of gentamicin-containing collagen implant in the prophylaxis of surgical site infection following gastrointestinal surgery. Int J Surg 10 Suppl 1: S21–27

Demircan F, Akbulut S, Yavuz R, Agtas H, Karabulut K, Yagmur Y (2015) The effect of laser epilation on recurrence and satisfaction in patients with sacrococcygeal pilonidal disease: a prospective randomized controlled trial. Int J Clin Exp Med 8: 2929–2933

Enriquez-Navascues JM, Emparanza JI, Alkorta M, Placer C (2014) Meta-analysis of randomized controlled trials comparing different techniques with primary closure for chronic pilonidal sinus. Tech Coloproctol 18: 863–872

Guner A, Boz A, Ozkan OF, Ileli O, Kece C, Reis E (2013) Limberg flap versus bascom cleft lift techniques for sacrococcygeal pilonidal sinus: prospective, randomized trial. World J Surg 37: 2074–2080

Gürer A, Gomceli I, Ozdogan M, Ozlem N, Sözen S, Aydin R (2005) Is routine cavity drainage necessary in Karydakis flap operation? A prospective, randomized trial. Dis Colon Rectum 48: 1797–1799

Horwood J, Hanratty D, Chandran P, Billings P (2011) Primary closure or rhomboid excision and Limberg flap for the management of primary sacrococcygeal pilonidal disease? A meta-analysis of randomized controlled trials. Colorectal Dis 14: 143–151

Iesalnieks I, Ommer A, Petersen S, Doll D, Herold A (2016) German national guideline on the management of pilonidal disease. Langenbecks Arch Surg 401: 599–609

Käser SA, Zengaffinen R, Uhlmann M, Glaser C, Maurer CA (2015) Primary wound closure with a Limberg flap vs. secondary wound healing after excision of a pilonidal sinus: a multicentre randomised controlled study. Int J Colorectal Dis 30: 97–103

Khan PS, Hayat H, Hayat G (2013) Limberg flap versus primary closure in the treatment of primary sacrococcygeal pilonidal disease; a randomized clinical trial. Indian J Surg 75: 192–194

Kirkil C, Boyuk A, Bulbuller N, Aygen E, Karabulut K, Coskun S (2011) The effects of drainage on the rates of early wound complications and recurrences after Limberg flap reconstruction in patients with pilonidal disease. Tech Coloproctol 15: 425–429

Lorant T, Ribbe I, Mahteme H, Gustafsson UM, Graf W (2011) Sinus excision and primary closure versus laying open in pilonidal disease: a prospective randomized trial. Dis Colon Rectum 54: 300–305

Milone M, Di Minno MN, Musella M, Maietta P, Ambrosino P, Pisapia A, Salvatore G, Milone F (2013) The role of drainage after excision and primary closure of pilonidal sinus: a meta-analysis. Tech Coloproctol 17: 625–630

Milone M, Musella M, Salvatore G, Leongito M, Milone F (2011) Effectiveness of a drain in surgical treatment of sacrococcygeal pilonidal disease. Results of a randomized and controlled clinical trial on 803 consecutive patients. Int J Colorectal Dis 26: 1601–1607

Nguyen AL, Pronk AA, Furnee EJ, Pronk A, Davids PH, Smakman N (2016) Local administration of gentamicin collagen sponge in surgical excision of sacrococcygeal pilonidal sinus disease: a systematic review and meta-analysis of the literature. Tech Coloproctol 20: 91–100

Okus A, Sevinc B, Karahan O, Eryilmaz MA (2012) Comparison of Limberg flap and tension-free primary closure during pilonidal sinus surgery. World J Surg 36: 431–435

Ommer A, Berg E, Breitkopf C, Bussen D, Doll D, Fürst A, Herold A, Hetzer F, Jacobi TH, Krammer H, Lenhard B, Osterholzer G, Petersen S, Ruppert R, Schwandner O, Sailer M, Schiedeck T, Schmidt-Lauber M, Stoll M, Strittmatter B, Iesalnieks I (2014) S3-Leitlinie: Sinus pilonidalis. coloproctology 36: 272–322

Segre D, Pozzo M, Perinotti R, Roche B (2015) The treatment of pilonidal disease: guidelines of the Italian Society of Colorectal Surgery (SICCR). Tech Coloproctol 19: 607–613

Sevinc B, Karahan O, Okus A, Ay S, Aksoy N, Simsek G (2015) Randomized prospective comparison of midline and off-midline closure techniques in pilonidal sinus surgery. Surgery 159: 749–754

Sözen S, Emir S, Guzel K, Ozdemir CS (2011) Are postoperative drains necessary with the Karydakis flap for treatment of pilonidal sinus? (Can fibrin glue be replaced to drains?) A prospective randomized trial. Ir J Med Sci 180: 479–482

Tavassoli A, Noorshafiee S, Nazarzadeh R (2011) Comparison of excision with primary repair versus Limberg flap. Int J Surg 9: 343–346

Thompson MR, Senapati A, Kitchen P (2011) Simple day-case surgery for pilonidal sinus disease. Br J Surg 98: 198–209

Tokac M, Dumlu EG, Aydin MS, Yalcin A, Kilic M (2015) Comparison of modified limberg flap and karydakis flap operations in pilonidal sinus surgery: prospective randomized study. Int Surg 100: 870–877

Yetim I, Ozkan OV, Dervisoglu A, Erzurumlu K, Canbolant E (2010) Effect of gentamicin-absorbed collagen in wound healing in pilonidal sinus surgery: a prospective randomized study. J Int Med Res 38: 1029–1033

Youssef AT, El-Awady S, Farid M (2015) Tension-free primary closure compared with modified Limberg flap for pilonidal sinus disease. a prospective balanced randomized study. Egyptian J Surgery 34: 85–89

11

Appendizitis

M. Braun, A. Kirschniak

© Springer-Verlag GmbH Deutschland 2017
C.-T. Germer, T. Keck, R.T. Grundmann (Hrsg.), *Evidenzbasierte Viszeralchirurgie benigner Erkrankungen*,
Evidenzbasierte Chirurgie, https://doi.org/10.1007/978-3-662-53553-0_12

12.1   Leitlinien

Aus Deutschland gibt es gegenwärtig keine Leitlinie zur Diagnostik und Therapie der Appendizitis. Internationale Expertengremien jedoch haben sich mit diesen Themen befasst und Leitlinien publiziert. In den folgenden Abschnitten werden zu den jeweiligen Fragestellungen, sofern vorhanden, die Aussagen der einzelnen Gremien aufgeführt. Maßgebliche Leitlinien wurden von der Society of American Gastrointestinal Surgeons (SAGES, 2010 aktualisiert) und der World Society of Emergency Surgery (WSES, 2016 als „Jerusalem Guideline" aktualisiert) veröffentlicht.

12.1.1 Klinische Zeichen

Das Ausmaß der klinischen Präsentation einer Appendizitis ist hochvariabel. Die **WSES**-Leitlinie kommt zur Konklusion, dass die einzelnen Zeichen der körperlichen Untersuchung allein nicht ausreichen, um eine Appendizitis mit Gewissheit auszuschließen oder zu bestätigen (◘ Tab. 12.1). Vielmehr muss die klinische Untersuchung in Zusammenschau mit den Laborparametern betrachtet werden. Der Verdacht auf das Vorliegen einer akuten Appendizitis kann am ehesten erhärtet werden, wenn in der körperlichen Untersuchung Zeichen einer peritonealen Reizung vorliegen, anamnestisch eine Schmerzwanderung von periumbilical in den rechten Unterbauch berichtet wird und laborchemisch mindestens 2 Entzündungsparameter erhöht sind.

Die **WSES** rät daher: Bei Verdacht auf Appendizitis ist eine maßgeschneiderte Vorgehensweise mit Berücksichtigung des Alters, Geschlechts und der Wahrscheinlichkeit einer Appendizitis **(Evidenzgrad II, Empfehlungsgrad B)** angezeigt (Di Saverio et al. 2016).

12.1.2 Klinische Scores

Die sichere Diagnosefindung ist bei Verdacht auf Appendizitis nach wie vor schwierig und abhängig von klinischer Erfahrung. Zahlreiche Scores wurden entwickelt, um die Evaluation eines Patienten mit Verdacht auf Appendizitis zu objektivieren und wegweisend zu steuern (z. B. CT oder kein CT). Von allen Scores ist der Alvarado-Score (◘ Tab. 12.2) am meisten untersucht (Alvarado 1986). Die Performance dieses Scores hängt maßgeblich von der Toleranzgrenze ab. Die normale Toleranzgrenze liegt bei 5, wobei dann die Sensitivität bei 99 %, die Spezifität aber lediglich bei 43 % liegt. Setzt man die Toleranzgrenze auf 7, liegt die Sensitivität nunmehr bei 82 % und die Spezifität bei 81 %. Dieser Score ist also eher geeignet, eine Appendizitis (Toleranzgrenze 5) auszuschließen als sie zu diagnostizieren.

Der 2008 von Andersson vorgestellte appendicitis inflammatory response Score (AIR–Score; ◘ Tab. 12.2) beinhaltet den CRP-Wert und stuft einige Parameter ab. So kommt er auf insgesamt 12 Punkte. Untersuchungen zufolge hat der AIR-Score eine höhere Aussagekraft und besitzt vor allem bei

◘ **Tab. 12.1** Klinische Zeichen der Appendizitis	
Name	**Lokalisation/Charakteristik**
McBurney	Lat. Drittel zwischen Nabel und Spina iliaca ant. sup.
Lanz-Punkt	Lat. Drittel zwischen den beiden Spinae iliacae ant. sup.
Blumbergzeichen	Ipsi- oder kontralateraler Loslass-Schmerz
Rovsingzeichen	Retrogrades Ausstreichen des Kolons
Psoaszeichen (retrozäkale Lage)	Beispielsweise bei Hüftflexion gegen einen Widerstand
Klopfschmerz	Im rechten Unterbauch
Lokale Abwehrspannung	Im rechten Unterbauch
Douglas-Schmerz	Bei der digito-rektalen Untersuchung

◧ **Tab. 12.2** Zusammenfassung Alvarado-Score und AIR-Score

Kriterium		Alvarado Score	AIR-Score
Erbrechen			1
Übelkeit oder Erbrechen		1	
Inappetenz		1	
Schmerzen RUQ		2	1
Schmerzwanderung in RUQ		1	
Loslass-Schmerz oder Abwehrspannung	leicht	1	1
	mittel		2
	stark		3
Körpertemperatur	>37,5°C	1	
	>38,5°C		1
Leukozytenzahl	>10.000/l	2	
	10.000–14.900/l		1
	>15.000/l		2
Leukozytenverschiebung		1	
PMN Leukozyten	70-84 %		1
	≥85 %		2
CRP	10–49 mg/l		1
	≥50 mg/l		2
Summe		10	12
Alvarado Score		<5 5–8 >8	Geringes Risiko Mittleres Risiko Hohes Risiko
AIR-Score		<5 5–8 >8	Geringes Risiko Mittleres Risiko Hohes Risiko

RUQ = rechter unterer Quadrant PMN: polymorphkernige Leukozyten

Werten der high-risk-Gruppe (bei AIR und Alvarado >8) eine überlegene Spezifität (97 % vs. 76 %). Zusammenfassend empfiehlt die **WSES**:
- Der Alvarado-Score (cut-off <5) hat eine genügende Sensitivität um eine akute Appendizitis auszuschließen **(Evidenzgrad I, Empfehlungsgrad A)**.
- Die Spezifität des Alvarado-Score ist ungenügend um eine akute Appendizitis zu diagnostizieren **(Evidenzgrad I, Empfehlungsgrad A)**.

- Ein perfekter Score existiert gegenwärtig noch nicht und bleibt Gegenstand der Diskussion **(Evidenzgrad I, Empfehlungsgrad B)** (Di Saverio et al. 2016).

12.1.3 Laborchemische Parameter

Weder die **SAGES** noch die **WSES** sprechen Empfehlungen aus, welche laborchemischen Parameter in welchem Umfang gewertet werden sollen.

12.1.4 Bildgebende Verfahren

Unisono mit dem National Cancer Institute und der American Pediatric Surgical Association macht die WSES darauf aufmerksam, dass strahlenbasierte Untersuchungsmodalitäten (zumindest in den USA) vor allem in der pädiatrischen Population zu häufig angewendet werden (Di Saverio et al. 2016).

Ultraschall

Insgesamt liegt die Sensitivität und Spezifität von Ultraschall bei untersucherabhängigen 58–76 % und 95 %. Damit liegt die Sensitivität unter der des CT (95 %) und eignet sich nur bedingt, um eine Appendizitis mit hoher Gewissheit auszuschließen. Das Durchführen von seriellen Ultraschalluntersuchungen kann die Anzahl der unnötigen CT-Aufnahmen verringern. Von all den Zeichen im Ultraschall, die auf das Vorliegen einer Appendizitis deuten, ist eine nicht komprimierbare Appendix mit Durchmesser >6 mm am aussagekräftigsten (bis zu 98 % Sensitivität).

Die Genauigkeit der Untersuchung kann durch standardisierte Befundbögen und eine dreimalige Umlagerung des Patienten während der Untersuchung verbessert werden (**Evidenzgrad III, Empfehlungsgrad B**).

Patienten der intermediate-risk-Kategorie sollten in erster Linie eine Ultraschallbildgebung bekommen und bei negativem Befund ein CT-Abdomen. Eine sonographisch auffällige Appendix in dieser Patientenkategorie sollte zur Appendektomie führen (**Evidenzgrad II, Empfehlungsgrad B**) (Di Saverio et al. 2016).

Computertomographie

Die WSES spricht sich gegen eine Routine-CT-Bildgebung aus, obwohl diese Negativ-Appendektomien reduzieren kann und eine Sensitivität und Spezifität von 99 % und 84 % bietet. Dabei ist die Sinnhaftigkeit oder Notwendigkeit einer Routineanwendung mit IV-Kontrastmittel ungewiss. Zudem sollte die Entscheidung, ob eine CT-Bildgebung erfolgen soll oder nicht, abhängig von der Risikogruppe aus einem Score wie dem Alvarado-Score oder AIR-Score erfolgen (**Evidenzgrad II, Empfehlungsgrad B**):

- Bei low-risk-Patienten, die aufgenommen wurden und sich nicht klinisch verbessern, sollte eine CT-Bildgebung erfolgen. Bei negativem CT-Befund kann eine Entlassung mit ambulanter Wiedervorstellung zum follow-up erfolgen (**Evidenzgrad II, Empfehlungsgrad B**).
- Bei intermediate-risk-Patienten sollte eine CT-Bildgebung nur nach unauffälliger Sonographie erfolgen. Dies reduziert die Anzahl unnötiger CT-Aufnahmen ohne akute Appendizitiden zu übersehen (**Evidenzgrad II, Empfehlungsgrad B**).
- Bei high-risk-Patienten (unter 60 Jahren) kann auf eine Bildgebung verzichtet werden. Nichtsdestoweniger wird im klinischen Alltag auch bei solchen Patienten eine Bildgebung durchgeführt (Ultraschall oder CT) (**Evidenzgrad II, Empfehlungsgrad B**) (Di Saverio et al. 2016).

Magnetresonanztomographie

Die MRT-Bildgebung bietet eine hohe Sensitivität und Spezifität von 96-97 % und 95-96 % (Duke et al. 2016; Yu et al. 2016). Da sowohl die CT-Bildgebung als auch die MRT-Bildgebung das Ausmaß einer Appendizitis unterschätzen können, empfiehlt es sich, zur Unterscheidung zwischen perforierter und nicht-perforierter Appendizitis den Score mit zu berücksichtigen. Bei schwangeren Frauen reicht die Bestätigung einer Appendizitis im Ultraschall aus und bedarf keiner weiterführenden Bildgebung. Bei unauffälligem Ultraschallbefund sollte eine MRT-Bildgebung folgen (**Evidenzgrad II, Empfehlungsgrad B**) (Di Saverio et al. 2016).

12.1.5 Therapie

Konservative/antibiotische Therapie

In den letzten Jahren wurde kontrovers diskutiert, ob eine Appendizitis auch konservativ, also antibiotisch therapiert werden kann. In mehreren Studien konnte nachgewiesen werden, dass eine alleinige antibiotische Behandlung einer unkomplizierten Appendizitis eine Alternative zur Appendektomie darstellt. Laut **WSES** sollte aufgrund der Rezidivrate von bis zu 38 % diese Strategie jedoch nur jenen Patienten vorbehalten werden, die eine Operation stark ablehnen und das Rezidivrisiko akzeptieren, die aufgrund von Begleiterkrankungen ein hohes Operationsrisiko haben oder keine eindeutige Klinik/Bildgebung vorweisen können **(Evidenzgrad I, Empfehlungsgrad A)** (Di Saverio et al. 2016).

Wenn es tatsächlich zu einer nicht-operativen Therapie kommt, dann sollte initial die Antibiose intravenös und anschließend per os appliziert werden **(Evidenzgrad II, Empfehlungsgrad B)** (Di Saverio et al. 2016).

Zeitpunkt der Operation

Lange galt die Devise, dass eine entzündete Appendix so schnell wie möglich operiert werden sollte, um eine Perforation und die damit verbundenen Komplikationen zu vermeiden. Doch die aktuelle Beweislage bringt einen Paradigmenwechsel mit sich. Es wird kontrovers diskutiert, ob der Zeitpunkt der Operation (Zeit nach Eintreffen im Krankenhaus) mit der Schwere des Befundes korreliert und somit einen Einfluss auf den Outcome hat. Manche Studien konnten keinen Zusammenhang zwischen Operationszeitpunkt und der Schwere der Entzündung feststellen, wohingegen andere Studien belegen, dass vor allem bei älteren Patienten mit Begleiterkrankungen eine Verzögerung des Operationszeitpunktes das Perforationsrisiko erhöht. Tatsächlich scheint es so, dass die zeitliche Verzögerung der Operation nicht das Risiko der Perforation erhöht, da eine unkomplizierte und eine komplizierte Appendizitis zweierlei Entitäten zu sein scheinen. Jedoch gilt, dass eine Verzögerung über 48 h hinweg das Risiko für postoperative Komplikationen erhöht. Zusammenfassend empfiehlt die **WSES** deshalb, dass eine Verzögerung des Operationszeitpunktes um 12–24 h **bei einer unkomplizierten Appendizitis** möglich ist, ohne die Komplikations- oder Perforationsrate zu erhöhen **(Evidenzgrad II, Empfehlungsgrad B)**.

Bei der Festlegung des Operationszeitpunktes sollten auch weitere Umstände berücksichtigt werden. Die Verfügbarkeit eines qualifizierten Operationsteams, weiterer Diagnostik (z. B. MRT) oder der Infrastruktur für eine nächtliche Notoperation können eine Verschiebung auf den nächstbesten freien Platz im OP-Plan rechtfertigen. Eine unnötige Verzögerung sollte jedoch nicht zuletzt wegen des Patientenkomforts und der schnelleren Rekonvaleszenz nicht erfolgen **(Evidenzgrad II, Empfehlungsgrad B)** (Di Saverio et al. 2016).

Laparoskopische vs. konventionelle Operation

Die Appendektomie ist nach wie vor die Therapie der Wahl zur Behandlung einer akuten Appendizitis, hierüber sind sich sowohl die SAGES als auch die WSES einig.

Obwohl sich die laparoskopische Appendektomie, verglichen zur laparoskopischen Cholezystektomie, langsamer gegenüber der offenen Appendektomie verbreitet hat, konnte sich die Laparoskopie mittlerweile durchsetzen. Vergleiche beider Methoden kommen zu dem Schluss, dass die laparoskopische Vorgehensweise durchschnittlich zwar länger dauert, aber mit geringeren postoperativen Schmerzen, einer kürzeren Verweildauer, geringerer Wundinfektion und einer schnelleren Rückkehr ins Berufsleben einhergeht. Dies ergibt gesamtökonomisch betrachtet eine Kostenersparnis, auch wenn die Operation an sich teurer ist. Nicht zu vernachlässigen ist auch die verbesserte Kosmetik. Nachteilig fallen bei der laparoskopischen Methode jedoch eine höhere Rate an intraabdominellen Infektionen und Abszedierungen auf. Neuere Metaanalysen widerlegen dies jedoch. Zurückzuführen ist das wohl auf das Fortschreiten der Erfahrung und Technik im Bereich der laparoskopischen Chirurgie (Wei et al. 2010).

Die **SAGES** schlussfolgert hieraus, dass die laparoskopische Appendektomie, bei einer unkomplizierten Appendizitis eine Alternative zur offenen Appendektomie darstellt **(Evidenzgrad I, Empfehlungsgrad A)** (Korndorffer et al. 2010).

Die **WSES** empfiehlt die laparoskopische Appendektomie als erste Wahl, sofern die Infrastruktur und geschultes Personal verfügbar sind **(Evidenzgrad I, Empfehlungsgrad A)** (Di Saverio et al. 2016).

Im älteren Patientenkollektiv (über 65 Jahre) weist die laparoskopische Vorgehensweise ein besseres Outcome auf als die konventionelle Appendektomie. Sowohl die Länge des stationären Aufenthaltes als auch die Gesamt- Mortalität und Morbidität sind in diesem Kollektiv verbessert. Gleiches gilt für adipöse Patienten, da hier mit dem Laparoskop eine bessere Visualisierung und Zugänglichkeit besteht. Bei Patienten mit weiteren Begleiterkrankungen kann ein laparoskopisches Vorgehen ebenfalls befürwortet werden (Di Saverio et al. 2016).

Die **WSES** empfiehlt deshalb für Patienten mit den oben genannten Charakteristika ein laparoskopisches Vorgehen (**Evidenzgrad II, Empfehlungsgrad B**) (Di Saverio et al. 2016).

Die **SAGES** kommt zu ähnlichem Schluss und empfiehlt, bei älteren Patienten (**Evidenzgrad II, Empfehlungsgrad B**) und adipösen Patienten (**Evidenzgrad III, Empfehlungsgrad C**) eine laparoskopische Appendektomie zu favorisieren (Korndorffer et al. 2010).

Das Vorliegen einer komplizierten Appendizitis ist keine Kontraindikation für die Laparoskopie. Studien zeigen, dass in den Händen eines erfahrenen Laparoskopeurs die Komplikationsrate geringer ist und die Rekonvaleszenz schneller erfolgt. Dies verringert im Vergleich zum offenen Vorgehen die Aufenthaltsdauer, Morbidität und Mortalität (Masoomi et al. 2011, Wang et al. 2013).

Die **SAGES** stellt deshalb fest: Auch bei komplizierten Appendizitiden ist ein laparoskopisches Vorgehen sicher durchführbar (**Evidenzgrad II, Empfehlungsgrad B**), und kann als bessere Strategie gewertet werden (**Evidenzgrad III, Empfehlungsgrad C**) (Korndorffer et al. 2010).

Die **WSES** kommt zu einem ähnlichen Schluss und empfiehlt bei gleichem Evidenzgrad das laparoskopische Vorgehen etwas deutlicher (**Evidenzgrad III, Empfehlungsgrad B**) (Di Saverio et al. 2016).

Bei schwangeren Patientinnen ist diese Fragestellung noch nicht endgültig geklärt. Festgestellt werden konnte lediglich der Vorteil eines operativen Vorgehens vs. einer konservativen Therapie. Ein Unterschied im Outcome für die schwangere Patientin kann gegenwärtig allenfalls geringfügig zugunsten der laparoskopischen Appendektomie festgestellt werden. Dennoch steht fest, dass bei schwangeren Patientinnen, selbst bei komplizierten Appendizitiden, eine laparoskopische Appendektomie sicher durchgeführt werden kann. Eine laparoskopische Appendektomie kann jedoch ein höheres Risiko für den Verlust des Fetus darstellen.

- Die **SAGES** stellt lediglich fest, dass eine laparoskopische Appendektomie in jedem Trimester sicher durchführbar ist, ohne

jedoch eine Methodik der anderen vorzuziehen (**Evidenzgrad I, Empfehlungsgrad B**) (Korndorffer et al. 2010).
- In der neueren Leitlinie der **WSES** wird die sichere Durchführbarkeit einer laparoskopischen Appendektomie bestätigt, jedoch wird diese eindeutig nicht als Mittel der Wahl angesehen, aufgrund der noch unklaren Gefährdungslage für den Fetus (**Evidenzgrad I, Empfehlungsgrad B**) (Di Saverio et al. 2016).

Verschlussverfahren der Appendixbasis und Mesoappendix

Zur Präparation des Mesoappendix können Clips, Energy-based instruments oder HF-Koagulation zum Einsatz kommen. Eine entzündete und ödematöse Mesoappendix stellt eine größere Herausforderung für die Präparation dar, weshalb hier Energy-based instruments oder eine HF-Koagulation einfacher gelingen können. Hinsichtlich des klinischen Outcomes konnte jedoch kein Verfahren gegenüber dem anderen einen deutlichen Vorteil aufzeigen.

Die **WSES** spricht sich für keine Methode deutlich aus:
- Keiner der Methoden ändert das Outcome deutlich (**Evidenzgrad III, Empfehlungsgrad B**).
- Die monopolare oder bipolare Koagulation mit HF-Strom ist am kostengünstigsten, erfordert aber bei schwereren Befunden mehr operatives Geschick, um die Mesoappendix sicher zu präparieren und Kollateralschäden zu vermeiden (**Evidenzgrad III, Empfehlungsgrad B**) (Di Saverio et al. 2016)

Das Absetzen der Appendixbasis muss gewährleisten, dass der Stumpf möglichst proximal abgesetzt wird und muss eine Leckage aus dem Zäkum verhindern. Im Hinblick auf die intra- und postoperativen Komplikationen wie z. B. Stumpfinsuffizienz ist sowohl das Absetzen mittels Schlingen als auch mittels Stapler gleichwertig. Der potenzielle Zeitvorteil des Staplers relativiert sich jedoch im Hinblick auf die Tatsache, dass die Schlingen kostengünstiger sind und keinen Nachteil darstellen (Kazemier et al. 2006; Sahm et al. 2011a; Swank et al. 2014). Die Verweildauer unterscheidet sich ebenfalls nicht zwischen den beiden Verfahren, sodass der Kostenvorteil zugunsten der Absetzung mittels Schlinge nochmals verstärkt ist. In einer pädiatrischen Studie ging die Absetzung der Appendixbasis mittels Schlinge bei einer perforierten Appendizitis mit einem geringeren Auftreten von intraabdominellen Infektionen einher (Di Saverio et al. 2016).

In keiner Studie konnte das Invertieren des Stumpfes nach Durchtrennung einen signifikanten Vorteil erweisen.

Die **WSES** postuliert daher deutlich:

- Die Stapler-Absetzung bietet keinen klinischen Vorteil gegenüber den Schlingen (**Evidenzgrad I, Empfehlungsgrad A**).
- Im Hinblick auf die Operationskosten sollte die Absetzung mittels Schlinge bevorzugt werden (**Evidenzgrad III, Empfehlungsgrad B**).
- Weder bei der offenen noch bei der laparoskopischen Appendektomie bietet das Invertieren des Appendixstumpfes einen Vorteil (**Evidenzgrad II, Empfehlungsgrad B**) (Di Saverio et al. 2016).

Saug-Spül-Manöver, Drainage

Bei Vorfinden von eitrigen oder makroskopisch deutlich entzündlichen Verhältnissen bei einer komplizierten Appendizitis kommt es meist zum Saug-Spül-Manöver. Studien von geringer Evidenz sprechen sich dagegen aus, und postulieren eine mögliche Verschlimmerung durch Verteilung des kontaminierten Materials. Eine definitive Bestätigung dieser Befürchtung konnte bislang nicht erfolgen. Neuere randomisiert-kontrollierte Studien zeigten, dass ein Saug-Spül-Manöver keinen Vorteil gegenüber einer Absaugung allein bietet (Snow et al. 2016). Wenn es zum Saug-Spül-Manöver kommt, sollte der Operateur das eitrige Sekret initial gründlich absaugen, bevor es mittels Spülflüssigkeit verteilt wird. Ein häufiges Absaugen der Spülflüssigkeit in kurzen Intervallen soll dabei angestrebt werden.

Zusammenfassend kommt die **WSES** zu dem Schluss: Ein Saug-Spül-Manöver bietet gegenüber einer einfachen Absaugung keinen Vorteil (**Evidenzgrad II, Empfehlungsgrad B**) (Di Saverio et al. 2016).

Das routinemäßige Anlegen einer Drainage konnte bislang seinen Vorteil nicht beweisen und scheint außer bei einer generalisierten Peritonitis sogar das Komplikationsrisiko zu erhöhen. Zudem verlängert sich durch Drainagen der stationäre Aufenthalt und es steigt (wenn auch nicht signifikant) das Risiko von Wundinfekten, intraabdominellen Abszessen und postoperativem Ileus. Auch bei komplizierten Appendizitiden konnte das Anlegen von Drainagen keine Vorteile aufzeigen.

Die **WSES** rät daher, das Anlegen von Drainagen nur in Ausnahmefällen durchzuführen, da sie das Risiko von postoperativen intraabdominellen Abszessen nicht nachweislich verringern und die Aufenthaltsdauer verlängern (**Evidenzgrad I, Empfehlungsgrad A**) (Di Saverio et al. 2016).

Postoperatives Management

Die Sinnhaftigkeit einer präoperativen Antibiotikagabe ist erwiesen. Im Vergleich zu Placebos konnten die Patientengruppen, welche vor der Operation ein Breitspektrumantibiotikum erhielten, ein deutlich verringertes Auftreten von Wundinfektionen und Abszessen vorweisen (Rafiq et al. 2015; Di Saverio et al. 2016). In einer randomisierten kontrollierten Studie konnte bei unkomplizierten Appendizitiden eine verlängerte Antibiotikagabe (Single-shot vs. 3 Gaben vs. 5 Tage) keinen signifikanten Unterschied hinsichtlich postoperativer Infektionen bedingen. Stattdessen stiegen die Antibiotika-assoziierten Komplikationen signifikant in der 5-Tage-Gruppe an. Bei der Auswahl des Mittels sollte berücksichtigt werden, dass Enterobacteriaceae, Streptokokken und Anaerobier (vor allem Bacteriodes fragilis) die führenden Pathogene sind.

Bei Vorliegen einer komplizierten Appendizitis ist eine Weiterführung der antibiotischen Therapie erforderlich. Die Länge dieser Therapie orientiert sich an den klinischen und laborchemischen Gegebenheiten, ist jedoch selten länger als 3–5 Tage sinnvoll.

Die **WSES** empfiehlt daher:

- Die präoperative Gabe eines Breitspektrumantibiotikum (**Evidenzgrad I, Empfehlungsgrad A**).
- Bei einer unkomplizierten Appendizitis ist die Weiterführung der Antibiose nach der Operation nicht sinnvoll (**Evidenzgrad II, Empfehlungsgrad B**).
- Bei einer komplizierten Appendizitis ist in jedem Fall die Antibiotikagabe auch

postoperativ weiterzuführen (**Evidenzgrad II, Empfehlungsgrad B**).

▬ Bei einer komplizierten Appendizitis, unter Berücksichtigung der klinischen und laborchemischen Situation, ist eine 3- bis 5-tägige Gabe ausreichend (**Evidenzgrad II, Empfehlungsgrad B**) (Di Saverio et al. 2016).

12.2 Metaanalysen/Systematische Übersichten

12.2.1 Diagnosestellung

Klinische Zeichen

Die Evidenz und Genauigkeit der einzelnen klinischen Symptome und klinische Untersuchungen wurden in der Metaanalyse von Andersson (2004) zusammengefasst. Hier wurden die Parameter Schmerzwanderung, Loslass-Schmerz, Klopfschmerz, Abwehrspannung, bretthartes Abdomen, Geschlecht, Köpertemperatur, Übelkeit, Erbrechen, Psoaszeichen und Schmerzlokalisation statistisch ausgewertet. Schmerzwanderung, Loslass-Schmerz und Klopfschmerz wiesen die höchsten ROC-Werte auf mit 0,68–0,7 (Andersson 2004). Diese Werte flossen in die WSES-Leitlinien mit ein. Aktuelle Metaanalysen oder systematische Übersichten über die Relevanz der klinischen Symptome bei Appendizitis konnten nicht gefunden werden.

Laborchemische Parameter

In der Cochrane-Library wurde 2015 von Marshall et al. bereits ein Protokoll erarbeitet und veröffentlicht, welches mit dem Titel „Biomarkers for diagnosis of acute appendicites in adults" die bis dato beschriebenen Laborparameter für die Diagnose der Appendizitis in einem systematischen Review ausarbeiten wird. Einfließen sollen Leukozytenzahl, CRP, Interleukin 1-10, Bilirubin, Prokalzitonin, Kalprotektin, D-Laktat, D-Dimere, Fibrinogen und Serumamyloid A (Marshall et al. 2015)

Leukozyten, CRP und Prokalzitonin

In der Metaanalyse und Review von Yu et al. (2013) wurde die diagnostische Genauigkeit und Aussagekraft von Prokalzitonin, CRP und Leukozytenzahl untersucht. Hierbei lag die Sensitivität für Prokalzitonin bei 33 % (21–47 %) und die Spezifität bei 89 % (78–95 %). Für CRP lag die Sensitivität bei 57 % (39–73 %) und die Spezifität bei 87 % (58–97 %). Für die Leukozytenzahl lag die Sensitivität bei 62 % (47–74 %) und die Spezifität bei 75 % (55–89 %). Unter Betrachtung der ROC-Kurve zeigte CRP die höchste Aussagekraft mit einem ROC-Wert von 0,75, gefolgt von der Leukozytenzahl mit 0,72 und Prokalzitonin mit 0,65. Prokalzitonin ist genauer in der Diagnostik der komplizierten Appendizitis mit einer Gesamtsensitivität von 62 % (33–84 %) und einer Spezifität von 94 % (90–96 %). Die Autoren schlussfolgern, dass Prokalzitonin in der Diagnostik einer unkomplizierten akuten Appendizitis wenig diagnostischen Zugewinn bietet. In der Diagnostik der komplizierten Appendizitis steigt jedoch seine Bedeutung (Yu et al. 2013)

Bilirubin

In der Metaanalyse von Giordano et al. (2013) sind 8 Studien mit insgesamt 4974 Patienten ausgewertet worden, um die Hyperbilirubinämie als Prädiktor einer Perforation bei Appendizitis zu beschreiben. Mit einer Sensitivität von 49 %, Spezifität von 82 %, positiven Wahrscheinlichkeitsratio von 2,51, negativen Wahrscheinlichkeitsratio von 0,58 und einem ROC-Wert von 0,73 ist die Hyperbilirubinämie isoliert betrachtet nicht aussagekräftig genug, um eine Perforation in einer akuten Appendizitis zu diagnostizieren (Giordano et al. 2013).

Burcharth et al. haben in einem Review 2243 Patienten aus 5 Studien zusammengefasst. In diesen Studien war Bilirubin bei perforierten Appendizitiden signifikant erhöht, im Vergleich zu nicht perforierten Appendizitiden (p=0,01 bis p <0,001). Die Sensitivität variierte zwischen 38 und 77 %, die Spezifität zwischen 70 und 87 %. Der negative Prädiktivwert lag dabei mit 82–93 % deutlich höher als der positive Prädiktivwert (21–51 %). Sie kommen zur Schlussfolgerung, dass Bilirubin als zusätzlicher Parameter in der laborchemischen Diagnostik hinzugezogen werden kann (Burcharth et al. 2013).

Bildgebende Verfahren

Sonographie

Seit den 80er-Jahren ist die Sonographie ein fester Bestandteil in der Diagnostik der Appendizitis (Wild et al. 2013). Mittlerweile ist sie die bildgebende Untersuchung mit dem größten Stellenwert in der Diagnostik der Appendizitis in Deutschland. In der Qualitätssicherungsstudie Appendizitis 2008/2009 wurden insgesamt 74,5 % aller Patienten mit Verdacht auf Appendizitis sonographiert (Binnebosel et al. 2009; Sahm et al. 2011b).

Die Metaanalysen von Carroll et al. (2013) (in die WSES Leitlinie eingeflossen) und von van Randen et al. (2008) ergaben, dass der Ultraschall eine zuverlässige Diagnostik bietet. Die Sensitivität liegt zwischen 76 und 90 % und die Spezifität zwischen 83 und 100 % (van Randen et al. 2008; Carroll et al. 2013; Wild et al. 2013). Bei schwangeren Frauen beträgt die Sensitivität 66–100 % und die Spezifität 95–96 % (Wild et al. 2013; D'Souza et al. 2016).

Die aussagekräftigsten Kriterien für eine Appendizitis sind eine nicht-komprimierbare Appendix, und eine Wanddicke von über 6mm. Die Anwendung einer graduierten Kompressionstechnik und Duplexsonographie erhöhen die Untersuchungsqualität (van Randen et al. 2008; Binnebosel et al. 2009; Sahm et al. 2011b; Wild et al. 2013).

Aktuellere Metaanalysen und Übersichtsarbeiten sind ausstehend, doch es gibt ein Protokoll zur Verfassung eines Cochrane-Reviews über die diagnostische Aussagekraft des Ultraschalls von 2013. Ziel ist es, zu evaluieren wie genau die Ultraschalldiagnostik bei Verdacht auf Appendizitis sowohl bei Erwachsenen als auch bei Kindern und Schwangeren ist (Wild et al. 2013).

Computertomographie

Bei nicht wegweisendem Sonographiebefund bietet sich die CT-Bildgebung als nächster Schritt an (Smith et al. 2013). In den Metaanalysen von van Randen et al. (2008) und Krajewski et al. (2011), (die letztere ist in die WSES-Leitlinie eingeflossen) wird die Sensitivität mit 91 % (van Randen) bzw. 94 % (Krajewski) angegeben und die Spezifität mit 90 % (van Randen) und 95 % (Krajewski) (van Randen et al. 2008; Krajewski 2011). Eine aktuelle Übersichtsarbeit von Yu et al. bestätigt diese Zahlen (2016). Durch die Hinzunahme einer CT-Bildgebung wird die Rate an negativ-Appendektomien gesenkt (8,7 % vs. 16,7 %) ohne jedoch die Perforationsrate zu beeinflussen (Krajewski 2011; Karul et al. 2014).

Die ACR (American College of Radiology) appropriateness criteria empfehlen die Verwendung von intravenösem Kontrastmittel (Smith et al. 2013). Die neuere Metaanalyse von Xiong et al. (2015) zeigt jedoch auf, dass der Verzicht auf Kontrastmittel die diagnostische Genauigkeit nicht maßgeblich beeinflusst. Die Autoren errechneten eine ähnliche Sensitivität und Spezifität (Sensitivität 90 %; Spezifität 94 %) und kommen zur Conclusio, dass der Verzicht auf Kontrastmittel ausreichend gute Ergebnisse zur Entscheidungsfindung liefert (Xiong et al. 2015). Die Verwendung von low-dose-Protokollen führt ebenfalls nicht zur Beeinträchtigung des klinischen Outcomes (Kim et al. 2012; Aly et al. 2016).

2012 wurde von Rud et al. ein Protokoll verfasst, nach welchem ein aktueller Cochrane-Review zur diagnostischen Genauigkeit der Computertomographie erstellt werden soll.

Magnetresonanztomographie

Die MRT-Bildgebung kam in Deutschland in der Qualitätssicherungsstudie Appendizitis 2008/2009 lediglich bei 0,12 % der Patienten zum Einsatz (Sahm et al. 2011b).

Die *ACR appropratieness criteria* von 2013 empfehlen die MRT-Bildgebung als zweite Instanz, nach nicht wegweisendem Sonographiebefund bei schwangeren Frauen (Smith et al. 2013).

Die Metaanalyse von Barger und Nandalur gibt die Sensitivität mit 97 % und die Spezifität mit 95 % an (Barger und Nandalur 2010). Die Übersichtsarbeiten von Karul et al. (2014) und Yu et al. geben die Sensitivität und Spezifität mit 90–100 % an (Karul et al. 2014; Yu et al. 2016).

Im März 2016 erschien eine Übersichtsarbeit und Metaanalyse von Duke et al, in der die diagnostische Aussagekraft der MRT-Bildgebung ausgewertet wurde. In diese Arbeit flossen 30 Studien mit insgesamt 2665 Patienten. Die Sensitivität und Spezifität lagen bei 96 % für das gesamte Patientenkollektiv. Ausschließlich auf Schwangere ausgewertet, lagen die Sensitivität bei 94 % und die Spezifität bei 97 %. Die Autoren schlussfolgern, dass aufgrund der ausgezeichneten Genauigkeit die MRT-Bildgebung sogar als Untersuchungsmodalität erster Wahl fungieren könnte (Duke et al. 2016).

D'Souza et al. haben 2016 ein Protokoll verfasst, nach welchem ein Cochrane-Review erstellt werden soll. Ziel ist es, die diagnostische Genauigkeit der MRT-Bildgebung in den Untergruppen Erwachsene, schwangere Frauen und Kindern zu erfassen. Ferner sollen unterschiedliche MRT-Untersuchungsprotokolle evaluiert werden.

12.2.2 Therapie

Konservative/antibiotische Therapie

In der Leitlinie erwähnt ist die Metaanalyse von Varadhan et al. (2012). Nach Auswertung von 4 randomisiert kontrollierten Studien kommen sie zur Schlussfolgerung, dass die antibiotische Therapie der Appendizitis eine höhere relative Risiko-Reduktion hat als die operative Vorgehensweise und sehen die konservative antibiotische Therapie (Amoxicillin-Klavulansäure) mit einer Rezidivrate von 20 % als mögliche Therapie der ersten Wahl an.

Große Studien (auch in der Leitlinie enthalten) folgten daraufhin. So die NOTA-Studie (non operative treatment for acute appendicitis), welche bei einer 2-Jahres-Rezidivrate von nur 13,8 % und vergleichbar geringem Kostenaufwand ebenfalls die konservative Therapie als sichere Alternative zur Appendektomie vorschlägt (Di Saverio et al. 2014). In der APPAC-Studie wurde die Wirksamkeit der konservativen Therapie (Ertapenem) ebenfalls mit der operativen Therapie verglichen. Während des 1-Jahres-follow-up mussten 27,3 % der antibiotischen Gruppe appendektomiert werden. Trotz geringerer Komplikationsrate in der konservativ therapierten Gruppe (2,8 % vs. 20,5 %, p <0,01) konnte die antibiotische Therapie nicht ihre Gleichwertigkeit beweisen (Salminen et al. 2015).

In der von Sallinen et al. 2016 veröffentlichten Metaanalyse mit über 1100 Patienten wurde die antibiotische Behandlung mit der Appendektomie bei nicht-perforierter Appendizitis verglichen. In der antibiotisch behandelten Gruppe (n= 510) war die Komplikationsrate geringer als bei den appendektomierten Patienten (n= 489). Insgesamt betrug die 1-Jahres-Rezidivrate 22,6 %. Die Autoren schlussfolgern hieraus, dass die Entscheidung über die Vorgehensweise individuell geschehen sollte, unter Berücksichtigung der geringeren Komplikationsrate der antibiotischen Behandlung und der Rezidivrate von 22,6 % (Sallinen et al. 2016).

Zeitpunkt der Operation

Die in der WSES-Leitlinie enthaltene retrospektive Kohortenstudie von Ingraham et al. (2010) mit 32.782 Patienten aus der Datenbank *des American College of Surgeons National Surgical Quality Improvement Programme* konnte keine Verschlechterung des Outcomes feststellen, wenn die Operation zwischen 0 und 6, 6 und 12, oder mehr als 12 h nach der Aufnahme durchgeführt wurde. Insbesondere hatte dies keinen Einfluss auf die Perforationsrate. Auch die ebenfalls in der WSES-Leitlinie enthaltene Übersichtsarbeit und Metaanalyse des *United Kingdom National Surgical Research Collaborative* (2014) schlussfolgert, dass die Perforationsrate unabhängig vom Operationszeitpunkt ist. Jedoch stellte diese Untersuchung fest, dass eine Verzögerung von über 48 h die 30-Tage-Komplikationsrate signifikant erhöht. Laut den Autoren ist eine Verzögerung von 12–24 h, vor allem wenn hierbei eine Antibiotikagabe erfolgt, sicher durchführbar.

Laparoskopisch vs. konventionelle Operation

Sauerland et al. veröffentlichten 2010 ein Cochrane-Review, welches die laparoskopische Appendektomie mit der offenen verglich. Die Ergebnisse dieser Arbeit sind in die Empfehlungen der WSES-Leitlinie eingeflossen (Sauerland et al. 2010).

Die systematische Übersichtsarbeit zu Metaanalysen aus randomisiert kontrollierten Studien von Jaschinski et al. (2015) verglich das Outcome der laparoskopischen Appendektomie gegenüber der offenen Appendektomie. Die Arbeit zeigt auf, dass beide Verfahren sicher sind, mit geringerer Wundinfektionsrate und verkürztem Krankenhausaufenthalt bei laparoskopisch operierten Patienten. Das vermehrte Auftreten von intraabdominellen Abszessen bei der Laparoskopie wurde nur in der Hälfte der analysierten Metaanalysen detektiert. Diese Ergebnisse sind ebenfalls in der Ausarbeitung der WSES-Leitlinie berücksichtigt worden.

In der Metaanalyse von prospektiven und retrospektiven Studien zum Vergleich der laparoskopischen und offenen Appendektomie bei adipösen Patienten (BMI >30 kg/m^2) von Ciarrocchi und Amicucci (2014), zeigte die Laparoskopie mehrere Vorteile. Die Wundinfektionsrate, postoperative

Komplikationsrate und Aufenthaltsdauer waren geringer (p<0,001) und die Operationszeit war verkürzt (p= 0,018). Das Auftreten von intraabdominellen Abszessen war offen-chirurgisch höher, wenn auch nicht signifikant (p= 0,058).

In der systematischen Übersichtsarbeit von Dasari et al. (2015) wurden die Vorteile des laparoskopischen Vorgehens bei akuter Appendizitis in adipösen Patienten untermauert. Die Mortalität, Morbidität, Wundinfektionsrate, Operationsdauer und der Krankenhausaufenthalt waren bei der laparoskopischen Appendektomie geringer bzw. kürzer als bei der offenen Appendektomie. Dieses Review ist in den Empfehlungen der WSES-Leitlinie berücksichtigt.

Markar et al. haben 2014 ein systematisches Review veröffentlicht, in dem sowohl das kurz- als auch langfristige Auftreten von postoperativem Darmverschluss nach laparoskopischen und offenen Appendektomien evaluiert wurden. Inkludiert wurden 29 Studien mit insgesamt 159.729 Patienten (60.875 laparoskopisch und 98.854 offen). Sowohl bei unkomplizierten als auch bei komplizierten Appendizitiden gab es signifikant weniger postoperative Darmverschlüsse. Auch langfristig (mittlere follow-up-Periode = 6,9 Jahre) war das Auftreten von Darmverschlüssen bei laparoskopisch operierten Patienten signifikant geringer.

Die einzige Metaanalyse, welche die offene und laparoskopische Appendektomie bei komplizierter Appendizitis vergleicht, ist die systematische Übersichtsarbeit und Metaanalyse von Markides et al. (2010). 12 retrospektive Fall-Kontrollstudien (**Evidenzgrad 3a**) wurden einbezogen. Die Wundinfektionsrate war durch die Laparoskopie verringert (OR 0,23; 95 % CI 0,14–0,37) und die intraabdominelle Abszessrate unverändert (OR 1,02; 95 % CI 0,56–1,86). Die Autoren schlussfolgerten, dass das laparoskopische Vorgehen im Hinblick auf oben genannte Parameter vorteilhaft ist.

Bedeutung Single-Incision und NOTES

SILS

Zhou et al. veröffentlichten 2014 ein systematisches Review, in dem 11 randomisiert kontrollierte Studien zum Vergleich der „Single-incision Appendektomie„ gegen die „Multiport-laparoskopischen Appendektomie" verglichen wurden. Insgesamt flossen 1216 Patienten ein, bei denen 611 Patienten mit Single-incision-Zugang und 605 Patienten mit konventionellem Multiport-Laparoskopiezugang operiert wurden. Single-incision-Operationen waren mit einem erhöhten Schwierigkeitsgrad der Prozedur, sowie einer verlängerten Operationszeit bei allerdings kürzeren Hospitationszeiten und früheren Rückkehr zur normalen Aktivität und besseren kosmetischen Ergebnissen verbunden. Im Vergleich zu den konventionellen Multiport-laparoskopischen Appendektomien zeigte sich kein signifikanter Unterschied bezüglich der postoperativen Schmerzen und Komplikationsraten.

Xu et al. (2015) veröffentlichten eine Metaanalyse von 8 randomisiert kontrollierten Studien bezüglich des Vergleiches der Single-incision vs. 3-Port laparoskopischen Appendektomie bei akuter Appendizitis. In dieser Metaanalyse konnte ebenfalls gezeigt werden, dass die Single-incision laparoskopische Appendektomie eine machbare und effektive sichere Methode ist. Im Vergleich zur 3-Port laparoskopischen Appendektomie ist sie mit längeren Operationszeiten und einem Benefit bezüglich der Rekonvaleszenz verbunden.

2013 haben Ding et al. eine systematische Übersichtsarbeit und Metaanalyse veröffentlicht, in der die Single-incision laparoskopische Appendektomie (SILA) mit der herkömmlichen Laparoskopie mit 3 Trokaren (Three-incision laparoscopic appendectomy, TILA) verglichen wurde. 17 Studien mit insgesamt 1809 Patienten wurden in dieser Arbeit berücksichtigt. Das klinische Outcome unterschied sich nicht signifikant in den beiden Operationsverfahren. Der signifikant kürzeren Aufenthaltsdauer der SILA-Patienten standen die signifikant höhere Konversionsrate zur TILA bzw. offenen Appendektomie und höhere Schwierigkeit bei unbestätigter kosmetischer Verbesserung gegenüber. Die Gesamtkosten waren bei der SILA ebenfalls höher.

Die Metaanalyse von Pisanu et al. von 2013 konnte keinen Unterschied bezüglich des operativen Outcomes, der Komplikationsrate, sowie des kosmetischen Ergebnisses feststellen. Einzig das signifikant jüngere Patientenkollektiv der SILS-Gruppe fiel auf.

Hieraus schlossen die Autoren, dass die Single-incision-Technik eine mögliche Alternative darstellt. Jedoch muss in Betracht gezogen werden, dass keine hinreichende Evidenz bezüglich der SILS-Sicherheit bei schwierigen Fällen, wie komplizierter Appendizitis mit eitriger Peritonitis, schwerer Adipositas oder Abszedierung, vorliegt.

Die Sicherheit der Anwendung der SILS-Technik konnte in der Metaanalyse von Li et al. (2013) gezeigt werden. Die Autoren konnten nach Auswertung von 16 Studien mit 1624 Patienten keinen Unterschied in der Operationsdauer bei Erwachsenen, der Komplikationsrate, dem postoperativem Aufenthalt sowie postoperativem Schmerzmittelkonsum feststellen.

2014 veröffentlichten Antoniou et al. eine Metaanalyse von 5 randomisierten Studien, welche die SILS-Technik mit der konventionellen laparoskopischen Appendektomie verglichen. Die 30-Tages-Morbidität und Wundinfektionsrate unterschieden sich nicht signifikant, die durchschnittliche Operationsdauer war in der SILS-Gruppe durchschnittlich 5,6 min länger.

Die systematische Übersichtsarbeit von randomisiert-kontrollierten Studien von Vettoretto et al. von 2015 hat 5 Studien mit 761 Patienten ausgewertet. Hier wurden keine signifikanten Unterschiede bezüglich Morbidität und Aufenthaltsdauer gefunden. Zur Frage der Kosmetik und postoperativer Schmerzen konnte aufgrund unterschiedlicher Messmethoden keine Aussage getroffen werden. Zu Narbenhernienraten konnte aufgrund des zu kurzen follow-up ebenfalls keine Aussage getroffen werden. Die Autoren schlussfolgern, dass die SILS-Technik grundsätzlich als Alternative zur herkömmlichen Appendektomie betrachtet werden kann, jedoch ökonomische Aspekte und die Zielgruppe der Patienten, die am besten davon profitieren können, noch anhand weiterer Studien erfasst werden sollte, ehe diese Technik verbreitet Einzug hält.

Die Single-incision laparoskopische Appendektomie stellt somit eine machbare und sichere Alternative zur 3- oder mehrportalen Laparoskopie dar. Der erhöhte Schwierigkeitsgrad und die längere Operationszeit stehen gegen ein besseres kosmetisches Ergebnis und eine schnellere Rekonvaleszenz der Patienten.

NOTES

Yagci und Kayaalp haben ein systematisches Review zur transvaginalen Appendektomie 2014 veröffentlicht. 13 wissenschaftliche Veröffentlichungen, mit insgesamt 112 transvaginalen Appendektomien wurden zusammengefasst. Die durchschnittliche Operationszeit lag bei 53,3 min (25–130 min), die Konversionsrate lag bei 3,6 % und die Komplikationsrate bei 8,2 %. Die durchschnittliche Länge des klinischen Aufenthaltes war 1,9 Tage. In diesem systematischen Review wird darauf hingewiesen, dass bei der geringen Anzahl an vergleichbaren Studien und fehlenden randomisierten Studien keine Evidenz für die transvaginale Appendektomie und deren Vorteile im Vergleich zur konventionellen laparoskopischen Operationstechnik besteht.

Aus dem deutschen NOTES-Register wurde 2016 eine Analyse der ersten 217 Appendektomien veröffentlicht. Die Machbarkeit und Sicherheit sollte für die transvaginale bzw. transgastrische Appendektomie beschrieben werden. Zusammenfassend wurden fast alle Eingriffe in der sogenannten Hybridtechnik durchgeführt, bei der mindestens 1 Trokar perkutan eingebracht wurde. Die Autoren fassen zusammen, dass die Hybrid-NOTES-Appendektomie eine sichere Prozedur ist, mit Vorteilen bei der transvaginalen Technik im Vergleich zur transgastrischen Technik in Bezug auf Operationszeit und Konversionsrate (Bulian et al. 2017).

Verschlussverfahren der Appendixbasis

In einem systematischen Review und einer Metaanalyse wurde 2015 von Shaikh et al. der Einsatz von Clips gegen Endoloops für den Verschluss des Appendixstumpfes bei der laparoskopischen Appendektomie verglichen. Insgesamt flossen 4 randomisiert kontrollierte Studien und 3 randomisierte Studien mit ein. Es zeigte sich bezüglich des primären Outcomes und peri- und postoperativer Komplikationen kein signifikanter Unterschied zwischen Clips und Endoloops. Die Krankenhausaufenthaltszeit war ebenfalls vergleichbar. Es konnte allerdings ein signifikanter Rückgang der Operationszeit bei der Gruppe mit Endoclips beobachtet werden. Neben den klinischen Parametern wird beschrieben, dass der Endoclip ein kostengünstigeres Verfahren ist als Endoloops.

12.2.3 Klinische Studien zu speziellen Fragestellungen

Schwangerschaft

Die Appendizitis ist die häufigste, nicht-gynäkologische Ursache eines akuten Abdomens während der Schwangerschaft (Inzidenz 1:500 bis 1:3000)(Yu et al. 2016). Nach nicht zielführender sonographischer Diagnostik ist eine MRT-Bildgebung ohne Kontrastmittel indiziert (Smith et al. 2013) Die Schwierigkeit in der Diagnostik liegt darin, dass das Zäkum durch den vergrößerten Uterus nach kraniolateral verschoben wird (Yu et al. 2016).

In der Metaanalyse von Wilasrusmee et al. von 2012, die auch in die Jerusalem-Guideline der WSES eingeflossen ist, wird darauf hingewiesen, dass bei der Laparoskopie eine erhöhte Rate an Fetal-Verlust besteht. Im Cochrane-Review von Gaitan et al. (2014) wurde die Sicherheit der offenen Appendektomie mit der laparoskopischen verglichen. Sie konnten kein erhöhtes Risiko für die Laparoskopie feststellen, und favorisieren die laparoskopische Vorgehensweise.

12.3 Fazit für die Praxis

1. Kein bekanntes klinisches Zeichen oder Symptom erlaubt eine zuverlässige Vorhersage einer akuten Appendizitis. Klinische Scores wie der Alvarado-Score sollten für die Bewertung der akuten Appendizitis angewandt werden. Dabei ist die Sensitivität beim cut-off <5 für den Ausschluss einer akuten Appendizitis ausreichend, allerdings ist die Spezifität, um eine akute Appendizitis sicher zu diagnostizieren, noch zu schwach.
2. Laborchemische Parameter für die Diagnose der akuten Appendizitis werden wie im angekündigten Review in der Cochrane-Library gegenwärtig untersucht.
3. In Deutschland hat sich die Sonographie als Standarddiagnostik bei der Appendizitis durchgesetzt. CT und MRT stehen zur Ergänzung zur Verfügung.
4. Die antibiotisch konservative Therapie der unkomplizierten Appendizitis sollte nur den Patienten vorbehalten werden, die aus anderen Gründen eine Operation ablehnen oder bei denen das Operationsrisiko zu hoch ist.
5. Der Zeitpunkt der Operation nach Erstauftreten der Symptome sollte wegen der höheren 30-Tages-Mortalität nicht um mehr als 48 h verzögert werden. Allerdings scheinen in den ersten 24 h die Perforationsraten nicht von dem Abstand des Zeitpunktes der ersten Symptome abhängig zu sein.
6. Auch bei der komplizierten Appendizitis kann die laparoskopische Appendektomie durchgeführt werden und wird als bessere Strategie als das offene Vorgehen gewertet.
7. Zum sicheren Verschluss des Appendixstumpfes können Clips, Endoloops und Stapler angewandt werden.
8. Singe-Incision-Appendektomien können bei bestehender Kompetenz angewandt werden. Für NOTES-Vorgehensweisen (transvaginal und transgastral) besteht gegenwärtig noch keine Evidenz.

Literatur

Alvarado A (1986) A practical score for the early diagnosis of acute appendicitis. Ann Emerg Med; 15(5): 557–564

Aly N E, McAteer D, Aly E H (2016) Low vs standard dose computed tomography in suspected acute appendicitis: Is it time for a change? Int J Surg 31:71–79

Andersson R E (2004) Meta-analysis of the clinical and laboratory diagnosis of appendicitis. Br J Surg 91(1):28–37

Andersson M, Andersson RE (2008) The appendicitis inflammatory response score: a tool for the diagnosis of acute appendicitis that outperforms the Alvarado score. World J Surg 32(8): 1843–1849

Antoniou S A, Koch O O, Antoniou G A, Lasithiotakis K, Chalkiadakis G E, Pointner R, Granderath F A (2014) Meta-analysis of randomized trials on single-incision laparoscopic versus conventional laparoscopic appendectomy. Am J Surg 207(4):613–622

Barger R L Jr., Nandalur K R (2010) Diagnostic performance of magnetic resonance imaging in the detection of appendicitis in adults: a meta-analysis. Acad Radiol 17(10):1211–1216

Binnebosel M, Otto J, Stumpf M, Mahnken A H, Gassler N, Schumpelick V, Truong S (2009) [Acute appendicitis modern diagnostics–surgical ultrasound]. Chirurg 80(7):579–587

Bulian D R, Kaehler G, Magdeburg R, Butters M, Burghardt J, Albrecht R, Bernhardt J, Heiss M M, Buhr H J, Lehmann K S (2017) Analysis of the first 217 appendectomies of the german NOTES registry. Ann Surg 265(3): 534–538

Burcharth J, Pommergaard HC, Rosenberg J, Gögenur I (2013) Hyperbilirubinemia as a predictor for appendiceal perforation: a systematic review. Scand J Surg 102(2):55–60

Carroll P J, Gibson D, El-Faedy O, Dunne C, Coffey C, Hannigan A, Walsh S R (2013) Surgeon-performed ultrasound at the bedside for the detection of appendicitis and gallstones: systematic review and meta-analysis. Am J Surg 205(1):102–108

Ciarrocchi A, Amicucci G (2014) Laparoscopic versus open appendectomy in obese patients: A meta-analysis of prospective and retrospective studies. Journal of Minimal Access Surgery 10(1):4–9

D'Souza N, Thaventhiran A, Beable R, Higginson A, Rud B, D'Souza N (2016) Magnetic resonance imaging (MRI) for diagnosis of acute appendicitis. Cochrane Database of Systematic Reviews Issue 1. Art. No.: CD012028

Dasari B V, Baker J, Markar S, Gardiner K (2015) Laparoscopic appendicectomy in obese is associated with improvements in clinical outcome: systematic review. Int J Surg 13: 250–256

Di Saverio S, Birindelli A, Kelly M D, Catena F, Weber D G, Sartelli M, Sugrue M, De Moya M, Gomes C A, Bhangu A, Agresta F, Moore E E, Soreide K, Griffiths E, De Castro S, Kashuk J, Kluger Y, Leppaniemi A, Ansaloni L, Andersson M, Coccolini F, Coimbra R, Gurusamy K S, Campanile F C, Biffl W, Chiara O, Moore F, Peitzman A B, Fraga G P, Costa D, Maier R V, Rizoli S, Balogh Z J, Bendinelli C, Cirocchi R, Tonini V, Piccinini A, Tugnoli G, Jovine E, Persiani R, Biondi A, Scalea T, Stahel P, Ivatury R, Velmahos G, Andersson R (2016) WSES Jerusalem guidelines for diagnosis and treatment of acute appendicitis. World J Emerg Surg 11: 34

Di Saverio S, Sibilio A, Giorgini E, Biscardi A, Villani S, Coccolini F, Smerieri N, Pisano M, Ansaloni L, Sartelli M, Catena F, Tugnoli G (2014) The NOTA Study (Non Operative Treatment for Acute Appendicitis): prospective study on the efficacy and safety of antibiotics (amoxicillin and clavulanic acid) for treating patients with right lower quadrant abdominal pain and long-term follow-up of conservatively treated suspected appendicitis. Ann Surg 260(1):109–117

Ding J, Xia Y, Zhang Z M, Liao G Q, Pan Y, Liu S, Zhang Y, Yan Z (2013) Single-incision versus conventional three-incision laparoscopic appendicectomy for appendicitis: a systematic review and meta-analysis. J Pediatr Surg 48(5):1088–1098

Duke E, Kalb B, Arif-Tiwari H, Daye Z J, Gilbertson-Dahdal D, Keim S M, Martin D R (2016) A systematic review and

meta-analysis of diagnostic performance of MRI for evaluation of acute appendicitis. AJR Am J Roentgenol 206(3):508–517

Gaitan H G, Reveiz L, Farquhar C, Elias V M (2014) Laparoscopy for the management of acute lower abdominal pain in women of childbearing age. Cochrane Database Syst Rev 5: CD007683

GBE-Bund (2016) Die 50 häufigsten Operationen der vollstationären Patientinnen und Patienten in Krankenhäusern

Giordano S, Paakkonen M, Salminen P, Gronroos J M (2013) Elevated serum bilirubin in assessing the likelihood of perforation in acute appendicitis: a diagnostic meta-analysis. Int J Surg 11(9):795–800

Ingraham A M, Cohen M E, Bilimoria K Y et al (2010) EFfect of delay to operation on outcomes in adults with acute appendicitis. Archives of Surgery 145(9):886–892

Jaschinski T, Mosch C, Eikermann M, Neugebauer E A (2015) Laparoscopic versus open appendectomy in patients with suspected appendicitis: a systematic review of meta-analyses of randomised controlled trials. BMC Gastroenterol 15: 48

Karul M, Berliner C, Keller S, Tsui T Y, Yamamura J (2014) Imaging of appendicitis in adults. Rofo 186(6):551–558

Kazemier G, in't Hof K H, Saad S, Bonjer H J, Sauerland S (2006) Securing the appendiceal stump in laparoscopic appendectomy: evidence for routine stapling? Surg Endosc 20(9):1473–1476

Kim K, Y H Kim, Kim S Y, Kim S, Lee Y J, Kim K P, Lee H S, Ahn S, Kim T, Hwang S S, Song K J, Kang S B, Kim D W, Park S H, Lee K H (2012) Low-dose abdominal CT for evaluating suspected appendicitis. N Engl J Med 366(17):1596–1605

Korndorffer J R Jr., Fellinger E, Reed W (2010) SAGES guideline for laparoscopic appendectomy. Surg Endosc 24(4):757–761

Krajewski S (2011) Impact of computed tomography of the abdomen on clinical outcomes in patients with acute right lower quadrant pain: a meta-analysis. Canadian Journal of Surgery 54(1):43–53

Li P, Chen Z H, G Li Q, Qiao T, Tian Y Y, Wang D R (2013) Safety and efficacy of single-incision laparoscopic surgery for appendectomies: a meta-analysis. World J Gastroenterol 19(25):4072–4082

Markar S R, Penna M, Harris A (2014) Laparoscopic approach to appendectomy reduces the incidence of short- and long-term post-operative bowel obstruction: systematic review and pooled analysis. J Gastrointest Surg 18(9):1683–1692

Markides G, Subar D, Riyad K (2010) Laparoscopic versus open appendectomy in adults with complicated appendicitis: systematic review and meta-analysis. World J Surg 34(9):2026–2040

Marshall M J, Smart N J, Hyde C, Winyard P G, Shaw A M, Daniels I R, (2015) Biomarkers for diagnosis of acute appendicitis in adults (Protocol). Cochrane Database of Systematic Reviews. Issue 3. Art. No.: CD011592

Masoomi H, Mills S, Dolich M O, Ketana N, Carmichael J C, Nguyen N T, Stamos M J (2011) Comparison of outcomes of laparoscopic versus open appendectomy in adults: data from the Nationwide Inpatient Sample (NIS), 2006–2008. J Gastrointest Surg 15(12):2226–2231

Pisanu A, Porceddu G, Reccia I, Saba A, Uccheddu A (2013) Meta-analysis of studies comparing single-incision laparoscopic appendectomy and conventional multiport laparoscopic appendectomy. J Surg Res 183(2):e49–59

Rafiq M S, Khan M M, Khan A, Jan H (2015) Evaluation of postoperative antibiotics after non-perforated appendectomy. J Pak Med Assoc 65(8):815–817

van Randen A, Bipat S, Zwinderman A H, Ubbink D T, Stoker J, Boermeester M A (2008) Acute Appendicitis: Meta-Analysis of Diagnostic Performance of CT and Graded Compression US Related to Prevalence of Disease. Radiology 249(1):97–106

Rud B, Olafsson L, Vejborg T S, Wilhelmsen M, Reitsma J B, Rappeport E D, Wille-Jørgensen P (2012) Diagnostic accuracy of computed tomography for appendicitis in adults. Cochrane Database of Systematic Reviews. doi: 10.1002/14651858.CD009977

Sahm M, Kube R, S Schmidt, Ritter C, Pross M, Lippert H (2011a) Current analysis of endoloops in appendiceal stump closure. Surg Endosc 25(1):124–129

Sahm M, Pross M, Lippert H (2011b) [Acute appendicitis – changes in epidemiology, diagnosis and therapy]. Zentralbl Chir 136(1):18–24

Sallinen V, Akl E A, You J J, Agarwal A, Shoucair S, Vandvik P O, Agoritsas T, Heels-Ansdell D, Guyatt G H, Tikkinen K A (2016) Meta-analysis of antibiotics versus appendicectomy for non-perforated acute appendicitis. Br J Surg 103(6): 656–667

Salminen P, Paajanen H, Rautio T, Nordstrom P, Aarnio M, Rantanen T, Tuominen R, Hurme S, Virtanen J, Mecklin J P, Sand J, Jartti A, Rinta-Kiikka I, Gronroos J M (2015) Antibiotic therapy vs appendectomy for treatment of uncomplicated acute appendicitis: the APPAC randomized clinical trial. JAMA 313(23):2340–2348

Sauerland S, Jaschinski T, Neugebauer E A (2010) Laparoscopic versus open surgery for suspected appendicitis. Cochrane Database Syst Rev (10):CD001546. doi: 10.1002/14651858.CD001546.pub3

Shaikh F M, R Bajwa, C O McDonnell (2015) Management of appendiceal stump in laparoscopic appendectomy – clips or ligature: a systematic review and meta-analysis. J Laparoendosc Adv Surg Tech A 25(1):21–27

Smith MP, Katz DS, Lalani T, Carucci LR, Cash BD, Kim DH, Piorkowski RJ, Small WC, Spottswood SE, Tulchinsky M, Yaghmai V, Yee J, Rosen MP (2013) ACR appropriateness criteria® right lower quadrant pain-suspected appendicitis. Ultrasound Q 31(2):85–91

Snow H A, Choi J M, Cheng M W, Chan S T (2016) Irrigation versus suction alone during laparoscopic appendectomy; A randomized controlled equivalence trial. Int J Surg 28:91–96

Swank H A, van Rossem C C, van Geloven A A, in't Hof K H, Kazemier G, Meijerink W J, Lange J F, Bemelman W A (2014) Endostapler or endoloops for securing the appen-

diceal stump in laparoscopic appendectomy: a retrospective cohort study. Surg Endosc 28(2):576–583

United Kingdom National Surgical Research Collaborative Bhangu A, Bhangu C (2014) Safety of short, in-hospital delays before surgery for acute appendicitis: multicentre cohort study, systematic review, and meta-analysis. Ann Surg 259(5):894–903

Varadhan K K, Neal K R, Lobo D N (2012) Safety and efficacy of antibiotics compared with appendicectomy for treatment of uncomplicated acute appendicitis: meta-analysis of randomised controlled trials. BMJ 344: e2156

Vettoretto N, Cirocchi R, Randolph J, Morino M (2015) Acute appendicitis can be treated with single-incision laparoscopy: a systematic review of randomized controlled trials. Colorectal Dis 17(4):281–289

Wei H B, Huang J L, Zheng Z H, Wei B, Zheng F, Qiu W S, Guo W P, Chen T F, Wang T B (2010) Laparoscopic versus open appendectomy: a prospective randomized comparison. Surg Endosc 24(2):266–269

Wilasrusmee C, Sukrat B, McEvoy M, Attia J, Thakkinstian A (2012) Systematic review and meta-analysis of safety of laparoscopic versus open appendicectomy for suspected appendicitis in pregnancy. Br J Surg 99(11):1470–1478

Wild J R L, Abdul N, Ritchie J E, Rud B, Freels S, Nelson R L, (2013) Ultrasonography for diagnosis of acute appendicitis. Cochrane Database of Systematic Reviews , Issue 2. Art. No.: CD010402

Xiong B, Zhong B, Li Z, Zhou F, Hu R, Feng Z, Xu S, Chen F (2015) Diagnostic accuracy of noncontrast CT in detecting acute appendicitis: a meta-analysis of prospective studies. Am Surg 81(6):626–629

Xu A M, Huang L, Li T J (2015) Single-incision versus three-port laparoscopic appendectomy for acute appendicitis: systematic review and meta-analysis of randomized controlled trials. Surg Endosc 29(4):822–843

Yagci M A, Kayaalp C (2014) Transvaginal appendectomy: a systematic review. Minim Invasive Surg 2014: 384706

Yu C W, Juan L I, Wu M H, Shen C J, Wu J Y, Lee C C (2013) Systematic review and meta-analysis of the diagnostic accuracy of procalcitonin, C-reactive protein and white blood cell count for suspected acute appendicitis. Br J Surg 100(3):322–329

Yu H S, Gupta A, Soto J A, LeBedis C (2016) Emergency abdominal MRI: current uses and trends. Br J Radiol 89(1061):20150804

Wang CC, Tu CC, Wang PC, Lin HC, Wei PL (2013) Outcome comparison between laparoscopic and open appendectomy: evidence from a nationwide population-based study. PLoS ONE 8(7):e68662

Zhou H, Jin K, Zhang J, Wang W, Sun Y, Ruan C, Hu Z (2014) Single incision versus conventional multiport laparoscopic appendectomy: a systematic review and meta-analysis of randomized controlled trials. Dig Surg 31(4–5):384–391

Cholezystolithiasis/ Choledocholithiasis

C. Gutt, H. Listle

© Springer-Verlag GmbH Deutschland 2017

C.-T. Germer, T. Keck, R.T. Grundmann (Hrsg.), *Evidenzbasierte Viszeralchirurgie benigner Erkrankungen*, Evidenzbasierte Chirurgie, https://doi.org/10.1007/978-3-662-53553-0_13

13.1   Cholezystolithiasis - Leitlinien

Die Inzidenz von Gallensteinen liegt bei 15–20 % der europäischen und nordamerikanischen Bevölkerung, von diesen werden ca. ein Drittel im Laufe ihres Lebens symptomatisch. Damit ist das Gallensteinleiden neben der gastroösophagealen Refluxerkrankung einer der kostenintensivsten gastroenterologischen Erkrankungen in diesen Ländern. Die Praxisleitlinien der **Europäischen Vereinigung für Erforschung von Lebererkrankungen (EASL)** (Lammert et al. 2016) geben hierzu die folgenden Empfehlungen.

13.1.1   Prophylaxe von Gallensteinen

Ein gesunder Lebensstil und eine gesunde Ernährung, regelmäßige körperliche Betätigung und das Halten des Idealgewichts kann die Bildung von Steinen in der Gallenblase und die Ausbildung biliärer Symptome verhindern (Evidenzlevel III, Empfehlungsgrad C). Übergewicht begünstigt die Bildung von Cholesterolsteinen der Gallenblase und ist per se ein Risikofaktor für die Entstehung biliärer Symptome vor allem bei Frauen. Ein gesunder Lebensstil mit Halten des Idealgewichts wirkt dem entgegen.

Eine medikamentöse Behandlung als Prävention gegen die Bildung von Gallensteinen (Ursodesoxycholsäure – UDCA) wird für die Normalbevölkerung nicht empfohlen (Evidenzlevel IV, Empfehlungsgrad C). In Situationen mit massiver Gewichtsabnahme (Hungerfasten, bariatrische Chirurgie) kann eine orale Gabe von UDCA (500 mg pro Tag) in Erwägung gezogen werden (Evidenzlevel IIa, Empfehlungsgrad C).

Eine prophylaktische Cholezystektomie ist für bariatrische Patienten nicht indiziert (Evidenzlevel IV, Empfehlungsgrad C). Obwohl bis zu 20 % der Patienten nach Roux-Y-Magenbypass (RYGB) eine symptomatische Cholezystolithiasis entwickeln, wird die routinemäßige prophylaktische Cholezystektomie für diese Patienten nicht empfohlen, da die Mehrheit der Patienten asymptomatisch bleibt (Patel et al. 2006; Ellner et al. 2007).

13.1.2   Diagnostik der Cholezystolithiasis

Patienten mit biliären Symptomen sollten eine Ultraschalluntersuchung des Abdomens erhalten (Evidenzlevel Ia, Empfehlungsgrad A). Sollte die transabdominelle Ultraschalluntersuchung nicht zur Diagnosestellung führen und besteht klinisch der dringende Verdacht auf eine Cholezystolithiasis, ist ein endoskopischer Ultraschall oder eine Magnetresonanzcholangiographie (MRCP) durchzuführen (Evidenzlevel III, Empfehlungsgrad C). In Kombination mit typischen rechtsseitigen Oberbauchschmerzen wird der transabdominelle Ultraschall in >95 % der Fälle jedoch zur Diagnosestellung führen (Ahmed und Diggory 2011). Bei Patienten mit typischen rechtsseitigen Oberbauchschmerzen und unauffälligem transabdominellem Ultraschall besitzt der endoskopische Ultraschall eine Sensitivität von 94–98 % zur Detektion von Gallensteinen (Thorboll et al. 2004). Eine MRCP kann ergänzend durchgeführt werden. Eine Computertomographie des Abdomens ist in diesem Setting der MRCP unterlegen.

Ähnlich lautet die S3-Leitlinie der Deutschen Gesellschaft für Verdauungs- und Stoffwechselkrankheiten und der Deutschen Gesellschaft für Viszeralchirurgie zur Diagnostik und Behandlung von Gallensteinen (Überarbeitete Fassung, Stand Juni 2017):

- Der Nachweis oder Ausschluss einer Cholezystolithiasis erfolgt primär durch die standardisierte transkutane B-Mode-Sonographie (Evidenzlevel IIa, Empfehlungsgrad A).

Die Empfehlungen der britischen Leitlinien zur Diagnostik und Behandlung von Gallensteinleiden (National Institute for Health and Care Excellence – NICE) erschienen im Oktober 2015 mit gleichlautenden Empfehlungen zur Diagnostik der Cholezystolithiasis:

- Patienten mit adominellen oder gastro-intestinalen Beschwerden sollten bei dem klinischen Verdacht auf das Vorliegen von Gallensteinen einer Blutuntersuchung inklusive der

Leberfunktionsparameter und einer adominellen Ultraschalluntersuchung zugeführt werden (Evidenzlevel III, Empfehlungsgrad C).

- Sollte die Diagnosestellung erschwert sein, ist ein endoskopischer Ultraschall oder eine MRCP durchzuführen (Evidenzlevel III, Empfehlungsgrad C).

13.1.3 Therapie der asymptomatischen Cholezystolithiasis

Alle o. g. Leitlinien stimmen darin überein, dass die asymptomatische Cholezystolithiasis keine Operationsindikation darstellt. Stellvertretend formuliert die aktuellste Leitlinie, die **deutsche S3-Leitlinie zur Diagnostik und Behandlung von Gallensteinen 2017** diesbezüglich:

- Die asymptomatische Cholezystolithiasis ist in der Regel keine Indikation zur Cholezystektomie (Evidenzlevel IIb, Empfehlungsgrad B, starker Konsens).

Die Empfehlungen der Praxisleitlinien der EASL und die britischen Praxisleitlinien des NICE lauten gleich, sprechen jedoch bei sehr niedrigem Evidenzlevel lediglich eine schwache Empfehlung diesbezüglich aus. Nach Diagnosestellung einer asymptomatischen Cholezystolithiasis beträgt das Risiko, Symptome zu entwickeln 2–4 % pro Jahr in den ersten 5 Jahren und halbiert sich danach. Das Risiko, biliäre Komplikationen zu entwickeln liegt lediglich bei 0,1–0,3 % pro Jahr (Attili et al. 1995). Durch eine prophylaktische Cholezystektomie wird bei asymptomatischen Steinträgern die Lebenserwartung nicht erhöht, da das Operationsrisiko die Wahrscheinlichkeit, biliäre Komplikationen zu erleiden aufwiegt (Festi et al. 2010) (Evidenzlevel IIb).

13.1.4 Empfehlung für asymptomatische Steinträger im Rahmen bariatrischer Eingriffe

Die **deutsche S3-Leitlinie 2017** stimmt mit der **Praxisleitlinie der EASL** 2016 in ihrer Empfehlung überein, keine prophylaktische Cholezystektomie bei bariatrischen Eingriffen durchzuführen:

- Die Cholezystektomie im Rahmen der Adipositaschirugie sollte ausschließlich bei symptomatischen Steinträgern erfolgen (Empfehlungsgrad B, Evidenzlevel IIa, starker Konsens).

Die Praxisleitlinien der EASL 2016 sprechen für diese Fragestellung bei sehr niedrigem Evidenzlevel jedoch nur eine schwache Empfehlung aus. Dies spiegelt sich in der zweiten Aussage der **deutsche S3-Leitlinie 2017** zu diesem Thema wieder:

- Im Rahmen größerer malresorptiver Eingriffe am Dünndarm kann eine simultane Cholezystektomie bei asymptomatischen Patienten erfolgen (Empfehlungsgrad C, Evidenzlevel III, starker Konsens).

Die laparoskopische Roux-en-Y-Rekonstruktion hat im Vergleich zur Sleeve-Resektion oder dem Gastric Banding das höchste Risiko für eine postoperative Gallensteinbildung (Tsirline et al. 2014). Eine aktuelle Registerstudie und eine Metaanalyse stützen die Empfehlung, dass die simultane Cholezystektomie nur bei symptomatischen Steinträgern erfolgen sollte (Worni et al. 2008; Warschkow et al. 2013). Mit 6,8 % war das Risiko für eine sekundäre Cholezystektomie nach vorangegangener laparoskopischer Roux-en-Y-Rekonstruktion in diesen Studien gering und in 5,3 % der Fälle geschah dies aufgrund einer symptomatischen Cholezystolithiasis. Fast immer (zu 95,5 %) konnte die sekundäre Cholezystektomie laparoskopisch durchgeführt werden, was sich in der sehr niedrigen Morbidität von 1,8 % widerspiegelt.

Eine weitere Besonderheit stellen Patienten dar, die zwar asymptomatische Steinträger sind, jedoch **sehr große Gallenblasenkonkremente (>3 cm)** aufweisen. Die deutsche S3 Leitlinie 2017 empfiehlt:

- Bei asymptomatischen Patienten mit Gallenblasensteinen >3 cm Durchmesser sollte eine Cholezystektomie erwogen werden (Empfehlungsgrad B, Evidenzlevel IIb, starker Konsens).

Der Grund hierfür liegt in dem bis zum 10-fach erhöhten Risiko für die Entstehung eines Gallenblasenkarzinoms bei diesen Patienten (Chariati et al. 2014). Vor allem die Entstehung von Adeno- und

Plattenepithelkarzinomen der Gallenblase sind eng mit lange bestehenden Cholesterol-, Composite- oder kombinierten Gallensteinen von einer Größe >3 cm assoziiert.

13.1.5 Therapie der symptomatischen Cholezystolithiasis

Bezüglich der Therapie der **symptomatischen Cholezystolithiasis** besteht ein Konsens aller o. g. Fachgesellschaften. Stellvertretend sei auch hier die Empfehlung der **deutschen S3 Leitlinie von 2017** wiedergegeben:

- Bei unkomplizierter Cholezystolithiasis mit charakteristischen biliären Schmerzen sollte eine Indikation zur Cholezystektomie erfolgen (Empfehlungsgrad B, Evidenzlevel Ib, starker Konsens). Auch die **Praxisleitlinie der EASL** 2016 spricht bei mittlerem Evidenzlevel hierzu eine starke Empfehlung aus.

Das Therapieziel der Cholezystektomie besteht in der Verhinderung erneuter biliärer Symptome und späterer Komplikationen sowie der Prävention eines Gallenblasenkarzinoms. Lässt man diese Patienten unbehandelt, entwickeln ca. 70 % innerhalb der nächsten 2 Jahre erneute Koliken und 4 % müssen akut cholezystektomiert werden (Thistle et al. 1984). Das Risiko, biliäre Komplikationen zu entwickeln, liegt bei 1–3 % pro Jahr. Liegt die letzte Gallenkolik länger als 5 Jahre zurück, muss nicht cholezystektomiert werden und der Patient gilt erneut als asymptomatischer Steinträger (Friedmann et al. 1989). Eine konservative Therapie mit Ursodesoxycholsäure (UDCA) oder Lithotripsie ist aufgrund der geringen Erfolgsrate, häufigen Komplikationen und hohen Rezidivrate heutzutage obsolet, wenn eine chirurgische Therapie möglich ist (Lammert et al. 2016).

Die **deutsche S3 Leitlinie 2017** empfiehlt beim Vorliegen von **Gallenblasensludge** die gleiche Therapie wie bei der symptomatischen Cholezystolithiasis:

- Gallenblasensludge ist in der Lage, gleiche Beschwerden wie Gallensteine selbst zu verursachen (akute Cholezystitis, biliäre Pankreatitis u. a.) und sollte bei Symptomatik mit einer laparoskopischen Cholezystektomie behandelt werden (Empfehlungsgrad B, Evidenzlevel III, starker Konsens).

13.1.6 Antibiotikaprophylaxe bei elektiver Cholezystektomie

Für die Klärung der Frage, ob eine Antibiotikaprophylaxe bei elektiver laparoskopischer Cholezystektomie in „low-risk-Patienten" nützlich ist, sind bei sehr niedrigen Infektionsraten naturgemäß sehr große Patientenkollektive notwendig. Im bayrischen Patientenregister mit über 25.000 Patienten zeigte sich eine Infektionsrate von 1,2–1,4 % nach elektiver laparoskopischer Cholezystektomie. Eine prospektive, randomisierte Studie mit ausreichend großen Patientenzahlen zur Klärung dieser Frage liegt nicht vor, jedoch mehrere Metaanalysen (Yan et al. 2011), Registerdaten aus Deutschland und Schweden sowie ein Cochrane-Review (Sanabria et al. 2010). Alle o. g. Leitlinien stimmen jedoch darin überein, dass in low-risk-Patienten keine prophylaktische Antibiotikagabe während elektiver laparoskopischer Cholezystektomie notwendig ist. Die **deutsche S3-Leitlinie 2017 lautet:**

- Die Routinegabe einer Antibiotikaprophylaxe ist bei der elektiven laparoskopischen Cholezystektomie bei „low-risk-Patienten" nicht notwendig (Empfehlungsgrad A, Evidenzlevel Ia, starker Konsens).

Die **Guidelines for the Clinical Application of Laparoscopic Biliary Tract Surgery der Society of American Gastrointestinal and Endoscopic Surgeons (SAGES)** (Overby et al. 2010)treffen bei hohem Evidenzlevel für low-risk-Patienten die gleiche Aussage und sprechen ebenfalls eine starke Empfehlung für dieses Vorgehen aus. Sie führen diesen Punkt noch weiter aus:

- Die Gabe von Antibiotika kann die Rate an Wundinfektionen in high-risk-Patienten (Alter >60 Jahre, Diabetiker, akute Gallenkolik in den letzten 30 Tagen vor Operation, Ikterus, akute Cholezystitis oder Cholangitis) reduzieren (Evidenzlevel I, Empfehlungsgrad B).
- Falls verabreicht, sollte die Antibiotikaprophylaxe innerhalb einer Stunde vor Hautschnitt gegeben werden (Evidenzlevel II, Empfehlungsgrad A).
- Bei offener Cholezystektomie bzw. Konversion vom laparoskopischen zum offenen Verfahren lässt sich mit einer Antibiotikaprophylaxe das Wundinfektionsrisiko von 15 % auf 6 % senken (Sanabria et al. 2010) (Evidenzlevel Ia).

13.1.7 Empfehlung bei Porzellangallenblase

Das Risiko für die Entstehung eines Gallenblasenkarzinoms in kalzifizierten Gallenblasen war in der Literatur mit bis zu 62 % angegeben. Diese Zahl ist nach neueren Untersuchungen zu hoch (Stephen et al. 2001, Kwon et al. 2004). Dennoch gilt die Empfehlung, asymptomatische Patienten mit Porzellangallenblase prophylaktisch zu cholezystektomieren. So formulieren die **deutschen S3-Leitlinien von 2017**:

- Asymptomatische Patienten mit einer Porzellangallenblase sollten cholezystektomiert werden (Empfehlungsgrad B, Evidenzlevel III, starker Konsens).

Diese Empfehlung findet sich auf in der **SAGES-Leitlinie von 2010** und der **EASL-Leitlinie von 2016** in gleicher Weise wieder mit niedrigem Evidenzlevel und schwacher Empfehlungsstärke.

Besonders gefährdet sind Patienten mit partiellen Kalzifizierungen der Mucosa, wohingegen komplett kalzifizierte Gallenblasen ein relativ geringes Risiko haben, ein Gallenblasenkarzinom zu beinhalten (Kwon et al. 2004; Chariati et al. 2014). Aufgrund der geringen Fallzahlen sind prozentuale Angaben über die tatsächliche Inzidenz des Gallenblasenkarzinoms beim Vorliegen einer Porzellangallenblase nicht aussagekräftig.

13.1.8 Empfehlung zur Behandlung von Gallenblasenpolypen

Die Empfehlungen der **SAGES-Leitlinien von 2010** bezüglich der Behandlung von Gallenblasenpolypen lauten:

- eine laparoskopische Cholezystektomie sollte bei Patienten mit großen, singulären Polypen oder bei Patienten mit begleitenden Symptomen in Betracht gezogen werden, mit einer „watch-and-wait–Strategie" für Patienten mit kleinen (<5 mm) Polypen (Evidenzlevel II, Empfehlungsgrad B).

Die **Leitlinien der EASL-von 2016** führen die Empfehlungen für die Behandlung von Gallenblasenpolypen weiter aus:

- Patienten mit Gallenblasenpolypen größer als 1 cm sind ungeachtet ihrer Beschwerden und unabhängig vom Vorliegen von Gallensteinen zu cholezystektomieren (Evidenzlevel IV, Empfehlungsgrad C).
- Für Patienten mit primär sklerosierender Cholangitis und Gallenblasenpolypen ist eine Cholezystektomie zu empfehlen (Evidenzlevel III, Empfehlungsgrad C).
- Eine Cholezystektomie ist bei asymptomatischer Cholezystolithiasis und kleinen (<5 mm) Gallenblasenpolypen nicht indiziert (Evidenzlevel II, Empfehlungsgrad A).

Die **deutsche S3-Leitlinie 2017** empfiehlt lediglich:
- Patienten mit Cholezystolithiasis und Gallenblasenpolypen ≥1 cm sollten unabhängig von der Symptomatik cholezystektomiert werden (Empfehlungsgrad B, Evidenzlevel IIb, starker Konsens).

Die Inzidenz von Gallenblasenpolypen liegt zwischen 1 und 7 % und beträgt in Deutschland ca. 6 % (Heyder et al. 1990). Die Häufigkeit von Adenomen bei diesen Patienten beträgt ca. 5 %. Adenome von >1 cm Größe beinhalten in bis zu 50 % der Fälle ein Karzinom, so dass diese Patienten prophylaktisch zu cholezystektomieren sind (Okamoto et al. 1999). Bei noch größeren Adenomen (1,8–2,0 cm) steigt das Karzinomrisiko so stark an, dass eine primär offene Cholezystektomie indiziert ist, um in gleicher Sitzung eine adäquate chirurgische Therapie durchführen zu können (z. B. Manschettenresektion) (Lee et al. 2004).

Gallenblasenpolypen <1 cm Größe haben ein deutlich geringeres Risiko zu entarten, so dass diese Patienten zwar nicht sofort cholezystektomiert, jedoch im Verlauf sonographisch kontrolliert werden sollten (Lee et al. 2004). Falls diese Patienten biliäre Symptome entwickeln oder weitere Risikofaktoren für eine Adenomentwicklung (Alter >50 Jahre, solitäre Polypen, Gallensteine, schnell wachsende Polypen) bestehen, ist eine Cholezystektomie durchzuführen (Okamoto et al. 1999; Matos et al. 2010). Die Endosonographie ist der transkutanen Sonographie für die Diagnosestellung von Gallenblasenpolypen überlegen (87–97 % versus 52–76 %) (Azuma et al. 2001).

13.1.9 Empfehlung zur Laparoskopie bei Leberzirrhose Child-Pugh A und B

Die laparoskopische Cholezystektomie ist auch für Patienten mit Leberzirrhose Child-Pugh-A und -B als die bevorzugte Operationsmethode zu sehen. Hierin stimmen die Leitlinien der SAGES 2010, der EASL 2016 und der WSES 2016 überein, wobei Evidenzlevel und Empfehlungsgrad in den betreffenden Leitlinien unterschiedlich sind (hohes/niedriges Evidenzlevel, Empfehlungsgrad stark/schwach).

Patienten mit Leberzirrhose sind prädestiniert für die Bildung von Gallensteinen. Untersuchungen zeigten eine akzeptable Morbidität (9,5–23 %) und Mortalität (0–6,3 %) für laparoskopische Cholezystektomien in Child-Pugh-A- und -B-Patienten. In einer prospektiven randomisierten Untersuchung konnte eine Überlegenheit des laparoskopischen Vorgehens gegenüber dem offenen gezeigt werden (Ji et al. 2005). Blutungen stellen die häufigsten und schwersten postoperativen Komplikationen bei diesem Patientengut dar, so dass neben sorgfältiger Blutstillung auf eine präoperative Gerinnungsoptimierung geachtet werden sollte. Die laparoskopische Cholezystektomie wird nicht für Child-C-Patienten empfohlen.

13.1.10 Empfehlungen zur Therapie der akuten Cholezystitis

Bereits 2006 sprachen sich Leitlinien der **European Association for Endoscopic Surgery (EAES)** zur laparoskopischen Behandlung abdomineller Notfälle sowie die Leitlinien der **Society of American Gastrointestinal and Endoscopic Surgeons (SAGES)** aus dem Jahr 2010 für eine frühzeitige laparoskopische Cholezystektomie bei akuter Cholezystitis aus:

- die laparoskopische Cholezystektomie ist der bevorzugte Ansatz für Patienten mit akuter Cholezystitis (Evidenzlevel II, Empfehlungsgrad B).
- eine frühe Cholezystektomie (innerhalb von 24–72 h nach Diagnosestellung) kann durchgeführt werden ohne erhöhte Konversionsrate zur offenen Cholezystektomie, ohne erhöhte

Komplikationsrate und vermag die Krankenhauskosten und -verweildauer zu senken (Evidenzlevel I, Empfehlungsgrad A).

Die britischen Leitlinien zur Diagnostik und Behandlung von Gallensteinleiden (NICE) von 2014 und die Leitlinien der EASL von 2016 stimmen diesbezüglich mit der o. g. Empfehlung überein. Die präziseste Aussage zum Zeitpunkt der laparoskopischen Cholezystektomie bei akuter Cholezystitis stammt aus der **deutschen S3-Leitlinie von 2017:**

- Die akute Cholezystitis ist eine Indikation zur frühzeitigen laparoskopischen Cholezystektomie (Empfehlungsgrad A, Evidenzlevel Ia, starker Konsens).
- Diese sollte innerhalb von 24 h nach stationärer Aufnahme erfolgen (Empfehlungsgrad B, Evidenzlevel Ib, starker Konsens).

Die akute Cholezystitis ist die häufigste Komplikation der Cholelithiasis. Bei der Mehrheit der Patienten (>90 %) ist die Ursache ein passageres oder dauerhaftes Abflusshindernis durch Gallensteine im Ductus cysticus. Die laparoskopische Cholezystektomie gilt hier als Standard.

In der Vergangenheit war die Frage nach dem optimalen Zeitpunkt für die laparoskopische Cholezystektomie unklar. Allein für die Begriffsdefinition „frühe Operation" rangierten in der Literatur Zeitspannen von 3–7 Tagen und gemessen wurde diese Zeit wahlweise nach dem anamnestischen Beginn der Symptome oder der Aufnahme im Krankenhaus (Gurusamy et al. 2006; Johansson et al. 2003).

Die Leitlinien der **European Association for Endoscopic Surgery (EAES)** zur laparoskopischen Behandlung abdomineller Notfälle formulierten schon 2006, dass bei der Behandlung der akuten Cholezystitis vor allem der Zeitpunkt der Operation von entscheidender Bedeutung sei, weniger die Zugangstechnik. Der Evidenzlevel für eine frühe Cholezystektomie bei akuter Cholezystitis wurde aufgrund zahlreicher hochqualitativer zur Verfügung stehender Studien mit Ia angegeben. Mit einer Verzögerung der Cholezystektomie steigen sowohl die Rate an Konversionen, Komplikationen, Erholungszeit der Patienten und die

Krankenhauskosten. Damals war es jedoch aufgrund der inhomogenen Definition einer „frühen" Operation noch nicht möglich gewesen, den exakten Zeitpunkt für eine optimale frühzeitige Cholezystektomie anzugeben. Eine Verzögerung der Operation über 48–72 h hinaus schien jedoch mit signifikanten o. g. Nachteilen einher zu gehen (Sauerland et al. 2006).

Diese Frage ist nun aufgrund neuester Untersuchungen klar zu beantworten: eine „**immediate cholecystectomy**" ist für Patienten mit akuter Cholezystitis anzustreben. Das bedeutet, dass der Patient **innerhalb von 24 h nach Aufnahme im Krankenhaus** laparoskopisch cholezystektomiert werden soll. Die klinische Diagnose einer akuten Cholezystitis soll zügig und eindeutig anhand 3 der 4 folgenden Symptome gestellt werden:
1. rechtsseitiger Oberbauchschmerzen,
2. Murphys-Zeichen,
3. Leukozytose und
4. Fieber.

Zusätzlich sollen eine Cholezystolithiasis (Konkremente oder Sludge) oder sonographische Zeichen einer Cholezystitis mit Verdickung bzw. 3-Schichtung der Gallenblasenwand vorliegen (Gutt et al. 2013).

In einer Schweizer Registerstudie mit 4113 Patienten zeigte sich für Patienten, die aufgrund einer akuten Cholezystitis innerhalb von 24 h nach Aufnahme operiert wurden, eine nur halb so hohe Komplikationsrate wie für Patienten, die erst später als 6 Tage nach Aufnahme operiert wurden (5,7 % vs. 13 %). Gleichermaßen stiegen die Konversionsrate (11,9 % vs. 27,9 %) und die Reoperationsrate (0,9 % vs. 3 %) (Banz et al. 2011).

Diese Beobachtungen wurden durch die derzeit weltweit größte randomisierte Studie zur Behandlung der akuten Cholezystitis mit 618 Patienten bestätigt. Am Tag 75 nach Operation zeigte sich eine signifikant niedrigere Morbidität (12,0 % vs. 33,1 %), eine kürzere Krankenhausverweildauer und niedrigere Gesamtkosten in der frühen Gruppe (Operation innerhalb von 24 h nach Aufnahme) gegenüber der späteren bei gleicher Konversionsrate (9,9 % vs. 11,9 %) zum offenen Verfahren (Gutt et al. 2013).

Die Leitlinien der **World Society of Emergency Surgery (WSES) 2016** für die Behandlung der akuten Cholezystitis nehmen in ihren Empfehlungen Bezug auf die **Tokyo Guidelines 2013** (TG13) (Takada et al. 2013): Nur eine milde (Grad I) Cholezystitis soll mittels früher Cholezystektomie behandelt werden. Moderate Cholezystitiden (Grad II) mit Zeichen einer schweren lokalen Entzündungsreaktion, Leukozytose >18.000, palpable Masse im rechten oberen Quadranten und Bestehen der Symptome länger als 72 h sollen gemäß den Tokyo Guidelines 2013 zunächst konservativ therapiert werden. Eine Cholezystektomie soll in diesen Fällen erst im Intervall erfolgen. Das gleiche Vorgehen wird für schwere (Grad III) Cholezystitiden empfohlen. Dieses Vorgehen ist von zahlreichen Fachgesellschaften jedoch als zu konservativ und nicht zeitgemäß kritisiert worden (Overby et al. 2010; Agresta et al. 2012). Loozen und Mitarbeiter (Loozen et al. 2017) zeigten anhand einer retrospektiven Analyse an 589 Patienten, dass Patienten mit milder oder moderater Cholezystitis (Grad I und II) gemäß den Tokyo Guidelines das gleiche Outcome haben, wenn sie notfallmäßig cholezystektomiert werden. Und dies obwohl in der Hälfte der Fälle die Operation durch einen Assistenzarzt durchgeführt wurde. Die Autoren schlussfolgerten, dass die Empfehlungen der Tokyo Guidelines bezüglich der Behandlung von Grad II Cholezystitiden nicht gerechtfertigt sind. Basierend auf der aktuellen Literatur ist die sofortige Cholezystektomie innerhalb von 24–48 h mit einem klaren Vorteil für den Patienten assoziiert, was den Grad-II-Patienten gemäß den Behandlungsempfehlungen der Tokyo Guidelines 2013 vorenthalten wird.

Die rein konservative Behandlung der akuten Cholezystitis ist zwar möglich, aber bei über einem Drittel der Patienten nicht effektiv, da es zu Komplikationen und/oder erneuter Notaufnahme wegen biliärer Schmerzen kommt. Bei 30 % der konservativ behandelten akuten Cholezystitiden wird eine dringliche Cholezystektomie im weiteren Verlauf notwendig (Hatzidakis et al. 2002).

Für Patienten mit schweren Begleiterkrankungen (>ASA III) ist eine sofortige laparoskopische Cholezystektomie unter Umständen aufgrund des stark erhöhten Operationsrisikos nicht möglich. Dies betrifft vor allem ältere Patienten. Hier soll der

Operationszeitpunkt individuell festgelegt und alternative Behandlungsmöglichkeiten wie eine CT-gesteuerte Drainageneinlage in Betracht gezogen werden (Akyürek et al. 2005).

13.1.11 Empfehlung bei Gallenblasenkarzinom, Carcinoma in situ (Tis) und Mukosakarzinom (T1a)

In weniger als 1 % der Cholezystektomiepräparate finden sich inzidentielle Gallenblasenkarzinome. Entscheidend für die weitere Therapie ist das T-Stadium. Die deutsche S3 Leitlinie empfiehlt in Übereinstimmung mit den **SAGES-Leitlinien** von 2010:

- Wird postoperativ ein Carcinoma in situ (Tis) oder ein Mukosakarzinom (T1a) festgestellt, ist die Entfernung der Gallenblase ausreichend (A, IIa, starker Konsens).

In der Literatur herrscht Einigkeit darüber, dass Gallenblasenkarzinome mit einem T-Stadium kleiner als T1b mit einer laparoskopischen Cholezystektomie suffizient behandelt sind. Bei diesen frühen Tumorstadien (Tis, T1a) gibt es weder lymphatische noch perineurale Ausbreitungen (Goetze et al. 2014). Somit ist eine Leberresektion oder Lymphadenektomie nicht indiziert. Für alle Tumorstadien > als T1b soll bei kurativem Ansatz eine onkologische Nachresektion erfolgen, wahlweise mittels Lebermanschettenresektion (Wedge-Resektion mit 2-3 cm Lebermanschette), da sich für diese limitierte Resektion bei Erreichen eines R0-Status nach 4 Jahren sehr gute Ergebnisse zeigten (Goetze et al. 2014).

13.1.12 Empfehlung zur laparoskopische Cholezystektomie in der Schwangerschaft

Die **deutsche S3-Leitlinie 2017** empfiehlt bezüglich einer laparoskopischen Cholezystektomie in der Schwangerschaft:

- Die laparoskopische Cholezystektomie kann in jedem Trimenon einer Schwangerschaft bei dringlicher Indikation durchgeführt werden. Patientinnen, die bereits im 1. Trimenon symptomatisch geworden sind, sollten wegen erheblicher Rezidivgefahr im weiteren Verlauf ihrer Schwangerschaft früh elektiv operiert werden (Empfehlungsgrad B, Evidenzlevel III, starker Konsens).

Diese Aussage wird von den **SAGES-Leitlinien** zur Diagnose, Behandlung und Einsatz von Laparoskopie für chirurgische Probleme während der Schwangerschaft von 2007 bestätigt:

- Eine diagnostische Laparoskopie ist auch in der Schwangerschaft eine sichere und effektive Behandlungsoption für akute abdominelle Prozesse.
- Die laparoskopische Cholezystektomie ist die Therapie der Wahl für schwangere Patientinnen mit Gallensteinerkrankungen unabhängig vom Trimenon.
- Für schwangere wie für nicht schwangere Patientinnen gelten die gleichen Indikationen zur laparoskopischen Behandlung von akuten abdominellen Erkrankungen.
- Eine Laparoskopie kann in jedem Trimenon der Schwangerschaft sicher durchgeführt werden.

Für alle o. g. Aussagen der SAGES-Leitlinie besteht ein mittlerer Evidenzlevel (IIa–IIb) mit starkem Empfehlungsgrad (A). Gallensteine oder -sludge bilden sich bei ca. 5 % der Schwangeren mit ca. 1 % gallensteinassoziierter Komplikationen während der Schwangerschaft (Ko et al. 2006). Bei konservativem Vorgehen kommt es im ersten Trimenon in 92 % zu rezidivierenden Symptomen und damit symptombedingten Wiederaufnahmen der Patientinnen. Im zweiten Trimenon sind es 64 % und im dritten Trimenon noch 44 %. Die fetale Sterblichkeit aufgrund biliärer Komplikationen liegt mit 12–60 % wesentlich höher als infolge der indizierten laparoskopischen Cholezystektomie (1,2 %). Die aktuelle Studienlage zeigt keine signifikanten Unterschiede in Bezug auf fetale Sterblichkeit oder Frühgeburtsrate zwischen offener (5 %) oder laparoskopischer Cholezystektomie (4 %) (Date et al. 2008). Für Patientinnen mit simultanen Gallenblasen- und Gallengangsteinen, die nach endoskopischer Intervention (ERCP) beschwerdefrei sind, besteht die Möglichkeit erst post partum operiert zu werden.

13.1.13 Empfehlung für Zugangstechniken der laparoskopischen Cholezystektomie

Neben der deutschen S3-Leitlinie 2017 sprechen sowohl die Leitlinie der EASL 2016 als auch die SAGES-Leitlinie 2010 Empfehlungen für die Art des laparoskopischen Zuganges aus. Während die SAGES-Leitlinie sehr liberale und unspezifische Aussagen trifft, wird die deutsche S3-Leitlinie in Übereinstimmung mit der EASL konkret:

- Die laparoskopische Cholezystektomie sollte in einer 4-Trokartechnik durchgeführt werden (Empfehlungsgrad B, Evidenzlevel Ib, starker Konsens).

Da zurzeit keine großen, randomisierten Studien vorliegen, die einen Vorteil für die Single-incision (SILS) oder die Natural orifice transluminal endoscopic surgery (NOTES) Verfahren belegen, können diese Techniken derzeit nicht als Standard empfohlen werden. Die Operationszeit und die Komplikationsrate dieser Verfahren hängen stark von der Erfahrung des Operateurs ab und zeigen eine hohe Schwankungsbreite. Der postoperative Schmerz ist weder durch das SILS-Verfahren noch durch die NOTES-Technik signifikant verringert (Borchert et al. 2014; Luna et al. 2013).

13.1.14 Empfehlung bei Gallengangsverletzungen

Die aktuellen deutschen S3-Leitlinien geben lediglich eine kurze Empfehlung zu Gallengangsverletzungen, ungeachtet des Schweregrades oder des Zeitpunkts der Diagnosestellung:

- Gallengangsverletzungen sollen interdisziplinär von einem in der hepato-biliären Chirurgie erfahrenen Chirurgen und einem erfahrenen interventionellen Gastroenterologen behandelt werden (Evidenzlevel III, Empfehlungsgrad A, starker Konsens).

Diese Aussage wird von den SAGES-Leitlinien gestützt, welche für schwere Gallengangsverletzungen ebenfalls eine Weiterbehandlung des Patienten in spezialisierten Zentren empfehlen, sofern der Operateur kein spezialisierter hepato-biliärer Chirurg ist (Evidenzlevel II, Empfehlungsgrad A).

Die EASL-Leitlinien 2016 hingegen treffen spezifischere Aussagen in Abhängigkeit des Zeitpunkts der Diagnosestellung einer Gallengangsverletzung und deren Schweregrad unter Verwendung der Amsterdam-Kriterien (◘ Tab. 13.1) für Gallengangsverletzungen (Bergman et al. 1996):

- Typ A, B und C Läsionen des Ductus choledochus können direkt chirurgisch versorgt werden, wenn sie intraoperativ entdeckt werden. Bei Typ D Läsionen muss eine subhepatische Drainage eingelegt und der Patient an ein spezialisiertes Zentrum für hepato-biliäre Chirurgie verlegt werden, wenn kein erfahrener hepato-biliärer Chirurg vor Ort ist (niedriges Evidenzlevel, schwacher Empfehlungsgrad).

◘ Tab. 13.1 Amsterdam-Klassifikation von Gallengangsverletzungen. (Nach Bergman et al. 1996)

Typ	Läsion
A:	Leckage des Ductus zysticus oder eines aberranten Gallenganges
B:	Verletzung des DHC, mit oder ohne Striktur
C:	Striktur des DHC ohne Verletzung
D:	komplette Dissektion des DHC mit oder ohne Gewebeverlust

DHC: Ductus hepato-choledochus

▬ Postoperativ bemerkte Typ A, B oder C Läsionen sollten endoskopisch behandelt werden, Typ D Läsionen sollen zu späterem Zeitpunkt chirurgisch versorgt werden (niedriges Evidenzlevel, schwacher Empfehlungsgrad).

Die Inzidenz von Gallengangsverletzungen bei laparoskopischer Cholezystektomie liegt aktuell zwischen 0,1 %–0,5 %. Zur Vermeidung von intraoperativen Gallengangsverletzungen ist ein streng standardisiertes Vorgehen empfehlenswert, mit eindeutiger Identifikation aller wichtiger Strukturen im Calot´schen Dreieck vor Dissektion mittels critical view of safety (Buddingh et al. 2011).

Die routinemäßige intraoperative Cholangiographie (IOC) vermag die Inzidenz intraoperativer Gallengangsverletzungen nicht zu senken. Im anglo-amerikanischen Raum wird sie dennoch weiterhin befürwortet, u. a. im Rahmen der chirurgischen Ausbildung. Sollte es intraoperativ zu einer Gallengangsverletzung kommen, ist deren Schwere neben makroskopischer Beurteilung vor allem mittels intraoperativer IOC zu ermitteln.

Die o. g. Empfehlungen der EASL zur Behandlung von Gallengangsverletzungen spiegeln die Leitlinien der EAES zur Prävention und Behandlung von Gallengangsverletzungen während laparoskopischer Cholezystektomie wieder (Eikermann et al. 2012).

13.2   Choledocholithiasis - Leitlinien

13.2.1 Diagnostik der Choledocholithiasis

Die **britischen Leitlinien** zur Behandlung von Gallengangsteinen (Williams et al. 2008, updated 2017) geben folgende Empfehlungen zur Diagnostik bei Verdacht auf Choledocholithiasis:

▬ Wann immer Beschwerden des Patienten und durchgeführte Untersuchungen den Verdacht auf das Vorliegen von Gallengangsteinen nahelegen, sollte eine Extraktion der Steine erfolgen (Evidenzlevel III, Empfehlungsgrad B)

▬ der transabdominelle Ultraschall wird als Erstuntersuchung bei Verdacht auf Choledocholithiasis empfohlen und kann helfen, Patienten zu identifizieren, die mit hoher Wahrscheinlichkeit Steine im Hauptgallengang

haben. Die Sensitivität dieser Untersuchung gilt jedoch als eingeschränkt bei dieser Fragestellung (Evidenzlevel III, Empfehlungsgrad B)

▬ die Erstuntersuchung bei Verdacht auf Choledocholithiasis beruht auf den klinischen Symptomen des Patienten, Cholestaseparametern und Ultraschalluntersuchung (Evidenzlevel III, Empfehlungsgrad B)

▬ endoskopischer Ultraschall (EUS) und Magnetresonanztomographie (MR) sind hoch effektiv im Nachweis von Gallengangsteinen. Welches Verfahren für den Patienten zur Anwendung kommt, hängt von der Verfügbarkeit und Expertise vor Ort ab (Evidenzlevel IIb, Empfehlungsgrad B)

Die **EASL-Leitlinie 2016** zur Prävention, Diagnostik und Therapie von Gallensteinen sowie die **deutsche S3-Leitlinie 2017** zur Behandlung von Gallensteinleiden stimmen hiermit überein. Zirka 3–16 % der Patienten mit Gallenblasensteinen haben simultane Gallengangsteine. Diese sind nur in 5–12 % asymptomatisch, so dass eine Behandlung in jedem Fall erfolgen sollte. Zum typischen klinischen Erscheinungsbild der Choledocholithiasis zählen der biliäre Schmerz, Ikterus und Pankreatitis. Durch die Konkremente kommt es zur schmerzhaften Dehnung des Gallenganges, partiellem oder komplettem Verschluss mit konsekutivem Gallestau und Verlegung der Papilla Vateri mit Reizung des Pankreas. Viele Patienten mit Choledocholithiasis haben erhöhte Cholestaseparameter. Den positiven prädiktiven Wert von erhöhter AP, γGT und Bilirubin im Rahmen der Choledocholithiasis erreichen jedoch nur 25–50 % (Onken et al. 1996). Im Rahmen der akuten Cholezystitis liegt der Wert noch niedriger.

Für die Diagnostik der Choledocholithiasis ist die Sensitivität des transabdominellen Ultraschalls wesentlich geringer als für die Cholezystolithiasis und schwankt zwischen 38 und 52 % (Rickes et al. 2006).

Die Endosonographie (EUS) und die MRCP sind dem transabdominellen Ultraschall bezüglich des Nachweises von Gallengangsteinen weit überlegen. Die Sensitivität der EUS liegt in manchen Untersuchungen nahezu bei 100 % mit einer Spezifität von bis zu 93 %, die der MRCP liegt zwischen 85 %–93 % bzw. 94 %–96 %. Eine Metaanalyse von 5 randomisierten kontrollierten Studien fand keinen signifikanten Unterschied zwischen den beiden Verfahren, wobei die EUS in manchen Untersuchungen im Nachweis kleiner Konkremente (<5 mm) der MRCP überlegen ist (Verma et al. 2006).

Die **American Society of Gastrointestinal Endoscopy** (ASGE) hat 2010 in ihren Leitlinien zur Rolle

---

> **Risikoabschätzung für das Vorhandensein einer Choledocholithiasis anhand prädiktiver Faktoren. (Nach Maple et al. 2010)**
>
> Prädiktoren der Choledocholithiasis:
> - Sehr stark
>   - Positiver Befund im transabdominellen Ultraschall
>   - Klinisch aszendierende Cholangitis
>   - Bilirubin >4 mg/dl
> - Stark
>   - Erweiterter DHC im US (>6 mm mit Gallenblase in situ)
>   - Bilirubin von 1,8–4 mg/dl
> - Mittel
>   - Erhöhte Leberwerte (außer Bilirubin)
>   - Alter >55 Jahren
>   - Klinisch biliäre Pankreatitis
>
> Wahrscheinlichkeit für das Vorliegen einer Choledocholithiasis in Abhängigkeit von den vorliegenden Prädiktoren:
> - Vorhandensein eines sehr starken Prädiktors
>   - Wahrscheinlichkeit hoch
> - Vorhandensein beider starker Prädiktoren
>   - Wahrscheinlichkeit hoch
> - Kein Prädiktor vorhanden
>   - Wahrscheinlichkeit niedrig
> - Alle anderen Patienten
>   - Wahrscheinlichkeit mittel

---

der Endoskopie bei Choledocholithiasis eine Risikoabschätzung für das Vorhandensein einer Choledocholithiasis anhand verschiedener prädiktiver Faktoren vorgeschlagen (▶ Übersicht, nach Maple et al. 2010).

Diese Risikostratifizierung für das Vorhandensein einer Choledocholithiasis der ASGE-Leitlinien

2010 hat Eingang in die klinische Praxis gefunden. Die gleichen Leitlinien schlagen einen risikoadjustierten Behandlungsalgorithmus zur Diagnostik und Therapie der Choledocholithiasis vor (◘ Abb. 13.1).

Für die intraoperative Diagnostik bei Verdacht auf Choledocholithiasis stehen die intraoperative Cholangiographie (IOC) und der laparoskopische Ultraschall (LUS) zur Verfügung. Die IOC hat eine Sensitivität von bis zu 59–100 % und eine Spezifität von 93–97 % bei Choledocholithiasis und dauert ca. 10–17 min. Der LUS hat eine Sensitivität von 71–100 % und eine Spezifität von 96–100 % und dauert lediglich 4–10 min, hat jedoch eine längere Lernkurve als die IOC (Machi et al. 1999).

Die Inzidenz von Gallengangsteinen während routinemäßiger IOC beträgt jedoch nur 2–12 %. Im anglo-amerikanischen Raum wird die routinemäßige IOC trotz dieser geringen Inzidenz eher befürwortet, vor allem unter Gesichtspunkten der Ausbildung von chirurgischen Assistenzärzten, wohingegen im europäischen Raum klar davon abgeraten wird.

13.2.2 Therapie der Choledocholithiasis

Die EASL-Leitlinie 2016 empfiehlt
- die endoskopische Sphinkterotomie mit Steinextraktion bei Choledocholithiasis (mittleres Evidenzlevel, Empfehlungsgrad C). Eine intraoperative ERCP oder laparoskopische Gallengangsexploration in Kombination mit einer Cholezystektomie sind mögliche Alternativen, wenn die notwendige Expertise vorhanden ist (Evidenzlevel IIb, Empfehlungsgrad A).
- Im Fall misslungener endoskopischer Steinextraktion eine extrakorporale Stoßwellentherapie, Laserlithotripsie oder elektrohydraulische Lithotripsie. Bei veränderten anatomischen Verhältnissen (z. B. nach Roux-Y-Bypass) kommen perkutane oder endoskopische Verfahren (Doppel-Ballon-Endoskopie) in Betracht. Ist die endoskopische Therapie erfolglos, kann eine Cholezystektomie mit simultaner Gallengangsexploration oder intraoperativer ERCP durchgeführt werden (Evidenzlevel III, Empfehlungsgrad C).

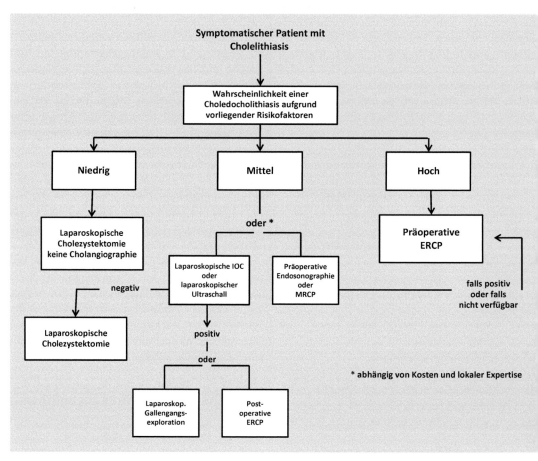

Symptomatischer Patient mit Cholelithiasis

Wahrscheinlichkeit einer Choledocholithiasis aufgrund vorliegender Risikofaktoren

Niedrig   Mittel   Hoch

oder *

Laparoskopische Cholezystektomie keine Cholangiographie

Präoperative ERCP

Laparoskopische IOC oder laparoskopischer Ultraschall

Präoperative Endosonographie oder MRCP

falls positiv oder falls nicht verfügbar

negativ

Laparoskopische Cholezystektomie

positiv

oder

* abhängig von Kosten und lokaler Expertise

Laparoskop. Gallengangs-exploration

Post-operative ERCP

☐ **Abb. 13.1**   Risikoadjustierter Behandlungsalgorithmus zur Diagnostik und Therapie der Choledocholithiasis. (Adapt. nach Maple et al. 2010)

Im Vergleich zur postoperativen ERCP ist die simultane laparoskopische Gallengangsrevision während laparoskopischer Cholezystektomie kosteneffektiver, mit kürzerer Krankenhausverweildauer, aber einer höheren Rate an Gallelecks assoziiert (Nathanson et al. 2005).

▬ Für intraoperativ diagnostizierte Gallengangsteine bieten sich Choledochus-revision, eine Extraktion über den Ductus cysticus oder endoskopische Steinextraktion als alternative Therapieoptionen an (mittleres Evidenzlevel, schwacher Empfehlungsgrad). Für postoperativ diagnostizierte Gallengangsteine ist eine endoskopische Sphinkterotomie mit Steinextraktion empfohlen (Evidenzlevel III, Empfehlungsgrad C).

Die Deutsche S3-Leitlinie 2017 empfiehlt:
▬ Bei cholezystektomierten Patienten mit symptomatischen Gallengangsteinen sollte eine endoskopische Steinextraktion nach Papillotomie erfolgen. Altersgrenzen für die Papillotomie lassen sich nicht begründen (Evidenzlevel IIa, starker Konsens, Empfehlungsgrad A).
▬ Bei Patienten mit gleichzeitig vorhandenen Gallenblasen- und Gallengangsteinen wird ein therapeutisches Splitting empfohlen (Evidenzlevel III, starker Konsens, Empfehlungsgrad C). In Zentren mit hoher Expertise kann eine laparoskopische Cholezystektomie mit laparoskopischer Gallengangsrevision erfolgen (Evidenzlevel Ib, starker Konsens, Empfehlungsgrad A).

Dem Behandlungsalgorithmus zur Diagnostik und Therapie der Choledocholithiasis nach Maple et al. 2010 (□ Abb. 13.1) zufolge ist bei hohem Risiko für eine Choledocholithiasis eine präoperative ERCP indiziert. Bei niedriger Wahrscheinlichkeit ist keine präoperative ERCP durch zu führen. Differenzierter ist die Frage zu beantworten, wie bei mittlerem Risiko vorgegangen werden sollte: in diesem Fall sollte eine wenig invasive Diagnostik mit hoher Sensitivität und hoher Spezifität (Endosonographie, MRC) vorgeschaltet werden. Eine routinemäßige präoperative ERCP ohne diese vorherige Diagnostik ist bei mäßigem Risiko für das Vorliegen einer Choledocholithiasis nicht indiziert (Ansaloni et al. 2016). Im Setting der akuten Cholezystitis relativiert sich der o. g. Ansatz dadurch, dass laborchemische Veränderungen und eine Dilatation des DHC nur sehr eingeschränkt aussagekräftig sind und somit nicht unkritisch als starke Prädiktoren für das Vorhandensein einer Choledocholithiasis gewertet werden können (Gurusamy et al. 2015). Patienten mit akuter Cholezystitis und einem DHC >10 mm hatten in einer retrospektiven Analyse von Boys et al. (2014) nur in 38 % der Fälle eine simultane Choledocholithiasis.

Dies spiegelt sich in den Empfehlungen der WSES 2016 zur Behandlung der akuten Cholezystitis wieder:

- Erhöhte Leber- und/oder Bilirubinwerte sind nicht ausreichend, um eine Choledocholithiasis bei Patienten zu diagnostizieren, die an einer akuten Cholezystitis leiden (Evidenzlevel 2, Empfehlungsgrad B).
- Indirekte Zeichen für das Vorhandensein einer Choledocholithiasis wie ein erweiterter Hauptgallengang sind bei Patienten mit einer akuten Cholezystitis nicht ausreichend, um eine Diagnose zu stellen und bedürfen weiterer Abklärung (Evidenzlevel I, Empfehlungsgrad A).

Die SAGES-Leitlinien 2010 fassen ihre Empfehlungen zur Therapie der Choledocholithiasis wie folgt zusammen:

- Es gibt verschiedene Behandlungsansätze und die aktuelle Literatur zeigte keine klare Überlegenheit eines Ansatzes über die übrigen. Entscheidungen bezüglich der Therapie sind am besten vom behandelnden Arzt und dessen Präferenzen sowie von der Verfügbarkeit von Ausrüstung und Personal zu treffen (Evidenzlevel I, Empfehlungsgrad A).
- ERCP mit Steinextraktion kann selektiv vor, während oder nach Cholezystektomie mit geringen Unterschieden in Morbidität und Mortalität sowie mit vergleichbaren Raten an erfolgreicher Steinextraktion im Vergleich zur laparoskopischen Gallengangsexploration durchgeführt werden. Die routinemäßige Durchführung einer präoperativen ERCP führt zu einer zu hohen Zahl unnötiger Untersuchungen und daher einer unnötig erhöhten Mortalität und Morbidität (Evidenzlevel I, Empfehlungsgrad A).

Diese Aussage, dass von den verschiedenen etablierten Verfahren zur Behandlung einer Choledocholithiasis keines eine signifikante Überlegenheit über die übrigen zeigt, basiert auf einer aktuellen Cochrane-Analyse von Dasari et al. 2013. Dazu wurden 16 randomisierte Studien mit insgesamt 1758 Patienten analysiert und endoskopische mit chirurgischen sowie einzeitige bzw. zweizeitige Behandlungsverfahren verglichen. Die o. g. Empfehlungen der SAGES-Leitlinien finden sich im gleichen Wortlaut in den britischen Leitlinien zur Behandlung von Gallengangsteinen 2008 und den Leitlinien der WSES von 2016 wieder.

Behandlung der akuten biliären Cholangitis

Die **deutsche S3-Leitlinie 2017** empfiehlt übereinstimmend mit der EASL-Leitlinie 2016:

- Die obstruktive steinbedingte akute Cholangitis sollte so rasch wie möglich (bei septischen Zeichen auch notfallmäßig) durch eine endoskopische Beseitigung des Steines behandelt werden (Evidenzlevel Ib, starker Konsens, A). Eine antibiotische Therapie ist indiziert (Evidenzlevel Ib, starker Konsens, A). Gelingt die Steinentfernung nicht, müssen eine nasobiliäre Sonde oder ein Stent eingelegt werden (Evidenzlevel IIb, starker Konsens, B). Falls das transduodenale Vorgehen misslingt, ist eine perkutane Drainage angezeigt (Evidenzlevel IIb, starker Konsens, B).

Die Therapie der Cholangitis sollte neben der Gabe eines Breitspektrumantibiotikums eine schnelle Dekompression des DHC und die Sicherstellung des Galleabflusses durch Einlage eines Stents oder einer nasobiliären Sonde zum Ziel haben. Dies sollte optimalerweise innerhalb von 24 h erfolgen. Die meisten Patienten sprechen zwar auf Antibiotikagabe an, in zirka 20 % der Fälle schreitet die Erkrankung jedoch trotz Antibiotikagabe fort und kann in seltenen Fällen sogar einen septischen Verlauf nehmen (van Erpecum 2006). In diesen Fällen ist eine notfallmäßige Steinextraktion mit Stenteinlage indiziert. Die endoskopische Therapie mittels Papillotomie und Steinextraktion ist in über 90 % erfolgreich und dem chirurgischen Verfahren gegenüber hinsichtlich Morbidität und Mortalität eindeutig überlegen (Lai et al. 1992). Sollte der endoskopische Ansatz nicht erfolgreich sein, ist eine perkutane transhepatische Cholangio-Drainage (PTCD) durchzuführen, bei schwierigen Verhältnissen gegebenenfalls als Rendezvous-Verfahren in Kombination mit dem endoskopischen Verfahren. Der chirurgische Therapieansatz der biliären Cholangitis ist mit einer deutlich erhöhten Morbidität und Mortalität verbunden und sollte daher nur als ultima ratio in Erwägung gezogen werden, wenn ERCP und/oder PTCD nicht erfolgreich waren (Lai et al. 1992).

Behandlung bei akuter biliärer Pankreatitis

Die EASL Leitlinien 2016 empfehlen:

- Bei biliärer Pankreatitis und Verdacht auf eine simultane akute Cholangitis sollte eine antibiotische Therapie begonnen und eine ERCP mit Sphinkterotomie und Steinextraktion durchgeführt werden, möglichst innerhalb von 24 h in Abhängigkeit von der Schwere der Symptome (Evidenzlevel Ia, Empfehlungsgrad A).
- Eine ERCP ist wahrscheinlich bei Patienten mit biliärer Pankreatitis und verlegtem Hauptgallengang indiziert (Evidenzlevel III, Empfehlungsgrad C).
- Eine frühe ERCP ist wahrscheinlich nicht indiziert für Patienten mit schwerer biliärer Pankreatitis ohne Cholangitis oder Gallengangsobstruktion (Evidenzlevel III, Empfehlungsgrad C).
- Eine frühe ERCP ist nicht indiziert für Patienten mit milder biliärer Pankreatitis ohne Cholangitis oder Gallengangsobstruktion (Evidenzlevel IIa, Empfehlungsgrad A).
- Bei Patienten mit biliärer Pankreatitis ohne Cholangitis kann eine endoskopische Sonographie eine ERCP ersetzen und die damit verbundenen Risiken (Evidenzlevel III, Empfehlungsgrad C).

Die biliäre Pankreatitis ist eine ernstzunehmende Komplikation der Choledocholithiasis und kann je nach Ausprägung und Kombination mit einer Cholangitis zu einer akut lebensbedrohlichen Situation für den Patienten führen. In diesem Fall ist eine sofortige endoskopische Steinextraktion durchzuführen, wie eine aktuelle Cochrane-Analyse gezeigt hat (Tse et al. 2012). Für Patienten mit akuter biliärer Pankreatitis ohne begleitende Cholangitis hat der Zeitpunkt der ERCP keinen Einfluss auf Mortalität und Morbidität, unabhängig von der Schwere der Pankreatitis.

Entscheidend für die Therapie ist also weniger der Schweregrad der biliären Pankreatitis als das Vorliegen einer begleitenden Cholangitis. Die Frage nach dem geeignetsten Zeitpunkt für eine endoskopische Steinextraktion, wenn keine begleitende Cholangitis vorliegt, ist komplex und kann aus der aktuellen Datenlage nicht mit letzter Sicherheit beantwortet werden (IAP/APA Acute Pancreatitis Guidelines 2013).

Ist die Pankreatitis klinisch und laborchemisch abgeklungen und hat sich der Patient soweit stabilisiert, dass er einer Operation zuführbar ist, sollte die laparoskopische Cholezystektomie noch im gleichen stationären Aufenthalt erfolgen. Erfolgt dies nicht, kommt es innerhalb von 6 Wochen in bis zu 20 % der Fälle zu erneuten biliären Komplikationen (van Baal et al. 2012).

Die **Deutsche S3-Leitlinie 2017** empfiehlt:

- Bei der biliären Pankreatitis mit Cholestase/Ikterus und/oder Zeichen einer Cholangitis ist eine ERC/Papillotomie mit Steinextraktion nach Maßgabe der klinischen Dringlichkeit so rasch wie möglich, bei Cholangitis innerhalb von 24 Stunden nach Aufnahme, indiziert (Evidenzlevel Ia, starker Konsens, Empfehlungsgrad A).

- Bei unkomplizierter biliärer Pankreatitis und abklingender Cholestase/Pankreatitis kann auf eine ERC verzichtet werden (Evidenzlevel Ib, Konsens, Empfehlungsgrad A). Insbesondere kann von einer ERC abgesehen werden, wenn Endosonographie oder MRC keinen Steinnachweis ergaben (Evidenzlevel IV, Konsens, Empfehlungsgrad C).
- Die **SAGES-Leitlinie von 2010** empfiehlt bezüglich der operativen Therapie:
- die laparoskopische Cholezystektomie ist die bevorzugte Behandlungsmethode, um die Quelle der Gallensteine im Fall einer akuten biliären Pankreatitis zu entfernen (Evidenzlevel II, Empfehlungsgrad B).
- Ist eine biliäre Pankreatitis milde und selbstlimitierend, sollte eine dringliche Cholezystektomie erfolgen, nachdem die Symptome nachgelassen und sich die Laborparameter normalisiert haben, für gewöhnlich noch im gleichen stationären Aufenthalt (Evidenzlevel II, Empfehlungsgrad B).

Die Behandlung der akuten (biliären) Pankreatitis ist in den o. g. Leitlinien nicht erschöpfend behandelt und es sei an dieser Stelle auf die entsprechenden Leitlinien der einzelnen Fachgesellschaften verwiesen.

13.3 Fazit für die Praxis

1. Die symptomatische Cholezystolithiasis ist eine klare Indikation zur Cholezystektomie. Goldstandard hierfür ist die laparoskopische Cholezystektomie in der 4-Trokar-Technik.
2. Die akute Cholezystitis ist eine Indikation zur frühzeitigen (24–48 h) laparoskopischen Cholezystektomie.
3. Die laparoskopische Cholezystektomie kann in jedem Trimenon der Schwangerschaft bei dringlicher Indikation durchgeführt werden. Aufgrund des hohen Rezidivrisikos sollten Patientinnen, die bereits im 1. Trimenon symptomatisch

geworden sind, im weiteren Verlauf früh elektiv operiert werden.

4. Um das Risiko einer intraoperativen Gallengangsverletzung zu minimieren, ist ein streng standardisiertes Vorgehen bei der Präparation des Calot´schen Dreiecks von großer Bedeutung (critical view). Gallengangsverletzungen nach laparoskopischer Cholezystektomie treten in etwa 0,1–0,5 % der Fälle auf und sollten interdisziplinär und nur an spezialisierten Zentren behandelt werden.
5. Eine routinemäßige ERCP aufgrund erhöhter Leberwerte vor Cholezystektomie ist nicht indiziert und führt zu einer zu hohen Zahl unnötiger Untersuchungen und daher einer unnötig erhöhten Mortalität und Morbidität des Patienten. Der positive prädiktive Wert von erhöhter AP, γGT und Bilirubin im Rahmen der Choledocholithiasis erreicht nur 25–50 %. Im Rahmen der akuten Cholezystitis liegt er noch niedriger.
6. Bei Choledocholithiasis ist eine ERCP als therapeutische Maßnahme zur Steinextraktion indiziert, gefolgt von einer zeitnahen Cholezystektomie.
7. Bei simultaner Choledocholithiasis im Rahmen einer symptomatischen Cholezystolithiasis kann eine ERCP vor, während oder nach der indizierten Cholezystektomie durchgeführt werden mit gleichem Outcome des Patienten und gleicher Clearancerate des DHC. Der einzeitige Ansatz ist der kostengünstigste.
8. Bei biliärer Pankreatitis mit Cholestase/ Ikterus und/oder Zeichen einer Cholangitis ist eine ERC/Papillotomie mit Steinextraktion nach Maßgabe der klinischen Dringlichkeit so rasch wie möglich, bei Cholangitis innerhalb von 24 h nach Aufnahme indiziert.
9. Nach Behandlung einer biliären Pankreatitis sollte beim stabilen Patienten eine frühzeitige Cholezystektomie noch im gleichen stationären Aufenthalt erfolgen.

Literatur

Agresta F, Ansaloni L, Baiocchi GL, Bergamini C, Campanile FC, Carlucci M et al (2012) Laparoscopic approach to acute abdomen from the Consensus Development Conference of the Societá Italiana di Chirurgia Endoscopica e nuove tecnologie (SICE), Associazione Chirurghi Ospedalieri Italiani (ACOI), Società Italiana di Chirurgia (SIC), Società die Chirurgia d'Urgenza e del Trauma (SICUT), Società Italiana di Chirurgia nell'Ospedalità Privata (SICOP), and the European Association for Endoscopic Surgery (EAES). Surg Endosc 26(8):2134–2164

Ahmed M, Diggory R (2011) The correlation between ultrasonography and histology in the search for gallstones. Ann R Coll Surg Engl 93:81–83

Akyurek N, Salman B, Yuksel O, Tezcaner T, Irkorucu O, Yucel C, Oktar S, Tatlicioglu E (2005) Management of acute calculous cholecystitis in high-risk patients: percutaneous cholecystotomy followed by early laparoscopic cholecystectomy. Surg Laparosc Endosc Percutan Tech 15(6):315–320

Ansaloni L, Pisano M, Coccolini F et al (2016) WSES guidelines on acute calculous cholecystitis. World Journal of Emergency Surgery 11:52

Attili AF, De Santis A, Capri R et al (1995) The natural history of gallstones: the GREPCO experience. Hepatology 21:655–660

Azuma T, Yoshikawa T, Araida T, Takasaki K (2001) Differential diagnosis of polypoid lesions of the gallbladder by endoscopic ultrasonography. Am J Surg 181(1):65–70

van Baal MC, Besselink MG, Bakker OJ, van Santvoort HC, Schaapherder AF, Nieuwenhuijs VB, Gooszen HG, van Ramshorst B, Boerma D (2012) Timing of cholecystectomy after mild biliary pancreatitis: a systematic review. Ann Surg 255(5):860–6

Banz V, Gsponer T, Candinas D, Guller U (2011) Population-based analysis of 4113 patients with acute cholecystitis: defining the optimal time-point for laparoscopic cholecystectomy. Ann Surg 254(6):964–970

Bergman JJ, van den Brink GR, Rauws EA, de Wit L, Obertop H, Huibregtse K et al (1996) Treatment of bile duct lesions after laparoscopic cholecystectomy. Gut 38:141–147

Borchert D H, Federlein M, Fritze-Buttner F, Burghardt J, Liersch-Lohn B, Atas Y, Muller V, Ruckbeil O, Wagenpfeil S, Graber S, Gellert K (2014) Postoperative pain after transvaginal cholecystectomy: single-center, double-blind, randomized controlled trial. Surg Endosc 28(6): 1886–1894

Boys JA, Doorly MG, Zehetner J, Dhanireddy KK, Senagore AJ (2014) Can ultrasound common bile duct diameter predict dommon bile duct stones in the setting of acute cholecystitis? Am J Surg 207:432–435

Buddingh K T, Nieuwenhuijs V B, van Buuren L, Hulscher J B, de Jong J S, van Dam G M (2011) Intraoperative assessment of biliary anatomy for prevention of bile duct injury: a review of current and future patient safety interventions Surg Endosc 25(8):2449–2461

Bundesgeschäftsstelle Qualitätssicherung (2006) BQS-Bundesauswertung 2005 Cholezystektomie. Düsseldorf, 1–26

Cariati A, Piromalli E, Cetta F (2014) Gallbladder cancers: associated conditions, histological types, prognosis, and prevention. Eur J Gastroenterol Hepatol 26(5):562–569

Curret MJ (2006) Laparoscopy during pregnancy. In: Scott-Conner CE (Hrsg), The SAGES manual. Fundamentals of laparoscopy, thoracoscopy and GI-endoscopy. Springer, New York 84–89

da Costa DW, Schepers NJ, Römkens TE, Boerma D, Bruno MJ, Bakker OJ (2016) Endoscopic sphincterotomy and cholecystectomy in acute biliary pancreatitis. Surgeon 14(2):99–108

Dasari BV, Tan CJ, Gurusamy KS, Martin DJ, Kirk G, McKie L et al (2013) Surgical versus endoscopic treatment of bile duct stones. Cochrane Database Syst Rev 12:CD003327

Date RS, Kaushal M, Ramesh A (2008) A review of the management of gallstone disease and its complications in pregnancy. Am J Surg 196(4):599–608

EASL (2016) Clinical Practice Guidelines on the prevention, diagnosis and treatment of gallstones, J Hepatol 65(1):146–181

Eikermann M, Siegel R, Broeders I, Dziri C, Fingerhut A, Gutt C, Jaschinski T, Nassar A, Paganini A M, Pieper D, Targarona E, Schrewe M, Shamiyeh A, Strik M, Neugebauer E A (2012) Prevention and treatment of bile duct injuries during laparoscopic cholecystectomy: the clinical practice guidelines of the European Association for Endoscopic Surgery (EAES). Surg Endosc 26(11):3003–3039

Ellner SJ, Myers TT, Piorkowski JR, Mavanur AA, Barba CA (2007) Routine cholecystectomy is not mandatory during morbid obesity surgery. Surg Obes Relat Dis 3:456–460

van Erpecum KJ (2006) Gallstone disease. Complications of bile-duct stones: Acute cholangitis and pancreatitis. Best Pract Res Clin Gastroenterol 20(6):1139–1152

Festi D, Reggiani ML, Attili AF, Loria P, Pazzi P, Scaioli E, Capodicasa S, Romano F, Roda E, Colecchia A (2010) Natural history of gallstone disease: Expectant management or active treatment? Results from a population-based cohort study. J Gastroenterol Hepatol 25:719–724

Friedman G D, Raviola C A, Fireman B (1989) Prognosis of gallstones with mild or no symptoms: 25 years of follow-up in a health maintenance organization. J Clin Epidemiol 42(2):127–136

Goetze T O, Paolucci V (2014) [Incidental T1b-T3 gallbladder carcinoma Extended cholecystectomy as an underestimated prognostic factor-results of the German registry]. Chirurg 85(2):131–138

Guidelines Committee of the Society of American Gastrointestinal and Endoscopic Surgeons, Yumi H (2008) Guidelines for diagnosis, treatment, and use of laparoscopy for surgical problems during pregnancy: this statement was reviewed and approved by the Board of Governors of the Society of American Gastrointestinal and Endoscopic Surgeons (SAGES), September 2007. It was prepared by the SAGES Guidelines Committee. Surg Endos 22(4): 849–861

Gurusamy KS, Giljaca V, Takwoingi Y, Higgie D, Poropat G, Stimac D, Davidson BR (2015) Ultrasound versus liver funktion tests for diagnosis of common bile duct stones. Cochrane Database Syst Rev 2:CD011548

Gurusamy KS, Samraj K (2006) Early versus delayed laparoscopic cholecystectomy for acute cholecystitis. Cochrane Database Syst Rev (4):CD005440

Gurusamy KS, Vaughan J, Ramamoorthy R, Fusai G, Davidson BR (2013) Miniports versus standard ports for laparoscopic cholecystectomy. Cochrane Database Syst Rev Aug 1;(8):CD006804

Gurusamy KS, Vaughan J, Rossi M, Davidson BR (2014) Fewer-than-four ports versus four ports for laparoscopic cholecystectomy. Cochrane Database Syst Rev Feb 20;(2):CD007109

Gutt CN, Encke J, Köninger J, Harnoss JC, Weigand K, Kipfmüller K, Schunter O, Götze T, Golling MT, Menges M, Klar E, Feilhauer K, Zoller WG, Ridwelski K, Ackmann S, Baron A, Schön MR, Seitz HK, Daniel D, Stremmel W, Büchler MW (2013) Acute cholecystitis: early versus delayed cholecystectomy, a multicenter randomized trial (ACDC study, NCT00447304). Ann Surg 258(3):385–393

Hatzidakis A A, Prassopoulos P, Petinarakis I, Sanidas E, Chrysos E, Chalkiadakis G, Tsiftsis D, Gourtsoyiannis NC (2002) Acute cholecystitis in high-risk patients: percutaneous cholecystostomy vs conservative treatment. Eur Radiol 12(7):1778–1784

Heyder N, Gunter E, Giedl J, Obenauf A, Hahn EG (1990) Polypoide Läsionen der Gallenblase. Dtsch Med Wochenschr 115:243–247

Ji W, Li LT, Wang ZM, Quan ZF, Chen XR, Li JS (2005) A randomized controlled trial of laparoscopic versus open cholecystectomy in patients with cirrhotic portal hypertension. World J Gastroenterol 11:2513–2517

Johansson M, Thune A, Blomqvist A, Nelvin L, Lundell L (2003) Management of acute cholecystitis in the laparoscopic era: results of a prospective, randomized clinical trial. J Gastrointest Surg 7(5):642–645

Kao LS, Flowers C, Flum DR (2005) Prophylactic cholecystectomy in transplant patients: a decision analysis J Gastrointest Surg 9:965–972

Ko C W (2006) Risk factors for gallstone-related hospitalization during pregnancy and the postpartum. Am J Gastroenterol 101(10):2263–2268

Kwon AH, Inui H, Matsui Y, Uchida Y, Hukui J, Kamiyama Y (2004) Laparoscopic cholecystectomy in patients with porcelain gallbladder based on the preoperative ultrasound findings. Hepatogastroenterology 51:950–953

Lai EC, Mok FP, Tan ES, Lo CM, Fan ST, You KT, Wong J (1992) Endoscopic biliary drainage for severe acute cholangitis. N Engl J Med Jun 11;326(24):1582–1586

Lammert et al (2016) EASL Clinical Practice Guidelines on the prevention, diagnosis and treatment of gallstones. J Hepatol 65(1):146–181

Lee KF, Wong J, Li JC, Lai PB (2004) Polypoid lesions of the gallbladder. Am J Surg 188(2),186–190

Lirici MM, Tierno SM, Ponzano C (2016) Single-incision laparoscopic cholecystectomy: does it work? A systematic review. Surg Endosc 30(10): 4389-4399

Loozen CS, Blessing M, van Ramshorst B, van Santvoort HC, Boerma D (2017) The optimal treatment of patients with mild and moderate acute cholecystitis: time for a revision of the Tokyo Guidelines. Surg Endosc 2017 Jan 26. doi: 10.1007/s00464-016-5412-x. [Epub ahead of print]

Luna, R A, Nogueira, D B, Varela, P S, Rodrigues Neto, Ede O, Norton, M J, Ribeiro, Ldo C, Peixoto, A M, de Mendonca, Y L, Bendet, I, Fiorelli, R A, Dolan, J P (2013) A prospective, randomized comparison of pain, inflammatory response, and short-term outcomes between single port and laparoscopic cholecystectomy. Surg Endosc 27(4):1254–1259

Machi J, Tateishi T, Oishi AJ et al (1999) Laparoscopic ultrasonography versus operative chlangiography during laparoscopic cholecystectomy: review of the literature and a comparison with open intraoperative ultrasonography. J Am Coll Surg 188:361–7

Maple J T, Ben-Menachem T, Anderson M A, Appalaneni V, Banerjee S, Cash B D, Fisher L, Harrison M E, Fanelli R D, Fukami N, Ikenberry S O, Jain R, Khan K, Krinsky M L, Strohmeyer L, Dominitz JA, ASGE Standards of Practice Committee (2010) The role of endoscopy in the evaluation of suspected choledocholithiasis. Gastrointest Endosc 71(1):1–9

Matos AS, Baptista HN, Pinheiro C, Martinho F (2010) Gallbladder polyps: how should they be treated and when? Rev Assoc Med Bras 56(3):318–21

Milas M, Deveđija S, Trkulja V (2014) Single incision versus standard multiport laparoscopic cholecystectomy: up-dated systematic review and meta-analysis of randomized trials. Surgeon 12(5):271–289

Nathanson LK, O'Rourke NA, Martin IJ, Fielding GA, Cowen AE, Roberts RK, Kendall BJ, Kerlin P, Devereux BM (2005) Postoperative ERCP versus laparoscopic choledochotomy for clearance of selected bile duct calculi: a randomized trial. Ann Surg 242(2):188–192

National Institute for Health and Care Excellence (2015) Gallstone disease-Diagnosis and management of cholelithiasis, cholecystitis and choledocholithiasis. Clinical Guideline 188. Methods, evidence and recommendations October 2014

Okamoto M, Okamoto H, Kitahara F, Kobayashi K, Karikome K, Miura K, Matsumoto Y, Fujino M A (1999) Ultrasonographic evidence of association of polyps and stones with gallbladder cancer. Am J Gastroenterol 94(2):446–450

Onken JE, Brazer SR, Eisen GM, Williams DM, Bouras EP, DeLong ER et al (1996) Predicting the presence of choledocholithiasis in patients with symptomatic choledocholithiasis. Am J Gastroenterol 91:762–767

Overby DW, Apelgren KN, Richardson W, Fanelli R, Society of American Gastrointestinal and Endoscopic Surgeons (2010) SAGES guidelines for the clinical application of laparoscopic biliary tract surgery. Surg Endosc 24(10):2368–2386

Patel KR, White SC, Tejirian T, Han SH, Russell D, Vira D et al (2006) Gallbladder management during laparoscopic Roux-en-Y gastric bypass surgery: routine preoperative screening for gallstones and postoperative prophylactic medical treatment are not necessary. Am Surg 72:857–861

Rickes S, Treiber G, Mönkemöller K et al (2006) Impact of the operateur´s experience on value of high-resolution transabdominal ultrasound on the diagnosis of choledocholithiasis: a prospective comparison using endoscopic retrograd cholangiograpy as the gold standard. Scand J Gastroenterol 41:838–843

Sanabria A, Dominguez LC, Valdivieso E, Gomez G (2010) Antibiotic prophylaxis for patients undergoing elective laparoscopic cholecystectomy. Cochrane Database Syst Rev (12):CD005265

Sauerland S, Agresta F, Bergamaschi R, Borzellino G, Budzynski A, Champault G, Fingerhut A, Isla A, Johansson M, Lundorff P, Navez B, Saad S, Neugebauer EAM (2006) Laparoscopy for abdominal emergencies – Evidence-based guidelines of the European Association for Endoscopic Surgery. Surg Endosc 20:14–29

S3-Leitlinie der Deutschen Gesellschaft für Verdauungs- und Stoffwechselkrankheiten und der Deutschen Gesellschaft für Viszeralchirurgie zur Diagnostik und Behandlung von Gallensteinen. AWMF-Register-Nr. 021/008. Überarbeitete Fassung: Stand Juni 2017

Stephen AE, Berger DL (2001) Carcinoma in the porcelain gallbladder: a relationship revisited. Surgery 129:699–703

Takada T, Strasberg SM, Solomkin JS et al. ; Tokyo Guidelines Revision Committee (2013)TG13: Updated Tokyo Guidelines for the management of acute cholangitis and cholecystitis. J Hepatobiliary Pancreat Sci 20(1):1–7

Thistle JL, Cleary PA, Lachin JM, Tyor MP, Hersh T (1984) The natural history of cholelithiasis: the National Cooperative Gallstone Study. Ann Intern Med 101:171–175

Thorboll J, Vilmann P, Jacobsen B, Hassan H (2004) Endoscopic ultrasonography in detection of cholelithiasis in patients with biliary pain and negative transabdominal ultrasonography. Scand J Gastroenterol 39:267–269

Tse F, Yuan Y (2012) Early routine endoscopic retrograde cholangiopancreatography strategy versus early conservative management strategy in acute gallstone pancreatitis. Cochrane Database Syst Rev 2012 May 16;(5):CD009779

Tsirline V B, Keilani Z M, El Djouzi S, Phillips R C, Kuwada T S, Gersin K, Simms C, Stefanidis D (2014) How frequently and when do patients undergo cholecystectomy after bariatric surgery? Surg Obes Relat Dis 10(2):313–321

Verma D, Kapadia A, Eisen GM, Adler DG (2006) EUS vs MRCP for detection of choledocholithiasis. Gastrointest Endosc 64(2):248–254

Warschkow R, Tarantino I, Ukegjini K, Beutner U, Guller U, Schmied B M, Muller S A, Schultes B, Thurnheer M (2013) Concomitant cholecystectomy during laparoscopic Roux-en-Y gastric bypass in obese patients is not justified: a meta-analysis. Obes Surg 23(3), 397–407

Williams E, Beckingham I, El Sayed G, Gurusamy K, Sturgess R, Webster G, Young T (2017)Updated guideline on the management of common bile duct stones (CBDS). Gut 66(5):765–782

Working Group IAP/APA (2013) Acute Pancreatitis Guidelines. IAP/APA evidence-based guidelines for the management of acute pancreatitis. Pancreatology Jul-Aug;13(4 Suppl 2)

Worni M, Guller U, Shah A, Gandhi M, Shah J, Rajgor D, Pietrobon R, Jacobs D O, Ostbye T (2012) Cholecystectomy concomitant with laparoscopic gastric bypass: a trend analysis of the nationwide inpatient sample from 2001 to 2008. Obes Surg 22(2):220–229

Yan R C, Shen S Q, Chen Z B, Lin F S, Riley J (2011) The role of prophylactic antibiotics in laparoscopic cholecystectomy in preventing postoperative infection: a meta-analysis. J Laparoendosc Adv Surg Tech A 21(4):301–306

13

Akute Pankreatitis

G. Alsfasser, E. Klar

© Springer-Verlag GmbH Deutschland 2017

C.-T. Germer, T. Keck, R.T. Grundmann (Hrsg.), *Evidenzbasierte Viszeralchirurgie benigner Erkrankungen*,

Evidenzbasierte Chirurgie, https://doi.org/10.1007/978-3-662-53553-0_14

14.1   Leitlinien

Bis vor wenigen Jahren wurde zur Einteilung und Definition der akuten Pankreatitis die 1992 erstellte Atlanta-Klassifikation (Bradley 1993) international genutzt. In den Jahren 2007–2012 wurde sie von 11 internationalen Pankreas-Expertenkommissionen grundlegend überarbeitet und 2013 veröffentlicht (Banks et al. 2012). Das Besondere an dieser Klassifikation ist die Neudefinition von lokalen Komplikationen sowie die klare Definition des Schweregrades. Alle seit 2012 veröffentlichten Leitlinien beziehen sich auf diese revidierte Atlanta-Klassifikation, weshalb diese im Weiteren als Grundlage für die Leitlinienbeschreibung dient. Nur Besonderheiten und Abweichungen anderer Leitlinien werden unter der entsprechenden Leitlinie dargestellt.

14.1.1   Die revidierte Atlanta-Klassifikation 2012 (Banks et al. 2012)

Die Diagnose einer akuten Pankreatitis kann gestellt werden, wenn 2 der 3 folgenden Kriterien erfüllt sind:
1. Abdomineller Schmerz, der typisch für das Krankheitsbild ist (wie z. B. schwere, insbesondere epigastrische Schmerzen mit Ausstrahlung in den Rücken)
2. Erhöhung der Serum-Lipase (oder auch -Amylase) auf das 3-fache des oberen Normwertes
3. Charakteristische Befunde im Kontrastmittel-CT, MRT oder Ultraschall

Sind die Serum-Enzyme erhöht mit passender klinischer Präsentation, ist kein Kontrast-CT bei der Aufnahme erforderlich. Der Symptombeginn und nicht die stationäre Aufnahme bestimmt den Beginn und somit das Zeitintervall der verschiedenen Stadien.

Frühe Phase: Sie umfasst die erste Woche der Erkrankung, in der die systemische Reaktion auf die Pankreatitis im Vordergrund steht.

Späte Phase: Sie ist charakterisiert durch die Persistenz systemischer Reaktionen oder durch das Vorhandensein lokaler Komplikationen und kann Wochen bis Monate andauern.

Es werden 2 **Arten** von akuter Pankreatitis unterschieden
- die interstitielle, ödematöse Pankreatitis und
- die nekrotisierende Pankreatitis.

Es werden 3 **Schweregrade** definiert:
- Milde akute Pankreatitis
  - Kein Organversagen
  - Keine lokalen oder systemischen Komplikationen
- Moderate schwere akute Pankreatitis
  - Transientes Organversagen, welches <48 h andauert
  - Lokale bzw. systemische Komplikationen (ohne Organversagen)
- Schwere akute Pankreatitis
  - Persistierendes Organversagen (>48 h Dauer): Dies kann entweder ein Ein-Organ-Versagen oder auch ein Mehr-Organ-Versagen sein
  - Nicht zur Definition erforderlich sind lokale Komplikationen, welche aber üblicherweise vorliegen

Definition der Komplikationen:
- Lokale Komplikationen
  - Akute peripankreatische Flüssigkeitsansammlungen (APFC, acute peripancreatic fluid collection); bei interstitieller ödematöser Pankreatitis ohne Nekrosen, innerhalb der ersten 4 Wochen, keine Ausbildung von Pseudozysten
  - Pankreatische Pseudozysten; abgekapselte Flüssigkeit mit definierter, entzündlich bedingter Wand mit minimalen oder keinen Nekrosen, entstehen nach der 4. Woche bei ödematöser Pankreatitis
  - Akute Ansammlung von Nekrosen (ANC, acute necrotic collection); heterogene Ansammlung von Flüssigkeit und Nekrosen bei nekrotisierender Pankreatitis ohne Kapsel, diese betreffen das Pankreasparenchym und/oder das peripankreatische Gewebe
  - Abgekapselte Nekrosen (WON, walled-off necrosis]; heterogene pankreatische oder peripankreatische Nekrosen, die eine

gutdefinierte Kapsel aufweisen und nach frühestens 4 Wochen entstehen
- Infizierte Nekrosen
- Systemische Komplikationen
  - Exazerbation von vorbestehenden Erkrankungen, wie koronare Herzkrankheit oder chronischen Lungenkrankheiten – dies wird nicht als Organversagen klassifiziert!
- Organversagen
  - Hierzu werden das pulmonale, kardiovaskuläre und renale System gemäß des modifizierten Marshall-Scores bewertet. Dieser gilt als relativ einfach und universal einsetzbar. Er wird dem SOFA-Score vorgezogen, da dieser für Patienten einer Intensivstation konzipiert ist.

Die Schwere der Erkrankung sollte nach 24 h, 48 h und 7 Tagen reevaluiert werden.

Der Nachweis von lokalen Komplikationen kann in der Frühphase erfolgen, jedoch ist eine CT-Untersuchung in der ersten Woche nicht zwingend erforderlich. Eine Kontrastmittel-CT ist nur den Fällen bei Aufnahme vorbehalten, bei denen eine diagnostische Unsicherheit besteht oder beim Verdacht auf lokale Komplikationen. Hierbei sollte das CT aber frühestens 72–96 h nach Symptombeginn, am besten aber nach 5–7 Tagen erfolgen. CT oder MRT werden als gleichwertig betrachtet. Die Kontrastmittel-CT ist am aussagekräftigsten nach frühestens 5–7 Tagen. Weiterhin ist das Ausmaß der Nekrose nicht proportional zur Schwere der Erkrankung.

Eine detaillierte Anamnese ist besonders wichtig, um den genauen Zeitpunkt des Symptombeginnes zu eruieren. Auch kann die Anamnese Auskunft über die Ätiologie der Erkrankung (biliär, alkoholisch, familiär, Hyperlipidämie etc.) geben.

14.1.2 Klinische Leitlinie des Kanadischen Chirurgischen Forums 2016 (Greenberg et al. 2016)

Abweichend oder ergänzend von den o. g. Leitlinien wird hier Folgendes empfohlen:
- Die Abdomensonographie sollte bei jedem Patienten erfolgen und hat einen besonderen Stellenwert in der Abklärung der Gallenwege, weniger zur Beurteilung des Pankreas
- Bei Transaminasenerhöhung und erhöhten Cholestaseparametern sollte bei mangelnder Beurteilung der Gallenwege in der Sonographie eine MRCP erfolgen.
- Folgende Parameter sollten die ersten drei Tage erhoben werden:
  - C-reaktives Protein (CRP); Hierbei wird eine CRP-Erhöhung von mehr als 150 mg/dl als Maß für die Schwere angesehen sowie als Anzeichen für einen ungünstigen Verlauf.
  - APACHE–II-Score; ein Score von mehr als 8 ist suggestiv für eine schwere Verlaufsform und prognostiziert einen ungünstigen Verlauf.
- Unterstützende Maßnahmen, Volumensubstitution mit Ringer-Laktat, analgetische Therapie und Mobilisation sind die Basismaßnahmen bei einer milden akuten Pankreatitis.
- Bei schwerer akuter Pankreatitis (s. o.) sollte eine Verlegung auf eine Intensivstation erfolgen.
- Ernährung:
  - Bei milder akuter Pankreatitis sollte bereits bei der Aufnahme eine Vollkost angeboten werden. Bestehen Übelkeit, Erbrechen, Abdominalschmerzen oder Ileussymptome, sollte der Patient die Möglichkeit bekommen, je nach Befinden die Kostform selbst zu steigern.
  - Bei schwerer akuter Pankreatitis sollte schnellstmöglich (binnen 48 h) eine enterale Ernährung begonnen werden. Hierbei sind Magensonde oder Naso-duodenale Sonden als gleichwertig anzusehen. Eine enterale Ernährung ist einer parenteralen Ernährung vorzuziehen.

Antibiotikagabe: Eine prophylaktische Gabe ist weder bei milder noch schwerer akuter Pankreatitis empfohlen.

Diagnose und Behandlung von lokalen Komplikationen

- Eine Wiederholung einer CT sollte bei Vorliegen einer neuen Infektion ohne bekannten Fokus, Problemen bei enteraler

Ernährung, hämodynamischer Instabilität oder Blutung erfolgen.

- Patienten mit einer ausgedehnten nekrotisierenden Pankreatitis sollten bei Ausbleiben einer klinischen Verbesserung oder bei Auftreten anderer Komplikationen in einem Zentrum mit interventioneller Endoskopie, interventioneller Radiologie und im Umgang mit dieser Erkrankung erfahrenen Chirurgen und Intensivmedizinern behandelt werden.
- APFC ohne radiologische Zeichen einer Infektion oder Sepsis sollten weiter beobachtet werden. Eine Feinnadelpunktion (FNA) spielt hier keine Rolle.
- Bei radiologischen Zeichen einer Infektion einer ANC oder WON sollte zum Nachweis einer Infektion eine FNA erfolgen.
- Sterile Nekrosen (FNA-Nachweis) oder klinisch stabile Patienten sollten konservativ behandelt werden. Antibiotika sind nicht indiziert. Eine Ausnahme bilden die instabilen Patienten mit dem klinischen Bild einer Sepsis, ohne dass ein Fokus identifiziert wurde. Neben einer ausgedehnten Fokussuche sollte hier ein Breitspektrum-Antibiotikum verabreicht werden.
- Infizierte Nekrosen, Nachweis durch FNA oder Luft in Nekrosen im CT: Nur in diesen Fällen sollten (resistenzgerechte) Antibiotika verabreicht werden.
- Infizierte ANC oder WON: Step-up-Behandlung (❑ Abb. 14.1):
  - Antibiotikatherapie
  - Interventionelle Drainageneinlage; hierbei wird die Drainage durchaus auch als bridging zu einer invasiveren chirurgischen Therapie angesehen.
  - Frühestens nach 4 Wochen sollte eine chirurgische Therapie erfolgen. Hierbei sind endoskopische Verfahren Mittel der ersten Wahl, wobei ein laparoskopisches oder ein retroperitoneoskopisches Vorgehen als gleichwertig betrachtet werden.
- Pseudozysten sollten nur bei Symptomatik oder Infektion in einem high-volume-Zentrum behandelt werden.

Vorgehen bei akuter biliärer Pankreatitis

- Eine Endoskopische retrograde Cholangiopankreatikographie (ERCP) sollte bei Obstruktion der Gallenwege oder Cholangitis innerhalb von 24–48 h erfolgen. Bei instabilen Patienten sollte die Anlage einer perkutanen transhepatischen Cholangiodrainage (PTCD) erwogen werden.
- Eine Cholezystektomie sollte bei milder Pankreatitis im Rahmen des Primäraufenthaltes erfolgen. Bei schwerer Erkrankung sollte sie nach Stabilisierung erfolgen.
- Falls eine Cholezystektomie während des Primäraufenthaltes nicht möglich ist (z. B. aufgrund von Komorbiditäten), dann sollte vor der Entlassung eine ERCP mit Papillotomie erfolgen.

14.1.3 Leitlinien des American College of Gastroenterology 2013 (Tenner et al. 2013)

Abweichend formuliert oder ergänzend sind folgende Feststellungen:

- Die Kontrastmittel-CT und MRT-Untersuchungen sind nur bei unklarer Diagnose oder bei fehlender klinischer Verbesserung nach 48 h–72 h durchzuführen.
- Bei fehlendem Nachweis von Gallensteinen oder leerer Alkoholanamnese sollten Serum Triglyzeride bestimmt werden (wahrscheinliche Ätiologie, wenn >1000 mg/dl).
- Bei Patienten >40 Jahren sollte ein Pankreaskarzinom als Ursache erwogen und abgeklärt werden.
- Bei Patienten <30 Jahren sollte eine genetische Untersuchung erwogen werden.
- Bei idiopathischer Pankreatitis sollten endoskopische Verfahren begrenzt angewendet werden.
- Die Erstversorgung sollte aggressiv mit Ringer-Laktat-Lösung erfolgen (250–500 ml/h).
- Bei Fehlen von Cholangitis oder Ikterus sollte eine MRCP oder Endosonographie (EUS) zur Abklärung einer Choledocholithiasis durchgeführt werden, aber keine ERCP.

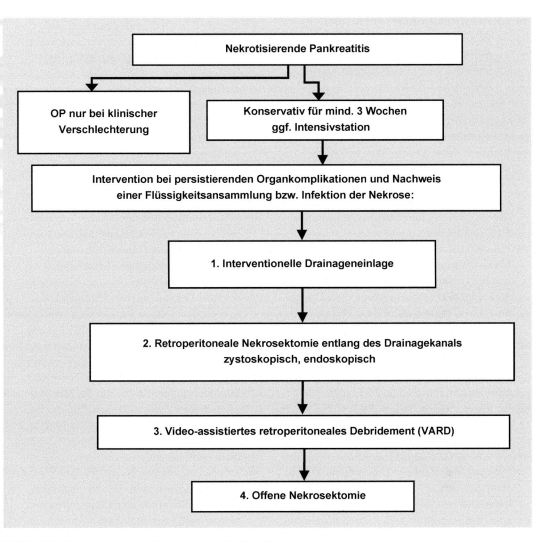

Nekrotisierende Pankreatitis

OP nur bei klinischer Verschlechterung

Konservativ für mind. 3 Wochen ggf. Intensivstation

Intervention bei persistierenden Organkomplikationen und Nachweis einer Flüssigkeitsansammlung bzw. Infektion der Nekrose:

1. Interventionelle Drainageneinlage

2. Retroperitoneale Nekrosektomie entlang des Drainagekanals zystoskopisch, endoskopisch

3. Video-assistiertes retroperitoneales Debridement (VARD)

4. Offene Nekrosektomie

◻ **Abb. 14.1**   Step-up-Vorgehen bei schwerer akuter Pankreatitis

---

- Nach ERCP werden Pankreasgangstents und/oder rektale Gabe von nichtsteroidalen Antiphlogistika empfohlen. (Anm.: Die nichtsteroidalen Antiphlogistika senken die Rate der post-ERCP-Pancreatitis, sind allerdings keine Alternative zum Stent).
- Antibiotika sind indiziert bei extrapankreatischen Infektionen sowie bei infizierten Nekrosen.
- Keine Indikation für Antibiotika sind sterile Nekrosen oder Prophylaxe.
- Eine Routinegabe von Antimykotika ist nicht empfohlen.

- Asymptomatische Pseudozysten oder asymptomatische pankreatische/extrapankreatische Nekrosen erfordern keine Intervention – unabhängig von Größe, Lage oder Ausdehnung.
- Beim Vorliegen von infizierten Nekrosen und klinisch stabilem Patient sollte jedwede Intervention oder Operation frühestens nach 4 Wochen erfolgen.
- Bei symptomatischen Patienten mit infizierter Nekrose sollten minimal-invasive Verfahren einer offen chirurgischen Therapie vorgezogen werden.

14.1.4 International Association of Pancreatology (IAP) und American Pancreatic Association (APA) 2013 (Working Group IAP/APA 2013)

Abweichend formuliert oder ergänzend sind folgende Feststellungen:

- Eine detaillierte Anamnese ist besonders wichtig, um den genauen Zeitpunkt des Symptombeginns zu eruieren. Auch kann die Anamnese Auskunft über die Ätiologie der Erkrankung (biliär, alkoholisch, familiär, Hyperlipidämie etc.) geben.
- Zum Ausschluss einer okkulten Mikrolithiasis bei idiopathischer Genese empfehlen IAP und APA primär eine Endosonographie. Falls diese negativ ist, sollte im zweiten Schritt eine Sekretin-stimulierte MRCP zur Erfassung möglicher seltener Pathologien erfolgen.
- Die Indikation zu einer CT wird gleichermaßen gesehen, allerdings sollte der optimale Zeitabstand zwischen Symptombeginn und Untersuchung eher 72–96 h betragen.
- Eine Folgeuntersuchung (CT oder MRT) sollte bei fehlender klinischer Verbesserung durchgeführt werden.
- Die Art der CT-Untersuchung wird hier spezifiziert als Multidetektor-Dünnschicht-CT mit 100–150 ml nicht-ionischem Kontrastmittel mit einer Rate von 3 ml/sec. Zum follow-up ist eine alleinige portal-venöse Phase ausreichend. Zur MRT-Untersuchung werden axiale Schnitte mit FS-T2 und FS-T1 Wichtung vor und nach Gabe von Gadolinium als Kontrastmittel empfohlen.
- Die Erstversorgung sollte mit Ringer-Laktat-Lösung erfolgen, als Richtwert werden 5–10 ml/kg/h angegeben.
- Klinische Zielgrößen zur Überwachung der Flüssigkeitsbilanz sind Herzfrequenz <120/min, mittlerer arterieller Druck von 65–85 mmHg und Urinausscheidung von >0,5-1 ml/kg/h sowie PICCO Monitoring und Hämatokrit-Einstellung auf 35–44 %.
- Patienten mit schwerer akuter Pankreatitis sollten intensivmedizinisch überwacht werden.

- Wie auch in den kanadischen Leitlinien empfohlen, sollten Patienten mit schwerer akuter Pankreatitis in einem Zentrum behandelt werden. Ein Zentrum wird zusätzlich definiert als high-volume-Zentrum mit neuester intensivmedizinischer Behandlungsmöglichkeit und Vorhandensein von Organersatzverfahren, mit rund um die Uhr verfügbarer interventioneller Radiologie, interventioneller Endoskopie (mit EUS und ERCP) und chirurgischer Expertise in der Behandlung der akuten Pankreatitis.
- Das abdominelle Kompartment-Syndrom (ACS) wird erwähnt und definiert als eine intra-abdominale Drucksteigerung von >20 mmHg, begleitet von neuerlichem Organversagen.
- Therapie des abdominellen Kompartment-Syndroms bei akuter Pankreatitis: Primär sollte eine medikamentös/konservative Therapie des ACS erfolgen (Reduktion von intra- und extravasalem Volumen sowie Darmentlastung). Eine chirurgische Therapie erfolgt nur nach interdisziplinärer Absprache, bei persistierendem Druck von >25 mmHg und bei neu aufgetretenem Organversagen. Hierbei sollten die Bursa omentalis und das Retroperitoneum nicht eröffnet werden.
- Reguläre Ernährung bei milder Pankreatitis ist erst bei fallenden Infektwerten empfohlen.
- Der Zeitrahmen zur Durchführung einer Notfall-ERCP bei biliärer Pankreatitis und Cholangitis wird streng mit <24 h definiert.
- Zur Gallenwegsabklärung wird der EUS mehr Bedeutung als der MRCP beigemessen.
- Eine Intervention bei infizierter nekrotisierender Pankreatitis ist bei klinischer Verschlechterung indiziert, wobei zum Zeitrahmen das Stadium der WON präferiert, aber nicht gefordert wird. Ohne Infektionszeichen sollte eine Therapie bei persistierendem Organversagen erst nach mehreren Wochen erfolgen, wenn die Nekrosen abgekapselt sind.
- Eine Routine-FNA wird nicht empfohlen.
- Folgendes wird bei Vorliegen einer sterilen Nekrose als Indikation einer Intervention festgelegt:

- durch einen raumfordernden Charakter bedingte Magenausgangsstenose oder intestinale oder Gallenwegsobstruktion
- persistierende subjektive klinische Beschwerden
- Vorliegen eines Pankreasgangabbruches.
- Generell wird jegliche Intervention bei infizierter Nekrose erst nach 4 Wochen empfohlen und auch hier das beschriebene Step-up-Vorgehen (◘ Abb. 14.1) favorisiert.

14.1.5 Italienische Vereinigung zur Erforschung des Pankreas (AISP) 2015 (Pezzilli et al. 2015)

Im Wesentlichen sind hier dieselben Definitionen und Vorgehensweisen wie oben beschrieben. Zusätzlich oder abweichend gilt Folgendes:

- Die Definition einer Fistel wird allgemein beschrieben. Ursachen sind Interventionen oder ein Pankreasgangabbruch bei Vorliegen von Nekrosen.
- Vaskuläre Komplikationen werden wie folgt beschrieben: Am häufigsten kommt es zu einer Milzvenenthrombose, seltener zu einer Thrombose der mesenteriko-portalen Venen; durch Gefäßschädigung können Pseudoaneurysmen oder Arrosionsblutungen entstehen.
- Im Rahmen der Erstversorgung sollte aggressiv Volumen substituiert werden. Auch hier wird Ringer-Laktat-Lösung bevorzugt, allerdings wird die Substitution mit 2 ml/kg/h empfohlen nach einem Bolus von 20 ml/kg in den ersten 30–45 min.
- Der Routineeinsatz einer Magensonde wird nicht empfohlen.
- Der Routineeinsatz von Protonenpumpeninhibitoren wird bei schwerer akuter Pankreatitis nicht empfohlen.
- Protease-Inhibitoren werden ebenfalls nicht empfohlen.
- Die Gabe von Somatostatin (oder auch -analoga) zur Reduktion von Komplikationen wird nicht empfohlen.
- Falls eine enterale Ernährung nicht durchführbar ist oder der Kalorienbedarf nicht suffizient gedeckt werden kann, wird ebenfalls eine parenterale Ernährung empfohlen. Hierbei sind konkrete Angaben erstellt: Stickstoff-Zufuhr von 0,2–0,24 g/kg/Tag bzw. Aminosäurenzufuhr von 1,2–1,5 g/kg/Tag. Hauptkalorienquelle sollten Kohlenhydrate sein mit einer empfohlenen Zufuhr von 5–6 g/kg/Tag sowie Fette mit einer Dosis von 0,8–1,5 g/kg/Tag. Zusätzlich werden Vitamine und Spurenelemente empfohlen.
- Die Gabe von Probiotika wird bei schwerer akuter Pankreatitis nicht empfohlen.
- Die Kontrolle der exokrinen und endokrinen Funktion des Pankreas sollte nach Rekonvaleszenz alle 6 Monate über einen Zeitraum von 18 Monaten erfolgen.
- Bezüglich der **Therapie von Komplikationen** besteht eine Übereinstimmung mit den bereits genannten Prinzipen. Allerdings werden bestimmte Techniken im konsekutiven Einsatz folgendermaßen gewertet:
  - Besteht eine Indikation zur **Pseudozystendrainage**, dann sollte dies entweder endoskopisch oder interventionell radiologisch erfolgen. Ein chirurgischer Ansatz ist nur nach Therapieversagen indiziert. Im Fall eines endoskopischen Vorgehens sollte entweder transgastrisch oder transduodenal ein Stent platziert werden.
  - Im Fall einer **chirurgischen Therapie** (auch von Nekrosen) ist die Video-assistierte retroperitoneale Drainageoperation (VARD) das Vorgehen der ersten Wahl.
  - Vorliegen einer **Pankreasfistel**: Primär sollte eine medikamentöse Therapie erfolgen. Falls es zur Ausbildung von pankreatogenem Ascites, pankreatiko-pleuralen Fisteln oder einer high-output-Fistel kommt, sollte primär endoskopisch vorgegangen werden. Ein chirurgischer Ansatz ist Mittel der zweiten Wahl nach erfolgloser endoskopischer Therapie.
  - Bei Blutungen durch Pseudoaneurysmata sollte primär ein angiographisches Coiling erfolgen.

14.1.6 AWMF S3-Leitlinie chronische Pankreatitis – Therapie des akuten Schubes (Hoffmeister et al. 2012)

Für die Therapie akuter Schübe gelten die gleichen Prinzipien wie zur Behandlung der akuten Pankreatitis und sie sind daher in wenigen Stichpunkten erwähnt. Auch hier werden nur abweichende Empfehlungen oder Formulierungen von o. g. Leitlinien aufgeführt.

- Zur Prognoseabschätzung werden Hinweise auf das Vorliegen von Organversagen auf dem Boden von Ranson- oder Imrie-Score verwendet. Systemische Komplikationen werden definiert als z. B. respiratorische oder Niereninsuffizienz und benutzen daher eine andere Definition als die revidierte Atlanta-Klassifikation, die zum Zeitpunkt der Veröffentlichung der S3-Leitlinie aber noch nicht publiziert war. Weitere Parameter zur Prognoseabschätzung sind das Vorliegen von Nekrosen, erhöhte CRP-Werte, der Hämatokrit oder ein persistierendes Organversagen von mehr als 48 h Dauer.
- Die rasche Flüssigkeitssubstitution sollte mit 5–10 ml/kg/h mit Kristalloiden erfolgen, wobei keine besondere Betonung auf dem Verwenden von Ringer-Laktat-Lösung liegt.
- Eine adäquate Schmerztherapie, auch mit Opioiden, sollte erfolgen. Bei wachen Patienten ohne Gerinnungsstörung wird die Anlage eines thorakalen Periduralkatheters empfohlen.
- Eine initiale Nahrungskarenz kann hilfreich sein, allerdings besteht Einigkeit mit anderen Leitlinien darüber, dass der Kostaufbau zügig erfolgen sollte.
- Eine parenterale Gabe von immunomodulierender Supplementation sollte nicht erfolgen.
- Probiotika sollen bei ungünstigem Effekt auf den Verlauf der akuten Pankreatitis nicht verabreicht werden.
- Bei Vorliegen einer infizierten Nekrose soll die konservative Behandlung ausgeschöpft werden. Interventionelle oder endoskopische Verfahren sollen einem offen chirurgischen Verfahren vorgezogen werden. Auch hier sind keine anderen Aspekte als in den o. g. Leitlinien enthalten, allerdings wird der frühestmögliche Zeitpunkt einer Intervention mit 2–3 Wochen nach Erkrankungsbeginn etwas früher als in anderen Leitlinien empfohlen.

14.2 Ergebnisse

14.2.1 Einteilung, Stratifikation und Leitlinien

In einer kürzlich veröffentlichten Studie aus England wird die Vorhersagefähigkeit der ursprünglichen Atlanta-Kriterien mit der revidierten Fassung und einer weiteren Einteilung verglichen. Die Autoren können zeigen, dass die ursprüngliche Klassifikation von 1992 signifikant schlechter als die revidierte Form abschneidet, insbesondere in der Stratifizierung für die Notwendigkeit einer intensivmedizinischen Behandlung, Notwendigkeit eines chirurgischen Eingriffs, Dauer des Intensivaufenthaltes sowie Dauer des Krankenhausaufenthaltes (Bansal et al. 2016). Die Notwendigkeit von einfachen und aussagkräftigen Scores in der Notaufnahme wurde in einem Review kürzlich verglichen. Hier werden der BISAP-Score (Bedside index of severity in acute pancreatitis), der HAPS-Score (Harmless acute pancreatitis score) sowie einzelne Marker als hilfreich angesehen. Der in der revidierten Atlanta-Klassifikation empfohlene modifizierte Marshall-Score (◘ Tab. 14.1) wird allerdings nicht untersucht (Kuo et al. 2015). Auch im Hinblick auf die Umsetzung von Leitlinienempfehlungen zeigte ein regionales Audit in Australien, dass in den meisten Krankenhäusern die akute Pankreatitis nicht Leitlinien-konform behandelt wird und fordert die Einführung von standardisierten Behandlungsprotokollen (Nesvaderani et al. 2015). Obwohl eine Antibiotikaprophylaxe nicht generell empfohlen wird, zeigt eine aktuelle Metaanalyse von insgesamt 11 Studien, dass die Mortalität (jedweder Ursache) bei Patienten mit schwerer akuter Pankreatitis mit einer Antibiotikaprophylaxe signifikant reduziert ist (RR 0,66, p=0,02) (Lim et al. 2015).

◻ **Tab. 14.1** Modifizierter Marshall-Score. (Nach Banks et al. 2013)

Organsystem	Score				
	0	1	2	3	4
Pulmonal (PaO2/FiO2)	>400	301–400	201–300	101–200	<101
Renal*					
Serum Kreatinin (µmol/l)	<134	134–169	170–310	311–439	>439
Serum Kreatinin (mg/dl)	<1,4	1,4–1,8	1,9–3,6	3,6–4,9	>4,9
Kardio-vaskulär (systolischer Blutdruck mmHg, keine Katecholamintherapie)	>90	<90, Besserung durch Volumengabe	<90, keine Besserung durch Volumengabe	<90 pH<7,3	<90 pH<7,2
Sauerstoffzufuhr (l/min)	FiO2 (%)				
Raumluft	21				
2	25				
4	30				
6–8	40				
9–10	50				

Ein Punktewert von 2 oder mehr definiert das Vorhandensein eines Organversagens.
* Der Punktewert bei vorbestehendem Nierenversagen hängt vom Ausmaß der weiteren Verschlechterung der Ausgangsfunktion ab. Es existiert keine formelle Korrekturmöglichkeit für einen Kreatinin-Wert von ≥134 µmol/l oder ≥1,4 mg/dl.

14.2.2 Operationen/Interventionen bei lokalen Komplikationen

Gurusamy et al. analysieren in einem Cochrane-Review 8 wichtige randomisiert kontrollierte Studien (RCT), die offene Nekrosektomie, minimalinvasives Step-up-Vorgehen und peritoneale Lavage bewerten (Gurusamy et al. 2016a). Insgesamt werden in diesem Review 306 Patienten analysiert. Die Qualität der Evidenz wird als niedrig bis sehr niedrig angesehen, da die Autoren ein großes Risiko von Befangenheit der einzelnen Autoren sehen und die Fallzahlen insgesamt niedrig sind. Dennoch kann gezeigt werden, dass das minimalinvasive Step-up-Vorgehen weniger leichte und auch weniger schwere Komplikationen, weniger Organversagen und weniger Kosten verursacht als eine offene Nekrosektomie. Ein statistischer Unterschied in der Mortalität ist nicht zu sehen. Die wahrscheinlich wichtigste Publikation in diesem Zusammenhang stammt aus den Niederlanden, die zeigen konnte, dass bei einem Step-up-Vorgehen mit minimalinvasivem Vorgehen im Vergleich zur offenen Nekrosektomie weniger Komplikationen und Organversagen auftreten (40 % vs. 69 %, p=0,006) (van Santvoort et al. 2010). Auch andere Autoren bestätigen in prospektiven Studien einen Erfolg dieses Vorgehens mit geringer Mortalität (7,4 %) (Li et al. 2016). Minimalinvasive retroperitoneale Nekrosektomie zeigt auch in einer aktuellen Studie aus England eine signifikant reduzierte Rate an Komplikationen (63,5 % vs. 81,7 %), allerdings bei fehlendem Mortalitätsunterschied (Gomatos et al. 2016). Ein systematisches Review von endoskopisch transluminaler Nekrosektomie in 14 Publikationen zeigte außer einer mäßigen bis niedrigen methodischen Qualität, dass dieses Vorgehen bei den meisten Patienten effektiv ist, allerdings kann hier keine weitere Schlussfolgerung gezogen werden (van

Brunschot et al. 2014). Zu derselben Schlussfolgerung kommt ein weiteres systematisches Review aus Kanada (Puli et al. 2014). Zurzeit versucht eine randomisiert kontrollierte Studie (TENSION-Trial) das endoskopische mit dem minimalinvasiven Step-up-Vorgehen zu vergleichen. Ergebnisse werden allerdings frühesten 2017 erwartet (van Brunschot et al. 2013).

Intervention/Operation bei Pseudozysten

Gurusamy et al. (2016b) haben ebenfalls 4 RCTs mit insgesamt 177 Patienten analysiert, die die Behandlung von Pseudozysten untersuchen. Hierbei zeigt sich, dass bei ebenfalls niedrig bewerteter Evidenz die endoskopischen Verfahren im Hinblick auf Komplikationen besser abschneiden als offen chirurgische Verfahren. Innerhalb der endoskopischen Vorgehensweisen schneidet die endosonographisch gestützte Punktion mit naso-zystischer Drainage am besten ab.

Cholezystektomie

Der Unterschied zwischen früher versus spät-elektiver Cholezystektomie nach biliärer Pankreatitis ist Gegenstand eines weiteren Cochrane-Reviews (Gurusamy et al. 2013), der jedoch nur eine RCT analysiert und keine erhöhten Risiken einer frühen Cholezystektomie zeigt. Allerdings konnten van Baal et al. bereits 2012 in einem systematischen Review von 9 Studien zeigen, dass eine verzögerte Cholezystektomie zu einer höheren Rate von Wiederaufnahmen führte (van Baal et al. 2012). Eine neuere RCT aus den Niederlanden (PONCHO-Trial) zeigt deutlich, dass die Rate an Gallenstein-assoziierten Komplikationen bei einer frühen Cholezystektomie signifikant geringer ist (5 % vs. 17 %, p=0,002) und empfiehlt daher die Operation während des initialen Krankenhausaufenthaltes (da Costa et al. 2015). Es gibt wenige Daten zu einer Cholezystektomie bei schwerer akuter Pankreatitis. In einer retrospektiven Analyse konnten Fong et al. (2015) zeigen, dass eine simultane Cholezystektomie im Rahmen einer Nekrosektomie sicher ist, aber keinen Unterschied in der Mortalität bedeutet. Allerdings sind vermehrt Gallenstein-assoziierte Komplikationen zu

verzeichnen, die eine zumeist offene Reoperation notwendig machen. Daher empfehlen die Autoren eine simultane Cholezystektomie im Rahmen der Nekrosektomie.

Interventionen – ERCP und FNA

Tse und Yuan (2012) vergleichen in einem Cochrane-Review den Einsatz einer ERCP bei biliärer Pankreatitis. Eine frühe Routine-ERCP wird mit initial konservativer Therapie und gezielter ERCP verglichen. Es gibt keine klare Evidenz, dass eine frühe Routine-ERCP die Mortalität oder das Auftreten von Komplikationen senkt. Allerdings zeigt die Datenlage, dass die frühe ERCP bei Cholangitis signifikant Mortalität (RR 0,20 95 % CI 0,06–0,68) und Komplikationsrate (RR 0,45, 95 % CI 0,20–0,99) senkt. Dies ist aber bei Gallenwegsobstruktion alleine ohne Cholangitis nicht signifikant (RR 0,53, 95 % CI 0,26–1,07; und RR 0,56, 95 % CI 0,30–1,02) . Diese Ergebnisse werden in einem aktuellen Review bestätigt (da Costa et al. 2016).

Die Wertigkeit einer Feinnadelaspiration (FNA) zur Detektion einer infizierten Pankreasnekrose wurde in den Niederlanden anhand einer post-hoc-Analyse einer prospektiven multizentrischen Datenbank ausgewertet. Die Autoren können zeigen, dass bei der absoluten Mehrzahl der Patienten eine Infektion anhand klinischer und radiologischer Zeichen richtig erkannt werden kann. Eine FNA hingegen hat nur bei unklaren Konstellationen einen Stellenwert (van Baal et al. 2014).

14.3 Fazit für die Praxis

1. Die Definition der akuten Pankreatitis und assoziierter Komplikationen sollte gemäß der revidierten Atlanta-Klassifikation erfolgen.
2. Die Erstversorgung sollte eine Kreislaufüberwachung und Volumensubstitution mit Ringer-Laktat beinhalten und eine intensivmedizinische Überwachungsmöglichkeit vorhalten. Eine Verlegung in ein Zentrum sollte erfolgen.

3. Eine initiale Bildgebung kann hilfreich sein, ist aber nicht zwingend notwendig. Eine CT zur Beurteilung lokaler Komplikationen sollte frühestens nach 72 h erfolgen.
4. Eine Intervention sollte in der Frühphase nur bei klinischer Verschlechterung erfolgen.
5. Jegliche Intervention sollte möglichst frühestens nach 4 Wochen erfolgen. Dies schließt auch interventionelle Techniken mit ein. Die Interventionen sollten nach dem o. g. Step-up-Vorgehen durchgeführt werden.
6. Bei biliärer Genese sollte eine Choledocholithiasis ausgeschlossen werden, bei Vorliegen einer Cholangitis ist eine ERCP innerhalb von 24 h empfohlen.
7. Eine Cholezystektomie bei biliärer Genese einer milden akuten Pankreatitis sollte während des Erstaufenthaltes erfolgen.

Literatur

van Baal MC, Besselink MG, Bakker OJ, van Santvoort HC, Schaapherder AF, Nieuwenhuijs VB, Gooszen HG, van Ramshorst B, Boerma D, Dutch Pancreatitis Study G (2012) Timing of cholecystectomy after mild biliary pancreatitis: a systematic review. Ann Surg 255(5):860–866

van Baal MC, Bollen TL, Bakker OJ, van Goor H, Boermeester MA, Dejong CH, Gooszen HG, van der Harst E, van Eijck CH, van Santvoort HC, Besselink MG, Dutch Pancreatitis Study G (2014) The role of routine fine-needle aspiration in the diagnosis of infected necrotizing pancreatitis. Surgery 155(3):442–448

Banks PA, Bollen TL, Dervenis C, Gooszen HG, Johnson CD, Sarr MG, Tsiotos GG, Vege SS (2013) Acute Pancreatitis Classification Working G. Classification of acute pancreatitis–2012: revision of the Atlanta classification and definitions by international consensus. Gut 62(1):102–111

Bansal SS, Hodson J, Sutcliffe RS, Marudanayagam R, Muiesan P, Mirza DF, Isaac J, Roberts KJ (2016) Performance of the revised Atlanta and determinant-based classifications for severity in acute pancreatitis. Br J Surg 103(4):427–433

Bradley EL, III. (1993) A clinically based classification system for acute pancreatitis. Summary of the International Symposium on Acute Pancreatitis, Atlanta, Ga, September 11 through 13, 1992. Arch Surg;128(5):586–590

van Brunschot S, Fockens P, Bakker OJ, Besselink MG, Voermans RP, Poley JW, Gooszen HG, Bruno M, van Santvoort HC (2014) Endoscopic transluminal necrosectomy in

necrotising pancreatitis: a systematic review. Surg Endosc 28(5):1425–1438

van Brunschot S, van Grinsven J, Voermans RP, Bakker OJ, Besselink MG, Boermeester MA, Bollen TL, Bosscha K, Bouwense SA, Bruno MJ, Cappendijk VC, Consten EC, Dejong CH, Dijkgraaf MG, van Eijck CH, Erkelens GW, van Goor H, Hadithi M, Haveman JW, Hofker SH, Jansen JJ, Lameris JS, van Lienden KP, Manusama ER, Meijssen MA, Mulder CJ, Nieuwenhuis VB, Poley JW, de Ridder RJ, Rosman C, Schaapherder AF, Scheepers JJ, Schoon EJ, Seerden T, Spanier BW, Straathof JW, Timmer R, Venneman NG, Vleggaar FP, Witteman BJ, Gooszen HG, van Santvoort HC, Fockens P, Dutch Pancreatitis Study G (2013) Transluminal endoscopic step-up approach versus minimally invasive surgical step-up approach in patients with infected necrotising pancreatitis (TENSION trial): design and rationale of a randomised controlled multicenter trial [ISRCTN09186711]. BMC Gastroenterol 13:161

da Costa DW, Bouwense SA, Schepers NJ, Besselink MG, van Santvoort HC, van Brunschot S, Bakker OJ, Bollen TL, Dejong CH, van Goor H, Boermeester MA, Bruno MJ, van Eijck CH, Timmer R, Weusten BL, Consten EC, Brink MA, Spanier BW, Bilgen EJ, Nieuwenhuijs VB, Hofker HS, Rosman C, Voorburg AM, Bosscha K, van Duijvendijk P, Gerritsen JJ, Heisterkamp J, de Hingh IH, Witteman BJ, Kruyt PM, Scheepers JJ, Molenaar IQ, Schaapherder AF, Manusama ER, van der Waaij LA, van Unen J, Dijkgraaf MG, van Ramshorst B, Gooszen HG, Boerma D, Dutch Pancreatitis Study G (2015) Same-admission versus interval cholecystectomy for mild gallstone pancreatitis (PONCHO): a multicentre randomised controlled trial. Lancet 386(10000):1261–1268

da Costa DW, Schepers NJ, Romkens TE, Boerma D, Bruno MJ, Bakker OJ, Dutch Pancreatitis Study G (2016) Endoscopic sphincterotomy and cholecystectomy in acute biliary pancreatitis. Surgeon 14(2):99–108

Fong ZV, Peev M, Warshaw AL, Lillemoe KD, Fernandez-del Castillo C, Velmahos GC, Fagenholz PJ (2015) Single-stage cholecystectomy at the time of pancreatic necrosectomy is safe and prevents future biliary complications: a 20-year single institutional experience with 217 consecutive patients. J Gastrointest Surg 19(1):32–37; discussion 37–38

Gomatos IP, Halloran CM, Ghaneh P, Raraty MG, Polydoros F, Evans JC, Smart HL, Yagati-Satchidanand R, Garry JM, Whelan PA, Hughes FE, Sutton R, Neoptolemos JP (2016) Outcomes From Minimal Access Retroperitoneal and Open Pancreatic Necrosectomy in 394 Patients With Necrotizing Pancreatitis. Ann Surg 263(5):992–1001

Greenberg JA, Hsu J, Bawazeer M, Marshall J, Friedrich JO, Nathens A, Coburn N, May GR, Pearsall E, McLeod RS (2016) Clinical practice guideline: management of acute pancreatitis. Can J Surg 59(2):128–140

Gurusamy KS, Belgaumkar AP, Haswell A, Pereira SP, Davidson BR (2016a) Interventions for necrotising pancreatitis. Cochrane Database Syst Rev 4:CD011383

Gurusamy KS, Nagendran M, Davidson BR (2013) Early versus delayed laparoscopic cholecystectomy for acute gallstone pancreatitis. Cochrane Database Syst Rev 2013(9):CD010326

Gurusamy KS, Pallari E, Hawkins N, Pereira SP, Davidson BR (2016b) Management strategies for pancreatic pseudo-cysts. Cochrane Database Syst Rev 2016;4:CD011392

Hoffmeister A, Mayerle J, Beglinger C, Buchler MW, Bufler P, Dathe K, Folsch UR, Friess H, Izbicki J, Kahl S, Klar E, Keller J, Knoefel WT, Layer P, Loehr M, Meier R, Riemann JF, Runzi M, Schmid RM, Schreyer A, Tribl B, Werner J, Witt H, Moss-ner J, Lerch MM, Chronic Pancreatitis German Society of Digestive and Metabolic Diseases (DGVS) (2012) [S3-Con-sensus guidelines on definition, etiology, diagnosis and medical, endoscopic and surgical management of chronic pancreatitis German Society of Digestive and Metabolic Diseases (DGVS)]. Z Gastroenterol 50(11):1176–1224

Kuo DC, Rider AC, Estrada P, Kim D, Pillow MT (2015) Acute Pan-creatitis: What's the Score? J Emerg Med 48(6):762–770

Li A, Cao F, Li J, Fang Y, Wang X, Liu DG, Li F (2016) Step-up mini-invasive surgery for infected pancreatic necrosis: Results from prospective cohort study. Pancreatology 16(4): 508–514

Lim CL, Lee W, Liew YX, Tang SS, Chlebicki MP, Kwa AL (2015) Role of antibiotic prophylaxis in necrotizing pancreatitis: a meta-analysis. J Gastrointest Surg 19(3):480–491

Nesvaderani M, Eslick GD, Faraj S, Vagg D, Cox MR (2015) Study of the early management of acute pancreatitis. ANZ J Surg doi: 10.1111/ans.13330. [Epub ahead of print]

Pezzilli R, Zerbi A, Campra D, Capurso G, Golfieri R, Arcidiacono PG, Billi P, Butturini G, Calculli L, Cannizzaro R, Carrara S, Crippa S, De Gaudio R, De Rai P, Frulloni L, Mazza E, Mutig-nani M, Pagano N, Rabitti P, Balzano G, Italian Association for the Study of the Pancreas (2015) Consensus guidelines on severe acute pancreatitis. Dig Liver Dis 47(7):532–543

Puli SR, Graumlich JF, Pamulaparthy SR, Kalva N (2014) Endo-scopic transmural necrosectomy for walled-off pancreatic necrosis: a systematic review and meta-analysis. Can J Gastroenterol Hepatol 28(1):50–53

van Santvoort HC, Besselink MG, Bakker OJ, Hofker HS, Boer-meester MA, Dejong CH, van GH, Schaapherder AF, van Eijck CH, Bollen TL, van RB, Nieuwenhuijs VB, Timmer R, Lameris JS, Kruyt PM, Manusama ER, van der Harst E, van der Schelling GP, Karsten T, Hesselink EJ, van Laarhoven CJ, Rosman C, Bosscha K, de Wit RJ, Houdijk AP, van Leeuwen MS, Buskens E, Gooszen HG (2010) A step-up approach or open necrosectomy for necrotizing pancrea-titis. N Engl J Med 362(16):1491–1502

Tenner S, Baillie J, DeWitt J, Vege SS, American College of G (2013) American College of Gastroenterology guideline: management of acute pancreatitis. Am J Gastroenterol 108(9):1400–1415; 1416

Tse F, Yuan Y (2012) Early routine endoscopic retrograde cho-langiopancreatography strategy versus early conservati-ve management strategy in acute gallstone pancreatitis. Cochrane Database Syst Rev 2012(5):CD009779

Working Group IAP/APA (2013) IAP/APA evidence-based guidelines for the management of acute pancreatitis. Pancreatology 13(4 Suppl 2):e1–15

14

Chronische Pankreatitis

D. Bausch, T. Keck

© Springer-Verlag GmbH Deutschland 2017
C.-T. Germer, T. Keck, R.T. Grundmann (Hrsg.), *Evidenzbasierte Viszeralchirurgie benigner Erkrankungen*,
Evidenzbasierte Chirurgie, https://doi.org/10.1007/10.1007/978-3-662-53553-0_15

15.1 Leitlinien

Trotz der relativen Häufigkeit der chronischen Pankreatitis in vielen westlichen Industrienationen existieren nur vergleichsweise wenige Leitlinien zu ihrer Behandlung. Diese sind zudem oft schon mehr als 5 Jahre alt. Im Folgenden werden die wesentlichen und aktuellen Leitlinien dargestellt. Auffällig ist, dass die ausgesprochenen Empfehlungen in vielen Fällen nur einen niedrigen Evidenzgrad aufweisen. Ursächlich hierfür ist die geringe Zahl prospektiv randomisierter Studien mit kleinen Patientenkollektiven in vielen Bereichen.

15.1.1 Leitlinie der Deutschen Gesellschaft für Verdauungs- und Stoffwechselkrankheiten (DGVS) (Hoffmeister et al. 2012)

Die Leitlinie der DGVS wurde zuletzt im Jahr 2012 aktualisiert.

Bildgebende Diagnostik

- Nach Anamnese und klinischer Untersuchung hat die Sonographie des Pankreas die erste Präferenz. Bei unsicheren Zeichen einer Pankreatitis (inhomogenes Organ, normal weiter Pankreasgang) und klinischem Verdacht sollte eine Endosonographie (EUS) erfolgen. Mit der endosonographisch gestützten Feinnadelpunktion (EUS-FNP) gelingt die zytologische respektive histologische Diagnose fokaler Herde. Die Computertomographie (CT) und MRT sowie MRCP sind ergänzende diagnostische Methoden bei unklaren Pankreasveränderungen im Ultraschall und in der Endosonographie. Insbesondere sollte die MRCP erfolgen, um nähere Informationen zum Pankreasgangsystem zu erhalten, wenn dies erforderlich ist (Evidenzgrad 2a, Empfehlungsgrad B, Konsens).
- Die unterschiedlichen Kriterien der verschiedenen bildgebenden Verfahren sollten für Erwachsene modifiziert und nach der Cambridge-Klassifikation verwendet werden (Evidenzgrad 2a, Empfehlungsgrad B, starker Konsens).
- Die Elastographie kann zum jetzigen Zeitpunkt nicht zur Diagnostik einer chronischen Pankreatitis empfohlen werden (Evidenzgrad 4, Empfehlungsgrad C, starker Konsens).
- Sie kann aber hilfreich bei der Differenzialdiagnose von Herdbefunden sein (Evidenzgrad 3b, Empfehlungsgrad C, starker Konsens).
- Die zytologische oder histologische Feinnadelpunktion kann zur Differenzierung zwischen einer Autoimmunpankreatitis und anderen Pankreaserkrankungen empfohlen werden (Evidenzgrad 2c, Empfehlungsgrad B, Konsens).
- Bei Durchführbarkeit des EUS und der MRT/MRCP kann die ERP nicht als primäres diagnostisches Verfahren empfohlen werden. In Einzelfällen (z. B. unzureichende Aussage von EUS und MRT/MRCP) kann eine ERP erfolgen. Bei V. a. auf eine Autoimmunpankreatitis kann die diagnostische ERP eingesetzt werden (Evidenzgrad 4, Empfehlungsgrad C, starker Konsens).

Indikationsstellung zur interventionellen oder operativen Therapie

- Bei dauerhaften, Analgetika-pflichtigen Schmerzen sollte eine interventionelle oder operative Therapie erfolgen (Evidenzgrad 2b, Empfehlungsgrad B, Konsens).
- Bei Verdacht auf ein resezierbares Pankreaskarzinom soll eine chirurgische Therapie erfolgen (Evidenzgrad 2b, Empfehlungsgrad A, Konsens).
- Das alleinige Vorliegen einer endokrinen Pankreasinsuffizienz stellt keine Indikation für die operative oder interventionelle Therapie einer chronischen Pankreatitis dar (starker Konsens, klinischer Konsenspunkt).
- Bei persistierenden klinischen Symptomen einer Magenausgangs- oder Duodenalstenose auf dem Boden einer chronischen Pankreatitis soll eine operative oder interventionelle Therapie erfolgen (starker Konsens, klinischer Konsenspunkt).

- Symptomatische Pseudozysten sollten therapiert werden. Die endoskopische oder chirurgische Therapie einer symptomatischen Pseudozyste sollte unabhängig von der Größe erfolgen (Evidenzgrad 2a, Empfehlungsgrad B, starker Konsens).
- Bei entzündlichem Pankreaskopftumor sollten eine primäre Endoskopie und Stenteinlage in den Gallengang bei Gallengangstenose mit Gangdilatation erfolgen. Besteht jedoch nach temporärer endoskopischer Therapie eine Persistenz der Symptome oder der Cholestase, so sollte die chirurgische Resektion durchgeführt werden (Evidenzgrad 2b, Empfehlungsgrad B, starker Konsens).

Endoskopische und interventionelle Therapie der chronischen Pankreatitis

- Verursacht eine Pankreaspseudozyste Komplikationen, sollte eine interventionelle oder operative Behandlung erfolgen (Evidenzgrad 2a, Empfehlungsgrad B, starker Konsens).
- Bei symptomatischen Pankreaspseudozysten kann die initiale Therapie eine endoskopische Drainage der Pseudozysten darstellen und eine operative Therapie kann bei Rezidiv der Pseudozyste erfolgen (Evidenzgrad 3a, Empfehlungsgrad C, starker Konsens).
- Die Wahl zwischen endoskopischer und operativer Pseudozystendrainage soll aufgrund der Zystenlokalisation und der Art zusätzlicher pathomorphologischer Veränderungen getroffen werden (Evidenzgrad 3b, Empfehlungsgrad A, starker Konsens).
- Asymptomatische Pankreaspseudozysten, die eine Größe von mehr als 5 cm Durchmesser haben und sich innerhalb von 6 Wochen nicht zurückbilden, können behandelt werden (Evidenzgrad 2a, Empfehlungsgrad C, mehrheitliche Zustimmung).
- Die Drainage von Pseudozysten kann transgastral, transduodenal oder transpapillär durchgeführt werden. Eine perkutane Drainage ist ebenfalls möglich, jedoch mit dem Risiko einer externen Fistelbildung verbunden und für die Patienten beschwerlich (Evidenzgrad 4, Empfehlungsgrad D, starker Konsens).

- Transmurale Punktionen sollten mit endosonographischer Kontrolle erfolgen (Evidenzgrad 3, Empfehlungsgrad B, starker Konsens).
- Eine diagnostische Zystenpunktion kann bei Verdacht auf infizierten Zysteninhalt oder bei Neoplasieverdacht erfolgen (Evidenzgrad 4, Empfehlungsgrad D, starker Konsens).
- Bei Verdacht auf einen malignen zystischen Prozess soll ein chirurgisches Vorgehen gewählt werden (Evidenzgrad 4, Empfehlungsgrad A, starker Konsens).
- Vor endoskopischer oder chirurgischer Pseudozystendrainage kann eine Darstellung des Pankreasgangs erfolgen (Evidenzgrad 3b, Empfehlungsgrad C, starker Konsens).
- Bei chronischer Pankreatitis mit fortgeschrittenen Pankreasgangveränderungen, insbesondere mit Pankreatikolithiasis, sollte eine Pseudozyste als Teil eines therapeutischen Gesamtkonzepts behandelt werden (Evidenzgrad 2b, Empfehlungsgrad B, Konsens).
- Eine Therapie von Pankreasgangstenosen kann bei Pankreaspseudozyste, prästenotischer Gangdilatation oder Fistel erfolgen (Evidenzgrad 4, Empfehlungsgrad D, starker Konsens).
- Vaskuläre Pseudoaneurysmen bei chronischer Pankreatitis sollten behandelt werden (starker Konsens, klinischer Konsenspunkt).
- Bei blutenden Pseudoaneurysmen des Pankreas ist die angiographische Embolisation Methode der ersten Wahl (Evidenzgrad 3a, Empfehlungsgrad B, starker Konsens).
- Pankreasgangsteine, die durch eine Abflussbehinderung des Pankreassekrets Schmerzen verursachen, rezidivierende Krankheitsschübe induzieren, eine Pseudozyste oder Fistel unterhalten oder andere Komplikationen verursachen, können endoskopisch oder operativ behandelt werden (Evidenzgrad 4, Empfehlungsgrad D, starker Konsens).
- Pankreasgangstenosen, die durch eine Abflussbehinderung des Pankreassekrets Schmerzen verursachen, rezidivierende Krankheitsschübe induzieren, eine Pseudozyste oder Fistel unterhalten oder andere Komplikationen verursachen, können mittels endoskopischer

Dilatation und Stenteinlage behandelt werden (Evidenzgrad 4, Empfehlungsgrad D, starker Konsens).

- Eine endoskopische Stentimplantation in den Pankreasgang kann erfolgen, wenn Pankreasgangsteine oder eine papillennahe Stenose im Pankreasgang zu einer Abflussbehinderung führen. Über die notwendige Dauer einer Stenttherapie können keine generellen Empfehlungen abgegeben werden (Evidenzgrad 4, Empfehlungsgrad C, starker Konsens).
- Bei Kontraindikationen gegen eine operative Therapie kann zur Schmerztherapie auch die Einlage eines vollständig beschichteten Metallstents in den Ductus Wirsungianus erfolgen (Evidenzgrad 4, Empfehlungsgrad D, starker Konsens).
- Einzelne Pankreasgangsteine, die durch eine Abflussbehinderung des Pankreassekrets Schmerzen verursachen, rezidivierende Krankheitsschübe induzieren, eine Pseudozyste oder Fistel unterhalten oder andere Komplikationen verursachen, können mittels ESWL behandelt werden. Es finden sich zunehmend Hinweise darauf, dass für die Effektivität des Verfahrens nicht die anschließende endoskopische Entfernung der Pankreasgangsteine oder deren Fragmente entscheidend sind. Die Behandlung von Schmerzen bei diffusen Verkalkungen mittels ESWL ist nicht durch Studien belegt (Evidenzgrad 2b, Empfehlungsgrad C, starker Konsens).
- Verursacht eine chronische Pankreatitis eine distale Gallengangstenose und bestehen klinische Anhalte für eine Cholangitis, dann sollte eine zügige endoskopische Drainage der Stenose erfolgen (starker Konsens, klinischer Konsenspunkt).
- Verursacht eine chronische Pankreatitis eine distale Gallengangstenose mit Cholestase oder Ikterus, sollte eine operative Behandlung oder eine endoskopische Stentbehandlung erfolgen. Liegen Verkalkungen im Pankreas vor, sollte eine operative Behandlung vorgezogen werden (Evidenzgrad 4, Empfehlungsgrad B, Konsens).
- Eine Therapie mit Einlage von mehreren Stents bei distaler Gallenwegstenose kann empfohlen werden (Evidenzgrad 3b, Empfehlungsgrad C, starker Konsens).
- Die Einlage von beschichteten Metallstents kann bei distaler Gallenwegstenose erfolgen (Evidenzgrad 4, Empfehlungsgrad C, starker Konsens).
- Eine endoskopische Behandlung wegen distaler Gallenwegstenose bei chronischer Pankreatitis sollte nicht länger als 12 Monate erfolgen. Ein Stentwechsel sollte spätestens alle 3 Monate erfolgen (Evidenzgrad 4, Empfehlungsgrad B).
- Die Therapie einer chronischen Gallengangstenose nach erfolglosem endoskopischen Therapieversuch soll operativ erfolgen (Evidenzgrad 1b, Empfehlungsgrad A, starker Konsens).
- Besteht die Indikation, eine Cholestase bei chronischer Pankreatitis operativ zu beheben, dann sollte eine präoperative endoskopische Stenteinlage in den Gallengang nur erfolgen, wenn 1. keine zeitnahe Operation erfolgen kann oder 2. eine Cholangitis vorliegt (Evidenzgrad 2a, Empfehlungsgrad B, starker Konsens).
- Je geringer die statistische und individuelle Lebenserwartung eines Patienten, je höher die Komorbidität und je schwieriger die absehbare technische Durchführbarkeit einer Operation (z. B. ausgeprägte Umgehungskreisläufe bei portaler Hypertension), desto eher sollte eine endoskopische Behandlung der durch eine chronische Pankreatitis verursachten Gallengangstenose einem Pankreas-resezierenden Eingriff vorgezogen werden. Je wichtiger ein nachhaltiges Therapieergebnis nach einem einmaligen Eingriff, je länger die statistische und individuelle Lebenserwartung eines Patienten, je besser sein Allgemeinzustand und je niedriger die zu erwartende Morbidität und Letalität eines Pankreas-resezierenden Eingriffs, desto eher sollte ein operatives Vorgehen gewählt werden (Konsens, klinischer Konsenspunkt).

Operative Verfahren und ihre Indikation

- Eine Operation soll bei Verdacht auf ein Malignom bei bekannter Pankreatitis erfolgen.

Eine Operation sollte bei Versagen der endoskopischen oder interventionellen Therapie bei persistierenden Schmerzen, lokalen Komplikationen wie zum Beispiel der symptomatischen Pankreasgang-, Gallengang-, oder Duodenalstenose erfolgen. Eine Operation kann bei Pseudozysten mit gleichzeitig bestehenden Gangveränderungen durchgeführt werden (Empfehlungsgrad B, Evidenz 3, Konsens).

- Das operative Standardverfahren bei chronischer Pankreatitis mit entzündlichem Pseudotumor des Pankreaskopfs ist eine Pankreaskopfresektion. Hier soll eine der Varianten der Duodenum-erhaltenden Pankreaskopfresektionen, DEPKR (OP nach Beger, Frey, Bern, Hamburg) oder das Kausch-Whipple'sche Verfahren (in klassischer oder Pylorus-erhaltender Variante) angewendet werden (Evidenzgrad 1a, Empfehlungsgrad A, starker Konsens).

- Eine intraoperative innere Drainage des DHC/ Gallengangs ist bei präoperativ bestehender Cholestase (bildgebend, laborchemisch) indiziert. Sie sollte bei allen Verfahren der DEPKR angewendet werden. Eine T-Drainage kann eingelegt werden (Evidenzgrad 1c, Empfehlungsgrad B, starker Konsens).

- Bei Verdacht auf einen malignen Pankreaskopftumor soll eine Kausch-Whipple'sche-Operation (klassisch oder Pylorus-erhaltend) durchgeführt werden und auf eine Duodenum-erhaltende Pankreaskopfresektion verzichtet werden (Evidenzgrad 1c, Empfehlungsgrad A, starker Konsens).

- Bei fehlendem entzündlichem Pankreaskopftumor und gestautem Pankreasgang kann eine Operation nach Frey oder eine Drainageoperation durchgeführt werden (Evidenzgrad 3, Empfehlungsgrad C, starker Konsens).

- Bei portaler Hypertension und Ausbildung venöser Kollateralkreisläufe können die verschiedenen Duodenum-erhaltenden Pankreaskopfresektion-Modifikationen, die keine Durchtrennung des Pankreas voraussetzen, zur Anwendung kommen (Empfehlungsgrad C, Evidenzgrad 4, starker Konsens).

- Bei segmentalen entzündlichen Pankreasveränderungen (z. B. traumatische Korpusläsion) kann eine Pankreassegmentresektion oder ggf.

auch eine Pankreaslinksresektion durchgeführt werden (Evidenzgrad 4, Empfehlungsgrad C, starker Konsens).

- Eine das gesamte Organ betreffende „Small duct disease" kann mit einer V-Shape-Operation operativ behandelt werden (Evidenzgrad 3, Empfehlungsgrad C, Konsens).

- Die Modifikationen der Duodenum-erhaltenden Pankreaskopfresektion, die keine Transektion des Pankreas voraussetzen, können bei portaler Hypertension als Folge eines Pfortader-/ Vena mesenterica-superior-Verschlusses als Operationsmethode der Wahl angesehen werden (Evidenzgrad 4, Empfehlungsgrad C, starker Konsens).

- Bei Stenosen der Vena mesenterica superior oder der Vena portae kann eine Kausch-Whipple-Operation oder eine der verschiedenen Formen der DEPKR durchgeführt werden (Evidenzgrad 4, Empfehlungsgrad C, starker Konsens).

- Der Verdacht auf ein Malignom, das in einer chronischen Pankreatitis entsteht, kann präoperativ oft nicht mit ausreichender Sicherheit widerlegt werden. Bei V. a. Malignom soll deshalb eine chirurgische Therapie erfolgen (Evidenzgrad 1b, Empfehlungsgrad A, starker Konsens).

- Bei Malignomverdacht soll keine Duodenumerhaltende Pankreaskopfresektion durchgeführt werden, da durch Inzision des Malignoms im Rahmen der Duodenum-erhaltenden Pankreaskopfresektion eine Tumordissemination bewirkt und damit eine potenzielle Heilung verhindert würde (starker Konsens, klinischer Konsenspunkt).

- In den meisten Fällen kann eine Pankreasfistel konservativ oder interventionell therapiert werden. Die Wahl der Therapie ist vom klinischen Zustand des Patienten abhängig (Evidenzgrad 3, Empfehlungsgrad C, starker Konsens).

- Bei erneuter Cholestase nach operativem Eingriff kann eine interventionelle oder operative Therapie indiziert sein (Evidenzgrad 3, Empfehlungsgrad C, starker Konsens).

- Postoperativ persistierende Schmerzen sollten nach dem Schema der WHO behandelt werden

(Evidenzgrad 2a, Empfehlungsgrad B, starker Konsens).

▪ Eine Rest-Pankreatektomie bei chronischer Pankreatitis kann nur in Ausnahmefällen empfohlen werden (Evidenzgrad 3, Empfehlungsgrad C, starker Konsens).

▪ Bei Versagen medikamentöser oder endoskopischer Verfahren zur Therapie von Rezidiven nach einer primären Operation kann eine Reoperation erfolgen (Evidenzgrad 3a, Empfehlungsgrad C, Konsens).

15.1.2 American Pancreatic Association (APA) Practice Guidelines in Chronic Pancreatitis: Evidence-Based Report on Diagnostic Guidelines 2014 (Conwell et al. 2014)

Die Leitlinie der APA wurde zuletzt im Jahr 2014 aktualisiert. Es wird lediglich die Evidenz diagnostischer Tests bewertet und hieraus ein Diagnosealgorithmus formuliert. Die einzelnen diagnostischen Tests werden analog zu den deutschen Leitlinien bewertet. Abweichend von der deutschen Leitlinie wird hier bei klinischem Verdacht auf chronische Pankreatitis empfohlen, zunächst ein CT des Abdomens durchzuführen. Bei unauffälligem Befund der vorangegangenen Untersuchung wird dann jeweils die folgende Untersuchung empfohlen: MRT/MRCP, Endosonographie, Pankreasfunktionstest, ERCP. Begründet wird der geringere Stellenwert der Sonographie insbesondere mit deren Untersucherabhängigkeit.

Bildgebung: Sonographie und Computertomographie

▪ Sonographie und CT eignen sich am besten zur Erkennung einer fortgeschrittenen chronischen Pankreatitis, sind aber nur bedingt geeignet zur Diagnose einer beginnenden oder milden Pankreatitis (Evidenzgrad mittel, Empfehlungsgrad mittel).

▪ Intraduktale Verkalkungen sind die spezifischsten und sichersten Zeichen einer chronischen Pankreatitis in der Sonographie

und im CT (Evidenzgrad mittel, Empfehlungsgrad hoch).

▪ Das CT hilft bei der Diagnose von Komplikationen der chronischen Pankreatitis (Evidenzgrad mittel, Empfehlungsgrad hoch).

▪ Das CT hilft bei der Diagnose von anderen Erkrankungen, die klinisch als chronische Pankreatitis imponieren (Evidenzgrad mittel, Empfehlungsgrad niedrig).

Bildgebung: Magnetresonanztomographie

▪ Im Vergleich zur Sonographie und dem CT besitzt das MRT eine höhere Sensitivität bei der Diagnose einer chronischen Pankreatitis (Evidenzgrad mittel, Empfehlungsgrad mittel).

▪ Duktale Veränderungen sind spezifische und sichere Zeichen einer chronischen Pankreatitis im MRT (Evidenzgrad niedrig, Empfehlungsgrad mittel).

▪ Änderungen in der Signalintensität im MRT können duktalen Veränderungen vorangehen und lassen eine beginnende chronische Pankreatitis vermuten (Evidenzgrad niedrig, Empfehlungsgrad mittel).

▪ Die intravenöse Sekretinstimulation kann die diagnostische Genauigkeit bei der Erkennung von duktalen Veränderungen und Parenchymveränderungen erhöhen (Evidenzgrad niedrig, Empfehlungsgrad mittel).

Endosonographie

▪ Die Anzahl an positiven endosonographischen Kriterien, die für die sichere Diagnosestellung vorliegen müssen, ist unbekannt. Allerdings kann beim Vorliegen von mehr als 5 Kriterien wahrscheinlich von einer chronischen Pankreatitis ausgegangen werden, während das Vorliegen von weniger als 2 dieser Kriterien eine chronische Pankreatitis wahrscheinlich ausschließt (Evidenzgrad niedrig, Empfehlungsgrad hoch).

▪ Endosonographische Zeichen einer chronischen Pankreatitis sind nicht unbedingt pathognomonisch, sondern können auch beim Altern, als Normvariante oder bei asymptomatischer Fibrose ohne exokrine und endokrine Insuffizienz auftreten (Evidenzgrad niedrig, Empfehlungsgrad hoch).

▬ Die hohe Untersucherabhängigkeit der Endosonographie begrenzt deren diagnostische Genauigkeit und den Nutzen des Verfahrens zur Diagnose der chronischen Pankreatitis (Evidenzgrad mittel, Empfehlungsgrad hoch).

Endoskopisch retrograde Cholangiopankreatikographie

▬ Die ERCP wird selten nur zur Diagnostik eingesetzt (Evidenzgrad mittel, Empfehlungsgrad hoch).

▬ Die Korrelation zwischen Cambridge-Kriterien und Histologie ist bei der fortgeschrittenen chronischen Pankreatitis am höchsten (Evidenzgrad mittel, Empfehlungsgrad hoch).

▬ Multiple Störgrößen schränken die Beurteilung duktaler Veränderungen durch die Cambridge-Kriterien ein (Evidenzgrad niedrig, Empfehlungsgrad hoch).

15.1.3 The Spanish Pancreatic Club recommendations for the diagnosis and treatment of chronic pancreatitis 2012 (de-Madaria et al. 2013, Martinez et al. 2013)

Die Leitlinie wurde zuletzt im Jahr 2012 aktualisiert. Es wird sowohl die Evidenz diagnostischer Tests als auch möglicher Therapien bewertet. In Analogie zur deutschen Leitlinie wird auch hier der Endosonographie ein hoher Stellenwert beigemessen. Abweichend von der deutschen Leitlinie wird hinsichtlich der Behandlung der Stellenwert der Endoskopie vor allem bei der Behandlung von Pseudozysten gesehen, während zur Behandlung von Schmerz, Choledochus- und Duodenalstenosen chirurgische Verfahren empfohlen werden.

Bei linksportaler Hypertension wird bei Ösophagusvarizen und geplanter Pankreasoperation die prophylaktische Splenektomie empfohlen. Die gleiche Empfehlung wird beim Auftreten von Varizenblutungen abgegeben.

Bildgebende Diagnostik

▬ Die Diagnosestellung ist mittels Sonographie, CT und MRT/MRCP im fortgeschrittenen Krankheitsstadium relativ einfach. MRT/MRCP und das MRT mit Gabe von Sekretin sind nichtendoskopische Verfahren, welche frühe Krankheitsstadien mit größerer Zuverlässigkeit erkennen können (Evidenzgrad 2C, Empfehlungsgrad B).

▬ Die chronische Pankreatitis kann mittels ERCP diagnostiziert werden. Allerdings werden derzeit bevorzugt andere, nicht-invasive Verfahren eingesetzt (Evidenzgrad 3, Empfehlungsgrad C).

▬ Die Endosonographie ist das derzeit sensitivste Verfahren zur Diagnosestellung. Ihre Spezifität steigt in Abhängigkeit der eingesetzten diagnostischen Kriterien. (Evidenzgrad 1B, Empfehlungsgrad A).

Schmerztherapie

▬ Eine endoskopische Dekompression ist weniger effektiv und kürzer wirksam als chirurgische Verfahren (Evidenzgrad: 1b, Empfehlungsgrad: B).

▬ Endoskopische Schmerztherapie ist bei Patienten mit dilatiertem Pankreasgang effektiv, insbesondere bei Kombination mehrerer Verfahren (Evidenzgrad: 3b, Empfehlungsgrad: B).

▬ Die Einlage eines Pankreasgangstents ist bei der kurzzeitigen Schmerztherapie bei Patienten mit Pankreasgangstenose wirksam, erfordert jedoch multiple ERCPs während der Nachsorge (Evidenzgrad: 4, Empfehlungsgrad: C).

▬ Pankreasgangstents sollten über mindestens 12 Monate eingesetzt werden. (Evidenzgrad: 3b, Empfehlungsgrad: B).

▬ Die extrakorporale Stoßwellenlithotrypsie ist wirksam bei der Entfernung intraduktaler Kalkuli und führt dann zu einer Schmerzreduktion. (Evidenzgrad: 2a, Empfehlungsgrad: B).

▬ Resektion, Dekompression oder eine Kombination beider Verfahren können in 80 % der Fälle eine langfristige Schmerztherapie bewirken (Evidenzgrad: 1a, Empfehlungsgrad: A).

- Die Ablation von Splanchnikusnerven kann Schmerzen reduzieren (Evidenzgrad: 4, Empfehlungsgrad: C).

Therapie von Komplikationen

- Pseudozysten sind selten spontan regredient (Evidenzgrad: 4, Empfehlungsgrad: C).
- Die Therapie sollte bei symptomatischen oder komplizierten Pseudozysten erfolgen (Evidenzgrad: 4, Empfehlungsgrad: C).
- Die endoskopische innere Drainage ist der chirurgischen Drainage vorzuziehen. (Evidenzgrad: 2c, Empfehlungsgrad: B).
- Rupturierte Pseudoaneurysmen sollten mittels Angiographie behandelt werden. Bei ausbleibendem Erfolg sollte die chirurgische Therapie erfolgen (Evidenzgrad: 4, Empfehlungsgrad: C).
- Die symptomatische Gallenwegsstenose sollte chirurgisch behandelt werden. Stents sollten nur bei Patienten mit hohem perioperativem Risiko oder bei Ablehnung der Operation vorübergehend eingesetzt werden (Evidenzgrad: 4, Empfehlungsgrad: C).
- Die duodenale Obstruktion sollte chirurgisch behandelt werden, wenn die Obstruktion vollständig ist oder wenn unter konservativer Therapie nach 2–3 Wochen keine Besserung eintritt (Evidenzgrad: 4, Empfehlungsgrad: C).
- Fisteln und Aszites werden durch hohe Amylasewerte in den Sekreten nachgewiesen. Zunächst sollte eine konservative Therapie mit enteraler oder parenteraler Ernährung zusammen mit Somatostatin oder Analoga erfolgen. Bei fehlendem Therapieerfolg ist eine endoskopische oder chirurgische Therapie zu empfehlen (Evidenzgrad: 4, Empfehlungsgrad: C).
- Bei linksportaler Hypertension sollte endoskopisch das Vorliegen von gastro-ösophagealen Varizen ausgeschlossen werden (Evidenzgrad: 5, Empfehlungsgrad: D).
- Bei Patienten mit linksportaler Hypertension und Ösophagusvarizen sollte eine prophylaktische Splenektomie erfolgen, wenn eine chirugische Therapie der chronischen Pankreatitis erfolgt (Evidenzgrad: 5, Empfehlungsgrad: D).
- Bei Patienten mit linksportaler Hypertension und Varizenblutung sollte eine Splenektomie durchgeführt werden (Evidenzgrad: 2b, Empfehlungsgrad: B).

15.2   Ergebnisse

In Analogie zu den zuvor dargestellten Leitlinien fällt auch bei der Betrachtung systematischer Reviews auf, dass die ausgesprochenen Empfehlungen in vielen Fällen nur einen niedrigen Evidenzgrad aufweisen. Ursächlich hierfür ist die geringe Zahl prospektiv randomisierter Studien mit kleinen Patientenkollektiven in vielen Bereichen.

15.2.1 Cochrane-Reviews

Endoskopische vs. chirurgische Therapie bei schmerzhafter obstruktiver chronischer Pankreatitis (Ahmed Ali et al. 2015)

3 Studien erfüllten die Qualitätsansprüche der Cochrane-Analyse nach Analyse von 2082 Arbeiten und wurden für die Auswertung berücksichtigt. Es wurden insgesamt 111 Patienten in 2 Gruppen verglichen. 55 Patienten waren endoskopisch, 56 chirurgisch behandelt worden.

Die chirurgische Gruppe zeigte eine höhere Rate an kurzzeitiger (<5 Jahre) Schmerzfreiheit (RR 1,62, Konfidenzintervall: 1,22–2,15) und langzeitiger (>5 Jahre) Schmerzfreiheit (RR 1,56 Konfidenzintervall: 1,18–2,05). Morbidität und Mortalität konnten aufgrund der geringen Fallzahlen nicht sicher verglichen werden.

Therapie von symptomatischen Pseudozysten (Gurusamy et al. 2016b)

4 Studien mit insgesamt 177 Patienten erfüllten die Qualitätsansprüche der Cochrane-Analyse und wurden für die Auswertung berücksichtigt. Insgesamt war die Evidenz in der Auswertung lediglich

niedrig bis sehr niedrig. Es wurde eine Vielzahl an verschiedenen Gruppen in den einzelnen Studien (EUS-gestützte Drainage: n=88, endoskopische Drainage: n=44, EUS-gestützte nasocystische Drainage: n=24 und chirurgische Therapie: n=20) miteinander verglichen. Zudem wiesen alle Studien das Risiko eines Bias auf. Bei höheren Kosten zeigte sich in der chirurgisch therapierten Gruppe eine kurzfristig (<3 Monaten) niedrigere Lebensqualität bei längerem Krankenhausaufenthalt im Vergleich zu einer endoskopischen Therapie. Allerdings waren in der endoskopisch therapierten Gruppe häufiger weitere invasive Maßnahmen erforderlich (OR 23,69; 95 % Konfidenzintervall: 1,40–400,71). Langfristige Vergleichsdaten sowie Daten zu Mortalität und Komplikationsraten konnten anhand der vorliegenden Studien nicht erhoben werden.

Duodenum-erhaltende vs. klassische Pankreaskopfresektion (Gurusamy et al. 2016a)

5 Studien mit insgesamt 269 Patienten erfüllten die Qualitätsansprüche der Cochrane-Analyse und wurden für die Auswertung berücksichtigt. Es erfolgte der Vergleich von 135 Patienten mit Duodenum-erhaltender Pankreaskopfresektion mit 134 Patienten mit klassischer Pankreaskopfresektion. Insgesamt war die Evidenz in der Auswertung lediglich niedrig bis sehr niedrig, so dass keine belastbaren Unterschiede in kurz- und langzeitiger Morbidität und Mortalität sowie Lebensqualität gefunden wurden.

15.2.2 Metaanalysen/systematische Übersichtsarbeiten

Allgemeine Therapie der chronischen Pankreatitis (D'Haese et al. 2014)

49 Studien wurden für die Auswertung berücksichtigt. Beim Versagen konservativer Therapien kann die endoskopische Intervention kurzfristige Schmerzreduktion erzielen, ist jedoch dem chirurgischen Vorgehen unterlegen. Letztere ist wesentlich effektiver und erzielt länger andauernde Schmerzfreiheit.

Endosonographische vs. trankutane Plexus coeliacus-Blockade (Moura et al. 2015)

2 Studien wurden für die Auswertung berücksichtigt. Es zeigten sich keine statistischen Unterschiede zwischen den Verfahren hinsichtlich Schmerzreduktion und Komplikationen nach 1,8 und 12 Wochen, es konnte jedoch ein Vorteil der Endosonographie nach 4 Wochen gezeigt werden.

Frühzeitige chirurgische Intervention bei chronischer Pankreatitis (Yang et al. 2014)

11 Studien wurden für die Auswertung berücksichtigt. Diese waren jedoch sehr heterogen hinsichtlich ihrer Studienprotokolle. Es zeigten sich Vorteile des chirurgischen Vorgehens hinsichtlich Schmerzreduktion. Die Metaanalyse von 3 Studien ergab, dass ein frühes chirurgisches Vorgehen mit einer hohen Rate an Schmerzfreiheit assoziiert war (RR = 1,67, 95 % Konfidenzintervall: 1,09–2,56). Zudem war die frühe chirurgische Therapie mit einer niedrigen Rate an Reinterventionen und Pankreasinsuffizienzen assoziiert.

Duodenum-erhaltende Pankreaskopfresektion

Hier liegen 4 Arbeiten vor. Eine Auswertung berücksichtigte 5 Studien mit 323 Patienten und bewertete perioperative und Langzeitergebnisse nach Duodenum-erhaltender Pankreaskopfresektion (Jawad et al. 2016). Es erfolgte der Vergleich der Daten zweier Studien, welche die Operation nach Beger mit der Operation nach Frey verglichen. Hier zeigten sich keine Unterschiede zwischen den Verfahren hinsichtlich Schmerzreduktion (RD = -0,06; 95% Konfidenzintervall: -0,21-0,09), Mortalität (RD = 0,01; 95% Konfidenzintervall: -0,03-0,05) und Morbidität (RD = 0,12; 95% Konfidenzintervall: -0,00-0,24).

Eine 2. Arbeit vergleicht die Duodenum-erhaltende Pankreaskopfresektion nach Frey mit der Duodenum-erhaltenden Pankreaskopfresektion nach Beger und der klassischen Pankreaskopfresektion (Zhou et al. 2015). Insgesamt wurden 23 Arbeiten mit 800 Patienten in die Auswertung eingeschlossen, allerdings nur 3 randomisierte Studien. Im Vergleich zur Operation nach Beger zeigte die Operation nach Frey eine kürzere Operationszeit und geringere Morbidität. Die Operation nach Frey zeigte im Vergleich zur klassischen Pankreaskopfresektion eine kürzere Operationszeit, Morbidität und bessere Gewichtszunahme und exokrine und endokrine Pankreasfunktion bei gleicher Mortalität und Schmerzreduktion.

Die dritte Arbeit vergleicht die verschiedenen Duodenum-erhaltenden Verfahren miteinander und mit der klassischen Pankreaskopfresektion (Kleeff et al. 2016). 8 randomisierte kontrollierte Studien mit 423 Patienten wurden für die Auswertung berücksichtigt Diese waren jedoch sehr heterogen hinsichtlich ihrer Studienprotokolle. In der Metaanalyse zeigten sich keine Unterschiede der verschiedenen Operationsarten hinsichtlich perioperativer Morbidität, Schmerzfreiheit, endokriner und exokriner Insuffizienz sowie Lebensqualität. Allerdings war nach Duodenum-erhaltenden Eingriffen im Vergleich zu klassischen Pankreaskopfresektionen eine um 3 kg erhöhte Langzeitgewichtszunahme (p <0,001) in 3 Studien, eine um 3 Tage verkürzte mittlere Krankenhausverweildauer (p= 0,009) in 6 Studien und eine um 2 h verkürzte Operationsdauer (p <0,001) in 5 Studien nachweisbar. Hieraus konnten jedoch keine Schlussfolgerungen hinsichtlich der individuell besten Operationsmethode getroffen werden.

Die 4. Arbeit berücksichtigte 10 Studien mit 569 Patienten und verglich die Langzeitergebnisse von Duodenum-erhaltender und klassischer Pankreaskopfresektion (Sukharamwala et al. 2015). Es zeigten sich keine Unterschiede zwischen den Verfahren hinsichtlich Schmerzreduktion (p=0,24), endokriner Funktion (p=0,15) und Morbidität (p=0,13). Allerdings zeigten sich Vorteile der Duodenum-erhaltenden Verfahren hinsichtlich Lebensqualität (p<0,00001) und Erhalt der exokrinen Organfunktion (p=0,005).

Totale Pankreatektomie mit Inselzellautotransplantation

Hier liegen ebenfalls 2 Arbeiten vor. Eine Arbeit berücksichtigt 12 Studien (Wu et al. 2015). Die Autoren bewerten das Verfahren aufgrund einer Mortalität von 2,1% (95% Konfidenzintervall: 1,2-3,8%) als sicher. Bei einer Insulinfreiheitsrate von 3,72 pro 100 Personenjahren (95% Konfidenzintervall: 1,00-6,44) wurde das Verfahren als wirksam bewertet. Die zweite Arbeit berücksichtigt 5 Studien (Bramis et al. 2012). Es zeigte sich eine signifikante Reduktion des Schmerzmittelbedarfs nach Pankreatektomie. Die Inselzellautotransplantation führte zu einer Insulinfreiheit in 46 % nach 5 und 10 % nach 8 Jahren.

15.2.3 Randomisierte Studien

Kosten der endoskopischen und chirurgischen Drainage bei obstruktiver chronischer Pankreatitis (Laramee et al. 2013)

In dieser Arbeit erfolgte ein Vergleich der entstehenden Kosten einer endoskopischen im Vergleich zu einer chirurgischen Therapie von Patienten mit Pankreasgangstenosen. Die chirurgische Therapie war hierbei sowohl effektiver als auch kostengünstiger als die endoskopische Therapie, auch unter Berücksichtigung der Mortalität und einzusetzenden Ressourcen.

Duodenum-erhaltende vs. klassische Pankreaskopfresektion

Hierzu liegen 2 Arbeiten vor. In einer Arbeit erfolgte ein Vergleich zwischen klassischer Pankreaskopfresektion mit Duodenum-erhaltenden Verfahren bei 85 Patienten (Keck et al. 2012). Es gab keine Unterschiede hinsichtlich perioperativer Morbidität und Mortalität. Nach 5 Jahren unterschieden sich die Ergebnisse der Verfahren hinsichtlich Lebensqualität, Schmerzkontrolle und Pankreasinsuffizienz nicht.

In der 2. Arbeit werden 15-Jahresergebnisse einer früheren Studie berichtet (Bachmann et al. 2013). Im Rahmen der ursprünglichen Studie waren 64 Patienten mit Duodenum-erhaltender Pankreaskopfresektion nach Frey oder mittels klassischer Pankreaskopfresektion behandelt worden. In der Langzeituntersuchung waren Lebensqualität, Schmerz, exokrine und endokrine Pankreasfunktion in beiden Gruppen gleich. Allerdings war die Mortalität der Duodenum-erhaltend therapierten Patienten signifikant niedriger.

Vergleich Duodenum-erhaltender Operationsverfahren

Auch hier liegen 2 Arbeiten vor. In einer Arbeit werden die 10-Jahresergebnisse einer früheren Studie berichtet (Klaiber et al. 2016). Es erfolgte ein Vergleich zwischen der Duodenum-erhaltenden Pankreaskopfresektion nach Beger und der Berner Modifikation des Verfahrens. Im Rahmen der vorangegangenen Studie waren 65 Patienten behandelt worden. Die Hälfte der Patienten war auch nach 10 Jahren schmerzfrei. Lebensqualität, Schmerz, exokrine und endokrine Pankreasfunktion sowie Reinterventionsrate waren nach 10 Jahren in beiden Gruppen gleich.

In der 2. Arbeit werden ebenfalls Langzeitergebnisse berichtet (Bachmann et al. 2014). Im Rahmen einer vorangegangenen randomisierten Studie waren 74 Patienten mit Duodenum-erhaltender Pankreaskopfresektion nach Beger oder nach Frey behandelt worden. In der vorliegenden Arbeit wird das 16-Jahres-follow-up berichtet. Lebensqualität, Schmerz, exokrine und endokrine Pankreasfunktion sowie Reinterventionsrate waren in beiden Gruppen gleich. Auch die Mortalität war in beiden Gruppen nach 16 Jahren äquivalent.

15.3   Fazit für die Praxis

1. Die Diagnose der chronischen Pankreatitis stützt sich auf klinische Symptome, morphologische Veränderungen und funktionelle Befunde.
2. Die Sonographie bzw. Endosonographie sind die primären Verfahren der Wahl zur Diagnostik.
3. Schnittbildverfahren (CT/MRT) sind insbesondere zur Therapieplanung vor Operationen erforderlich.
4. Eine Intervention ist zur Behandlung von Schmerz oder lokalen Komplikationen häufig im Krankheitsverlauf erforderlich.
5. Endoskopische Verfahren scheinen bei der primären Behandlung von symptomatischen Pseudozysten der chirurgischen Therapie überlegen. In

der Rezidivsituation ist die Operation überlegen.
6. Bei Gallengangsstenosen lassen sich durch die endoskopische Intervention oft nur kurzfristige Erfolge erzielen. Nach erfolgloser Therapie über längstens 1 Jahr sollte die Operation erfolgen.
7. Bei anderen lokalen Komplikationen oder zur Behandlung persistierender Schmerzen unter adäquater analgetischer Therapie sind chirurgische Verfahren anderen Therapieformen deutlich überlegen.
8. Die Wahl der Operationstechnik (Duodenum-erhaltende vs. klassische Operation) erfolgt abhängig vom Lokalbefund.
9. Duodenum-erhaltende Verfahren scheinen der klassischen Operation in der frühen postoperativen Phase überlegen. Im Langzeitverlauf zeigen sich keine Unterschiede.

Literatur

Ahmed Ali U, Pahlplatz J M, Nealon W H, van Goor H, Gooszen H G, Boermeester M A (2015) Endoscopic or surgical intervention for painful obstructive chronic pancreatitis Cochrane Database Syst Rev: CD007884

Bachmann K, Tomkoetter L, Erbes J, Hofmann B, Reeh M, Perez D, Vashist Y, Bockhorn M, Izbicki J R, Mann O (2014) Beger and Frey procedures for treatment of chronic pancreatitis: comparison of outcomes at 16-year follow-up J Am Coll Surg 219: 208–216

Bachmann K, Tomkoetter L, Kutup A, Erbes J, Vashist Y, Mann O, Bockhorn M, Izbicki J R (2013) Is the Whipple procedure harmful for long-term outcome in treatment of chronic pancreatitis? 15-years follow-up comparing the outcome after pylorus-preserving pancreatoduodenectomy and Frey procedure in chronic pancreatitis Ann Surg 258: 815–820; discussion 820-811

Bramis K, Gordon-Weeks A N, Friend P J, Bastin E, Burls A, Silva M A, Dennison A R (2012) Systematic review of total pancreatectomy and islet autotransplantation for chronic pancreatitis Br J Surg 99: 761–766

Conwell D L, Lee L S, Yadav D, Longnecker D S, Miller F H, Mortele K J, Levy M J, Kwon R, Lieb J G, Stevens T, Toskes P P, Gardner T B, Gelrud A, Wu B U, Forsmark C E, Vege S S (2014) American Pancreatic Association Practice Guidelines in Chronic Pancreatitis: evidence-based report on diagnostic guidelines. Pancreas 43: 1143–1162

D'Haese J G, Ceyhan G O, Demir I E, Tieftrunk E, Friess H (2014) Treatment options in painful chronic pancreatitis: a systematic review HPB (Oxford) 16: 512-521

De-Madaria E, Abad-Gonzalez A, Aparicio J R, Aparisi L, Boadas J, Boix E, de Las Heras G, Dominguez-Munoz E, Farre A, Fernandez-Cruz L, Gomez L, Iglesias-Garcia J, Garcia-Malpartida K, Guarner L, Larino-Noia J, Lluis F, Lopez A, Molero X, Moreno-Perez O, Navarro S, Palazon J M, Perez-Mateo M, Sabater L, Sastre Y, Vaquero E C, Martinez J, Club Espanol Pancreatico (2013) [Recommendations of the Spanish Pancreatic Club on the diagnosis and treatment of chronic pancreatitis: part 2 (treatment)] Gastroenterol Hepatol 36: 422–436

Gurusamy K S, Lusuku C, Halkias C, Davidson B R (2016a) Duodenum-preserving pancreatic resection versus pancreaticoduodenectomy for chronic pancreatitis. Cochrane Database Syst Rev 2: CD011521

Gurusamy K S, Pallari E, Hawkins N, Pereira S P, Davidson B R (2016b) Management strategies for pancreatic pseudocysts. Cochrane Database Syst Rev 4: CD011392

Hoffmeister A, Mayerle J, Beglinger C, Buchler MW, Bufler P, Dathe K, Folsch UR, Friess H, Izbicki J, Kahl S, Klar E, Keller J, Knoefel WT, Layer P, Loehr M, Meier R, Riemann JF, Runzi M, Schmid RM, Schreyer A, Tribl B, Werner J, Witt H, Mossner J, Lerch MM, Chronic Pancreatitis German Society of Digestive and Metabolic Diseases (DGVS), (2012) [S3-Consensus guidelines on definition, etiology, diagnosis and medical, endoscopic and surgical management of chronic pancreatitis German Society of Digestive and Metabolic Diseases (DGVS)]. Z Gastroenterol 50: 1176–1224

Jawad Z A, Tsim N, Pai M, Bansi D, Westaby D, Vlavianos P, Jiao L R (2016) Short and long-term post-operative outcomes of duodenum preserving pancreatic head resection for chronic pancreatitis affecting the head of pancreas: a systematic review and meta-analysis. HPB (Oxford) 18: 121–128

Keck T, Adam U, Makowiec F, Riediger H, Wellner U, Tittelbach-Helmrich D, Hopt U T (2012) Short- and long-term results of duodenum preservation versus resection for the management of chronic pancreatitis: a prospective, randomized study. Surgery 152: S95–S102

Klaiber U, Alldinger I, Probst P, Bruckner T, Contin P, Koninger J, Hackert T, Buchler M W, Diener M K (2016) Duodenum-preserving pancreatic head resection: 10-year follow-up of a randomized controlled trial comparing the Beger procedure with the Berne modification. Surgery 160: 127–135

Kleeff J, Stoss C, Mayerle J, Stecher L, Maak M, Simon P, Nitsche U, Friess H (2016) Evidence-based surgical treatments for chronic pancreatitis. Dtsch Arztebl Int 113: 489–496

Laramee P, Wonderling D, Cahen D L, Dijkgraaf M G, Gouma D J, Bruno M J, Pereira S P (2013) Trial-based cost-effectiveness analysis comparing surgical and endoscopic drainage in patients with obstructive chronic pancreatitis. BMJ Open 3: e003676

Martinez J, Abad-Gonzalez A, Aparicio J R, Aparisi L, Boadas J, Boix E, de las Heras G, Dominguez-Munoz E, Farre A, Fern-

andez-Cruz L, Gomez L, Iglesias-Garcia J, Garcia-Malpartida K, Guarner L, Larino-Noia J, Lluis F, Lopez A, Molero X, Moreno-Perez O, Navarro S, Palazon J M, Perez-Mateo M, Sabater L, Sastre Y, Vaquero E C, De-Madaria E, Club Espanol Pancreatico (2013) [Recommendations of the Spanish Pancreatic Club on the diagnosis and treatment of chronic pancreatitis: part 1 (diagnosis)]. Gastroenterol Hepatol 36: 326–339

Moura R N, De Moura E G, Bernardo W M, Otoch J P, Bustamante F A, Albers D V, Silva G L, Chaves D M, Artifon E L (2015) Endoscopic-ultrasound versus percutaneous-guided celiac plexus block for chronic pancreatitis pain A systematic review and meta-analysis. Rev Gastroenterol Peru 35: 333–341

Sukharamwala P B, Patel K D, Teta A F, Parikh S, Ross S B, Ryan C E, Rosemurgy A S (2015) Long-term outcomes favor duodenum-preserving pancreatic head resection over pylorus-preserving pancreaticoduodenectomy for chronic pancreatitis: A meta-analysis and systematic review. Am Surg 81: 909–914

Wu Q, Zhang M, Qin Y, Jiang R, Chen H, Xu X, Yang T, Jiang K, Miao Y (2015) Systematic review and meta-analysis of islet autotransplantation after total pancreatectomy in chronic pancreatitis patients. Endocr J 62: 227–234

Yang C J, Bliss L A, Schapira E F, Freedman S D, Ng S C, Windsor J A, Tseng J F (2014) Systematic review of early surgery for chronic pancreatitis: impact on pain, pancreatic function, and re-intervention. J Gastrointest Surg 18: 1863–1869

Zhou Y, Shi B, Wu L, Wu X, Li Y (2015) Frey procedure for chronic pancreatitis: Evidence-based assessment of short- and long-term results in comparison to pancreatoduodenectomy and Beger procedure: A meta-analysis. Pancreatology 15: 372–379

15

Leistenhernie

F. Köckerling

© Springer-Verlag GmbH Deutschland 2017

C.-T. Germer, T. Keck, R.T. Grundmann (Hrsg.), *Evidenzbasierte Viszeralchirurgie benigner Erkrankungen*, Evidenzbasierte Chirurgie, https://doi.org/10.1007/978-3-662-53553-0_16

Zur Chirurgie der Leistenhernie wurden von 3 verschiedenen internationalen Herniengesellschaften getrennte Guidelines veröffentlicht. So hat die European Hernia Society (EHS) 2009 erstmals für die offene und laparo-endoskopische Leistenhernienchirurgie ihre Guidelines publiziert (Simons et al. 2009), die dann 2014 aktualisiert wurden (Miserez et al. 2014). Die International Endohernia Society (IEHS), ein internationales Netzwerk von laparo-endoskopisch orientierten Hernienchirurgen, publizierte ihre Guidelines zur laparo-endoskopischen Leistenhernienchirurgie erstmals 2011 (Bittner et al. 2011) und überarbeitete sie 2015 (Bittner et al. 2015). Die European Association of Endoscopic Surgeons (EAES) veröffentlichte ebenfalls 2013 die Ergebnisse einer Konsensuskonferenz zur laparo-endoskopischen Leistenhernienchirurgie (Poelman et al. 2013).

2014 begannen die Herniengesellschaften EHS, IEHS und EAES eine Zusammenarbeit mit dem Ziel, internationale Guidelines für die Leistenhernienchirurgie zu entwickeln. Zur Erreichung dieses Ziels wurden die American Hernia Society (AHS), die Asia-Pacific-Hernia-Society (APHS), die Australasian Hernia Society und die Afro-Middle-East-Hernia-Society eingeladen, ebenfalls Experten für das Projekt „HerniaSurge" (www.herniasurge.com) zu benennen. Dadurch kam eine Gruppe von 50 Hernienexperten zusammen, die in den letzten 2 Jahren auf der Basis der vorhandenen Guidelines und der neuen Literatur mit dem Evidenzgrad 1 und 2 weltweite Guidelines zur Leistenhernienchirurgie entwickelt haben.

Die HerniaSurge-Gruppe entwickelte die Guidelines mit dem AGREE-II-Instrument (Appraisal of guidelines for research and evaluation). Die Guidelines repräsentieren das Ergebnis einer extensiven Literatursuche, die die Metaanalysen, systematischen Reviews, prospektiv randomisierten Studien und prospektive Vergleichsstudien bis Mitte 2016 beinhalten. Während 6 zweitägiger Studientreffen in Amsterdam im April 2014, in Edinburgh im Juni 2014, in Warschau im Oktober 2014, in Köln im Februar 2015, in Mailand im Mai 2015 und in Rotterdam im Juni 2016 sowie in einem 4-tägigen Meeting in Amsterdam im September 2015 wurde ein rigoroser evidenzbasierter Prozess zur Entwicklung der Guidelines durchgeführt. Teams von jeweils 3 HerniaSurge-Mitgliedern führten zu den einzelnen Fragestellungen

standardisierte Literaturrecherchen durch und haben mehr als 3500 Publikationen nach der Oxford-, SIGN- und Grade-Methodologie beurteilt.

Die Guidelines wurden dann beim letzten Studientreffen im Juni 2016 in Rotterdam innerhalb der HerniaSurge-Gruppe verabschiedet und erstmals auf dem Jahreskongress der European Hernia Society vorgestellt. Auf der Homepage von HerniaSurge sind die Guidelines zur Abstimmung veröffentlicht. Die eigentliche Publikation wird dann in den wissenschaftlichen Zeitschriften Hernia und Surgical Endoscopy erfolgen.

Da die vorhandenen Guidelines für die Leistenhernienchirurgie alle relevanten Studien mit dem Evidenzgrad 1 und 2 (Metaanalysen, systematische Reviews, Cochrane-Reviews, randomisierte Studien, Registerdaten) enthalten und auf den bereits publizierten Guidelines der EHS, IEHS und EAES aufbauen (Simons et al. 2009; Miserez et al. 2014; Bittner et al. 2011; Bittner et al. 2015; Poelman et al. 2013), muss sich dieses Kapitel bei dem vorgegebenen Umfang auf die neuen weltweiten Guidelines der HerniaSurge-Gruppe beschränken. Auch wenn diese Guidelines bisher noch nicht publiziert wurden, sind sie auf der Homepage von HerniaSurge (www.herniasurge.com) hinterlegt und einsehbar. Da Maarten Simons die HerniaSurge-Gruppe leitet, wird er der Erstautor der zukünftigen Publikation sein und ist deshalb in den nachfolgenden Zitierungen als Erstautor benannt.

16.1 Leitlinien

16.1.1 Inzidenz

Das Lebenszeitrisiko, eine Leistenhernie zu entwickeln, liegt für Männer bei 27–43 % und für Frauen 3–6 %. Weltweit werden jährlich etwa 20 Mio. Leistenhernienoperationen durchgeführt (Simons et al. 2016).

16.1.2 Risikofaktoren für die Entstehung einer Leistenhernie

Wichtige intrinsische Faktoren für die Entwicklung einer primären Leistenhernie sind erbliche Faktoren, eine vorausgegangene Leistenhernie auf der anderen Seite, das männliche Geschlecht, das höhere Alter und der Kollagen-Stoffwechsel. Wichtige erworbene Risikofaktoren stellen eine Prostatektomie und ein niedriger Body-Mass-Index dar (Simons et al. 2016).

16.1.3 Diagnostik

Für eine offensichtliche Leistenhernie ist die Bestätigung durch eine klinische Untersuchung ausreichend. Ist die klinische Untersuchung nicht eindeutig, sollte zunächst eine Ultraschalluntersuchung der Leiste vorgenommen werden. Führt auch diese nicht zu einer eindeutigen Aussage, kann ein dynamisches MRT oder ein CT zur weiteren Abklärung durchgeführt werden (Simons et al. 2016).

16.1.4 Klassifikation der Leistenhernie

Um eine befundadaptierte Therapie der Leistenhernie durchführen zu können („tailored approach"), sollte die Klassifikation der Leistenhernie nach Empfehlungen der EHS vorgenommen werden. Diese Klassifikation sollte auch als Basis für wissenschaftliche Studien und Qualitätssicherungsmaßnahmen verwendet werden (Simons et al. 2016).

16.1.5 Indikation zur Operation bei Männern

Das Risiko der Inkarzeration ist bei asymptomatischen oder wenig symptomatischen Leistenhernien bei Männern gering. Deshalb birgt das Konzept des „watchful waiting" bei Männern mit asymptomatischen oder minimalsymptomatischen Leistenhernien wenige Risiken und kann deshalb vorgenommen werden. Die Rate derjenigen Männer, die dann Symptome entwickeln, vor allem Schmerzen, ist hoch. Somit entwickeln Männer mit fehlenden oder geringen Symptomen im Laufe der Zeit Symptome und müssen dann operiert werden. Für Männer mit einer symptomatischen Leistenhernie ist das Konzept des „watchful waiting" nicht sinnvoll. Da es hierzu keine Studien gibt, kann das Risiko für eine Inkarzeration bei Männern mit einer

symptomatischen Leistenhernie nicht sicher eingeschätzt werden. Deshalb sollten sie zeitnah operiert werden (Simons et al. 2016).

16.1.6 Indikation zur Operation bei Frauen

Bei Frauen tritt häufiger eine Femoralhernie auf. Mit keiner klinischen Untersuchung bzw. mit keinem diagnostischen Verfahren kann sicher zwischen einer Leisten- und Schenkelhernie unterschieden werden. Schenkelhernien weisen ein höheres Risiko der Inkarzeration als Leistenhernien auf. Deshalb wird bei Frauen immer eine zeitnahe Versorgung der Leisten- bzw. Schenkelhernie empfohlen (Simons et al. 2016).

16.1.7 Versorgung einer primären unilateralen Leistenhernie beim Mann: Netz-frei oder mit Netz

Bei Männern werden zur Versorgung einer primären Leistenhernie Netz-basierte Techniken empfohlen. Ob Netz-freie Methoden bei jungen Männern mit einer kleinen lateralen Leistenhernie (L1) eine Alternative darstellen, ist aufgrund fehlender Daten unbekannt und muss durch weitere Studien untersucht werden. Deshalb sollten Netz-freie Methoden bei jungen Männern mit einer kleinen lateralen Leistenhernie (L1) nur innerhalb von Studien eingesetzt werden (Simons et al. 2016).

16.1.8 Versorgung einer primären unilateralen Leistenhernie bei der Frau: Netz-frei oder mit Netz

Bei Frauen wird in nahezu 40 % der Rezidiv-Operationen nach anteriorem Netzverfahren bzw. Netz-freiem Verfahren ein femorales „Rezidiv" gefunden, was einem 10-fach höheren Risiko für diesen Befund bei Frauen entspricht. Die Erklärung dafür dürfte sein, dass die anteriore Operation keine Eröffnung der Faszia transversalis (Ausnahme: Shouldice) und keine Exploration des präperitonealen Raumes erfordert. Deshalb werden bei der Frau die posterioren Verfahren mit der Exploration der femoralen Bruchlücke, die laparo-endoskopischen Netzverfahren TEP und TAPP, bevorzugt (Simons et al. 2016).

16.1.9 Versorgung einer primären unilateralen Leistenhernie beim Mann mit einem offenen anterioren Netzverfahren (Lichtenstein, PHS, Plug und Patch)

Im Update der Guidelines der EHS (Miserez et al. 2014) wurden das PHS- und Plug-und-Patch-Verfahren noch als gleichwertige Alternativen zur Lichtenstein-Operation bei der Versorgung von primären Leistenhernien beim Mann auf dem Evidenz-Level 1 empfohlen. In den neuen Guidelines der HerniaSurge-Gruppe werden das PHS- und Plug-und-Patch-Verfahren trotz gleichwertiger Ergebnisse nicht mehr empfohlen, weil bei dem PHS- und Plug-und-Patch-Verfahren eine exzessive Menge Netzmaterial in den Körper eingebracht wird. Zusätzlich kosten diese Netzprodukte auch mehr als einfache Flachnetze. Als zusätzliches Argument gegen PHS und Plug und Patch wird die Notwendigkeit der Einbringung von Netzmaterial in die anteriore und posteriore Schicht der Leiste angeführt. Deshalb sollte das einfache Flachnetz für die Lichtenstein-Operation bevorzugt werden (Simons et al. 2016).

16.1.10 Versorgung einer primären unilateralen Leistenhernie beim Mann mit einem offenen präperitonealen Verfahren (TIPP, TREPP, Onstep, Ugahary) versus Lichtenstein-Operation

Es gibt nur eine unzureichende Datenlage zum Vergleich der offenen präperitonealen Verfahren (TIPP, TREPP, Onstep, Ugahary) im Vergleich zu der Lichtenstein-Operation. Deshalb können die präperitonealen Verfahren zur Behandlung der primären Leistenhernie beim Mann zum jetzigen Zeitpunkt nicht empfohlen werden. Darüber hinaus sind die Kosten dieser speziellen Netze im Vergleich zum einfachen

Flachnetz für die Lichtenstein-Operation höher. Lediglich in Studien können weitere Erkenntnisse zu diesen alternativen Techniken ermittelt werden (Simons et al. 2016).

16.1.11 Versorgung einer primären unilateralen Leistenhernie beim Mann mit Lichtenstein-Technik als bestem offenem Verfahren versus laparo-endoskopische Techniken

Für männliche Patienten mit einer primären unilateralen Leistenhernie wird eine laparo-endoskopische Technik empfohlen, wenn der Operateur über eine ausreichende Erfahrung mit dieser Operation verfügt und ausreichende Ressourcen für diese Technik zur Verfügung stehen. Die laparo-endoskopischen Techniken haben gegenüber der Lichtenstein-Operation vergleichbare Rezidiv- und perioperative Komplikationsraten, aber Vorteile aufgrund niedrigerer postoperativer und chronischer Schmerzraten. Allerdings ist die Lernkurve der laparo-endoskopischen Techniken länger als die der Lichtenstein-Operation. Weiterhin können bei den laparo-endoskopischen Operationen seltene, aber gravierende Komplikationen, vor allem in der frühen Lernkurve, auftreten (Simons et al. 2016).

16.1.12 Vergleich zwischen TEP und TAPP bei der Versorgung einer primären unilateralen Leistenhernie beim Mann

TAPP und TEP weisen vergleichbare Operationszeiten, Gesamtkomplikationsraten, chronische Schmerzraten und Rezidivraten auf. Obwohl sehr selten, besteht bei der TAPP ein Trend zu mehr Organverletzungen und Trokarhernien und bei der TEP zu mehr Gefäßverletzungen und Umstiegen. Die Kosten für die TAPP und TEP sind vergleichbar. Die TEP hat eine längere Lernkurve als die TAPP. Die Wahl der laparo-endoskopischen Technik sollte somit auf der Basis der Ausbildung, der Fähigkeiten und der Erfahrung des Operateurs beruhen (Simons et al. 2016).

16.1.13 Versorgung einer primären bilateralen Leistenhernie bei der Frau und beim Mann

Der Anteil der primären bilateralen Leistenhernien liegt bei der TAPP mit der Möglichkeit der diagnostischen Exploration bei 28,5 % (Jacob et al. 2015). 2 prospektiv randomisierte Studien (Sarli et al. 2001; Mahon et al. 2003) mit zusammen 114 randomisierten Patienten konnten zeigen, dass die laparoskopische verglichen mit der offenen Technik signifikant weniger Schmerzen, einen signifikant niedrigeren Schmerzmittelbedarf und eine signifikant frühere Rückkehr zur Arbeit zur Folge hat. Eine große Fallserie von 2880 bilateralen TAPP-Operationen aus einem High-Volume-Center zeigt, dass die Morbidität und komplikationsbedingte Reoperationsrate nur marginal höher ist als bei 7240 unilateralen TAPP-Operationen (Wauschkuhn et al. 2010). Auf dieser wissenschaftlichen Basis haben die European Hernia Society (Simons et al. 2009), die International Endohernia Society (Bittner et al. 2011) und die European Association of Endoscopic Surgeons (Poelman et al. 2013) die laparo-endoskopischen Techniken zur Behandlung der primären bilateralen Leistenhernien beim Mann und bei der Frau empfohlen.

Auch wenn das Risiko für die Entstehung einer kontralateralen Hernie nach negativer Exploration etwa 1 % pro Jahr beträgt, wird eine prophylaktische Operation der anderen Seite nicht empfohlen (Simons et al. 2016).

16.1.14 Versorgung einer primären Skrotalhernie

In den Guidelines der European Association of Endoscopic Surgeons wird die Skrotalhernie als komplexe Situation eingestuft (Poelman et al. 2013). Nur sehr erfahrene endoskopische Operateure sollten bei einer Skrotalhernie ein laparo-endoskopisches Vorgehen wählen (Bittner et al. 2011). Die Herausforderung bei der Skrotalhernie besteht darin, den großen Bruchsack vollständig aus dem Skrotum und dem Leistenkanal heraus zu präparieren. Bleiben Anteile des Bruchsackes zurück, besteht die Gefahr eines persistierenden Seroms. Die laparo-endoskopische Kontrolle von Blutungen bei der Abpräparation des Bruchsackes von den Samenstranggebilden ist ebenfalls häufig sehr schwierig. Deshalb ist die Rate an Blutungskomplikationen bei der laparo-endoskopischen Behandlung der Skrotalhernie in Form von Nachblutungen und Hämatomen deutlich erhöht. Aus diesem Grunde wird bei der Skrotalhernie die offene Netztechnik als bevorzugtes Verfahren in den Guidelines der EHS empfohlen (Simons et al. 2009; Miserez et al. 2014).

16.1.15 Versorgung einer primären Leistenhernie nach Voroperationen im Unterbauch (radikale Prostatektomie, Zystektomie, Gefäßoperationen usw.) und Ascites oder Peritonealdialyse

In diesen komplexen Situationen empfehlen die Guidelines der International Endohernia Society und der European Association of Endoscopic Surgeons nur minimalinvasiv sehr erfahrenen Chirurgen ein laparo-endoskopisches Vorgehen (Bittner et al. 2011; Poelman et al. 2013). Die European Hernia Society empfiehlt in ihren Guidelines nach größeren Eingriffen im Unterbauch und im kleinen Becken ein offenes Netzverfahren mit der Lichtenstein-Operation als bevorzugte Technik (Simons et al. 2009, 2016; Miserez et al. 2014). Die offene Netztechnik als Lichtenstein-Operation ist auch zweifelsfrei die am wenigsten riskante Vorgehensweise bei einer Leberzirrhose mit Ascites und bei Patienten mit einer Peritonealdialyse.

16.1.16 Versorgung einer primären Leistenhernie bei Patienten mit hohem kardiopulmonalen Risiko, die keine Allgemeinanästhesie tolerieren

Nach den Empfehlungen der European Hernia Society ist die Lichtenstein-Operation in Lokalanästhesie die bevorzugte Technik, wenn eine Allgemeinnarkose bei ASA-III oder –IV-Patienten aufgrund der kardiopulmonalen Risiken nicht möglich ist (Simons et al. 2009, 2016; Miserez et al. 2014). Das

Vorgehen bei dieser Patientengruppe zur Behandlung von symptomatischen Leistenhernien ist ohne Alternative.

16.1.17 Versorgung einer Rezidivhernie bei Frau und Mann

In den Guidelines der HerniaSurge-Gruppe wird zunächst festgestellt, dass trotz zahlreicher Innovationen die Rezidivraten der Leistenhernienchirurgie immer noch zu hoch sind (Simons et al. 2016). Für die Rezidivhernie lässt sich keine Evidenz für ein Konzept des „watchful-waiting" finden (Simons et al. 2016). Nach vorausgegangenen anterioren Nahtund Netzverfahren wird beim Rezidiv eine laparoendoskopische Technik mit Operation in der noch nicht betroffenen anatomischen Schicht empfohlen (Simons et al. 2009, 2016; Miserez et al. 2014). Dementsprechend wird nach einer vorausgegangenen laparo-endoskopischen Operation ein anteriores Netzverfahren in Lichtenstein-Technik empfohlen (Simons et al. 2009, 2016; Miserez et al. 2014).

16.1.18 Versorgung einer inkarzerierten Leistenhernien bei Frau und Mann

Für die Behandlung einer inkarzerierten Leistenhernie werden von den internationalen Herniengesellschaften unterschiedliche Empfehlungen gegeben. Während die HerniaSurge-Gruppe einen „tailored approach" aufgrund fehlender Evidenz für ein optimales chirurgisches Verfahren angibt (Simons et al. 2016), empfiehlt die International Endohernia Society zunächst eine explorative Laparoskopie (Bittner et al. 2011, 2015). Dann kann der Bruchsackinhalt, eventuell nach kranialem Einschneiden des Bruchringes, reponiert werden. Der reponierte Darm erholt sich in 90 % der Fälle wieder. In den verbleibenden 10 % muss eine Darmresektion vorgenommen werden. Ist eine Darmresektion nicht notwendig, kann eine TAPP oder TEP in einem sauberen bzw. sauber-kontaminierten Operationsgebiet vorgenommen werden. Ist eine Darmresektion notwendig und besteht ein kontaminiertes Operationsgebiet, kann eine Hernienoperation in der alternativen chirurgischen Schicht, d. h. als Lichtenstein-Operation, durchgeführt werden oder die Versorgung der Leistenhernie auf einen späteren Zeitpunkt mit getrennter Operation verlegt werden.

16.1.19 Narkoseformen für die offene Leistenhernienoperation in Lichtenstein Technik

Für die Durchführung der laparo-endoskopischen Leistenhernienoperationen ist die Allgemeinanästhesie bzw. Vollnarkose ohne Alternative. Bei der offenen Lichtenstein-Operation kommen neben der Allgemeinanästhesie auch die regionalen und lokalen Anästhesieformen in Frage. Für die Versorgung einer primären, nicht inkarzerierten Leistenhernie in offener anteriorer Technik nach Lichtenstein wird in den Guidelines der HerniaSurge-Gruppe die Lokalanästhesie empfohlen, vorausgesetzt der Operateur verfügt über genügend Erfahrung mit der Durchführung der Lokalanästhesie (Simons et al. 2016). Sind die Chirurgen nicht erfahren genug mit der Durchführung der Leistenhernienoperation in Lokalanästhesie, kann eine erhöhte Rezidivrate daraus resultieren. Speziell bei Patienten in Alter von 65 Jahren und älter sind Allgemein- und Lokalanästhesie der Regionalanästhesie vorzuziehen (Simons et al. 2016).

16.1.20 Antibiotika-Prophylaxe bei der Leistenhernienchirurgie

Die HerniaSurge-Gruppe empfiehlt in ihren Guidelines bei der laparo-endoskopischen Operation unabhängig von dem Risikoprofil der Umgebung keine Antibiotika-Prophylaxe. Anders stellt es sich für die offene Leistenhernienchirurgie dar. In einem Umfeld mit hohem Risikoprofil mit einer Wundinfektionsrate von ≥5 % sollte bei jedem Patienten mit offener Leistenhernienversorgung und einem Netz eine Antibiotika-Prophylaxe vorgenommen werden. Dies gilt auch für Patienten mit einem hohen Risiko, auch wenn sie in einem Umfeld mit niedrigem Wundinfektionsrisiko operiert werden. Als Umfeld mit einem niedrigen Risiko gilt eines mit einer Wundinfektionsrate von weniger als 5 % (Simons et al. 2016).

16.1.21 Netze in der Leistenhernienchirurgie

Die HerniaSurge-Gruppe empfiehlt in ihren Guidelines zur Behandlung der Leistenhernie offene (Lichtenstein) und laparo-endoskopische (TEP, TAPP), Netz-basierte Techniken. Somit kommen nur einfache Flachnetze zur Anwendung.

Bei den Flachnetzen wird in der Literatur häufig von schwergewichtigen, kleinporigen und leichtgewichtigen, großporigen Netzen gesprochen. Es existiert aber keine eindeutige Definition der Grenzen zwischen leicht- und schwergewichtigen Netzen (Simons et al. 2016). Deshalb ist der Einfluss des Netzgewichtes auf das Ergebnis der Leistenhernienchirurgie schwer zu ermitteln. Demzufolge empfiehlt die HerniaSurge-Gruppe die Netzauswahl nicht allein auf der Basis des Netzgewichtes. Die zuletzt publizierten Metaanalysen und RCTs können nicht eindeutig belegen, dass die Verwendung von leichtgewichtigen Netzen zu einem besseren postoperativen Ergebnis in der Leistenhernienchirurgie führt (Simons et al. 2016). Nur die Aussage zum Einfluss auf die Rezidivrate ist eindeutig. Die Verwendung von leichtgewichtigen Netzen führt nicht zu einer Erhöhung der Rezidivraten (Simons et al. 2016). Unter der Vorstellung der möglichst geringen Einbringung von Fremdmaterial für die Versorgung einer Leistenhernie können somit leichtgewichtige Netze, die in der Regel auch großporig sind, verwendet werden.

16.1.22 Netzfixierung in der Leistenhernienchirurgie

Für die offene anteriore Netzversorgung einer Leistenhernie findet die HerniaSurge-Gruppe in der Literatur für die verschiedenen Fixierungstechniken des Netzes (Naht, Kleber, Selbstfixation) keinen Unterschied in der Rezidivrate, Wundinfektionsrate und Krankenhausverweildauer. Möglicherweise kann die Fixation des Netzes mit einem Kleber (Fibrin oder Cyanoacrylat) die frühen postoperativen und chronischen Schmerzen reduzieren (Simons et al. 2016). Deshalb empfiehlt die HerniaSurge-Gruppe, allerdings auf niedrigem Evidenz-Level, für die offene Leistenhernienchirurgie die atraumatische Netzfixierung (Simons et al. 2016). Bei der TEP ist nahezu in allen Fällen keine Fixierung des Netzes notwendig

(Simons et al. 2016). Kritisch sind nur die großen medialen Hernien (M3-EHS-Klassifikation). Bei diesen Befunden wird bei der TAPP und TEP eine Fixierung des Netzes empfohlen, gegebenenfalls auch mit Tackern (Simons et al. 2016). Ansonsten werden atraumatische Fixierungstechniken zur Reduktion der frühen postoperativen Schmerzen empfohlen (Simons et al. 2016).

16.1.23 Ambulante und kurzstationäre Behandlung der Leistenhernie

Aufgrund der großen Unterschiede in den weltweiten Gesundheitssystemen und deren Finanzierung sind auch die Rahmenbedingungen, unter denen die Behandlung der Leistenhernie stattfindet, sehr unterschiedlich. Hierzu findet sich eine Vielzahl von Begriffen: outpatient surgery, same day surgery, day case, short stay surgery. Eindeutige Definitionen dazu werden selten gegeben. Entscheidend ist die Frage, wie die Nachsorge nach einer Leistenhernienoperation organisiert ist. Die Anforderungen an die Nachsorge werden ebenfalls von zahlreichen Faktoren beeinflusst (Alter und Zustand des Patienten, ständiger Zugang des Patienten zu einer ärztlichen Versorgung, Entfernung des Wohnortes zur nächsten Klinik, Komplexität des Eingriffes usw.). Dabei spielt die Sicherheit für den Patienten die größte Rolle. Als Konsensus in der HerniaSurge-Gruppe kann festgestellt werden, dass der Großteil der Leistenhernienoperationen unter ambulanten und kurzstationären Bedingungen vorgenommen werden kann, wenn die Nachsorge der Patienten und die schnellstmögliche Versorgung von postoperativen Komplikationen sichergestellt sind (Simons et al. 2016).

16.1.24 Schmerzprävention und Behandlung in der frühen postoperativen Phase

Die HerniaSurge-Gruppe empfiehlt für alle offenen hernienchirurgischen Eingriffe präoperative oder perioperative Maßnahmen mit Lokalanästhetika, wie einem Feldblock des Nervus ilioinguinalis und des Nervus iliohypogastricus und/oder eine subfasziale oder subkutane Infiltration (Simons et al. 2016). Weiterhin sollten bei offenen hernienchirurgischen

Eingriffen konventionelle nicht-steriodale Antirheumatika oder selektive COX-2-Hemmer plus Paracetamol gegeben werden, wenn keine Kontraindikationen bestehen (Simons et al. 2016).

16.1.25 Beschränkung der körperlichen Belastung nach Leistenhernienoperationen

In den Guidelines der HerniaSurge-Gruppe wird keine Restriktion der körperlichen Belastung empfohlen, da eine solche Beschränkung nach einem unkomplizierten Leistenhernieneingriff unnötig ist, weil sie keinen Einfluss auf die Rezidivrate hat. Die Patienten sollten motiviert werden, ihre normalen körperlichen Aktivitäten so bald wie möglich wieder aufzunehmen. Eine frühe Rückkehr zur normalen Aktivität kann ohne Risiken empfohlen werden (Simons et al. 2016).

16.1.26 Vermeidung und Beherrschung von Komplikationen

Postoperativer Harnverhalt

Ein Harnverhalt nach einer Leistenhernienoperation tritt mit zunehmendem Alter häufiger auf. Bei Durchführung der Leistenhernienoperation unter Allgemeinnarkose findet sich kein Unterschied in der Inzidenz des Harnverhaltes nach offenem und laparo-endoskopischem Vorgehen. Ein offener Eingriff unter Lokalanästhesie hat eine geringere Inzidenz an Harnverhalt als ein laparo-endoskopischer Eingriff. Die Minimierung der perioperativen Flüssigkeitszufuhr führt seltener zu einem Harnverhalt. Für die routinemäßige Verwendung eines Blasenkatheters gibt es weder für die offene noch für die laparo-endoskopische Leistenhernienoperation eine Evidenz. Stattdessen sollten die Patienten aufgefordert werden, unmittelbar vor Beginn der Operation die Blase zu entleeren (Simons et al. 2016).

Störungen der Sexualfunktion

Die Häufigkeit der sexuellen Dysfunktion nach der Behandlung einer Leistenhernie mit moderaten bis heftigen Symptomen liegt bei 5–7 %. Die Beeinträchtigung der Hodenfunktion und der Fruchtbarkeit beträgt weniger als 1 %. Sowohl bei der offenen als auch laparo-endoskopischen Technik zur Behandlung einer Leistenhernie besteht das Risiko einer Schädigung der A. und V. testicularis bei der Dissektion der Samenstrangsgebilde mit nachfolgender Hodenischämie und Orchitis. Chronische Schmerzen mit Auswirkungen auf die Sexualfunktion können durch Eingriffe zur Behandlung von neuropathischen Schmerzen, Release des Samenstranges und Netzentfernung verbessert werden (Simons et al. 2016).

Blutungskomplikationen

Die Inzidenz von Hämatomen ist nach laparo-endoskopischen Operationen geringer als nach offenen. Besondere Vorsicht und sorgfältige Präparation mit Blutstillung ist bei Patienten mit noch wirksamer Therapie mit Antikoagulantien bzw. Thrombozytenaggregationshemmern geboten. Hier wird dringend die Entwicklung von lokalen Behandlungsprotokollen für diese Patienten und deren Einhaltung empfohlen (Simons et al. 2016).

Serome

Risikofaktoren für postoperative Serome stellen Skrotalhernien, große mediale Leistenhernien, Koagulopathien und eine Leberzirrhose dar. Die Inversion und Fixierung der ausgewalzten Faszia transversalis an das Cooper-Ligament bei der großen medialen Hernie kann eine Serombildung verhindern (Simons et al. 2016).

Schwerwiegende Komplikationen

Ernsthafte Komplikationen, wie Darm-, Blasen- oder Gefäßverletzungen, sind zwar selten in der Leistenhernienchirurgie, treten aber bei der laparo-endoskopischen Technik häufiger auf als bei der offenen. Patienten haben nach vorausgegangenen Eingriffen im Unterbauch bei der laparo-endoskopischen Chirurgie ein höheres Risiko für Eingeweideverletzungen (Simons et al. 2016).

Sterblichkeit

Todesfälle innerhalb von 30 Tagen nach Versorgung einer Leistenhernie sind sehr selten und treten hauptsächlich nach Notfalleingriffen bei Inkarzeration auf. Schenkelhernien weisen eine höhere Wahrscheinlichkeit für eine Inkarzeration und damit für einen Notfalleingriff auf. Todesfälle innerhalb von 30 Tagen nach elektiver Versorgung von Leistenbrüchen sind hauptsächlich auf schwerwiegende Komorbiditäten zurückzuführen (Simons et al. 2016).

16.1.27 Vermeidung und Beherrschung von chronischen Schmerzen

Inzidenz und Definition

10–12 % der Patienten mit Versorgung einer Leistenhernie entwickeln zumindest einen moderaten chronischen Schmerz, der die täglichen Aktivitäten beeinträchtigt. Deshalb sollte der chronische Schmerz als moderater Schmerz, der die täglichen Aktivitäten beeinträchtigt und mindestens oder länger als 3 Monate postoperativ anhält, definiert werden (Simons et al. 2016).

Risikofaktoren

Risikofaktoren für die Entstehung eines chronischen Leistenschmerzes nach einer Leistenhernien-Versorgung stellen junges Alter, ein kleiner Defekt, das weibliche Geschlecht, starke präoperative Schmerzen, starke Schmerzen früh nach der Operation, Rezidiv-Leistenhernien und eine offene Operation dar (Simons et al. 2016).

Berücksichtigung der Anatomie der Nerven in der Leistenregion und prophylaktische bzw. pragmatische Resektion von Nerven

Die Berücksichtigung der Anatomie und Identifikation der Leistennerven während der Operation wird zur Reduktion der Inzidenz von chronischen postoperativen Leistenschmerzen empfohlen. Eine prophylaktische Resektion des Nervus ilioinguinalis zur Reduktion des Risikos der Entstehung eines chronischen Leistenschmerzes wird nicht angeraten, da sie nur zu einer höheren Rate an Sensibilitätsstörungen in der Leistenregion führt. Kommt es jedoch zu einer iatrogenen Verletzung von Nerven oder zur Interferenz mit der Netzplatzierung, sollte

eine pragmatische Resektion des Nervus ilioinguinalis bzw. iliohypogastricus vorgenommen werden (Simons et al. 2016).

Bruchsackresektion

Bei der Versorgung einer indirekten Leistenhernie in offener Technik führt die einfache Invagination des Bruchsackes ohne Ligatur und Resektion zwar zur Reduktion der Inzidenz von akuten postoperativen Schmerzen, aber auch zu einer höheren Rate an Rezidiven. Das muss sorgfältig gegeneinander abgewogen werden (Simons et al. 2016).

Netzfixierung am Os pubis

Eine Fixierung des Netzes am Os pubis kann nicht empfohlen werden, da es dadurch zu einer höheren Rate an chronischen Schmerzen kommt (Simons et al. 2016).

Gabe von lokalen oder oralen Schmerzmitteln

Die präoperative oder intraoperative Gabe von Lokalanästhetika oder oralen Schmerzmitteln hat keinen Effekt auf die Reduktion der Inzidenz von chronischen Schmerzen nach Leistenhernienoperationen (Simons et al. 2016).

Heftige frühe postoperative Schmerzen

Unmittelbar postoperative heftige Schmerzen nach einer Leistenhernienoperation sind ein Alarmsignal für Gefäß- oder Nervenverletzungen. In dieser Situation wird eine frühzeitige Revisionsoperation zum Ausschluss bzw. Management dieser Komplikationen empfohlen (Simons et al. 2016).

Behandlung des chronischen Leistenschmerzes

Das Management des chronischen Leistenschmerzes nach Leistenhernienoperation erfordert ein multidisziplinäres Team. Pharmakologische und interventionelle Maßnahmen, einschließlich diagnostischer und therapeutischer Nervenblockaden, sollten für mindestens 6 Monate fortgesetzt werden. Es liegt zwar nur ein insuffizientes Evidenz-Niveau für den therapeutischen Wert von Nervenblockaden zur Behandlung von chronischen Schmerzen nach Leistenhernienversorgung vor, aber in der Praxis können Nervenblockaden eine sinnvolle Maßnahme für das diagnostische und therapeutische Management von chronischen Leistenschmerzen sein. Eine gepulste Radiofrequenzablation kann eine effektive alternative therapeutische Maßnahme darstellen. Auch eine Neuromodulation der dorsalen Nervenganglien scheint eine effektive Behandlungsoption zu sein. Für eine alleinige Netzentfernung ohne Neurektomie gibt es keine ausreichende Evidenz. Bei Vorliegen eines chronischen neuropathischen Schmerzes nach offener Leistenhernienversorgung stellen die offene und die endoskopische retroperitoneale Neurektomie Therapiealternativen mit akzeptablen Ergebnissen dar. Für die Neurektomie mit oder ohne Netzentfernung sollte ein „tailored approach„ in Abhängigkeit von der ursprünglichen Operationstechnik und dem Befund gewählt werden. Die Entscheidung muss von dem Operateur intraoperativ getroffen werden (Simons et al. 2016).

16.1.28 Ausbildung und Training

Für die Ausbildung und das Training in der Leistenhernienchirurgie wird von der HerniaSurge-Gruppe ein zielorientiertes Curriculum einschließlich der spezifischen Anatomie, der einzelnen Operationsschritte, der intraoperativen Entscheidungsfindung sowie eines simulationsbasierten Trainings zur Erlernung der technischen Fertigkeiten empfohlen. Die Supervision von Chirurgen in Ausbildung sollte so lange erfolgen, bis die Auszubildenden den notwendigen Erfahrungsstand erreicht haben. Die Lernkurve erfordert in der offenen Leistenhernienchirurgie mindestens 60 Eingriffe und in der laparo-endoskopischen 100. Dabei spielt das Ausbildungsumfeld natürlich eine entscheidende Rolle (Simons et al. 2016).

16.1.29 Hernienspezialisten und Hernienzentren

Ein Hernienspezialist wird von der HerniaSurge-Gruppe als ein Chirurg mit hernienchirurgischen Fähigkeiten auf Expertenlevel definiert, der aktiv in der Hernienchirurgie ausbildet, unterrichtet und forscht. Ein zertifiziertes Hernienzentrum muss grundlegende Anforderungen an die hernienchirurgische Fallzahl erfüllen und an einer Qualitätssicherungsstudie bzw. einem Register mit follow-up teilnehmen (Simons et al. 2016).

16.1.30 Kosten der Leistenhernienchirurgie

Die direkten Kosten der Leistenhernienchirurgie sind für das Krankenhaus bei der offenen Operation geringer als bei der laparo-endoskopischen. Diese höheren Kosten sind im Wesentlichen auf die Verwendung von Einmalmaterial zurückzuführen. Die indirekten Kosten für die Gesellschaft sind für die laparo-endoskopische Chirurgie geringer als für die offene. Insgesamt betrachtet ist die laparo-endoskopische Leistenhernienchirurgie kosteneffektiver als die offene (Simons et al. 2016).

16.1.31 Hernienregister

Hernienregister mit einem hohen Anteil an beteiligten Kliniken und Praxen bilden die klinische Realität ab und weisen deshalb eine hohe externe Validität auf, wohingegen prospektiv randomisierte Studien den Effekt einer spezifischen Intervention mit einem geringen Bias und hoher interner Validität definieren. Seltene Komplikationen können in einem Hernienregister frühzeitig entdeckt werden. Register sind besonders wichtig bei Einführung von Innovationen in der Hernienchirurgie, um mögliche Probleme kurz nach der Einführung feststellen zu können. Deshalb sollten alle Länder Hernienregister entwickeln und implementieren (Simons et al. 2016).

16.1.32 Dissemination und Implementation der HerniaSurge-Guidelines

Alle nationalen Herniengesellschaften sollten eine Strategie entwickeln, wie die Inhalte der Guidelines an alle Hernienchirurgen vermittelt werden, damit sie entsprechend in allen Ländern umgesetzt werden. Für die Umsetzung dieses Prozesses bietet HerniaSurge Unterstützung an (Simons et al. 2016).

16.1.33 Umsetzung der Guidelines in Ländern mit beschränkten Ressourcen des Gesundheitswesens

In Ländern mit beschränkten Ressourcen des Gesundheitswesens sollte sich die Ausbildung der Chirurgen auf die Durchführung einer standardisierten Technik, die bei einer großen Fallzahl eingesetzt werden kann, fokussieren. Deshalb wird empfohlen, die Lichtenstein-Operation in Lokalanästhesie unter Verwendung eines preisgünstigen Netzes (Moskitonetz) durchzuführen. Weiterhin wird empfohlen, dass mindestens eine Dosis eines adäquaten Antibiotikums zur Prophylaxe gegeben wird. In diesen Ländern sollte ein Aktionsplan erarbeitet werden, wie man den Zugang der Patienten zu einer sicheren Versorgung einer Leistenhernie erreichen kann (Simons et al. 2016).

16.1.34 Informationen für die Hausärzte

Die Guidelines der HerniaSurge-Gruppe sehen eine eigene Zusammenfassung für die zuweisenden Hausärzte vor. In dieser Zusammenfassung sind die wesentlichen Aspekte der weltweiten Guidelines, die auch für die Hausärzte zur Beratung ihrer Patienten wichtig sind, in einer Kurzform zusammengetragen. Da die Hausärzte häufig die Entscheidung treffen, in welcher Klinik oder von welchem Chirurgen sich ein Patient mit einer Leistenhernie operieren lässt, ist es besonders wichtig, dass auch die Hausärzte über die wichtigsten Inhalte der Guidelines informiert sind. Damit kann auch der Hausarzt evidenz-basiert seine Empfehlung treffen (Simons et al. 2016).

16.1.35 Informationen für die Patienten

Auch für die Patienten ist ein eigenes Kapitel in den HerniaSurge-Guidelines vorhanden. In diesem Kapitel werden die Patienten über die wesentlichen Aspekte der Leistenhernienchirurgie informiert. Die Inhalte reichen von der Definition der Leistenhernie, der Diagnose, über die verschiedenen Behandlungsoptionen, die möglichen Komplikationen bis hin zu der Erholungsphase und Wiederaufnahme der normalen Aktivitäten bzw. der Arbeit. Hier kann sich der Patient bzw. die Angehörigen sachlich über den empfohlenen Stand der Leistenhernienchirurgie informieren (Simons et al. 2016).

16.2 Ergebnisse (Studien, die nicht in die Guidelines eingegangen sind)

16.2.1 Metaanalysen

Bedeutung der chirurgischen Expertise für chronische Schmerzen nach Lichtenstein-Operation

In einer Metaanalyse von 16 Studien mit 3086 Lichtenstein-Operationen konnte eine Inzidenz von chronischen Schmerzen von 6,9–11,7 % für die Experten und 18,1–39,4 % für die Nicht-Experten festgestellt werden (Lange et al. 2016). Aufgrund der Heterogenität zwischen den Gruppen ließ sich aber keine Signifikanz nachweisen. Dennoch schlussfolgern die Autoren, dass ein Zusammenhang besteht und wahrscheinlich ist, aber weitere Studien notwendig sind.

Routinemäßige Neurektomie bei der Lichtenstein-Operation

In den neuen Guidelines der HerniaSurge-Gruppe wird eine prophylaktische Resektion des Nervus ilioinguinalis zur Reduktion des Risikos der Entstehung eines chronischen Leistenschmerzes nicht angeraten, da sie nur zu einer höheren Rate an Sensibilitätsstörungen in der Leistenregion führt (Simons et al. 2016). Eine neue Metaanalyse mit 11 Studien und 1031 Lichtenstein-Operationen zeigt eine signifikante Schmerzreduktion durch Neurektomie der Leistennerven für den kurzen und mittleren postoperativen Verlauf, aber nicht für den langfristigen (Barazanchi et al. 2016). Die Autoren schlussfolgern, dass die routinemäßige Neurektomie des Nervus ilioinguinalis eine sichere und effektive Methode bei der Lichtenstein-Operation darstellt, um den Schmerz in der frühen und mittleren postoperativen Phase zu reduzieren (Barazanchi et al. 2016).

Einfluss der selbsthaftenden Netze auf die Rate an chronischen Schmerzen in der offenen Leistenhernienchirurgie

Zum Vergleich der Ergebnisse bei der offenen Leistenhernienchirurgie unter Verwendung von selbsthaftenden Netzen mit naht-fixierten Netzen liegen 5 Metaanalysen vor (Li et al. 2013; Zhang et al. 2013; Fang et al. 2014; Pandanaboyana et al. 2014; Sajid et al. 2014). Keine dieser Metaanalysen zeigt einen Vorteil der selbstklebenden Netze im Vergleich zu naht-fixierten Netzen bei der Vermeidung von chronischen Schmerzen, aber auch keinen Unterschied bei den Rezidivraten. 5 randomisierte Studien mit 1170 Patienten zeigen lediglich eine kürzere Operationszeit für die selbstklebenden Netze (Pandanaboyana et al. 2014; Sajid et al. 2014).

Einfluss von biologischen Netzen auf die chronischen Schmerzen in der Leistenhernienchirurgie

Für den Vergleich von biologischen und synthetischen Netzen in der Leistenhernienchirurgie stehen 3 Metaanalysen und systematische Reviews zur Verfügung (Nie et al. 2015; Fang et al. 2015; Köckerling et al. 2015a). Es zeigen sich keine relevanten Unterschiede in der Rezidivrate und bei den chronischen Schmerzen (Nie et al. 2015; Fang et al. 2015; Köckerling et al. 2015a). Es zeigen sich lediglich Vorteile bei den biologischen Netzen bei den postoperativen Schmerzen und beim Fremdkörpergefühl in der Leiste (Köckerling et al. 2015a; Nie et al. 2015). Dafür zeigen sich höhere Seromraten bei der Verwendung von biologischen Netzen (Fang et al. 2015; Nie et al. 2015). Die Autoren der Metaanalysen und systematischen Reviews schlussfolgern, dass dringlich mehr Studien zum Vergleich biologische vs. synthetische Netze bei der Leistenhernienchirurgie benötigt werden. Weiterhin stellen die biologischen Netze bei der inkarzerierten Leistenhernie eine Alternative zu den synthetischen Netzen dar.

Atraumatische Netzfixierung bei der TAPP zur Vermeidung eines chronischen Leistenschmerzes

In den HerniaSurge-Guidelines werden atraumatische Fixierungstechniken zur Reduktion der frühen postoperativen Schmerzen empfohlen (Simons et al.

2016). 2 Metaanalysen und systematische Reviews bestätigen noch einmal, dass die Verwendung von Klebern bei der TAPP nicht zu einer höheren Rezidivrate führt (Antoniou et al. 2016, Shi et al. 2017). In der Studie von Antoniou et al. (2016) fand sich für die Kleber-Fixierung im Vergleich zur mechanischen Fixierung eine geringere Inzidenz von chronischen Leistenschmerzen. Die Studie von Shi et al. (2017) kommt bezüglich des chronischen Schmerzes zu keiner eindeutigen Aussage und fordert weitere RCTs mit längerem follow-up und Feststellung der chronischen Schmerzraten. Auch bezüglich der Rezidivraten werden längere follow-up-Untersuchungen gefordert.

Definition und Messung des chronischen Schmerzes nach der Leistenhernienchirurgie

In einem systematischen Review über die Definition des chronischen Schmerzes nach Leistenhernienoperation fanden sich in 48 Studien 22 unterschiedliche Definitionen für den chronischen Leistenschmerz (Molegraaf et al. 2016). Es wurden 33 verschiedene Instrumente zur Messung der Intensität des chronischen Leistenschmerzes verwendet. Die visuelle Analogskala und der *Short Form 36* wurden am häufigsten zur Bestimmung der Schmerzintensität (73 %) und der Lebensqualität (19 %) verwendet. Die Autoren stellen zusammenfassend fest, dass ein Vergleich der Ergebnisse zum chronischen Leistenschmerz nur bedingt möglich ist. Deshalb sollten in zukünftigen Studien standardisierte Definitionen und Messinstrumente zur Ermittlung der chronischen Schmerzraten eingesetzt werden.

Lokal- versus Spinalanästhesie in der offenen Leistenhernienchirurgie

In den Guidelines der HerniaSurge-Gruppe wird für die offene Leistenhernienchirurgie die Lokalanästhesie gegenüber der Spinalanästhesie vorgezogen. Diese Empfehlung wird noch einmal durch eine neue Metaanalyse und ein systematisches Review unterstützt. Dabei wurden in die Analyse 10 RCTs mit insgesamt 1379 Patienten eingeschlossen (Prakash et al. 2016). Im Vergleich zur Spinalanästhesie zeigten die Patienten mit Lokalanästhesie signifikant weniger

Schmerzen, geringere Raten an Harnverhalt, geringere Raten an Anästhesieversagern und eine höhere Zufriedenheit. Deshalb kommen die Autoren zu der identischen Empfehlung wie die Guidelines der HerniaSurge-Gruppe, dass bei der primären offenen Leistenhernienchirurgie die Lokal- der Spinalanästhesie vorzuziehen ist.

Antibiotika-Prophylaxe in der offenen Leistenhernienchirurgie

Nach den HerniaSurge-Guidelines soll nur bei Patienten mit erhöhten Risiken und bei Patienten mit einem normalen Risiko, die in einem Umfeld mit einem Risikoprofil für eine Wundinfektion von ≥5 % operiert werden, eine Antibiotikaprophylaxe vorgenommen werden. Eine Metaanalyse unter Einschluss von 16 RCTs mit insgesamt 5519 Patienten zeigt, dass die Antibiotikaprophylaxe die Gesamtinzidenz von Wundkomplikationen von 4,8 % signifikant auf 3,2 % senkt (Erdas et al. 2016). Schließt man jedoch 2 Studien mit sehr hohen Raten an Wundkomplikationen aus, ist die Rate an Wundinfektionen sehr niedrig (0–0,7 %) und der Effekt der Antibiotikaprophylaxe nicht mehr signifikant. Deshalb fassen die Autoren zusammen, dass das Ergebnis der Metaanalyse zeigt, dass auch in der offenen Leistenhernienchirurgie die routinemäßige Gabe einer Antibiotikaprophylaxe nicht notwendig ist.

Vergleich der Ein- versus Mehrtrokartechniken in der laparoskopischen Leistenhernienchirurgie

Zum Vergleich der Eintrokar- versus Mehrtrokartechnik für die laparo-endoskopische Leistenhernienchirurgie liegen 3 Metaanalysen und systematische Reviews vor (Lai et al. 2014; Siddiqui et al. 2014; Sajid et al. 2016). In der jüngsten Studie wurden 15 vergleichende Studien mit 1651 Patienten ausgewertet. Dabei fanden sich keine Unterschiede in der Krankenhausverweildauer, der Operationszeit, den postoperativen Schmerzen, der Rezidivrate, der Konversionsrate und der postoperativen Komplikationsrate. Die postoperative Erholungszeit war nach der Mono-Port-Operation kürzer. Die Autoren schlussfolgern, dass Ein- und Mehrtrokartechniken bei den laparo-endoskopischen Operationsverfahren

zur Leistenhernienreparation einsetzbar und sicher sind und je nach Erfahrung des Operateurs verwendet werden können.

16.2.2 Randomisierte Studien

Chronischer Schmerz ein Jahr nach TEP in Allgemeinnarkose verglichen mit Lichtenstein-Operation in Lokalanästhesie

In dieser prospektiv randomisierten Studie wurden insgesamt 384 Patienten eingeschlossen (Westin et al. 2016). Es wurden 193 TEP-Operationen in Allgemeinnarkose und 191 Lichtenstein-Operationen in Lokalanästhesie durchgeführt. Ein Jahr postoperativ wurden die Patienten von einem unabhängigen Chirurgen nachuntersucht. 375 Patienten (97,7 %) konnten nach einem Jahr klinisch beobachtet werden. In der TEP-Gruppe hatten 39 Patienten (20,7 %) Schmerzen verglichen mit 62 (33,2 %) der Patienten in der Lichtenstein-Gruppe mit Lokalanästhesie (p=0,007). Starke Schmerzen wurden von 4 Patienten in der TEP-Gruppe und 6 Patienten in der Lichtenstein-Gruppe in Lokalanästhesie berichtet (2,1 % vs. 3,2 %; p=0,543). Schmerzen in der operierten Leiste limitierten körperliche Aktivitäten bei 5 Patienten in der TEP-Gruppe und 14 Patienten in der Lichtenstein-Gruppe (2,7 % vs. 7,5 %; p=0,034). Die Autoren schlussfolgern, dass Patienten mit einer TEP-Operation in Allgemeinnarkose weniger langzeitige Schmerzen und weniger Limitationen bei der körperlichen Aktivität aufweisen als Patienten nach Lichtenstein-Operation in Lokalanästhesie. Deshalb sollte die TEP das bevorzugte Operationsverfahren in der Behandlung einer primären Leistenhernie sein.

3-Jahres-Ergebnisse der Behandlung einer primären Leistenhernie mit dem Ultrapro-Herniensystem, dem Prolene-Herniensystem und der Lichtenstein-Operation

In dieser prospektiv randomisierten Studie wurden insgesamt 309 männliche Patienten eingebracht (Magnusson et al. 2016). Präoperativ gab es keine Unterschiede in den Gruppen bezüglich der demographischen Daten, der Symptome und des Lebensqualitätsindex.

Die Operationszeit, der postoperative Schmerz, die Komplikationen und die Zeit bis zur vollständigen Erholung waren vergleichbar. Nach 36 Monaten beklagten 21 Patienten einen chronischen Schmerz und zwar 6 nach Lichtenstein-Operation, 6 nach Prolene-Herniensystem und 9 nach Ultrapro-Herniensystem. Die Unterschiede sind nicht signifikant. Die physische Lebensqualität war in allen Gruppen vor der Operation vermindert und erhöhte sich nach der Operation vergleichbar in allen Gruppen. 16 Patienten berichteten über ein unangenehmes Gefühl in der Leiste, wobei es in den Gruppen keinen Unterschied gab. Ebenso gab es keinen Unterschied in den Rezidivraten. Die Autoren fassen zusammen, dass es 3 Jahre nach erfolgter Leistenhernien-Operation zwischen den 3 Gruppen bezüglich Schmerzen, Unbehagen in der Leiste und Lebensqualität keinen Unterschied gab.

Prospektiv randomisierte Studie zum Vergleich TIPP versus Lichtenstein mit ProGrip-Netz

In einer prospektiv randomisierten Studie wurden die transinguinale präperitoneale Technik (TIPP) und die Lichtenstein-Operation unter Verwendung eines selbsthaftenden Netzes miteinander verglichen (Čadanová et al. 2017). Patienten mit einer primären unilateralen Leistenhernie wurden entweder in die TIPP-Gruppe mit einem PolySoft-Mesh oder in die Lichtenstein-Gruppe mit einem ProGrip-Netz randomisiert. Insgesamt wurden 258 Patienten in die Studie eingeschlossen. 238 Patienten konnten schließlich analysiert werden, 122 in der TIPP-Gruppe und 116 in der Lichtenstein-Gruppe mit ProGrip. Die Charakteristika der beiden Studiengruppen waren vergleichbar. Nach 2 Wochen und 3 Monaten traten signifikant mehr moderate und schwere Schmerzen in der Lichtenstein-Gruppe mit ProGrip auf. Die medianen Schmerz-Scores waren in beiden Gruppen nach 3 Monaten und 1 Jahr sehr niedrig. Nach 1 Jahr bestand kein Unterschied mehr in den Schmerz-Scores zwischen den beiden Gruppen. Bei 3 Patienten in jeder Gruppe trat ein Rezidiv auf (2,6 % Lichtenstein mit ProGrip versus 2,5 % TIPP; nicht signifikant). Die Autoren schlussfolgern, dass kein signifikanter Unterschied in der chronischen Schmerzrate zwischen der Lichtenstein-Operation mit ProGrip und der transinguinalen präperitonealen Technik TIPP mit PolySoft 1 Jahr nach dem Eingriff besteht. In beiden Gruppen war die chronische Schmerzrate und Rezidivrate gering.

Prospektiv randomisierte Studie zum Einsatz von Betamethasone in der Hernienchirurgie

In dieser prospektiv randomisierten Studie wurde der Einfluss von 12 mg Betamethasone im Vergleich zu einem Plazebo auf die postoperativen Schmerzen untersucht (Simsa et al. 2013). Es wurden insgesamt 398 Patienten (21 Frauen und 377 Männer) in die Studie eingeschlossen. Der Schmerz in Ruhe war am Tag der Chirurgie in der Behandlungsgruppe signifikant niedriger (p=0,012). Der Schmerz war auch am Tag nach dem operativen Eingriff in der Behandlungsgruppe signifikant geringer (p<0,001). In der verbleibenden ersten postoperativen Woche zeigte sich dann kein Unterschied mehr. Blutungskomplikationen wurden bei 17 Patienten (8,5 % in der Betamethasone-Gruppe) und 7 Patienten (3,5 % in der Plazebo-Gruppe) beobachtet (p=0,028). Einen Monat nach der Chirurgie beklagten 21 von 173 Patienten (12 % in der Betamethasone-Gruppe) immer noch Schmerzen im Vergleich zu 33 von 159 Patienten (21 % in der Plazebo-Gruppe) (p=0,049). Nach einem Jahr bestand kein Unterschied mehr zwischen den beiden Gruppen. Es kann geschlussfolgert werden, dass die intravenöse Applikation von 12 mg Betamethasone bei Narkoseeinleitung in den ersten 24 h und nach 1 Monat zu geringeren Schmerzraten nach einer Leistenhernien- Operation führt. Kombiniert mit Diclofenac könnte diese Dosis jedoch zu einer erhöhten Nachblutungsrate führen.

16.2.3 Registerstudien

Zeitliches Auftreten von Rezidiven nach Leistenhernienchirurgie

In dem Herniamed-Hernienregister wurden von September 2009 bis Mai 2015 18774 Rezidive dokumentiert, das entspricht einem Anteil von 10,94 % des gesamten Kollektivs (Köckerling et al. 2015b). Aufgrund der Erfassung des Zeitintervalls kann gezeigt werden, dass in den ersten 10 Jahren nach Leistenhernienoperation lediglich 57 % der Rezidive auftreten. Die restlichen 43 % können bis zu 50 Jahre nach der vorausgegangenen Leistenhernienoperation auftreten. Somit sind die Rezidivraten bei follow-up-Intervallen von 2 bzw. 5 Jahren als sehr vorläufig zu betrachten. Die aus dem Register Herniamed gewonnenen Erkenntnisse erlauben eine gewisse Kalkulation der realen Rezidivrate nach Leistenhernienoperation, indem man die gemessene Rezidivrate mit dem aus den Herniamed-Registerdaten ermittelten Faktor in Abhängigkeit vom Zeitintervall multipliziert. Dadurch lassen sich kalkulatorisch die realen Rezidivraten besser einschätzen. Zusätzlich haben diese Daten zur Konsequenz, dass mehr randomisierte Studien mit einem längeren Nachbeobachtungsintervall durchgeführt werden sollten.

Einfluss einer noch wirksamen Antikoagulantien- bzw. Thrombozytenaggregationshemmertherapie auf die Nachblutungsrate

Im Herniamed-Register konnten 9115 (11 %) Patienten identifiziert werden, die noch eine wirksame Antikoagulantien- oder Thrombozytenaggregationshemmertherapie aufwiesen (Köckerling et al. 2016a). Im Vergleich zu Patienten ohne diese Therapie findet sich in diesem Subkollektiv eine erhöhte Nachblutungsrate von 1,12 % versus 3,91 % (p <0,001). Die multivariable Analyse konnte neben der noch wirksamen medikamentösen Therapie mit Antikoagulantien- bzw. Thrombozytenaggregationshemmer als zusätzliche Einflussfaktoren auf das postoperative Nachblutungsrisiko das höhere Alter, eine offene Operation, einen höheren ASA-Score, eine Rezidiv-Operation, das männliche Geschlecht und den großen Herniendefekt identifizieren. Somit ist das Risiko offensichtlich bei einer offenen Operation höher als bei einer laparo-endoskopischen. Trotz des großen Dissektionsraumes bei der laparo-endoskopischen Leistenhernienreparation scheint dies bei sorgfältiger Vorgehensweise nicht zu einem erhöhten Blutungsrisiko zu führen.

Senken zusätzliche Nähte bei Verwendung von selbsthaftenden Netzen bei Lichtenstein-Operation das Rezidivrisiko?

Anhand der Daten des Herniamed-Registers wurden bei einem Subkollektiv von 2095 Patienten mit einer Lichtenstein-Operation unter Verwendung von selbsthaftenden Netzen untersucht, ob die zusätzliche Fixierung des selbsthaftenden Netzes mit Nähten zu besseren Ergebnissen führt (Köhler et al. 2016). Von den 2095 Patienten erhielten bei der Operation 816 (38,95 %) eine zusätzliche Nahtfixierung des selbsthaftenden Netzes. Dabei wurde die zusätzliche Nahtfixierung vor allen Dingen bei größeren Hernien eingesetzt. Die Rezidivrate zeigte nach einem Jahr keinen signifikanten Unterschied (Nahtfixierung 0,86 % versus keine Nahtfixierung 1,17 %; p=0,661). Auch in der multivariablen Analyse zeigte sich kein Unterschied. Es fanden sich auch keine Unterschiede zwischen diesen beiden Gruppen in der Rate der postoperativen Komplikationen. Auch beim chronischen Schmerz fand sich ein Jahr nach der Operation kein Unterschied (Nahtfixierung 2,33 % versus keine Nahtfixierung 2,97 %; p=0,411). Aufgrund dieser Daten kann also auf die zusätzliche Nahtfixierung des selbsthaftenden Netzes bei der Lichtenstein-Operation verzichtet werden, auch wenn es sich um größere Defekte handelt.

Einfluss der jährlichen Fallzahl pro Operateur auf das Ergebnis der laparo-endoskopischen Leistenhernienchirurgie

In dieser Analyse der Daten des Herniamed-Registers werden die Ergebnisse der Operateure, die mindestens 25 Eingriffe pro Jahr durchgeführt haben, mit denen vergleichen, die weniger als 25 Eingriffe pro Jahr vorgenommen haben (Köckerling et al. 2017). Dazu wurden insgesamt 16.290 primäre unilaterale Leistenhernienoperationen aus dem Register zur Analyse verwendet. Diese wurden von 466 Operateuren mit weniger als 25 laparo-endoskopischen Eingriffen pro Jahr und 66 Operateuren mit mehr als 25 laparo-endoskopischen Operationen pro Jahr behandelt. Die univariable Analyse zeigte eine signifikant höhere Rezidivrate für die Operateure mit geringerer Fallzahl. Auch der Belastungsschmerz war in der Gruppe mit weniger als 25 Eingriffen höher. Es fand sich jedoch kein Unterschied bezüglich des Ruheschmerzes und des chronischen behandlungsbedürftigen Leistenschmerzes. Wie in anderen Studien auch konnte somit aus dem Herniamed-Register gezeigt werden, dass die jährliche

Fallzahl pro Operateur an Leistenhernienoperationen in der laparo-endoskopischen Chirurgie einen Einfluss auf das Ergebnis hat.

Registerdaten zur Antibiotikaprophylaxe

Auch anhand der Daten des Herniamed-Registers wurde die Frage einer Antibiotikaprophylaxe in der Leistenhernienchirurgie überprüft (Köckerling et al. 2015c). Bei 48.201 laparo-endoskopisch durchgeführten Leistenhernienoperationen erbrachte die Antibiotikaprophylaxe keinen Vorteil in Bezug auf die Rate an Wundheilungsstörungen und tiefen Infektionen. Anders ist es jedoch bei der offenen Leistenhernienchirurgie. Hier konnte ein Zusammenhang zwischen der Antibiotikaprophylaxe und den Raten an Wundheilungsstörungen und tiefen Infektionen festgestellt werden. Dies wurde auch in der multivariablen Analyse bestätigt. Kalkuliert auf 10.000 offene Operationen muss ohne Antibiotikaprophylaxe mit 48 Wundheilungsstörungen und tiefen Infektionen versus 79 ohne Antibiotikaprophylaxe gerechnet werden. Somit ist eine single-shot-Antibiotikaprophylaxe bei der offenen Leistenhernienchirurgie auch bei sehr niedriger Gesamtwundheilungsstörungs- und Infektionsrate gerechtfertigt.

Netzfixierung bei der TAPP

In einer Analyse der Herniamed-Daten wurde die Fixierung bei der TAPP-Operation bei 11.228 männlichen Patienten mit primärer unilateraler Leistenhernie analysiert (Mayer et al. 2016). Das Netz wurde in 7422 Fällen (66,1 %) fixiert und in 3806 (33,9 %) nicht. Es fand sich zwischen der Gruppe der Patienten mit Netzfixierung bzw. ohne Fixierung bezüglich der Rezidivrate kein signifikanter Unterschied. Die multivariable Analyse konnte nur für mediale und kombinierte Defektlokalisationen im Vergleich zur lateralen Defektlokalisation einen hochsignifikanten Einfluss auf die Rezidivrate nachweisen (p<0.001). Mit Netzfixierung (Tacker oder Kleber) und der Verwendung eines größeren Netzes als 10×15 cm konnte die Rezidivrate bei größeren medialen Leistenhernien signifikant reduziert werden (p=0,046). Somit ist auch für die TAPP, wie bei TEP, für einen Großteil der Patienten eine Netzfixierung nicht

notwendig. Patienten mit medialer und kombinierter Hernie haben ein höheres Rezidivrisiko. Deshalb sollten Patienten mit einer medialen und kombinierten Hernie eine Netzfixierung (Tacker oder Kleber) erhalten und eventuell ein größeres Netz verwendet werden.

Vergleich TEP versus Lichtenstein bei der primären unilateralen Leistenhernie beim Mann

Im Herniamed-Register konnten die Daten von 17388 Patienten mit einer primären unilateralen Leistenhernie beim Mann analysiert werden (Köckerling et al. 2016b). Dabei wurden 10.555 (60,70 %) in Lichtenstein-Technik und 6833 (39,30 %) in TEP-Technik operiert. In der multivariablen Analyse zeigte sich kein Einfluss der Operationstechnik auf die Rezidivrate und die behandlungsbedürftige chronische Schmerzrate. Auch die komplikationsbedingten Reoperationen unterschieden sich nicht. Es fand sich jedoch für die TEP eine signifikant geringere postoperative Komplikationsrate (p<0,001), eine signifikant geringere Ruheschmerzrate und eine signifikant geringere Belastungsschmerzrate (p<0,001). Somit ergeben sich zusammenfassend Vorteile für die TEP bei der postoperativen Komplikationsrate sowie bei den Schmerzraten in Ruhe und bei Belastung.

16.3 Fazit für die Praxis

1. Mit Fertigstellung der neuen Guidelines zur Leistenhernienchirurgie durch die HerniaSurge-Gruppe werden den Chirurgen Empfehlungen an die Hand gegeben, anhand derer sie auf der Basis einer fundierten wissenschaftlichen Grundlage eine adäquate Leistenhernienchirurgie im Alltag umsetzen können. Wenn man sich an diesen Leitlinien und Empfehlungen orientiert und die entsprechenden Operationsverfahren beherrscht, wird man sicherlich im Alltag gute Ergebnisse erzielen.
2. Dennoch musste die HerniaSurge-Gruppe bei vielen Fragestellungen in der

Leistenhernienchirurgie feststellen, dass bei Anlegung strenger Maßstäbe weitere prospektiv randomisierte Studien und Registeranalysen mit großen Fallzahlen notwendig sind. Bei vielen bisher publizierten Studien fehlt häufig die Berücksichtigung wichtiger Einflussgrößen, wie die Hernienklassifikation, die Herniengröße, die Risikofaktoren der Patienten usw., auf das Ergebnis.

3. Es hat sich auch gezeigt, dass viele Fragestellungen nicht durch prospektiv randomisierte Studien beantwortet werden, sondern auf Registerstudien zurückgegriffen werden muss. Dementsprechend sind auch in der Hernienchirurgie weitere hochqualifizierte wissenschaftliche Studien gefordert.

4. Immer deutlicher wird, dass nicht eine Operationstechnik die optimale Lösung für alle Konstellationen darstellt. Der sogenannte tailored approach, das heißt die maßgeschneiderte Chirurgie für den individuellen Patienten und seine spezifische Konstellation, tritt zunehmend in den Vordergrund. Das wiederum erfordert die Beherrschung von mehr als einer Operationstechnik zur Behandlung aller möglicher Konstellationen in der Chirurgie der Leistenhernie. Hier stellt sich dann automatisch die Frage nach der Qualifikation, die ein ausgewiesener Hernienchirurg heute nachweisen muss.

5. Man kann sicher heute bereits formulieren, dass in jedem allgemein- und viszeralchirurgischen Team Chirurgen mit besonderem Interesse an und entsprechender Qualifikation in der Hernienchirurgie vorhanden sein sollten. Nur durch intensive Beschäftigung mit der Hernienchirurgie wird man den in den neuen Guidelines geforderten Anforderungen gerecht.

Literatur

Antoniou SA, Köhler G, Antoniou GA, Muysoms FE, Pointner R, Granderath FA (2016) Meta-analysis of randomized trials comparing nonpenetrating vs mechanical mesh fixation in laparoscopic inguinal hernia repair. Am J Surg 211 (1): 239–249.e2, DOI: 10.1016/j.amjsurg.2015.06.008

Barazanchi AWH, Fagan PVB, Smith BB, Hill AG (2016) Routine Neurectomy of Inguinal Nerves During Open Onlay Mesh Hernia. Repair Ann Surg 264: 64–72, DOI: 10.1097/SLA.0000000000001613

Bittner R, Arregui ME, Bisgaard T, Dudai M, Ferzli GS, Fitzgibbons RJ, Fortelny RH, Klinge U, Koeckerling F, Kuhry E, Kukleta J, Lomanto D, Misra MC, Montgomery A, Morales-Conde S, Reinpold W, Rosenberg J, Sauerland S, Schug-Pass C, Singh K, Timoney M, Weyhe D, Chowbey P (2011) Guidelines for laparoscopic (TAPP) and endoscopic (TEP) treatment of inguinal Hernia [International Endohernia Society (IEHS)]. Surg Endosc 25: 2773–2843, DOI: 10.1007/s00464-011-1799-6

Bittner R, Montgomery MA, Arregui E, Bansal V, Bingener J, Bisgaard T, Buhck H, Dudai M, Ferzli GS, Fitzgibbons RJ, Fortelny RH, Grimes KL, Klinge U, Koeckerling F, Kumar S, Kukleta J, Lomanto D, Misra MC, Morales-Conde S, Reinpold W, Rosenberg J, Singh K, Timoney M, Weyhe D, Chowbey P (2015) Update of guidelines on laparoscopic (TAPP) and endoscopic (TEP) treatment of inguinal hernia (International Endohernia Society). Surg Endosc 29: 289–321, DOI: 10.1007/s00464-014-3917-8

Čadanová D, van Dijk JP, Mollen RM (2016) The transinguinal preperitoneal technique (TIPP) in inguinal hernia repair does not cause less chronic pain in relation to the ProGrip technique: a prospective double-blind randomized clinical trial comparing the TIPP technique, using the PolySoft mesh, with the ProGrip self-fixing semi-resorbable mesh Hernia. 21(1): 17–27, DOI: 10.1007/s10029-016-1522-6

Erdas E, Medas F, Pisano G, Nicolosi A, Calo PG (2016) Antibiotic prophylaxis for open mesh repair of groin hernia: systematic review and meta-analysis Hernia. 20(6): 765–776 DOI: 10.1007/s10029-016-1536-0

Fang Z, Ren R, Zhou J, Tian J (2015) Biologic mesh versus synthetic mesh in open inguinal hernia repair: system Review and meta-analysis. ANZ J Surg 85 (12): 910–916, DOI: 10.1111/ans.13234

Fang Z, Zhou J, Ren F, Liu D (2014) Self-gripping mesh versus sutured mesh in open inguinal hernia repair: system review and meta-analysis. Am J Surg 207, 773–781, DOI: 10.1016/j.amjsurg.2013.08.045

Jacob A, Hackl JA, Bittner R, Kraft B, Köckerling F (2015) Perioperative outcome of unilateral versus bilateral inguinal hernia repairs in TAPP technique: analysis of 15,176 cases from the Herniamed Registry. Surg Endosc 29: 3733–3740 DOI: 10.1007/s00464-015-4146-5

16

Köckerling F, Alam NN, Narang SK, Daniels IR, Smart NJ
(2015a) Biological meshes for inguinal hernia repair –
review of the literature Front. Surg. 2: 48 DOI: 10.3389/
surg.2015.00048

Köckerling F, Bittner R, Kraft B, Hukauf M, Kuthe A, Schug-Pass
C (2017) Does surgeon volume matter in the outcome of
endoscopic inguinal hernia repair? Surg Endosc; 31(2):
573-585 DOI: 10.1007/s00464-016-5001-z

Köckerling F, Koch A, Lorenz R, Schug-Pass C, Stechemesser B,
Reinpold W (2015b) How long do we need to follow-up
our hernia patients to find the real recurrence rate? Front
Surg 2:24 DOI: 10.3389/fsurg.2015.00024

Köckerling F, Roessing C, Adolf D, Schug-Pass C, Jacob D
(2016a) Has endoscopic (TEP, TAPP) or open inguinal
hernia repair a higher risk of bleeding in patients with
coagulopathy or antithrombotic therapy? Data from the
Herniamed Registry. Surg Endosc 30(5): 2073–2081
DOI: 10/1007/s00464-015-4456-7

Köckerling F, Stechemesser B, Hukauf M, Kuthe A, Schug-Pass
C (2016b) TEP versus Lichtenstein: Which technique is
better for the repair of primary unilateral inguinal hernias
in men? Surg Endosc 30 (8): 3304–3313, DOI: 10.1007/
s00464-015-4603-1

Köckerling R, Bittner R, Jacob D, Schug-Pass C, Laurenz C, Adolf
D, Keller T, Stechemesser B (2015c) Do we need antibiotic
prophylaxis in endoscopic inguinal hernia repair? Results
of the Herniamed Registry. Surg Endosc 29 (12):
3741–3749 DOI: 10.1007/s00464-015-4149-2

Köhler G, Lechner M, Mayer F, Köckerling F, Schrittwieser R,
Fortelny RH, Adolf D, Emmanuel K (2016) Self-Gripping
Meshes for Lichtenstein Repair. Do We Need Additional
Suture Fixation? World J Surg 40: 298–308, DOI: 10.1007/
s00268-015-3313-0

Lai H, Li G, Xiao J, Lin Y, Lu B (2014) Single-incision laparoscopic hernioplasty versus multi-incision laparoscopic
hernioplasty: a meta-analysis. ANZ J Surg 84 (3): 128–136,
DOI: 10.1111/ans.12407

Lange JFM, Meyer VM, Voropai DA, Keus E, Wijsmuller AR,
Ploeg RJ, Pierie JPEN (2016) The role of surgical expertise with regard to chronic postoperative inguinal pain
(CPIP) after Lichtenstein correction of inguinal hernia:
a systematic review. Hernia 20: 349–356, DOI: 10.1007/
s10029-016-1483-9

Li J, Ji Z, Li Y (2014) The Comparison of Self-Gripping Mesh and
Sutured Mesh in Open Inguinal Hernia Repair. Ann Surg
259: 1080–1085, DOI: 10.1097/SLA.0000000000000408

Magnusson J, Nygren J, Gustafsson UO, Thorell A (2016) Ultra-
Pro Hernia System, Prolene Hernia System and Lichtenstein for primary inguinal hernia repair: 3-year outcomes
of a prospective randomized controlled trial. Hernia 20(5):
641–648, DOI: 10.1007/s10029-016-1507-5

Mahon D, Decadt B, Rhodes M (2003) Prospective randomized
trial of laparoscopic (transabdominal preperitoneal) vs
open (mesh) repair for bilateral and recurrent inguinal
hernia. Surg Endosc 17:1386–1390

Mayer F, Niebuhr H, Lechner M, Dinnewitzer A, Köhler G,
Hukauf M, Fortelny RH, Bittner R, Köckerling F (2016)
When is mesh fixation in TAPP-repair of primary inguinal

hernia repair necessary? The register-based analysis
of 11,230 cases. Surg Endosc 30 (10): 4363–4371, DOI:
10.1007/s00464-016-4754-8

Miserez M, Peeters E, Aufenacker T, Bouillot JL, Campanelli G,
Conze J, Fortelny R, Heikkinen T, Jorgensen LN, Kukleta J,
Morales-Conde S, Nordin P, Schumpelick V, Smedberg S,
Smietanski M, Weber G, Simons MP (2014) Update with
level 1 studies of the European Hernia Society guidelines
on the treatment of inguinal hernia in adult patients. Hernia 18: 151–163, DOI: 10.1007/s10029-014-1236-6

Molegraaf M, Lange J, Wijsmuller A (2016) Uniformity of Chronic Pain Assesment after Inguinal Hernia Repair: A Critical
Review of the Literature. Eur Surg Res 58 (1-2):1–19, DOI:
10.1159/000448706

Nie X, Xiao D, Wang W, Song Z, Yang Z, Chen Y, Gu Y (2015)
Comparison of Porcine Small Intestinal Submucosa versus Polypropylene in Open Inguinal Hernia Repair: A
Systematic Review and Meta-Analysis. PLoS ONE 10 (8):
e0135073, DOI: 10.1371/journal.pone.0135073

Pandanaboyana S, Mittapalli D, Rao A, Prasad R, Ahmad N
(2014) Meta-analysis of self-gripping mesh (Progrip) versus sutured mesh in open inguinal hernia repair. Surgeon
12 (2)87–93, DOI: 10.1016/j.surge.2013.11.024

Poelman MM, van den Heuvel B, Deelder JD, Abis GSA, Beu-
deker N, Bittner R, Campanelli G, van Dam D, Dwars BJ,
Eker HH, Fingerhut A, Khatkov I, Koeckerling F, Kukleta JF,
Miserez M, Montgomery A, Munoz Brands RM, Morales-
Conde S, Muysoms FE, Soltes M, Tromp W, Yavuz Y, Bonjer
HJ (2013) EAES Consensus Development Conference on
endoscopic repair of groin hernias. Surg Endosc 27 (10):
3505–3519 DOI: 10.1007/s00464-013-3001-9

Prakash D, Heskin L, Doherty S, Galvin R (2017) Local anaesthesia versus spinal anaesthesia in inguinal hernia
repair: A systematic review and meta-analysis. Surgeon
15(1):47–57

Sajid M, Farag S, Singh KK, Miles WF (2014) A Systematic
review and meta-analysis of published randomized controlled trials comparing the role of self-gripping mesh
against suture mesh fixation in patients undergoing open
inguinal hernia Updates. Surg 66: 189–196 DOI: 10.1007/
s13304-013-0237-9

Sajid MS, Khawaja AH, Sayegh M, Baig MK (2016) A systematic
review comparing single-incision versus multi-incision
laparoscopic surgery for inguinal hernia repair with mesh.
Int J Surg 29:25–35, DOI: 10.1016/j.ijsu.2016.02.088

Sarli L, Iusco DR, Sansebastiano G, Costi R (2001) Simultaneous
repair of bilateral inguinal hernias. Surg Laparosc Endosc
Percutan Tech 11: 262–267

Shi Z, Fan X, Zhai S, Zhong X, Huang D (2017) Fibrin glue versus staple for mesh fixation in laparoscopic transabdominal preperitoneal repair of inguinal hernia: a meta-analysis and systematic review. Surg Endosc 31(2): 527–537,
DOI: 10.1007/s00464-016-5039-y

Siddiqui MRS, Kovzel M, Brennan SJ, Priest OH, Preston SR,
Soon Y (2014) The role of the laparoendoscopic single
site totally extraperitoneal approach to inguinal hernia
repairs: a review and meta-analysis of the literature. Can J
Surg 57(2):116–126 DOI: 10.1503/cjs.010612

Simons MP, Aufenacker T, Bay-Nielsen M, Bouillot JL, Campanelli G, Conze J, de Lange D, Fortelny R, Heikkinen T, Kingsnorth A, Kukleta J, Morales-Conde S, Nordin P, Schumpelick V, Smedberg S, Smietanski M, Weber G, Miserez M (2009) European Hernia Society guidelines on the treatment of inguinal hernia in adult patients. Hernia 13: 343-403, DOI: 10.1007/s10029-009-0529-7

Simons MP, Aufenacker TJ, Berrevoet F, Bingener J, Bisgaard T, Bittner R, Bonjer HJ, Bury K, Campanelli G, Chen DC, Chowbey PK, Conze J, Cuccurullo D, de Beaux AC, Eker HH, Fitzgibbons RJ, Fortelny RH, Gillion JF, van den Heuvel BJ, Hope WW, Jorgensen LN, Klinge U, Köckerling F, Kukleta JF, Konate I, Liem AL, Lomanto D, Loos MJA, Lopez-Cano M, Miserez M, Misra MC, Montgomery A, Morales-Conde S, Muysoms FE, Niebuhr H, Nordin P, Pawlak M, van Ramshorst GH, Reinpold WMJ, Sanders DL, Sani R, Schouten N, Smedberg S, Smietanski M, Simmermacher RKJ, Tran HM, Tumtavitikul S, van Veenendaal N, Weyhe D, Wijsmuller AR (2016) International Guidelines for Groin Hernia Management www.herniasurge.com

Simsa J, Magnusson N, Hedberg M, Lorentz T, Gunnarsson U, Sandblom G (2013) Betamethasone in hernia surgery: a randomized controlled trial. Eur J Pain 17(10): 1511–1516, DOI: 10.1002/j.1532-2149.2013.00333.x

Wauschkuhn CA, Schwarz J, Boekeler U, Bittner R (2010) Laparoscopic inguinal hernia repair: gold standard in bilateral hernia repair? Results of more than 2800 patients in comparison to literature. Surg Endosc 24 (12): 3026–3030, DOI: 10.1007/s00464-010-1079-x

Westin L, Wollert S, Ljungdahl M, Sandblom G, Gunnarsson U, Dahlstrand U (2016) Less Pain 1 Year After Total Extraperitoneal Repair Compared With Lichtenstein Using Local Anesthesia: Data From a Randomized Controlled Clinical Trial. Ann Surg 263: 240–243, DOI: 10.1097/SLA.0000000000001289

Zhang C, Li F, Zhang H, Hong W, Shi D, Zhao Y (2013) Self-gripping versus sutured mesh for inguinal hernia repair: a systematic review and meta-analysis of current literature. J Surg Res 185(2)653–660, DOI: 10.1016/j.jss.2013.07.03

Bauchwandhernie

U.A. Dietz, C.-T. Germer, A. Wiegering

© Springer-Verlag GmbH Deutschland 2017
C.-T. Germer, T. Keck, R.T. Grundmann (Hrsg.), *Evidenzbasierte Viszeralchirurgie benigner Erkrankungen*,
Evidenzbasierte Chirurgie, https://doi.org/10.1007/978-3-662-53553-0_17

17.1   Leitlinien

Zwei Leitlinien stehen zur laparoskopischen Versorgung von Ventral- und Inzisionalhernien zur Verfügung. Die erste Leitlinie wurde 2010 von der Italienischen Gesellschaft für Endoskopische Chirurgie (SICE) publiziert und 2015 bereits revidiert und erweitert (Silecchia et al. 2015). Eine zweite, deutlich umfangreichere Leitlinie wurde 2014 von der Internationalen Endoskopischen Herniengesellschaft (IEHS) publiziert (Bittner et al. 2014a, 2014b, 2014c). Eine Leitlinie für die offene Behandlung von Ventral- und Inzisionalhernien besteht nicht. Somit soll für den Leser nicht der Eindruck entstehen, als seien die nachfolgenden Absätze die Empfehlungen einer allumfassenden Leitlinie. Es muss an dieser Stelle darauf hingewiesen werden, dass offene Reparationsverfahren einen sehr wichtigen Stellenwert einnehmen. Auf offene Reparationsverfahren wird weiter unten in den entsprechenden Absätzen eingegangen.

17.1.1 OP-Indikation

SICE Leitlinie (Silecchia et al. 2015): Die laparoskopische Versorgung der Ventral- und Inzisionalhernie ist sicher und effektiv; der laparoskopische Zugang bietet niedrigere Raten an Wundinfektionen und einen kürzeren Krankenhausaufenthalt als offene Verfahren. Fortgeschrittenes Alter ist keine Kontraindikation für das laparoskopische Vorgehen. Das laparoskopische Vorgehen ist für Bruchlücken über 3 cm empfohlen, es besteht kein Konsens über die Obergrenze der Bruchpforte. In der präoperativen Vorbereitung sollten bei besonderen Patienten bildgebende Verfahren zur Anwendung kommen (Adipositas, große Defekte, mehrfache Voroperationen, Defekte in der Nähe zu knöchernen Strukturen, komplexe Fälle, Notfallindikation). Voroperationen, insbesondere die stattgehabte Implantation eines Netzes, sind keine Kontraindikation für den laparoskopischen Eingriff. Der laparoskopische Eingriff ist besonders bei adipösen Patienten empfohlen. Die kompensierte Child-A bis -B-Zirrhose ist keine Kontraindikation für das laparoskopische Vorgehen (Cave: schwache Empfehlung). Der laparoskopische Eingriff ist auch bei Notfalleingriffen indiziert.

IEHS-Leitlinie (Bittner et al. 2014a, 2014b, 2014c): Es besteht Konsens unter den Experten, dass es wichtig ist, ventrale und inzisionale Hernien zwecks späterer Vergleichbarkeit zu klassifizieren. Die Klassifikation soll eine künftige Auswertung der Datenbanken erleichtern und einen Beitrag zum besseren Verständnis der Erkrankung leisten; mittels Klassifikationen kann eine bessere Patientenberatung erfolgen und der therapeutische Algorithmus präzisiert werden. Die Leitlinie empfiehlt die Anwendung der Klassifikation der EHS mit den Kriterien Lokalisation der Bruchlücke, Größe der Bruchlücke, Differenzierung zwischen ventralen, inzisionalen und rezidiviert-inzisionalen Hernien sowie Patienten-eigenen Risikofaktoren (Muysoms et al. 2009; Dietz et al. 2007). Nahtverfahren kommen nur bei sehr kleinen ventralen Hernien (<1 cm) und gleichzeitigem Fehlen von Risikofaktoren für Rezidive in Frage. Alle weiteren Patienten sollten mit Netz versorgt werden. Das laparoskopische Verfahren kann auch bei sehr adipösen Patienten durchgeführt werden.

17.1.2 Operationstechnik

Die Leitlinien der IEHS empfehlen, dass Netze bei laparoskopischen Eingriffen größer sein müssen als bei offenen Verfahren. Laparoskopische Eingriffe bewirken weniger Wundinfektionen, weniger Blutverlust, verbrauchen weniger postoperative Analgetika, verursachen weniger postoperativen Ileus und eine kürzere Krankenhausliegedauer als offene Verfahren. Die Verabreichung perioperativer antibiotischer Prophylaxe geht mit einer signifikant niedrigeren lokalen Infektionsrate einher. Die meisten Operateure verwenden einen offenen Zugang (Hasson); die Trokare sollten so weit wie möglich entfernt von der Bruchlücke sowie von Bereichen, in denen von Verwachsungen auszugehen ist, positioniert werden. Die Adhäsiolyse bietet dem Patienten keinen grundsätzlichen Vorteil im Rahmen dieses Eingriffes, muss jedoch im Bereich der vorderen Bauchdecke vollständig durchgeführt werden, um eine ausreichende Überlappung der Netze zu ermöglichen. Die Adhäsiolyse mit scharfer Schere sollte bevorzugt werden. Weiter stellt die Leitlinie der IEHS fest, dass die Rekonstruktion der Linea alba auch im Rahmen des laparoskopischen Eingriffes die Funktionalität der Bauchdecke verbessert. Als Vorbereitung zur Netzimplantation und Gewährleistung einer ausreichenden Netzüberlappung ist es eine Grundbedingung, dass das Ligamentum falciforme sowie die infraumbilikalen Plicae breitflächig parietalisiert werden. Auf die Netzfixation wird in diesem Kapitel weiter unten eingegangen werden (Bittner et al. 2014a, 2014b, 2014c).

Die Literaturrecherche im Rahmen der IEHS-Leitlinien zeigt eine Enterotomie-Inzidenz von 1,78 % mit einer Mortalitätsrate von 2,8 % bei laparoskopischer Versorgung. In den allermeisten Fällen ist der Dünndarm betroffen (92 %) und die häufigsten Ursachen für die Darmverletzung sind die unvorsichtige Adhäsiolyse sowie die Anwendung von Energiequellen in Nähe von Darmschlingen (monopolare Koagulation und Ultraschalldissektion). Im Fall einer Darmverletzung, die bei der Primäroperation nicht diagnostiziert wurde, sollte im Verlauf großzügig die Indikation zur explorativen Laparotomie gestellt werden. Im Rahmen des aktuellen Buchbeitrages kann nicht auf sämtliche Einzelheiten dieser ausführlichen, über 90 Seiten langen Leitlinie eingegangen werden. Dem Leser wird wärmstens empfohlen die Leitlinie als Gesamtwerk zu lesen. Sie ist im Internet (PubMed) frei verfügbar(Bittner et al. 2014a, 2014b, 2014c).

17.2 Ergebnisse

17.2.1 Randomisiert kontrollierte Studien

Eine der am meisten erwarteten randomisierten klinischen Studien im Themenbereich der Ventral- und Inzisionalhernien ist mit Sicherheit die AWARE-Studie aus Berlin. Lauscher und Mitarbeiter haben mit Unterstützung der DFG die erste große Randomisierung zu Beobachtung versus Operation bei oligosymptomatischen Narbenhernien aufgestellt. Die Studie hat als primären Endpunkt den Schmerz während normaler Aktivität als Folge der Hernie oder der Hernienoperation 2 Jahre nach Studieneinschluss; sekundäre Zielkriterien sind die Behandlungskosten, die Patientenzufriedenheit sowie Schmerzen in Ruhe beziehungsweise während der Arbeit oder

dem Sport. Nachdem im November 2011 die ersten Patienten eingeschlossen wurden, stellte sich die Rekrutierung im Verlauf eher schwierig dar, viele Patienten wurden bereits in der Screening-Phase aus verschiedenen Gründen ausgeschlossen. Aktuell wurden 1602 Patienten in den Prüfzentren gescreent und 234 Patienten (14,6 %) rekrutiert. Es wurden noch keine Interimsdaten publiziert, wir erwarten die Daten der AWARE-Studie, um die Patientenberatung betreffs Beobachtung oder Operation zu präzisieren (Lauscher et al. 2016).

Die schwedische Arbeitsgruppe um Agneta Montgomery hat ganz aktuell die 1-Jahres-Ergebnisse der PROLOVE-Studie publiziert. In dieser randomisierten Studie zwischen laparoskopisch und offen versorgten inzisionalen Hernien mit Netz, wurde besonders auf die Lebensqualität geachtet. Die Patienten wurden präoperativ und postoperativ betreffend der Lebensqualität evaluiert und bezüglich ihrer Risikofaktoren für das Auftreten eines Rezidivs klassifiziert. Nach 1 Jahr verblieben 124 Patienten für die Analyse. In der Kurzfassung des SF-36 war nach 1 Jahr eine deutliche Zunahme des Lebensqualitäts-Scores messbar, nach 8 Wochen war bereits kein Unterschied mehr zwischen operierten Patienten und der normalen schwedischen Bevölkerung erkennbar. Ein komplikationsloser Verlauf wurde bei 85 % der laparoskopisch und bei 65 % der offen operierten Patienten registriert (p <0,010). In der laparoskopischen Gruppe sind 5, in der offenen Gruppe ist 1 Rezidiv aufgetreten (p=0,112). Im Allgemeinen wurde eine Reduktion der abdominellen Beschwerden von 82 % auf 13 % der Patienten beobachtet. Nach 1 Jahr waren 92 % der Patienten zufrieden. In der univariaten logistischen Regressionsanalyse zeigten sich der laparoskopische Zugang und das männliche Geschlecht als unabhängige prädiktive Faktoren für einen günstigeren Verlauf. Adipositas mit BMI über 30 korrelierte mit einem signifikant besseren Gewinn an Lebensqualität durch die Operation. Die Autoren schlussfolgern, dass Patienten mit Inzisionalhernien beträchtlich an Lebensqualität durch die Operation gewinnen, unabhängig von der Operationsmethode (Rogmark et al. 2016).

Eine wichtige Frage, mit der sich Hernienchirurgen immer wieder konfrontiert sehen, ist die der gleichzeitigen Abdominoplastik im Rahmen der Narbenhernienreparation. Die Arbeitsgruppe um

Moreno-Egea aus Spanien hat sich in einer randomisierten kontrollierten Studie diesem Thema gewidmet. 111 Patienten wurden randomisiert. Die primären Endpunkte waren stationärer Aufenthalt und früh-postoperative Morbidität; sekundäre Endpunkte waren Morbidität im Verlauf, Rezidiv und Lebensqualität. Die Patienten wurden 24 Monate begleitet. Die Gruppe der Patienten, die eine gleichzeitige Abdominoplastik bekommen hat, verblieb signifikant länger im Krankenhaus und hatte auch signifikant längere Operationszeiten, hatte aber dafür auch eine signifikant höhere Zunahme an Lebensqualität (Moreno-Egea et al. 2016).

Die Frage nach dem idealen Netz beschäftigt den Chirurgen nicht nur wegen der vielfältigen Optionen durch die Hersteller, sie begleitet die Chirurgen auch wegen Beobachtungen, die im Rahmen von Operationen gemacht werden. Von großer Bedeutung war eine erste Studie von Conze et al., die bereits 2005 darauf aufmerksam gemacht hatten, dass Netze mit großen Poren Vorteile gegenüber Netzen mit kleinen Poren haben (Conze et al. 2005). Die damals verwendete Definition der „leichtgewichtigen Netze" erfüllt heutzutage nicht mehr die Kriterien, die an ein Netz zu stellen sind, denn allein das Gewicht des Netzes hat sich als ein irrelevanter Faktor herausgestellt (der an Unbedeutsamkeit mit der Farbe des Netzes vergleichbar ist). Wir sprechen heutzutage von gewichtsreduzierten Netzen, die in Kombination mit großen Poren eine optimale Gewebsintegration bei nur sehr geringer narbiger Retraktion und dementsprechend geringem chronischen Fremdkörpergefühl und Schmerzen ermöglichen. Ähnlich zeigte auch die randomisierte Multicenterstudie von Rickert aus dem Jahr 2012, dass nicht-resorbierbare gewichtsreduzierte Netze mit großen Poren partiell resorbierbaren Netzen gleichwertig sind. (Rickert et al. 2012).

Die Art der Fixation laparoskopischer Netze wurde von Muysoms et al. in einer randomisierten klinischen Studie untersucht. Die Studie vergleicht 2 verschiedene Fixations-Methoden an 76 Patienten: die doppelte Reihe Spiraltacker (double-crown) wurde mit der Kombination transfaszialer Nähte mit einfacher Spiraltacker-Reihe verglichen. Die Ergebnisse wurden bezogen auf Schmerzen 4 h, 4 Wochen und 3 Monate postoperativ und zeigten, dass die Schmerzintensität nach 4 h und 3 Monaten

postoperativ bei der double-crown Gruppe signifikant geringer war, und dass durch den Verzicht auf transfasziale Nähte keine höhere Rezidivrate nach 24 Monaten aufgetreten ist. Die Empfehlung der Autoren ist, dass im Bereich abseits von knöchernen Strukturen gegebenenfalls auf transfasziale Nähte verzichtet werden kann (Muysoms et al. 2013). In einer ähnlichen randomisierten klinischen Studie haben Wassenaar et al. (2010) zu den oben beschriebenen Fixationsmethoden noch die resorbierbaren Tacker evaluiert; an 199 Patienten waren postoperativer Schmerz und Lebensqualität vergleichbar.

17.2.2 Metaanalysen/systematische Übersichten

Naht oder Netzimplantation bei ventralen und inzisionalen Hernien?

In einem sehr aktuellen systematischen Review und einer Metaanalyse gingen Mathes et al. (2016) der Frage nach, ob Nahtverfahren ähnlich gute Ergebnisse bringen wie Netzverfahren. Ausgehend von 1560 möglichen Publikationen basiert die Metaanalyse auf den Ergebnissen von 10 Studien aus den Jahren 2000–2010 und zeigt einen signifikanten Vorteil für die Netzimplantation: Die Risk-Ratio von 0,36 (CI 0,27–0,49) zeigt deutlich, dass Nahtverfahren eine Rezidivrate haben, die 64 % höher liegt als Netzverfahren (p<0,00001). Die aktuellen Daten bestätigen die Lehrmeinung der Literatur der letzten 30 Jahre, dass bei der Versorgung von Ventral- und Inzisionalhernien Netze verwendet werden sollen.

Lokalisation des Netzes

In einem ebenfalls sehr aktuellen systematischen Review und einer Metaanalyse von 2016, wurde die Implantations-Lokalisation des Netzes analysiert. Nach wie vor sind gewisse Netzpositionen wie z. B. onlay wegen der Einfachheit des Verfahrens sehr attraktiv, während z. B. die retromuskuläre Position eine sehr extensive Präparation erfordert oder intraperitoneal positionierte Netze einen kleinen Beigeschmack des Adhäsionsrisikos hinterlassen. Die

Autoren haben nach erster Durchsicht von 957 Titeln 41 Publikationen untersucht, und nach Ausschluss von weiteren 20 Publikationen insgesamt 21 Studien mit einem medianen MINORS-Score von 15 eingeschlossen. Die Ergebnisse wurden auf Rezidivrate gepoolt. Netze in Onlay-Position sind nur besser als in Inlay-Position (OR 2,189) und signifikant der Sublay- und der Underlay-Position unterlegen (0,379 respektive 0,873). Auch in Bezug auf die Wundinfektion ist die Sublay-Position von signifikantem Vorteil gegenüber allen anderen Positionen. Die Autoren schlussfolgern, dass Netze in Sublay- beziehungsweise retromuskulärer Position bessere Ergebnisse als onlay, inlay und underlay zeigen (Holihan et al. 2016).

Von entscheidender Wichtigkeit ist die ausreichende Unterfütterung der Bruchpforte mit dem Netz. In der Literatur werden pauschal 5 cm gefordert, in Einzelfällen, besonders bei intraperitonealen Netzen und der Überbrückung eines großen Bruchlückendefektes, kann es sein, dass eine deutlich größere Überlappung nötig wird (LeBlanc 2016; Guérin und Turquier 2013).

Offenes oder laparoskopisches Verfahren?

In den vergangenen 15 Jahren sind mehrere Metaanalysen zum Thema offenes oder laparoskopisches Verfahren erschienen. Die aktuellste ist aus dem Jahr 2015 (Awaiz et al. 2015). Sie unterscheidet sich in ihrer Aussage nicht von den vorherigen, vergleicht allerdings die aktuellsten Studien. Es ist jedoch auffällig, dass die früheren Vorteile der laparoskopischen Eingriffe nicht mehr signifikant sind. Schaut man jedoch die eingeschlossenen Studien dieser Metaanalyse im Einzelnen an, fällt auf, dass die Studie von Eker et al. methodologisch zwar exzellent geplant ist, es ist aber offensichtlich, dass die Operateure im laparoskopischen Arm keine besondere Erfahrung mit der Technik hatten (Eker et al. 2013). Wir sehen in der Eker-Studie eine zu Unrecht negative Selektion mit Einfluss auf die Ergebnisse der Metaanalyse.

Repräsentativ für die Ergebnisse der offenen und laparoskopischen Behandlung der ventralen und inzisionalen Hernien sollen hier die Metaanalysen von Sajid et al. (2009) und Forbes et al. (2009)

untersucht werden. Sajid hat 5 RCTs mit insgesamt 366 Patienten evaluiert. Für die Endpunkte Operationsdauer, postoperative Schmerzen und Rezidivrate stellten sich beide Verfahren – offen und laparoskopisch – als gleichwertig dar. Die laparoskopische Technik zeigte signifikant weniger perioperative Komplikationen und eine reduzierte Krankenhaus-Aufenthaltsdauer (Sajid et al. 2009). Forbes et al. haben 8 RCTs, mit insgesamt 264 Patienten im laparoskopischen Arm und 253 Patienten im offenen Arm eingeschlossen. Auch hier zeigte sich kein Unterschied zwischen beiden Verfahren in Bezug auf die Rezidivrate, das postoperative Serom, Blutungskomplikationen und die Inzidenz an Darmverletzungen; allerdings zeigte die laparoskopische Gruppe einen signifikanten Vorteil gemessen an weniger Wundinfektionen und weniger infektionsbedingten Netzexplantationen (Forbes et al. 2009). Zu ähnlichen Ergebnissen ist auch die Metaanalyse von Salvilla et al. (2012) gekommen.

Das Ergebnis dieser Metaanalysen zeigt, dass bei in ähnlicher Weise vergleichbarer Rezidivrate, laparoskopische Verfahren den Vorteil der geringeren perioperativen Komplikationen haben. Dieser kleine, aber wichtige Unterschied zwischen beiden Operationsverfahren erlaubt uns im Rahmen individueller Therapiekonzepte das laparoskopische Verfahren bevorzugt Hochrisikopatienten anzubieten.

17.2.3 Kohortenstudien

In unserer eigenen Arbeitsgruppe haben wir prospektiv 330 konsekutive Patienten mit Ventral- und Inzisionalhernien untersucht (Dietz et al. 2014b). Grundlage unserer Arbeit war die präoperative Klassifikation der Hernien mit den Kriterien der Wertigkeit, der Morphologie, der Größe der Bruchpforte und des Vorhandenseins von Risikofaktoren (Dietz et al. 2007). Nach einem mittleren follow-up von 47,7 Monaten (Median 45 Monaten) zeigte sich das Kriterium der Wertigkeit (ob ventrale-, inzisionale oder rezidiviert-inzisionale Hernie) in der multivariaten Analyse als prädiktiver Faktor für postoperative Komplikationen (OR 2,04; 95 % CI 1,09–3,84; Inzisional- vs. Ventralhernie). Die Breite der Bruchpforte, gemessen am Median, zeigte sich in der multivariaten Analyse als unabhängiger prognostischer

Faktor für das Auftreten postoperativer Komplikationen (OR 1,98; 95 % CI 1,19–3,29; <5 cm vs. >5 cm); Länge der Bruchpforte (HR 2,05; 95 % CI 1,25–3,37; <5 cm vs. >5 cm) und mehr als 3 Risikofaktoren (HR 2,25; 95 % CI 1,28–9,92) zeigten sich als unabhängige prognostische Faktoren für das Auftreten eines Rezidivs (Dietz et al. 2007). Diese Daten werden betreffs Bruchlückengröße auch von Moreno-Egea et al. bestätigt (2012) und sprechen für eine elektive Indikationsstellung der Operation auch bei oligosymptomatischen Patienten, da mit der Zeit von der Vergrößerung der Bruchpforte bei bestehenbleibenden Risikofaktoren ausgegangen werden kann. Ähnlich bestätigen Ergebnisse großer Hernienregister, dass große Herniendefekte ein signifikanter unabhängiger Risikofaktor für schlechte Ergebnisse sind (Helgstrand et al. 2013; Mason et al. 2011). Die Empfehlung zur früh-elektiven Narbenhernienversorgung muss als eine vorläufige gewertet werden, denn erst die Daten der AWARE-Studie werden hier weitere Klarheit schaffen (Lauscher et al. 2016).

Bei subxiphoidalen und anterior-kostodiaphragmalen Hernien hat der laparoskopische Zugang zur Netzimplantation deutliche Vorteile gegenüber dem offenen Verfahren. Am Beispiel der eigenen Kasuistik haben wir die Operationsmethode unter besonderer Berücksichtigung der Netzfixation beschrieben (von Rahden et al. 2012). Die Netzfixation im Bereich des Zwerchfells ist anspruchsvoll, da weder Transfixationsnähte noch irgendeine Art von Tackern verwendet werden dürfen. Wir empfehlen nach Vorbereitung der Bruchlücke und Parietalisierung des Ligamentum falciforme, die sogenannte 4-Komponenten-Fixation:

a. am Übergang des proximalen Netzdrittels zu den distalen zwei Dritteln wird das Netz intrakorporal an die Bruchpforte fixiert;
b. distal davon sorgen 3 Transfixationsnähte für die sichere Positionierung des Netzes im Bereich der vorderen Bauchdecke,
c. ergänzt durch resorbierbare Tacker;
d. das craniale Drittel des Netzes wird mit Fibrinkleber an das Zwerchfell befestigt (von Rahden et al. 2012).

Eine besondere Herausforderung sind große Bauchwanddefekte der Medianlinie, zum Beispiel mit einer Breite über 15 cm. In diesen Fällen hat sich das offene Verfahren als morphologische und funktionelle Bauchdeckenrekonstruktion in Kombination mit der Komponenten-Separation nach Ramirez etabliert. Wichtig ist auch beim „Ramirez" die Implantation eines retromuskulären, nicht-resorbierbaren Netzes, da die Rezidivrate beim Ramirez ohne Netz mit 38,7 % deutlich über den bekannten 14 % beim Ramirez mit Netz liegt (Slater et al. 2015).

Neuerdings wird neben der anterioren Komponenten-Separation, die klassischerweise von Ramirez beschrieben wurde, die posteriore Komponenten-Separation (auch als transversus-abdominis-Release bekannt) empfohlen. Hierzu gibt es noch keine Evidenz, der Chirurg muss im individuellen Fall entscheiden, welche Art der Komponenten-Separation indiziert ist. Voraussetzung ist jedoch immer, den genauen Verlauf der Nerven im Bereich der lateralen Bauchdeckenmuskulatur zu kennen, denn die akzidentelle Denervation wird später eine Bauchdeckenlähmung verursachen (Slater et al. 2015; Dietz et al. 2016; Krpata et al. 2012).

17.2.4 Spezielle Fragestellungen

Präparation des „Fatty Triangle"

Die akribische Aufarbeitung der Narbenhernienrezidive durch Schumpelick vor über 20 Jahren hat gezeigt, dass die häufigste Ursache für Rezidive bei offenen Reparationen ein zu kleines Netz beziehungsweise die nicht ausreichende Unterfütterung der Narbe durch das Netz ist. Es gilt seitdem unangefochten, dass in jedem Fall die komplette Versorgung der Narbe – auch abseits der Bruchlücke – zum Standard gehört. Besonders aufwendig ist die Präparation im subxiphoidalen und suprapubischen Bereich. Subxiphoidal wird das klassische „fatty tiangle" präpariert, eine Voraussetzung für die breitflächige Unterfütterung des Xiphoids durch das Netz (Conze et al. 2004). Analog muss im suprapubischen Bereich die Präparation unterhalb der Symphyse zwischen dieser und der Harnblase fortgeführt werden, um den distalen Bereich der Narbe ausreichend mit Netz zu unterfüttern (Dietz et al.

2016). Man kann zusammenfassend sagen, dass sowohl bei offenen wie auch bei laparoskopischen Verfahren ein hoher Reparationsaufwand betrieben werden muss, um das Netz optimal zu positionieren und optimale Bedingungen für dessen Einheilung zu schaffen.

Laterale inzisionale Hernien

Die Präparation der Muskelschichten zur morphologischen und funktionellen Rekonstruktion lateral der Linea alba ist aufwendig. Die genaue Kenntnis der Anatomie ist vorausgesetzt. Ähnlich wie oben für die Komponenten-Separation beschrieben, muss vor allem auf den Verlauf der Innervation der Muskulatur zwischen Musculus obliquus internus und transversus abdominis geachtet werden, um späteren Lähmungen der Bauchdeckenmuskulatur vorzubeugen (Dietz et al. 2016; Stumpf et al. 2009).

Der Umgang mit der Bruchlücke: verschließen oder nicht-verschließen?

Bei den offenen Verfahren wird die Bruchlücke grundsätzlich verschlossen und die Faszienschicht mit Netz verstärkt. Bei den laparoskopischen Verfahren ist der Bruchlückenverschluss nicht obligatorisch, obwohl er in manchen Fällen sinnvoll ist. Bei Patienten die im gesamten Narbenbereich eine breitflächige Diastase haben, ist die IPOM-Netz-Unterfütterung ausreichend. In Kombination mit großen subkutanen Bruchsäcken oder bei schlanken Patienten ist der laparoskopische Bruchlückenverschluss eine gute Option. Der Bruchlückenverschluss verlangt jedoch nach wie vor eine großzügige Netzüberlappung. Eine dritte Möglichkeit ist die partielle Adaptation der Bruchränder mit Nähten im Sinne eines „Spinnen-Netzes": dadurch kann das Serom nach intraabdominell abfließen und das Netz wird gleichzeitig nicht prolabieren (Bulging-Prophylaxe). Chelala et al. beschreiben bei ihrer Technik des Bruchlückenverschlusses eine Reduzierung der Seromrate auf unter 3 % (Chelala et al. 2016). Ob der Bruchlückenverschluss einen Beitrag zur Reduzierung der Rezidivrate leistet, ist nicht abschließend geklärt, obwohl in einer Studie der Unterschied zugunsten des Bruchlückenverschlusses bei 6,25 % zu 19,18 % (ohne Bruchlückenverschluss) lag (Zeichen et al. 2013).

Welches ist das richtige Netz für den konkreten Fall?

Die Frage nach dem idealen Netz ist bei Weitem nicht abschließend beantwortet (Klinge et al. 2013). Aus heutiger Sicht scheiden zumindest biologische Netze aus (Petter-Puchner und Dietz 2013). Für offene Narbenhernien-Reparationen haben sich nicht resorbierbare großporige Netze bewährt (Klinge und Klosterhalfen 2012). Weitere Studien müssen noch folgen, um das Verhalten der Netze unter Spannung zu untersuchen. Es ist wahrscheinlich, dass Netze in Zukunft formstabile Poren haben müssen, beziehungsweise aus elastischem Fadenmaterial hergestellt werden. Für die laparoskopische Anwendung kommen jene Netze in Frage, die auf der einen Seite makroporös sind (zur optimalen Inkorporation in die Bauchdecke) und zur anderen Seite eine Schutzschicht als Antiadhäsionsbarriere haben. Parallel zu diesem Dogma, haben sich allerdings auch Netze etabliert, die nicht diesen Kriterien entsprechen: zum einen PTFE-Netze und zum anderen PVDF-Netze. Es ist davon auszugehen, dass wir uns bei zunehmendem Wissensstand immer weiter von der Universalindikation entfernen und in Zukunft für einzelne Indikationen besondere Netzkonstruktionen brauchen werden.

Was ist bei Netzinfektion zu tun?

Das Vorgehen bei Netzinfektion muss im Individualfall entschieden werden. Während in einigen Fällen im Rahmen der Netzinfektionstherapie Netze *in situ* belassen werden können, muss in anderen Fällen das Netz partiell oder komplett explantiert werden (Dietz et al. 2011). Zur Verringerung der bakteriellen Kontamination während der Operation hat sich für die IPOM-Technik die Benetzung des Netzes mit Gentamicin unmittelbar vor der Implantation bewährt (Wiegering et al. 2014). Die Prävention der Netzinfektion ist immerhin noch die sicherste Variante der Umgehung dieses komplexen Problems (Dietz et al. 2014a).

17.3   Fazit für die Praxis

1. Die Datenlage bestätigt mit überwältigender Deutlichkeit die Notwendigkeit der Netzimplantation im Rahmen der Versorgung von Ventral- und Inzisionalhernien.
2. Ob ein offenes oder ein laparoskopisches Verfahren für die Narbenhernien-versorgung mit Netz gewählt wird, muss im Individualfall entschieden werden (■ Abb. 17.1). Beide Operationsverfahren haben ähnliche Ergebnisse in Bezug auf die Rezidivrate.
3. Wir empfehlen bei Patienten mit hohem Risikoprofil (Adipositas, Alter, Komorbiditäten, Nikotinkonsum, Immunsuppression, etc.) im Falle des Operationswunsches wegen Symptomen die laparoskopische Netzimplantation. Bei jüngeren Patienten mit geringem Risikoprofil empfehlen wir hingegen die aufwendigere morphologische und funktionelle Bauchdeckenrekonstruktion mit Netzimplantation (Dietz et al. 2015).
4. Um in Zukunft über eine bessere Datengrundlage zu verfügen und die verschiedenen Operationsmethoden und Operationsindikationen präziser zu gestalten, ist es notwendig, dass jeder Hernienchirurg seine Patienten in ein Register eingibt, zum Beispiel das Register der Europäischen Herniengesellschaft EuraHS (www.eurahs.eu; Muysoms et al. 2012).

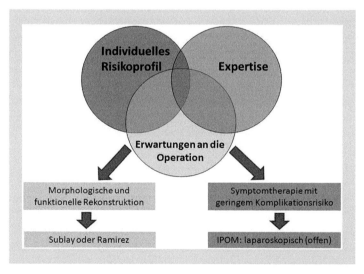

■ **Abb. 17.1**   Entscheidungsalgorithmus für morphologische und funktionelle Rekonstruktion beziehungsweise Symptomtherapie der Bauchwandhernie in Abhängigkeit des Patienten-eigenen Risikoprofils und der Erwartungen an die Operation. (Aus Dietz et al. 2015)

Literatur

Awaiz A, Rahman F, Hossain MB, Yunus RM, Khan S, Memon B, Memon MA (2015) Meta-analysis and systematic review of laparoscopic versus open mesh repair for elective incisional hernia. Hernia 19:449–463

Bittner R, Bingener-Casey J, Dietz U et al (2014a) Guidelines for laparoscopic treatment of ventral and incisional abdominal wall hernias (International Endohernia Society (IEHS) Part I. Surg Endosc 28: 2–29

Bittner R, Bingener-Casey J, Dietz U et al (2014b) Guidelines for laparoscopic treatment of ventral and incisional abdominal wall hernias (International Endohernia Society (IEHS) Part II. Surg Endosc 28: 353–379

Bittner R, Bingener-Casey J, Dietz U et al (2014c) Guidelines for laparoscopic treatment of ventral and incisional abdominal wall hernias (International Endohernia Society (IEHS) Part III. Surg Endosc 28: 380–404

Chelala E, Baraké H, Estievenart J et al (2016) Long-term outcomes of 1326 laparoscopic incisional and ventral hernia repair with the routine suturing concept: a single institution experience. Hernia 20: 101–110

Conze J, Kingsnorth AN, Flament JB et al (2005) Randomized clinical trial comparing lightweight composite mesh with polyester or polypropylene mesh for incisional hernia repair. Br J Surg 92:1488–1493

Conze J, Prescher A, Klinge U et al (2004) Pitfalls in retromuscular mesh repair for incisional hernia: the importance of the „fatty triangle". Hernia 8:255–259

Dietz UA, Hamelmann W, Winkler MS et al (2007) An alternative classification of incisional hernias enlisting morphology, body type and risk factors in the assessment of prognosis and tailoring of surgical technique. J Plast Reconstr Aesthet Surg 60: 383–388

Dietz UA, Muysoms FE, Germer CT, Wiegering A (2016) Technische Prinzipien der Narbenhernienchirurgie. Chirurg 87:355–368

Dietz UA, Spor L, Germer CT (2011) Therapie der Netz(-Implantat)-Infektion. Chirurg 82:208–217

Dietz UA, Wiegering A, Germer CT (2014a) Eingriffsspezifische Komplikationen der Hernienchrirugie. Chirurg 85:97–104

Dietz UA, Wiegering A, Germer CT (2015) Indikationen zur laparoskopischen Versorgung großer Narbenhernien. Chirurg 86:338–345

Dietz UA, Winkler MS, Härtel RW et al (2014b) Importance of recurrence rating, morphology, hernial gap size, and risk factors in ventral and incisional hernia classification. Hernia 18:19–30

Eker HH, Hansson BM, Buunen M et al (2013) Laparoscopic vs. open incisional hernia repair: a randomized clinical trial. JAMA Surg 148: 259–263

Forbes SS, Eskicioglu C, McLeod RS, Okrainec A (2009) Meta-analysis of randomized controlled trials comparing open and laparoscopic ventral and incisional hernia repair with mesh. Br J Surg 96:851–858

Guérin G, Turquier F (2013) Impact of the defect size, the mesh overlap and the fixation depth on ventral hernia repairs: a combined experimental and numerical approach. Hernia 17:647–655

Helgstrand F, Rosenberg J, Kehlet H et al (2013) Nationwide prospective study of outcomes after elective incisional hernia repair. J Am Coll Surg 216: 217–228

Holihan JL, Nguyen DH, Nguyen MT, Mo J, Kao LS, Liang MK (2016) Mesh location in open ventral hernia repair: A systematic review and network meta-analysis. World J Surg 40:89–99

Klinge U, Klosterhalfen B (2012) Modified classification of surgical meshes for hernia repair based on the analyses of 1,000 explanted meshes. Hernia 16:251–258

Klinge U, Park JK, Klosterhalfen B (2013) 'The ideal mesh?' Pathobiology 80:169–175

Krpata DM, Blatnik JA, Novitsky YW et al (2012) Posterior and open anterior components separations: a comparative analysis. Am J Surg 203:318–322

Lauscher JC, Leonhardt M, Martus P, Zur Hausen G, Aschenbrenner K, Zurbuchen U, Thielemann H, Kohlert T, Schirren R, Simon T, Buhr HJ, Ritz JP, Kreis ME (2016) [Watchful waiting vs surgical repair of oligosymptomatic incisional hernias: Current status of the AWARE study]. Chirurg 87:47–55

LeBlanc K (2016) Proper mesh overlap is a key determinant in hernia recurrence following laparoscopic ventral and incisional hernia repair. Hernia 20: 85–99

Mason RJ, Moazzez A, Sohn HJ (2011) Laparoscopic versus open anterior abdominal wall hernia repair: 30-day morbidity and mortality using the ACS-NSQIP database. Ann Surg 254: 641–652

Mathes T, Walgenbach M, Siegel R (2016) Suture versus mesh repair in primary and incisional ventral Hernias: A systematic review and meta-analysis. World J Surg. 40:826–35

Moreno-Egea A, Campillo-Soto Á, Morales-Cuenca G (2016) Does abdominoplasty add morbidity to incisional hernia repair? A randomized controlled trial. Surg Innov 23: 474–480

Moreno-Egea A, Carrillo-Alcaraz A, Aguayo-Albasini JL (2012) Is the outcome of laparoscopic incisional hernia repair affected by defect size? A prospective study. Am J Surg 203: 87–94

Muysoms F, Campanelli G, Champault GG et al (2012) EuraHS: the development of an international online platform for registration and outcome measurement of ventral abdominal wall hernia repair. Hernia 16: 239–250

Muysoms F, Vander Mijnsbrugge G et al (2013) Randomized clinical trial of mesh fixation with „double crown" versus „sutures and tackers" in laparoscopic ventral hernia repair. Hernia 17:603–612

Muysoms FE, Miserez M, Berrevoet F et al (2009) Classification of primary and incisional abdominal wall hernias. Hernia 13:407–414

Petter-Puchner AH, Dietz UA (2013) Biological implants in abdominal wall repair. Br J Surg 100: 987–988

von Rahden BH, Spor L, Germer CT et al (2012) Three-component intraperitoneal mesh fixation for laparoscopic repair of anterior parasternal costodiaphragmatic hernias. J Am Coll Surg 214:e1–6

Rickert A, Kienle P, Kuthe A, Baumann P, Engemann R, Kuhlgatz J, von Frankenberg M, Knaebel HP, Büchler MW (2012) A randomised, multi-centre, prospective, observer and patient blind study to evaluate a non-absorbable polypropylene mesh vs. a partly absorbable mesh in incisional hernia repair. Langenbecks Arch Surg 397:1225–1234

Rogmark P, Petersson U, Bringman S, Ezra E, Österberg J, Montgomery A (2016) Quality of life and surgical outcome 1 year after open and laparoscopic incisional hernia repair: PROLOVE: A Randomized Controlled Trial. Ann Surg 263:244–250

Sajid MS, Bokhari SA, Mallick AS, Cheek E, Baig MK (2009) Laparoscopic versus open repair of incisional/ventral hernia: a meta-analysis. Am J Surg 197:64–72

Salvilla SA, Thusu S, Panesar SS (2012) Analysing the benefits of laparoscopic hernia repair compared to open repair: A meta-analysis of observational studies. J Minim Access Surg 8:111–117

Silecchia G, Campanile FC, Sanchez L, Ceccarelli G, Antinori A, Ansaloni L, Olmi S, Ferrari GC, Cuccurullo D, Baccari P, Agresta F, Vettoretto N, Piccoli M (2015) Laparoscopic ventral/incisional hernia repair: updated Consensus Development Conference based guidelines. Surg Endosc 29:2463–2484

Slater NJ, van Goor H, Bleichrodt RP (2015) Large and complex ventral hernia repair using „components separation technique" without mesh results in a high recurrence rate. Am J Surg 209:170–179

Stumpf M, Conze J, Prescher A et al (2009) The lateral incisional hernia: anatomical considerations for a standardized retromuscular sublay repair. Hernia 13:293–297

Wassenaar E, Schoenmaeckers E, Raymakers J et al (2010) Mesh-fixation method and pain and quality of life after laparoscopic ventral or incisional hernia repair: a randomized trial of three fixation techniques. Surg Endosc 24:1296–1302

Wiegering A, Sinha B, Spor L et al (2014) Gentamicin for prevention of intraoperative mesh contamination: demonstration of high bactericide effect (in vitro) and low systemic bioavailability (in vivo). Hernia 18: 691–700

Zeichen MS, Lujan HJ, Mata WN, Maciel VH, Lee D, Jorge I, Plasencia G, Gomez E, Hernandez AM (2013) Closure versus non-closure of hernia defect during laparoscopic ventral hernia repair with mesh. Hernia 17: 589–596

Serviceteil

© Springer-Verlag GmbH Deutschland 2017
C.-T. Germer, T. Keck, R.T. Grundmann (Hrsg.), *Evidenzbasierte Viszeralchirurgie benigner Erkrankungen*,
Evidenzbasierte Chirurgie, https://doi.org/10.1007/978-3-662-53553-0

Stichwortverzeichnis

Ihr Bonus als Käufer dieses Buches

Als Käufer dieses Buches können Sie kostenlos das eBook zum Buch nutzen.
Sie können es dauerhaft in Ihrem persönlichen, digitalen Bücherregal
auf **springer.com** speichern oder auf Ihren PC/Tablet/eReader downloaden.

Gehen Sie bitte wie folgt vor:

1. Gehen Sie zu **springer.com/shop** und suchen Sie das vorliegende Buch
   (am schnellsten über die Eingabe der eISBN).
2. Legen Sie es in den Warenkorb und klicken Sie dann auf:
   zum Einkaufswagen/zur Kasse.
3. Geben Sie den untenstehenden Coupon ein. In der Bestellübersicht wird
   damit das eBook mit 0 Euro ausgewiesen, ist also kostenlos für Sie.
4. Gehen Sie weiter **zur Kasse** und schließen den Vorgang ab.
5. Sie können das eBook nun downloaden und auf einem Gerät Ihrer Wahl lesen.
   Das eBook bleibt dauerhaft in Ihrem digitalen Bücherregal gespeichert.

EBOOK INSIDE

eISBN
Ihr persönlicher Coupon

Sollte der Coupon fehlen oder nicht funktionieren, senden Sie uns bitte
eine E-Mail mit dem Betreff: **eBook inside** an **customerservice@springer.com.**

978-3-662-53553-0

m7WJCWWegCkffT5